実践的なQ&Aによる
エビデンスに基づく理学療法

評価と治療指標を総まとめ 　内山 靖 編

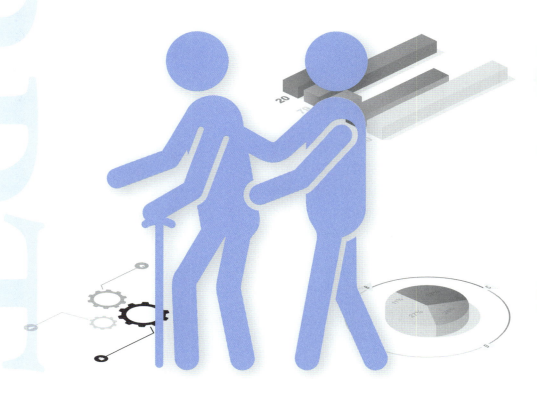

医歯薬出版株式会社

執筆者一覧

●編集

内山　靖　　名古屋大学大学院医学系研究科

●執筆（五十音）

阿部　敏彦	田窪リウマチ・整形外科リハビリテーション室	
有薗　信一	聖隷クリストファー大学リハビリテーション学部理学療法学科	
石川　朗	神戸大学大学院保健学研究科	
石倉　隆	大阪保健医療大学大学院保健医療学研究科	
板場　英行	のぞみ整形外科クリニック	
伊藤　俊一	北海道千歳リハビリテーション学院	
井上　優	倉敷平成病院リハビリテーション部	
臼田　滋	群馬大学大学院保健学研究科保健学専攻リハビリテーション学講座	
内山　靖	名古屋大学大学院医学系研究科	
大渕　修一	東京都健康長寿医療センター研究所	
岡西　哲夫	社会福祉法人志楽園福祉会特別養護老人ホーム猿投の楽園	
沖　侑大郎	神戸大学大学院保健学研究科	
加賀谷善教	昭和大学保健医療学部理学療法学科	
角野　直	長崎呼吸器リハビリクリニックリハビリテーション科	
片田　圭一	石川県立中央病院リハビリテーション室	
神谷健太郎	北里大学医療衛生学部リハビリテーション学科理学療法学専攻	
河合　恒	東京都健康長寿医療センター研究所	
神津　玲	長崎大学病院リハビリテーション部	
小島　肇	専門学校社会医学技術学院理学療法学科	
近藤恵理子	医療法人梶の木会トレーニングラボ川合	
坂本　雅昭	群馬大学大学院保健学研究科	
島田　裕之	国立長寿医療研究センター老年学・社会科学研究センター	
鈴木　重行	名古屋大学大学院医学系研究科理学療法学講座	
高橋　哲也	順天堂大学保健医療学部開設準備室	
長澤　弘	湘南医療大学保健医療学部リハビリテーション学科	
名郷　直樹	武蔵国分寺公園クリニック	
新田　收	首都大学東京健康福祉学部理学療法学科	
橋立　博幸	杏林大学保健学部理学療法学科	
長谷川隆史	中部労災病院中央リハビリテーション部	
長谷川仁志	秋田大学大学院医学系研究科医学教育学講座	
林　久恵	星城大学リハビリテーション学部理学療法学専攻	
原田　和宏	吉備国際大学保健医療福祉学部理学療法学科	
樋口　大輔	高崎健康福祉大学保健医療学部理学療法学科	
藤田　博暁	埼玉医科大学保健医療学部理学療法学科	
松尾　真吾	日本福祉大学健康科学部リハビリテーション学科理学療法学専攻	
松永　篤彦	北里大学医療衛生学部リハビリテーション学科理学療法学専攻	
望月　久	文京学院大学保健医療技術学部理学療法学科	
山口　智史	山形県立保健医療大学保健医療学部理学療法学科	
吉田　剛	高崎健康福祉大学保健医療学部理学療法学科	
里宇　明元	慶應義塾大学医学部リハビリテーション医学教室	
渡辺　敏	聖マリアンナ医科大学病院リハビリテーション部	

This book was originally published in Japanese under the title of :

JISSEN TEKI NA Q&A NIYORU　EBIDENSU NI MOTOZUKU RIGAKURYOUHOU — HYOUKA TO CHIRYOUSHIHYOU WO SOUMATOME

It depends on Practicing Questions and Answers　Evidence-based Practice in Physical Therapy — General Summary of Evaluation and Treatment Index

Editor :

UCHIYAMA, Yasushi
　Professor, Physical Therapy, Department of Physical and Occupational Therapy
　Nagoya University Graduate School of Medicine

ⓒ 2008　1st ed., ⓒ 2015　2nd ed

ISHIYAKU PUBLISHERS, INC.
　7-10, Honkomagome 1 chome, Bunkyo-ku,
　Tokyo 113-8612, Japan

第2版の序

　2008（平成20）年に『エビデンスに基づく理学療法―活用と臨床思考過程』を発行したところ，幸いにも多くの支持を得ることができた．初版では，疾患・病態別15，症状別7の合計22領域を取り上げた．基本構成は，関連するシステマティックレビュー，診療ガイドライン，（連携）パスに続き，エビデンスの適用として事例紹介を通した解説を加えていただいた．また，エビデンスに基づく医療，理学療法における代表的な臨床思考過程，エビデンスの作成に関する章を設け，その活用と臨床思考過程を強調した．

　初版の発行から7年の間に，理学療法に関連するリサーチエビデンスは着実に増え，各医学会の診療ガイドラインにおいても理学療法・リハビリテーションに関する記述が充実してきた．あわせて，日本理学療法士協会から『理学療法診療ガイドライン第1版（2011）』が発行された．一方で，臨床実践におけるエビデンスに基づく理学療法の実行については，必ずしも定着しているとは言えない状況にある．

　そこで，このたび本書の改訂版として，『実践的なQ＆Aによる　エビデンスに基づく理学療法　第2版―評価と治療指標を総まとめ―』を発行することとした．初版からの大きな変更点として，①臨床実践に使いやすい生きたエビデンスを提示すること，②明快なクリニカルクエスチョンから検索と検証が可能な構成にすること，③各領域の目次立てと記載方法をさらに統一すること，④基礎となる解説は最小限にとどめること，とした．その結果，掲載した領域は初版の22から29領域へと増やす一方で，総頁数は初版の611頁から480頁と130頁ほど減らしてコンパクトにできた．

　Questionは，これが解決できれば臨床に有益であると思われる内容を編者が読者の代表としてリストアップし，各執筆者が専門的な立場からさらに項目を加えたものである．全体を合わせると193のQuestionに対するAnswerが掲載されている．Answerは，診療ガイドラインと最新のリサーチエビデンスを基本としながらも，臨床実践的・経験的な適用の実際も加味していただき，現実的な臨床での実行性の高い内容を心がけた．Questionの一部は，執筆者にとって解説が容易でない項目が含まれていたが，度重なる修正・加筆の依頼に対しても真摯に取り組んでいただいた先生方に，あらためて御礼を申し上げたい．

　折しも，わが国の理学療法が50年を迎える節目となる年にこのような書籍を発行することができ，執筆者の先生方および編集に携わられた医歯薬出版編集部に感謝する．

　本書が，明日からの臨床や勉学が少しでも豊かになる一助となり，理学療法を受けておられる対象者や関係者の皆さんに希望や可能性を感じていただけるならば，編者にとってこれ以上の喜びはない．

2015年2月

内山　靖

序

　人々の関心が健康寿命の延伸におかれ，全人的な視点から生活の場に応じた医療が安心かつ安全に提供されることが期待されている．同時に，わかりやすい医療行為の説明と対象者のニーズに応じた効果的な実践活動が求められている．

　エビデンスに基づく医療（evidence based medicine：EBM）は，世界中で大きな期待をもって受け容れられ，その概念は急速に拡がっていった．EBMとは，エビデンスを用いた意思決定を行う際の情報処理の過程を指し，対象者と医療者とのコミュニケーションの媒体でもある．エビデンスとして，臨床疫学に基づくリサーチエビデンスの重要性が指摘されているが，これは医療者の経験や病態生理学による理論的な根拠を否定するものではなく，むしろ，リサーチエビデンスを付加することによって，一層透明で明快な臨床判断を行おうとするものである．したがって，よりよいEBMを実践するためには，質の高いリサーチエビデンスを集積することは重要であるが，それ以上に，エビデンスをいかに活用するかが大切となる．また，医療の現場でEBMを一層活用することによって，対象者が安心して主体的な役割を果たすことで，真の意味での対象者中心の医療が実現することが期待される．

　EBMとは，本来，ヘルスケアにおける意思決定を表し，医師の意思決定のみを示したものではない．専門領域をつけたEB◯◯という表現は，介入の手段や帰結指標としての代用ポイントが異なる点を意図したものかもしれない．ここで重要な点は，対象者に共通した介入目標のなかで，各専門職がいかなる独自性をもった臨床思考過程に基づいた意思決定を行い，その際に重要なエビデンスがどのようなものであるかを明らかにすることにある．

　そこで，本書においては『エビデンスに基づく理学療法―活用と臨床思考過程の実際―』と題し，理学療法の臨床思考過程を明らかにしつつ，その思考過程のなかで重要なエビデンスを整理することを狙いとした．その目標は，エビデンスの活用，EBMの活用によって，対象者の勇気と自信をもった行動の変容と維持を支援することにある．理学療法におけるEBMを確立することは，理学療法の独自性を明確にし，理学療法学を確立するための重要な要素になると考えられる．また，質の高い標準化を促し，養成課程を含めた生涯学習のツールになることが期待される．

　編集にあたっては，実に多くの注文をつけたが，すべての執筆者には最後まで真摯に対応いただいた．労を惜しまれなかった各位に改めて厚く御礼申し上げる．

　本書は，臨床実験に携わる多くの関係者に加えて，学内教育においても積極的に活用されるならば編集者にとってこれにまさる喜びはない．

2008年5月

内山　靖

CONTENTS

第2版の序　内山　靖……iii
　　序　　　内山　靖……v

序章｜理学療法における エビデンスの活用と臨床思考過程　内山　靖……………… 1
臨床疫学によるエビデンスは特別な概念か／エビデンスに基づく理学療法／理学療法領域の現状と展望

第1章｜エビデンスに基づく医療

1　EBMの現状と課題　名郷直樹 ……………………………………………… 10
EBMの活用と思考過程／EBMにおける医師と患者のギャップ

2　臨床実践におけるEBMの適応　長谷川仁志 ……………………………… 27
すべての医療者が共有できるパートナーシップをもったEBM実践ポイントの重要性／パートナーシップをもったEBM実践のための3つのステップ／エビデンスレベルの高いメタ解析で各群の実数（および総数に対する％）・絶対リスク減少率（ARR）を確認する／EBMの真意を理解できればナラティブに展開できる／すべての医療者が参加してEBMを進化させる時代へむかって

3　リハビリテーションにおけるEBM　山口智史，里宇明元 …………………… 34
リハビリテーションにおけるEBMの現状／リハビリテーションにおけるリサーチエビデンス集積の困難性／リハビリテーションにおける臨床判断の特徴／脳卒中領域についての具体的なエビデンス

第2章｜疾患・病態からみたエビデンスに 基づく理学療法の実際

1　脳卒中—急性期　小島　肇 ……………………………………………… 50
脳卒中（急性期）はどのような疾患ですか　脳卒中（急性期）はどのような経過をたどりますか　標準的な評価指標には何がありますか　推奨される治療／介入の方法にはどのようなものがありますか

2　脳卒中—回復期　原田和宏，井上　優 ………………………………… 63
脳卒中（回復期）はどのような疾患ですか　脳卒中（回復期）はどのような経過をたどりますか　標準的な評価指標には何がありますか　推奨される治療／介入の方法にはどのようなものがありますか

3　脳卒中─慢性期　石倉　隆 …………………………………………………… 75
脳卒中（慢性期）はどのような疾患ですか　脳卒中（慢性期）はどのような経過をたどりますか　標準的な評価指標には何がありますか　推奨される治療／介入の方法にはどのようなものがありますか

4　パーキンソン病　長澤　弘 ………………………………………………………… 88
パーキンソン病はどのような疾患ですか　パーキンソン病はどのような経過をたどりますか　標準的な評価指標には何がありますか　推奨される治療／介入の方法にはどのようなものがありますか　病期の進行段階に応じた理学療法パス

5　脳性麻痺　新田　牧 ………………………………………………………………… 106
脳性麻痺はどのような疾患ですか　脳性麻痺はどのような経過をたどりますか　標準的な評価指標には何がありますか　推奨される治療／介入の方法にはどのようなものがありますか

6　大腿骨頸部骨折　藤田博曉 ………………………………………………………… 118
大腿骨頸部骨折はどのような疾患ですか　大腿骨頸部骨折はどのような経過をたどりますか　標準的な評価指標には何がありますか　推奨される治療／介入の方法にはどのようなものがありますか

7　変形性膝関節症　坂本雅昭 ………………………………………………………… 133
変形性膝関節症はどのような疾患ですか　変形性膝関節症はどのような経過をたどりますか　標準的な評価指標には何がありますか　推奨される治療／介入の方法にはどのようなものがありますか

8　膝・足部靱帯損傷　加賀谷善教 …………………………………………………… 145
膝・足部靱帯損傷はどのような疾患ですか　膝・足部靱帯損傷はどのような経過をたどりますか　標準的な評価指標には何がありますか　推奨される治療／介入の方法にはどのようなものがありますか

9　外傷性頸髄損傷　長谷川隆史 ……………………………………………………… 159
外傷性頸髄損傷はどのような疾患ですか　外傷性頸髄損傷はどのような経過をたどりますか　標準的な評価指標には何がありますか　推奨される治療／介入の方法にはどのようなものがありますか

10　頸髄症　樋口大輔 …………………………………………………………………… 178
頸髄症はどのような疾患ですか　頸髄症はどのような経過をたどりますか　標準的な評価指標には何がありますか　推奨される治療／介入の方法にはどのようなものがありますか

11　関節リウマチ　阿部敏彦 …………………………………………………………… 190
関節リウマチはどのような疾患ですか　関節リウマチはどのような経過をたどりますか　標準的な評価指標には何がありますか　推奨される治療／介入の方法にはどのようなものがありますか

12　腰痛症　伊藤俊一 ……………………………………………………… 205
腰痛症はどのような疾患ですか　腰痛症はどのような経過をたどりますか　標準的な評価指標には何がありますか　推奨される治療／介入の方法にはどのようなものがありますか

13　心筋梗塞　高橋哲也 ……………………………………………………… 213
心筋梗塞はどのような疾患ですか　心筋梗塞はどのような経過をたどりますか　標準的な評価指標には何がありますか　推奨される治療／介入の方法にはどのようなものがありますか

14　慢性心不全　神谷健太郎，松永篤彦 …………………………………… 227
慢性心不全はどのような疾患ですか　慢性心不全はどのような経過をたどりますか　標準的な評価指標には何がありますか　推奨される治療／介入の方法にはどのようなものがありますか

15　大血管疾患　渡辺　敏 …………………………………………………… 243
大血管疾患はどのような疾患ですか　大血管疾患はどのような経過をたどりますか　標準的な評価指標には何がありますか　推奨される治療／介入の方法にはどのようなものがありますか

16　末梢血管疾患　近藤恵理子，林　久恵 ………………………………… 254
末梢血管疾患はどのような疾患ですか　末梢血管疾患はどのような経過をたどりますか　標準的な評価指標には何がありますか　推奨される治療／介入の方法にはどのようなものがありますか

17　急性呼吸不全　石川　朗，沖　侑大郎 ………………………………… 268
急性呼吸不全はどのような疾患ですか　急性呼吸不全はどのような経過をたどりますか　標準的な評価指標には何がありますか　推奨される治療／介入の方法にはどのようなものがありますか

18　慢性呼吸不全　角野　直，神津　玲 …………………………………… 283
慢性呼吸不全はどのような疾患ですか　慢性呼吸不全はどのような経過をたどりますか　標準的な評価指標には何がありますか　推奨される治療／介入の方法にはどのようなものがありますか

19　糖尿病　片田圭一 ………………………………………………………… 301
糖尿病はどのような疾患ですか　糖尿病はどのような経過をたどりますか　標準的な評価指標には何がありますか　推奨される治療／介入の方法にはどのようなものがありますか

20　虚弱高齢者　河合　恒，大渕修一 ……………………………………… 316
虚弱高齢者はどのような対象ですか　虚弱高齢者にはどのような特徴がありますか　標準的な評価指標には何がありますか　推奨される治療／介入の方法にはどのようなものがありますか

CONTENTS

第3章 障害からみたエビデンスに基づく理学療法の実際

1 関節可動障害 板場英行 ……………………………………………………… 338
 関節可動障害はどのような障害ですか　関節可動障害はどのような経過をたどりますか
 標準的な評価指標には何がありますか　推奨される治療／介入の方法にはどのようなものがありますか

2 筋力低下 岡西哲夫 ……………………………………………………………… 352
 筋力低下はどのような状態ですか　筋力低下はどのような経過をたどりますか
 標準的な評価指標には何がありますか　推奨される治療／介入の方法にはどのようなものがありますか

3 持久性の低下 有薗信一 ………………………………………………………… 369
 持久性の低下はどのような状態ですか　持久性の低下はどのような経過をたどりますか
 標準的な評価指標には何がありますか　推奨される治療／介入の方法にはどのようなものがありますか

4 バランス障害 望月　久 ………………………………………………………… 383
 バランス障害はどのような障害ですか　バランス障害はどのような経過をたどりますか
 標準的な評価指標には何がありますか　推奨される治療／介入の方法にはどのようなものがありますか

5 歩行障害 橋立博幸 ……………………………………………………………… 399
 歩行障害はどのような障害ですか　歩行障害はどのような経過をたどりますか　標準的な評価指標には何がありますか　推奨される治療／介入の方法にはどのようなものがありますか

6 嚥下障害 吉田　剛 ……………………………………………………………… 415
 嚥下障害はどのような障害ですか　嚥下障害はどのような経過をたどりますか　標準的な評価指標には何がありますか　推奨される治療／介入の方法にはどのようなものがありますか

7 疼痛 鈴木重行, 松尾真吾 ……………………………………………………… 430
 疼痛はどのような状態ですか　疼痛はどのような経過をたどりますか　標準的な評価指標には何がありますか　推奨される治療／介入の方法にはどのようなものがありますか

8 痙縮・痙縮筋 臼田　滋 ………………………………………………………… 440
 痙縮・痙縮筋はどのような状態ですか　痙縮・痙縮筋はどのような経過をたどりますか
 標準的な評価指標には何がありますか　推奨される治療／介入の方法にはどのようなものがありますか

9 認知機能障害 島田裕之 ………………………………………………………… 451
 認知機能障害はどのような状態ですか　認知機能障害はどのような経過をたどりますか
 標準的な評価指標には何がありますか　推奨される治療／介入の方法にはどのようなものがありますか

サマリー・本文解説（標準的な評価指標，推奨される治療／介入の方法）
Q&A 目次

第2章（疾患・病態編）

1 脳卒中-急性期　小島　肇
- Q0 標準的な評価指標には何がありますか? ……… 52
- Q1 脳卒中ユニットの特徴と有効性は何ですか? ……… 55
- Q2 早期の理学療法は予後に影響しますか? ……… 57
- Q3 早期リハビリテーションの量はどの程度必要ですか? ……… 58
- Q4 急性期の肩管理ではどんな点に注意すべきですか? ……… 60
- Q5 ファシリテーションテクニックは効果的な介入方法ですか? ……… 61

2 脳卒中-回復期　原田和宏，井上　優
- Q0 標準的な評価指標には何がありますか? ……… 65
- Q1 上肢の運動機能障害の改善に有効な運動療法はありますか? ……… 68
- Q2 歩行障害の改善に有効な介入方法は何ですか? ……… 69
- Q3 ADL障害の改善に有効な介入方法は何ですか? ……… 69
- Q4 ファシリテーションテクニックは麻痺の改善に有効ですか? ……… 70
- Q5 筋力増強は痙縮を悪化させますか? ……… 71
- Q6 関節可動域を改善するための有効な方法は何ですか? ……… 71
- Q7 屋外の歩行を推進するための有効な方法は何ですか? ……… 72

3 脳卒中-慢性期　石倉　隆
- Q0 標準的な評価指標には何がありますか? ……… 77
- Q1 慢性期の痙縮の改善に効果的な介入方法はありますか? ……… 79
- Q2 慢性期の中枢性運動障害の改善に効果的な介入方法はありますか? ……… 80
- Q3 慢性期の歩行障害の改善に効果的な介入方法はありますか? ……… 81
- Q4 慢性期の筋力，体力維持向上に効果的な介入方法はありますか? ……… 82
- Q5 慢性期におけるADLの改善はどのように進めたらよいでしょうか? ……… 83
- Q6 集団でのリハビリテーションにはどのような効果がありますか? ……… 83
- Q7 在宅理学療法にはどのような効果がありますか? ……… 84
- Q8 再発の予防に理学療法は寄与しますか? ……… 85

4 パーキンソン病　長澤　弘
- Q0 標準的な評価指標には何がありますか? ……… 91
- Q1 パーキンソン病に対する複合的理学療法は有効ですか? ……… 92
- Q2 筋力増強や体力向上への介入方法はありますか? ……… 94
- Q3 バランス練習の効果はありますか? ……… 96
- Q4 トレッドミルを用いた練習効果はありますか? ……… 97

CONTENTS

Q5	聴覚や視覚の外的刺激は歩行障害に有効ですか?	98
Q6	有酸素運動や呼吸練習による効果はありますか?	99
Q7	嚥下障害に対する理学療法の効果はありますか?	100

5 脳性麻痺　新田 收

Q0	標準的な評価指標には何がありますか?	108
Q1	ファシリテーションテクニックは有効ですか?	112
Q2	痙縮に対して外科的治療はどのように選択されますか?	113
Q3	母親指導はどのような形態や方法が有効ですか?	114
Q4	新生児の呼吸障害への理学療法はどのような方法がありますか?	115

6 大腿骨頸部骨折　藤田博曉

Q0	標準的な評価指標には何がありますか?	122
Q1	術後のリハビリテーションとして有用な方法は何ですか?	124
Q2	リハビリテーションにおけるクリニカルパスの意味は何ですか?	124
Q3	術前術後の全身管理として注意すべき点は何ですか?	126
Q4	地域連携パスの利用は有効ですか?	127
Q5	退院後の理学療法は有効ですか?	128
Q6	再骨折予防に有効な方法はありますか?	129

7 変形性膝関節症　坂本雅昭

Q0	標準的な評価指標には何がありますか?	135
Q1	膝OAの疼痛に対して有効な物理療法はありますか?	138
Q2	膝OAへの運動療法は効果がありますか?	139
Q3	膝OAの筋力強化に有効な方法はありますか?	140
Q4	膝OAの治療としてホットパックは有効ですか?	140
Q5	術後の関節可動域の改善にはどのような介入方法が効果的ですか?	141
Q6	術後のクリニカルパスの利用は有効ですか?	142

8 膝・足部靱帯損傷　加賀谷善教

Q0	標準的な評価指標には何がありますか?	147
Q1	ACL損傷に推奨される運動療法には何がありますか?	150
Q2	ACL損傷後のスポーツ復帰の目安は何ですか?	151
Q3	ACL損傷の予防に有効な方法はありますか?	152
Q4	足関節外側靱帯損傷に推奨される運動療法には何がありますか?	154
Q5	足関節外側靱帯損傷に対してテーピングは有効ですか?	155
Q6	疼痛に有効な物理療法はありますか?	156

9 外傷性頸髄損傷　長谷川隆史

Q0	標準的な評価指標には何がありますか?	161
Q1	実用的な歩行能力の獲得条件は何ですか?	165

- Q2　痙縮の軽減に有効な理学療法はありますか？ ……………………………………………… 167
- Q3　筋力増強はADLを改善しますか？ ……………………………………………………… 168
- Q4　BWSTTは歩行障害の改善に有効ですか？ …………………………………………… 169
- Q5　完全頸髄損傷の動作獲得は予測が可能ですか？ ……………………………………… 173
- Q6　車いす上での除圧姿勢のうち，最も効果がある姿勢は何ですか？ ………………… 173
- Q7　腹帯・弾性ストッキングは起立性低血圧に対して有効ですか？ …………………… 174

10　頸髄症　樋口大輔
- Q0　標準的な評価指標には何がありますか？ ……………………………………………… 180
- Q1　非手術例での理学療法効果はどのような点ですか？ ………………………………… 184
- Q2　痙性歩行に対する効果的な理学療法は何ですか？ …………………………………… 185
- Q3　巧緻性障害に対する有効な介入方法は何ですか？ …………………………………… 186
- Q4　術後の理学療法にはどんな方法が効果的ですか？ …………………………………… 187

11　関節リウマチ　阿部敏彦
- Q0　標準的な評価指標には何がありますか？ ……………………………………………… 192
- Q1　疼痛に有効な物理療法は何ですか？ …………………………………………………… 198
- Q2　関節リウマチに推奨される運動療法はありますか？ ………………………………… 199
- Q3　患者教育/ホームエクササイズの指導は有効ですか？ ……………………………… 200
- Q4　関節リウマチの装具療法は有効ですか？ ……………………………………………… 202

12　腰痛症　伊藤俊一
- Q0　標準的な評価指標には何がありますか？ ……………………………………………… 207
- Q1　安静は有効ですか？ ……………………………………………………………………… 208
- Q2　筋力強化は症状の軽減・活動の向上に有効ですか？ ………………………………… 209
- Q3　患者教育/ホームエクササイズの指導は有効ですか？ ……………………………… 210
- Q4　腰痛の（再発）予防は可能ですか？ …………………………………………………… 211

13　心筋梗塞　高橋哲也
- Q0　標準的な評価指標には何がありますか？ ……………………………………………… 215
- Q1　心筋梗塞に対して有酸素運動は有効ですか？ ………………………………………… 218
- Q2　レジスタンストレーニングは有効ですか？ …………………………………………… 221
- Q3　患者教育/ホームエクササイズに有効な指導は何ですか？ ………………………… 223
- Q4　再発予防に理学療法（士）は寄与できますか？ ……………………………………… 224

14　慢性心不全　神谷健太郎，松永篤彦
- Q0　標準的な評価指標には何がありますか？ ……………………………………………… 229
- Q1　運動療法は慢性心不全の治療として有効ですか？ …………………………………… 233
- Q2　運動療法の適応，禁忌，中止基準はありますか？ …………………………………… 234
- Q3　予測最大心拍数（220－年齢）を用いた運動処方は適応できますか？ …………… 235

CONTENTS

   Q4 安定した慢性心不全に高強度の運動負荷は禁忌ですか? ……………………………… 236
   Q5 吸気筋トレーニングは有効ですか? ……………………………………………………… 237
   Q6 神経筋電気刺激療法の併用は有効ですか? ……………………………………………… 237
   Q7 患者指導／ホームエクササイズの指導はどのような内容を行いますか? …… 239

15　大血管疾患　渡辺　敏
   Q0 標準的な評価指標には何がありますか? ………………………………………………… 245
   Q1 心大血管疾患リハビリテーションの適応コースはありますか? …………………… 247
   Q2 血圧管理の具体的方法はありますか? …………………………………………………… 249
   Q3 有酸素運動や無酸素運動は有効ですか? ………………………………………………… 249
   Q4 回復期・維持期の理学療法介入は有効ですか? ………………………………………… 250
   Q5 脳梗塞や脊髄梗塞を合併した場合のエビデンスはありますか? …………………… 250
   Q6 呼吸筋トレーニングは有効ですか? ……………………………………………………… 251
   Q7 患者教育／ホームエクササイズの指導は有効ですか? ……………………………… 252
   Q8 理学療法は精神・情緒的要因に有効ですか? ………………………………………… 252

16　末梢血管疾患　近藤恵理子，林　久恵
   Q0 標準的な評価指標には何がありますか? ………………………………………………… 256
   Q1 PAD に有効な運動療法はありますか? ……………………………………………… 259
   Q2 血行再建術によって血流が改善すれば，運動療法を行う必要性はなくなりますか? … 261
   Q3 PAD に対してコンセンサスの得られている物理療法はありますか? ………… 262
   Q4 ホームエクササイズの指導は有効ですか? ……………………………………………… 264
   Q5 フットケアとして理学療法は何をしますか? ………………………………………… 264
   Q6 病態の進行予防に理学療法は寄与できますか? ……………………………………… 265

17　急性呼吸不全　石川　朗，沖　侑大郎
   Q0 標準的な評価指標には何がありますか? ………………………………………………… 270
   Q1 生存率の改善に呼吸理学療法は有効ですか? ………………………………………… 274
   Q2 機能予後の改善に呼吸理学療法は有効ですか? ……………………………………… 274
   Q3 呼吸機能の改善に理学療法は有効ですか? …………………………………………… 275
   Q4 ポジショニングは有効ですか? ………………………………………………………… 276
   Q5 急性期に筋力増強運動は必要ですか? ………………………………………………… 277
   Q6 急性呼吸不全患者に対する早期離床は有効で安全ですか? ………………………… 278
   Q7 すべての急性呼吸不全患者に対し早期離床を行うべきですか? …………………… 279

18　慢性呼吸不全　角野　直，神津　玲
   Q0 標準的な評価指標には何がありますか? ………………………………………………… 285
   Q1 コンディショニングの効果はありますか? …………………………………………… 289
   Q2 運動療法はどう進めるのがよいですか? ……………………………………………… 290

xiii

- Q3 呼吸リハビリテーションプログラムにおけるその他の手段はありますか？ ……… 293
- Q4 導入プログラム後のフォローアップは有効ですか？ ……………………………… 294
- Q5 アウトカムへの影響はありますか？ ……………………………………………… 294
- Q6 COPD以外の慢性呼吸器疾患における効果はありますか？ …………………… 295
- Q7 急性憎悪の予防・軽減に呼吸リハビリテーションは寄与しますか？ ………… 297

19 糖尿病　片田圭一
- Q0 標準的な評価指標には何がありますか？ ………………………………………… 303
- Q1 糖尿病の運動療法の適用はどの範囲の病態ですか？ …………………………… 307
- Q2 推奨される運動療法には何がありますか？ ……………………………………… 309
- Q3 多職種連携（チームによる糖尿病療養指導）は有効ですか？ ………………… 310
- Q4 患者教育や生活習慣の改善は有効ですか？ ……………………………………… 311
- Q5 糖尿病の発症予防に理学療法は効果的ですか？ ………………………………… 312
- Q6 血糖コントロールの目標値は何ですか？ ………………………………………… 313

20 虚弱高齢者　河合　恒, 大渕修一
- Q0 標準的な評価指標には何がありますか？ ………………………………………… 318
- Q1 虚弱高齢者の運動器の機能低下に対して有効な運動介入の方法はありますか？ ……………………………………………………… 322
- Q2 尿失禁予防に対するトレーニングは有効ですか？ ……………………………… 328
- Q3 虚弱高齢者の骨折予防および膝痛・腰痛対策に運動介入は有効ですか？ …… 330
- Q4 低栄養状態の高齢者にどのような理学療法を行いますか？ …………………… 331
- Q5 介護予防の集団実践・指導はどのような効果がありますか？ ………………… 332

第3章（障害編）

1 関節可動障害　板場英行
- Q0 標準的な評価指標には何がありますか？ ………………………………………… 339
- Q1 関節可動障害に対するストレッチングは有効ですか？ ………………………… 344
- Q2 関節可動障害に対する徒手理学療法は有効ですか？ …………………………… 348
- Q3 関節可動障害に対する物理療法は有効ですか？ ………………………………… 350

2 筋力低下　岡西哲夫
- Q0 標準的な評価指標には何がありますか？ ………………………………………… 354
- Q1 筋力低下の改善に有効な介入方法には何がありますか？ ……………………… 357
- Q2 筋力増強によって歩行速度は改善しますか？ …………………………………… 362
- Q3 転倒予防の介入として, 高負荷による筋力増強は有効ですか？ ……………… 363
- Q4 低栄養状態の筋力強化はどのように行いますか？ ……………………………… 365

3　持久性の低下　有薗信一

- **Q0**　標準的な評価指標には何がありますか？ … 371
- **Q1**　持久性が低い人に対する持久力トレーニングはありますか？ … 373
- **Q2**　心疾患患者の持久性に有効なトレーニングはありますか？ … 375
- **Q3**　呼吸器疾患患者の持久性に有効なトレーニングはありますか？ … 377
- **Q4**　脳血管障害患者の持久性に有効なトレーニングはありますか？ … 379
- **Q5**　低栄養患者の持久性に有効なトレーニングはありますか？ … 380

4　バランス障害　望月　久

- **Q0**　標準的な評価指標には何がありますか？ … 386
- **Q1**　バランス能力改善の運動療法としてどのような運動が行われますか？ … 389
- **Q2**　効果的なバランス能力改善の運動療法にはどのような条件が必要ですか？ … 391
- **Q3**　バランス能力向上のための運動療法は転倒予防に有効ですか？ … 391
- **Q4**　脳血管障害に有効なバランス練習は何ですか？ … 394
- **Q5**　大腿骨近位部骨折後のバランス障害に有効な介入方法は何ですか？ … 396

5　歩行障害　橋立博幸

- **Q0**　標準的な評価指標には何がありますか？ … 401
- **Q1**　脳卒中の歩行障害に対して反復的な課題を用いたトレーニングは有効ですか？ … 403
- **Q2**　脳卒中の歩行障害に対して課題特異的な練習は有効ですか？ … 406
- **Q3**　脳卒中の歩行障害に対してトレッドミル歩行または体重免荷トレッドミル歩行練習は有効ですか？ … 408
- **Q4**　脳卒中の歩行障害に対して持久性運動は有効ですか？ … 409
- **Q5**　パーキンソン病の歩行障害に対して理学療法や歩行練習は有効ですか？ … 409
- **Q6**　パーキンソン病の歩行障害に対して感覚刺激を用いた歩行練習は有効ですか？ … 410
- **Q7**　大腿骨頸部骨折の歩行障害に対して運動療法は有効ですか？ … 411
- **Q8**　虚弱高齢者の歩行障害に対して運動療法は有効ですか？ … 412

6　嚥下障害　吉田　剛

- **Q0**　標準的な評価指標には何がありますか？ … 417
- **Q1**　嚥下障害に対するリハビリテーションとして有効なアプローチ法はありますか？ … 422
- **Q2**　理学療法による嚥下障害への介入は有効ですか？ … 424
- **Q3**　姿勢（頭部の位置を含む）への介入は嚥下障害に影響しますか？ … 425
- **Q4**　喉頭挙上運動はどのような嚥下障害に有効ですか？ … 426
- **Q5**　舌運動および咽頭収縮運動への介入はどのような嚥下障害に有効ですか？ … 427
- **Q6**　嚥下反射を促通する方法は有効ですか？ … 427
- **Q7**　嚥下筋に対する治療的電気刺激療法は有効ですか？ … 428

7　疼痛　鈴木重行, 松尾真吾

- **Q0**　標準的な評価指標には何がありますか？ ……………………………………………… 432
- **Q1**　疼痛に対して有効な運動療法はありますか？ ……………………………………… 434
- **Q2**　疼痛に対して有効な物理療法はありますか？ ……………………………………… 436
- **Q3**　集学的リハ（学際的チームアプローチ）はどのような点で有効ですか？ ……… 437
- **Q4**　再発予防に有効な介入方法はありますか？ ………………………………………… 438

8　痙縮・痙縮筋　臼田　滋

- **Q0**　標準的な評価指標には何がありますか？ ……………………………………………… 442
- **Q1**　痙縮に対して有効な物理療法はありますか？ ……………………………………… 443
- **Q2**　ストレッチングは痙縮の軽減に有効ですか？ ……………………………………… 445
- **Q3**　装具療法は痙縮の軽減に有効ですか？ ……………………………………………… 446
- **Q4**　痙縮筋に対する筋力増強は痙縮を悪化させますか？ ……………………………… 447
- **Q5**　ボツリヌス治療と運動療法の併用は痙縮の軽減に有効ですか？ ………………… 448

9　認知機能障害　島田裕之

- **Q0**　標準的な評価指標には何がありますか？ ……………………………………………… 453
- **Q1**　認知機能の向上に運動はどのような効果がありますか？ ………………………… 455
- **Q2**　認知機能の向上に認知トレーニングはどのような効果がありますか？ ………… 456
- **Q3**　認知症を予防するためにどのような生活習慣が望ましいですか？ ……………… 456
- **Q4**　MCI 高齢者の認知機能向上のために有効な方法はありますか？ ………………… 457
- **Q5**　認知症高齢者の認知機能の低下抑制に有効な方法はありますか？ ……………… 459

総 Q 数　193

序章　理学療法における
　　　　エビデンスの活用と
　　　　臨床思考過程

 臨床疫学によるエビデンスは特別な概念か

　初めに，筆者が高大連携の一環として高等学校を訪れ，高校2年生を対象に「理学療法学概論」の講義を行った際の一コマを紹介したい[1]．

　講義は，問題基盤型学習（Problem Based Learning：PBL）によって行い，課題は「17才の高校生が，バスケットボールの練習中に膝を怪我し，手術をしました．理学療法を行ううえで必要なことは何ですか」というものであった．彼女らとは初対面で，これまで医学や理学療法に関する特別な学習はしていない．当日は筆者が自己紹介をし，その5分後には上記の課題を提示した．20分間のグループ討議後，彼女らから次のような意見が出された．
　「大切なことは対象者の気持ちを知ることで，いつまでに治せばよいかを確かめること」「前例を知ることで，この人にあった治療法を選んで，予定をなるべく詳しく話して不安にならないようにする」「自宅でも一人でできる運動と注意点を教え，怪我を繰り返さないようにする」ということであった．そのためには，怪我の予兆や受傷状況の理解，自分たちが知らなければいけない靱帯や手術法などの知識，してはいけないことの確認などがあげられた．実行のためには，話法，治療技術，コミュニケーションのとりかた，機器の扱い，指導法，スポーツ競技の理解など多岐にわたった．
　その後のやりとりで，「いつまでに治せばよいか」の意味は，対象者が部活動に関係した競技大会等に出場する意思を確認し，希望と可能性をもとに治療計画を考える必要があるということであった．「前例を知る」の意味は，同じような怪我をして手術を受けた人が，どのくらいの期間がかかってどのくらいよくなったのかを調べることが大切である．個人の経験には限りがあり，技術にも差があるので，みんなの実績をみて方法を決めるのがよいし，対象者が納得しやすいという理由であった．今はコンピュータが身近になっているので，整理や検索も簡単だろうということだった．

　高校2年生が考えた理学療法の流れを専門用語で表現すれば，「対象者のニーズに応じた治療目標を共有し，臨床疫学に基づいたエビデンスを適用し，対象者に十分な説明をして同意を得たうえで，個別性に考慮した効果的な治療を実施するとともに自己管理能力を高めて傷害の再発を予防すること」になる．
　このように，一般の国民が医療に対する期待として，周辺の科学技術の進歩をふまえたデータベースの集積と活用，医療における心理的支援の重要性などがある．このエピソードは2005年の出来事であるが，10年が経過した現在においても色あせることのない本質を示唆している．市民感覚からみれば臨床疫学は特別な新しい概念ではなく，エビデンスに基づく個別性を考慮した医療の実践は，むしろ当然のことと考えられている．

2 エビデンスに基づく理学療法

1）エビデンスとエビデンスに基づく医療

　エビデンスとは根拠であり，判断のよりどころとなるものである．

　広義のエビデンスには図1に示す多岐の要素がある．このうち，統制のとれた臨床研究の結果から導かれたものはリサーチエビデンスと呼ばれ，狭義のエビデンスに該当する．また，臨床疫学（clinical epidemiology）に基づいたメタ分析を行った系統的要約（システマティック・レビュー：systematic review）は，統計学的な観点から"明らかなエビデンス"と表現できる．

　エビデンスに基づく医療（evidence based medicine：EBM）の概念は，臨床疫学の適用方法に関連する論文の読み方・使い方に具体的な起源を求めることができる．1991年にGuyattが，ACP-Journal Clubのエディトリアルに貧血の診断に関するEBMを紹介した．その後，EBMワーキンググループを立ち上げ，世界に向けたワークショップが開催されたことで啓発が進み，1997年に発行されたSackettらの書籍によってEBMは瞬く間に世界に浸透していった．わが国でも1996年ころからEBMの概念が急速に普及し，専門雑誌も発行されるようになり，現在の医学教育では標準的なエビデンスの教授に相応の時間が割かれている．

　エビデンス自体は無機質であり，それを意味のあるものに変換する過程が，エビデンスの活用と臨床思考過程といえる．すなわち，対象に見合う最良のエビデンスを選択して適用する判断が臨床家には求められる．EBMとは，「最善の外的エビデンスを個々の対象者に適用すること」であり，もう少し丁寧に表現すれば，「個々の対象者のケアについての意思決定過程に，現在得られている最良の根拠を良心的，明示的かつ思慮深く利用すること」といえる．EBMとはエビデンスをいかに適用するかを決定する思考過程であり，いわば情報処理手法である．医学と対象者を結ぶ媒体（インターフェイス）でもあり，対象者に丁寧でわかりやすい説明を行い，理解を促し納得のうえで選択し，同意を得るための道具でもある．したがって，よいエビデンスがないとよいEBMを実践しにくいが，よいエビデンスがあってもよいEBMが実践できるとは限らない．

2）エビデンスの適用

　前述した適用にあたっては，①対象者の課題（疑問）の定式化，②情報収集，③批判的吟味，④対象者への適用，⑤実行の評価，の5つのステップを実行する．

（1）課題（問題点）の定式化

　対象者（patient），介入（exposure/intervention），対照比較（comparison），帰結（outcome）の4要素によって対象者の課題（問題点）を定式化する．この頭文字をとって，PECOまたはPICO（ピコ）と

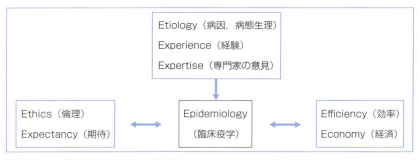

図1　いい（E）医療を行うための拠りどころとしての広義のエビデンス

いわれる．なお，対照比較では，介入を何も行わない場合と比較することは適切ではない．主要帰結は健康寿命の延伸を示す内容が望ましいが，介入戦略のなかで短期効果の検証や特定の障害構造での変化を示す代用ポイントとして2次帰結が利用されることもある．

(2) 情報収集

リサーチエビデンスである原著論文，メタ分析による系統的要約がある．2次資料として，リサーチエビデンスに基づいて推奨グレードを示した診療ガイドラインがあげられる．診療ガイドラインは，膨大なリサーチエビデンスを臨床的な文脈でわかりやすく提示してある点で利用しやすい．一方で，多くの論文を集約しているため，大数としての標準的な一定の傾向と個別適用には乖離が生じる場合がある．また，推奨グレードは発行された国や地域の保険制度や学会（委員会）の期待などを包含した意向を含んだものである点にも注意を要する．あわせて，従来の病態生理学に基づく論理的な判断や現状の臨床で広く実践されている経験を否定し，すべてを疫学研究の結果のみに帰着することは適切とは言えない．したがって本書では，それぞれのクリニカルクエスチョンに対して，①関連ガイドライン，②リサーチエビデンス，③日常の臨床で行われている標準的な方法，経験的に有用と思われる方法の3項目からそれぞれの情報を整理している．これらの3つをバランスよく情報収集して総合的な判断をすることが合理的である．

(3) 批判的吟味

この過程が臨床家にとって最も重要であり，エビデンスの確からしさと個別の適用の2つの点から吟味を進める．

エビデンスの確からしさは，研究デザインの妥当性を検証する．計測精度，対象者数，介入の安全性，帰結指標の適切さ，統計解析の方法など，信頼性と妥当性をふまえた普遍性に加え，倫理や社会的背景を考慮した現実性などを判断する．ランダム化比較試験（randomized controlled trial：RCT）の適合性については，CONFORT[2]やPEDro尺度[3]などの評価視点が提唱されている．

また，サブグループ分析などによって研究から導かれた一般的な有用性を目前の個別の対象者にいかに適用するのかを吟味する．サブグループ分析とは，大数としての統計学的な有意性を対象者の属性などによって臨床的に個別の価値を検証するものである．例えば，A法とB法とで効果を比較した際に，全体ではA法が優れていても高齢者の女性に限ればB法が優れている場合に，対象者が高齢の女性であればB法を選択する余地がある．

(4) 適用

臨床家としての判断（clinical judging）は，エビデンスの確からしさに加えて，対象者の価値やニーズ，理学療法を提供する環境や状況をふまえて，目前の対象者に有意味なものであるかを見極める．このうえで，対象者に丁寧な説明を行い，十分な理解を促し，主体的に選択して納得したうえで，明確な同意を得て実施する．

(5) 評価

適用した経過と結果を記録し省察する．この過程によって，既存のエビデンスは一層洗練され，また適用の範囲や事例が集積されることにもなる．

3 理学療法領域の現状と展望

1) 概要

世界の理学療法士が所属する世界理学療法連盟（World Confederation for Physical Therapy：WCPT）では，設立50周年を迎えた2001年9月にEBP（evidence based practice）に関するexpert meetingを本部事務局のある連合王国（ロンドン）で開催した．以降，WCPTが目指す臨床実践，EBMの理念，データベースの利用と構築などを重点課題として継続的に実行している．EBPに関する声明（policy statement)[4]では，臨床意思決定での科学的な根拠の活用と個別の対象者への適用について強調し，初期教育（entry-level education）ならびに継続教育（continuing professional development：CPD）の重要性を指摘している．

　理学療法に特化したデータベースとしてPEDroがある．これは，1999年にオーストラリアのシドニー大学で開発され，現在では30,000件以上のデータベースが収載されている．日本のアドレスからのアクセス数は全体のおよそ3％である．オランダ理学療法士協会ではdirect accessが認められた2006年に診療ガイドラインを公表し，現在では，足関節捻挫，変形性関節症，尿失禁，脳卒中，パーキンソン病，慢性閉塞性肺疾患など12の診療ガイドラインを作成している[5]．フローチャートを多用し，問題解決のための臨床思考過程を実践的に支援するなかで推奨グレードを示す構成をとっている．また，運動器疾患を中心に，初めに理学療法の適用を見極める過程が示されている点は，開発の目的や時期を反映したものといえる．また，カナダ理学療法士協会では，"Evidence-Informed Practice in Physiotherapy"として，理学療法の特性をふまえて，臨床意思決定のためのエビデンスと対象者の意思や環境の統合に重きをおいた声明をまとめている[6]．世界の理学療法は，各国の保険制度に加えて，教育課程の標準年限や免許制度も異なるために，理学療法の適用範囲が同じではない．欧州の一部では，理学療法士が鍼を利用できることから介入方法も異なっている．また，東南アジアを除く多くの国では，理学療法士へのdirect accessが認められており，プライマリ・ケアや障害予防への関わりにも違いがある．他方，コンピュータの普及はおろか電源の安定した供給さえ困難であるなど，医療環境が種々の要素で制約されている地域もある．

　日本理学療法士協会では，1999年に7つの専門領域研究部会と効果検討特別委員会を設置した．2005年には，それを継続する形でEBPT特別委員会を発足させた．このなかで，データベースを作成・利用するハードとしてJAPTED（Japan Physical Therapy Evidence Database）を構築し，2007年からガイドライン委員会が設置されている．2011年には1,200頁を超える『理学療法診療ガイドライン第1版（2011）』を発刊し，表1に示す16領域の評価指標と治療／介入の推奨グレードを示している．

2）エビデンスに基づく理学療法の普及と啓発
(1) 誤解を解く

　エビデンスに基づく医療の普及は，確かで使いやすいエビデンスを蓄積することが重要であるが，あわせて臨床家の意識を変革することが不可欠である．2000年に創刊された「EBMジャーナル」（中山書店）の第1号の特集テーマは，"EBMへの誤解をとく"で始まっている[7]．臨床家の意思決定には，初期教育

表1　理学療法診療ガイドラインの収載領域

1. 背部痛
2. 腰椎椎間板ヘルニア
3. 脳卒中
4. 脊髄損傷
5. パーキンソン病
6. 脳性麻痺
7. 糖尿病
8. 心血管疾患
9. 慢性閉塞性肺疾患（COPD）
10. 身体的虚弱（高齢者）
11. 膝前十字靱帯損傷
12. 変形性膝関節症
13. 肩関節周囲炎
14. 下肢切断
15. 徒手療法
16. 地域理学療法

と自身の経験が大きな拠り所となることが明らかになっている[8]．現在では，特に医学教育においては診療ガイドラインは標準的な治療を学ぶ学生や初学者に不可欠であり，専門医では，それらの状況をふまえて個別判断の裁量と新たなエビデンスの開発・適用の役割が明確に整理されつつある．

理学療法でしばしば話題となる"痙縮筋に対する治療"については，わが国の理学療法では，かつて痙性麻痺はその質を評価・介入することが重要であるとされてきた．神経筋促通手技（neuromuscular developmental treatment）が全盛であった1980年代には，筋力検査さえ禁忌であると言われたこともあった．1990年以降は，痙縮筋に対する筋力増強の有効性が示され，その方法も教授されるようになってきた．ところが，2006年に実施した全国調査では，痙縮筋に対する筋力増強の効果や有効性を認識している理学療法士は多いが，それを肯定している場合でも臨床実践で筋力増強を実施している割合は低いことが明らかとなった．これは，臨床経験が豊富な場合に顕著であるが，卒業後5年未満でも知識と実践の間には乖離がみられた[9]．このように，臨床家の意思決定には個々人の知識や情報処理に加えて，医療現場のもつ雰囲気や身近な医療者の言動が大きな影響を与えている．

(2) エビデンスを知る・作る・伝える・使う・広める

一般的に，エビデンスは「作る」「伝える」「使う」という3つのフェイズがあると言われている[10]．

作るとは，臨床での素朴な疑問であるクリニカルクエスチョンからリサーチクエスチョンを形成し，適切な研究デザインを立案して研究を遂行することを意味する．なお，EBPを実践するために必要な"best available evidence"はRCTによるものばかりではない．

伝えるとは，事実を誠実・正確・客観的に示すことを意味し，論文の作成，出版，翻訳なども含まれる．

使うとは，効果的に活用する過程を意味する．適切な使い方が重要であり，量的には過度または過少にならず，質的には大数の結果を思慮深く個別性へ適用していくのかが求められる．

さらに，理学療法の臨床実践の現状を考慮すれば，知る・広めるという工程が重要である．知ることは，現状のエビデンスを理解することが使うことと作ることの基盤となり，使うことで広められ，知ることにつながる．これらの関係を図2に模式的に示した．

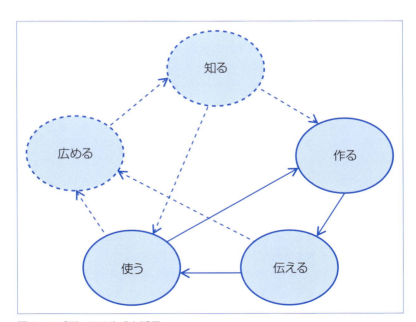

図2 エビデンスの生成と活用
実線は，一般的に知られている「作る」「伝える」「使う」の3つの関係．
破線は，「知る」「広める」を加えた際の関係を示したもので，知ることは作ることと使うことにつながり，伝える・作ることで広められたエビデンスは知ることを促す．

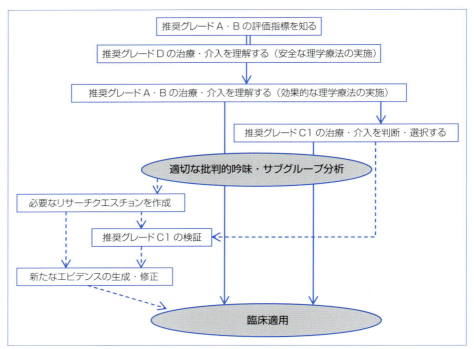

図3　理学療法診療ガイドラインの理解と活用

　また，理学療法診療ガイドラインを理解し適切に活用する流れを図3に示した．

3）理学療法の臨床推論に沿ったエビデンスの構築
(1) 動作学に基づく臨床推論
　理学療法士にとって，基本的動作能力を治療指向的にとらえる臨床推論（clinical reasoning）が重要である．臨床推論とは，「対象者の訴えや症状から病態を推測し，仮説に基づき鑑別と選択を繰り返し，最も適した治療・介入を決定していく一連の心理・認知的過程」である．基本動作は，運動発現としての筋－骨・関節，制御を行う神経，維持・継続にかかわる呼吸・循環・代謝，さらに動作の目的や意思としての情動，意欲などを包含している．このなかの運動要素に限定しても，必要な筋収縮や関節の自由度だけでも膨大な組み合わせとなる．実際，歩行に必要な可動範囲や筋力を個別に改善するような運動を行っても，その介入に見合う歩行能力が向上するわけではない．かといって，歩けない対象者に歩行練習を繰り返すだけでは十分でない．また，立ち上がりが困難な理由には，可動域，筋力，感覚，バランス，血行動態，自律神経，高次脳機能，環境など多岐にわたる．立ち上がりを可能にするためには，その原因を明らかにしたうえで選択的な治療・介入を行い，逆に，立ち上がりを練習することで特定の機能障害を軽減したり障害の発生を予防することができる．あわせて，様々な状況下で立ち上がり動作を安全に実行できる方略は，日常生活に必要な活動や参加を保証することにつながる．このような症候障害学的な臨床思考過程[11]は，現象から機能と活動・参加の双方向に知見・経験・状況を統合し，治療指向的な臨床推論を進めて最適な適用を図る過程は，理学療法士としての卓越した芸術性（artistry）でもある（図4）．

(2) 鑑別の臨床推論
　医学では，厳密な鑑別のうえで正確な診断を行い，適切な治療方法を選択していく．図5には，慢性の咳嗽患者における臨床推論としてのチャートを示した[12]．理学療法においても，現象や症状に対する検査の感度，特異度を整理し，そこから算出できる陽性・陰性尤度比から検査開始閾値と治療開始閾値を

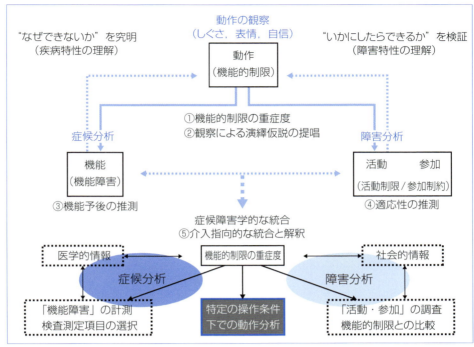

図4 症候障害学に基づく臨床思考過程[11]

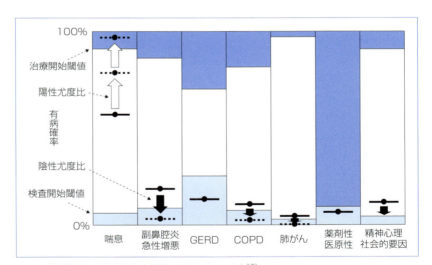

図5 鑑別診断における臨床推論（CRチャート）[12]
鑑別疾患は，まずcommonな疾患を3～4つあげ，続いてcriticalな疾患を最低一つは挙げるよう心がける．6番目のカラムは「薬剤性」の定位置，7番目は「精神心理社会的疾患ないし要因」のカラムの定位置とする．

整理することができれば，より実践的な臨床思考過程に沿ったEBPが具現化できる．その際，理学療法の中核である基本動作に関わる機能診断としての原因と特性を同定できる臨床思考過程をフローチャートで視覚化し，帰結に基づいた効果的な治療・介入を選択できるような体系化が望まれる．

（内山　靖）

■ 文献

1) 内山　靖：みんなで考えよう．理学療法のとらえかた4（奈良　勲・他編）．文光堂，2006．
2) Moher D, et al：The CONSORT statement：revised recommendations for improving the quality of reports of parallel-group randomized trials. *JAMA* **285**：1987-1991. 2001.
3) PEDro scale：http://www.pedro.org.au/wp-content/uploads/PEDro_scale.pdf（最終閲覧2015, 04.01）
4) Policy Statement Evidence based practice：http://www.wcpt.org/sites/wcpt.org/files/files/PS_EBP_Sept 2011.pdf（最終閲覧2015.04.01）
5) KNGF clinical practice guideline：https://www.fysionet-evidencebased.nl/index.php/kngf-guidelines-in-english（最終閲覧2015.04.01）
6) Evidence-Informed based Practice in Physiptherapy：http://www.physiotherapy.ca/getmedia/a3f6f09d-55be-438e-9fd9-73afde41afdd/evidence-informed-practice-position-statement-english.pdf.aspx（最終閲覧2015.04.01）
7) 福井次矢：EBMへの誤解をとく．EBMジャーナル **1**：5-7. 2000.
8) Turner P, et al：Physiotherapists use of evidence based practice：a cross national study. *Physiother Int* **2**：17-29, 1997.
9) 松田　梢，内山　靖：本邦における「痙縮筋に対する筋力増強運動」についての理学療法士の認識．理学療法科学 **22**：515-520．2007.
10) Nakayama T：Evidence-based health care and health informations：derivationsn and extension of epiemiology. *J Epidemiol* **16**, 93-100，2006.
11) 内山　靖：症候障害学序説－理学療法の臨床思考過程モデル．文光堂，2005.
12) 野村英樹：やさしい臨床推論とその指導法．日内会誌 **97**：205-210，2008.

第1章 エビデンスに基づく医療

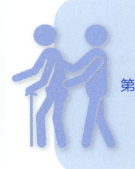

1 EBMの現状と課題

 EBMの活用と思考過程

1）EBM誕生の背景

「エビデンスに基づく理学療法─活用と臨床思考過程におけるEBMの実際について，その現状と課題」，とてもよいテーマを与えていただいた．エビデンス，活用，臨床思考過程，である．重要なことは，エビデンスだけではない．その活用方法，さらにはその活用の際の思考過程，それを同時に取り扱わなければ，臨床現場で使える技術にならない．それは，まさに臨床現場でEBMを実践しようとしたときの筆者自身の実感でもある．

「活用」，「臨床思考過程」，その2つをキーワードに，本稿を書き進めたい．どんな優れたエビデンスがあるとしても，活用しなければ絵に描いた餅である．まずは，エビデンスをどう使うかということが第一の問題としてある．それは筆者自身の実感というだけでなく，EBM誕生の歴史をたどってみても明らかである．

1990年をはさんだ臨床疫学からEBMという変化が最終的なEBM誕生の背景であると，筆者は考えている．それは具体的には，1980年代にカナダ医師会雑誌に臨床疫学から派生した「論文の読み方シリーズ」[1]から1990年代のアメリカ医師会雑誌のEBM Working Groupによる「論文の使い方シリーズ」[2]への変化という形で示された．「読み方」から「使い方」への変化，これがEBM誕生の瞬間である．読み方シリーズには，論文の読み方のガイドが書かれている．使い方シリーズでは，読み方のガイドを含めて，それを包括するような，使い方のガイドが示されている．後者がEBMである．

EBMの出現が，「論文の読み方シリーズ」から「論文の使い方シリーズ」に変わったところに一致するという事実から，「活用」の重要性を当初から強調していたこと自体がEBM誕生の背景であったということがわかる．論文を読むだけでは患者は何も変わらない．その論文を患者に活用してこそEBMである．さらに，エビデンスが個別の患者にぴったり当てはまるようなことはあまりない．論文の平均的な患者と目の前の患者にはギャップがあり，そのギャップを認識して，個別の医療を提供していく必要がある．「活用」とはそういうことである．

言ってみれば当たり前のことであるが，その当たり前のことを，EBMの5つのステップ（表1）という形に整理し，明確な方法で提示し，より活用しやすいようにしたというところがEBMの大きな功績である．論文の読み方のステップを，臨床現場における問題解決全体の一部として位置づけ，個別の患者の問題解決の一手法として確立したのがEBMである．患者の問題を定式化し，情報収集をし，批判的吟味をし（このプロセスが従来の論文の読み方シリーズのガイドである），患者への適用を吟味し，評価反省のステップを加える，というのが5つのステップである．くどいようだが，「論文の読み方」から「論文の使い方」への変貌，「活用」の重視，それがまさにEBM誕生の背景である．

表1 EBMの5つのステップ

1. 患者の問題の定式化
2. 問題についての情報収集
3. 情報の批判的吟味
4. 患者への適用
5. 1〜4のステップの評価

2) EBMは活用されているか

　それでは，もう一つの「思考過程」ということについてはどうだろう．どう使うかを具体的に論じるためには，思考過程を明らかにする必要がある．ただ，思考過程を明らかにする，というのはなかなか困難な課題である．しかし，その困難もEBMがかなり解決した．仮説演繹法，尤度比，ベイズの定理，診断閾値，治療閾値，決断分析など，臨床の現場で利用できるツールを提示することにより，優れた臨床医の思考過程の一部がそこに明らかにされている．医師側の思考過程を示すというのであれば，その尤度比やベイズの定理を使って診断プロセスを解説し，罹患率や相対危険を用いて予後を示し，治療効果や害について，相対危険や治療必要数（害必要数），その95%信頼区間で示して，そのデータを用いながら，個別の患者への治療プロセスを記述する，ということもそのひとつの形である．そういうことなら，すでに筆者自身のものも含め，多くの教科書がある[3〜5]．EBMが登場して15年，単にこれまでのEBMに関する記述を繰り返す意味はもうないだろう．さらに一歩踏み込んだ活用法，思考過程を示さなければ，これまでのEBMに関する本の二番煎じに過ぎない．その二番煎じでは，現実の臨床医の行動を変えるまでには至らない．

　事実，EBMが提示したようなツールが，多くの医師によって使われているというわけではないというエビデンス，というより事実がある．また最近では，最新のエビデンスをe-mailで提供しても患者アウトカムを改善できなかったというランダム化比較試験の報告もある[6]．ここに「活用」ということを強調しながら，実際は活用できるようになっていない，EBMの最大の問題点がある．

　まず，ここで取り上げようとしていることは，その「活用」ということにある．その「活用」についての方法が二番煎じにならず，EBMが臨床の現場で実際に活用されることにつながるかどうか，ということである．これまでと同様な方法で，単に5つのステップに沿って整理しよう，そこでの医師の思考過程を明らかにしよう，ということではないのである．

3) なぜ活用されないのか

　そこで当然，次に考えるのは，なぜ活用されないかという問題である．「活用」を重視して立ち上がったEBMが活用されない．これは一体どういうことなのだろうか．それだけでも，これは大きな問題だとわかる．活用が難しいから，EBMが立ち上がったのである．

　EBM実践のバイブル，「Evidence-Based Medicine：How to practice and teach EBM」[7]は，その副題が「実践と教育の方法」となっている．この教科書の後半の1/3は，教育方法について書かれているのである．活用が大事，実践が重要である．しかし，それだけでは実践されない．教育法まで考えなくてはいけない．いかに臨床医の行動を変えるか，教育法までを考えなければ，EBMは普及しない．EBMの創始者たちの戦略はかなり手厚い．言うとおりにやれば，かなり実践的なのである．問題は，むしろSackettらの言うとおりにやらない我々にある．

4) 筆者自身の経験から

　Sackettらの方法に筆者自身の経験を付け加え，その方法を最も単純化すれば，グループ学習による実践のシミュレーション，労力の軽減を重視した能率的な情報収集と批判的吟味，表1の5つのステップに基づく臨床現場での問題解決の実践の反復，その3つである．まずその3つについてまとめておきたい．

(1) グループ学習

　EBM の実践は，本による独学や講義で学ぶだけでは身につかない．ただいきなり臨床の現場でやってみろといわれても，それも無理な話である．そこをつなぐために，グループ学習による実践のシミュレーションが役に立つ．今では心肺蘇生の教育法として普及している二次心肺蘇生法（advanced cardiovascular life support：ACLS）のトレーニングなども同じスタイルをとっている．ガイドラインを読むだけではなかなか難しい．そこでシミュレーターを用いた講習会でトレーニングし，そのうえで実際の現場へ出て行く．それと同じシステムと考えてもらえればいい．グループ学習による議論を通して，自らが気づき，さらに次のステップの学習へのモチベーションを高める，というステップが有効である．ここでは，6～8人のスモールグループで，2～3時間で，表1の5つのステップに沿った，症例ベースのグループ学習の実際を解説する．

①スモールグループ学習とファシリテーター

　スモールグループ学習では，まず6～8人くらいのグループを作る．そのメンバーのなかでチューター，もしくはファシリテーターの役割をする者を決める．それがスタートである．ファシリテーターは，何もEBM について詳しい必要はない．むしろ自分からは何も教えないという態度が重要である．グループのディスカッションを促進させ，参加者のモチベーションを高め，参加者が自ら学習したくなる環境を作ることが大きな役割である．現在抱えている問題について，自らどうしても調べたくなる，そういう模擬体験であるが，EBM の日常的な実践を支えるものは，ある意味，その調べたい，学習したいというモチベーションだけである．

②症例の決定

　実際の進め方であるが，必ず症例をベースに，5つのステップに沿って進めていく．症例だけを準備し，論文検索も含めて行う場合と，症例と論文のセットをあらかじめ準備する場合と，2通りが考えられるが，ここでは後者のやり方を紹介する．後者のやり方であっても，その場合に問題になっている患者から始めて，情報検索した結果，見つかった論文を利用するのが厳密な意味での5つのステップにそったやり方であるが，これは現実的でない．そのようなやり方ができるというのは，すでにEBM が実践できているということである．ここでやろうとしていることは，それがうまく実践できていない人を対象にしている．

　そこでどうするか．繰り返し出合う問題について，後述するACP Journal Club[8]やPEDro[9]などの二次情報源から見つかった論文をスタートに，それにあわせて標準的な症例を，仮想のシナリオでよいので用意するのである．筆者自身も大部分の教材はこの順番で準備する．ACP Journal Club をぺらぺらめくりながら，日常頻繁に出合う問題の解決につながりそうなことや，今までのやり方を考え直さないといけなくなるような論文に出合ったとき，それを元に，この論文が役立ちそうな実際の患者を探すか，模擬的な症例を作り，教材とするのである．私はこれをステップ2から始めるEBM の実践と呼び，日々の実践の中核にしている．

③アイスブレーク

　セッションを開始するにあたり，グループ内の参加者が知らない者同士であるようなときには，ファミリテータがまずアイスブレークを行うとよい．簡単なゲームなどを行うとよいが，私が最もよく用いるのは，他己紹介と呼ばれる方法である．まずは2人組になって5分程度の時間でお互いに自己紹介をしあう．その後，グループのメンバー全員で，お互い自己紹介しあった相手について他のグループのメンバーに紹介を行う，というやり方である．お互いの紹介とアイスブレークが同時にできる便利な方法である．

④実際の進め方

　症例と論文のセットを準備し，アイスブレークがすんだら，いよいよセッションの開始である．まずはあらかじめ準備した患者シナリオを共有し，そのような患者にどのように対応しているか，現状を話し合う．スモールグループ学習に慣れた参加者である場合は，ここでいきなりロールプレイを利用してもよい．筆者は，まず参加者に自分自身がこのような患者だとしたら，医師ら医療者にどんな質問をしたいかを，

各自書き出してもらう．その質問を元に，医師役，患者役に分かれ，患者役が考えた質問に基づいて医師役を質問攻めにし，医師はできるだけそれに誠実に答えるというロールプレイをよく使う．このロールプレイを元に，この患者の問題点を抽出し，ステップ1となる患者の問題の定式化へ入っていくのである．

このステップ1のグループワークで，最低限おさえる必要があることは，PECOの抽出と真のアウトカムの確認，この2点である．PECOについてのミニレクチャーを行い，一例を示した後，参加者各自にロールプレイを元に抽出された問題をPECOで定式化する．それぞれのPECOをグループで共有し，特に真のアウトカムになっているかどうかを議論する．

続いてステップ2の問題についての情報検索であるが，2～3時間のセッションでこの部分をやるのは難しい．その場で各自がインターネットにつなげる環境があれば，10分，15分の時間を区切って検索してもらうとよいが，ここは省略して，いきなりステップ3の情報の批判的吟味に進めばよい．

用意した論文をまず個人個人で読む．このときの時間であるが，たとえ初心者を対象にしている場合も，3～5分以上はとらない．その後，参加者同士で内容を確認し，グループ全体で論文の要約を作成する．

ここで最低限おさえておく事項は，論文の妥当性の最低限のチェック項目と結果の読み方である．具体的には，治療の論文を利用する場合，原著論文ではランダム化，治療意図に基づく解析（Intention to Treat：ITT）解析の2項目，メタ分析では，ランダム化比較試験のメタ分析かどうか，それだけである．結果については，原著と論文もメタ分析も同じで，相対危険，相対危険減少と治療必要数，その95％信頼区間である（表2）．しかし，リハビリテーション関連の論文の場合，2値データでなく，スコアの平均の差など連続変数である場合も多いので，この連続変数の結果の読み方については後述する．診断，予後，副作用など，問題のカテゴリーにより必要とされる事項が異なるが，その詳細については，これまでに日本語の教科書が出版されており[5]，本稿では省略する．

論文の妥当性のチェックと結果の読み方ついての簡単なミニレクチャーを行い，もう一度論文を読み直す．初心者が多い場合，ここではチェックポイントをチェックできるかどうかに焦点をあて，なぜそのポイントが重要かという問題については議論しないほうが賢明である．

続いて，ステップ4の患者への適用のセッションである．もう一度患者シナリオを確認し，まずはこの時点で，どうするかを議論する．そのうえで，ステップ4の公式にそって議論し，さらに，再びロールプレイを使う．ここでのロールプレイであるが，それぞれのグループで2人組になって全員がロールプレイをやる方法と，グループの代表2人がロールプレイを行い，残りは観察者となるやり方がある．グループ学習に慣れていない場合，前者のやり方のほうがストレスが少なくやりやすいが，慣れている場合は，後者の代表ロールプレイのほうが，ロールプレイ後の議論がしやすく，筆者自身は後者を多用している．

ここでのポイントは，結論をひとつにまとめないことである．できるだけたくさんの異なる視点からの意見を出し合い，対応の多様性を確認できることが重要である．同じエビデンスを利用しても，実際に提供する医療が逆であったりすることをむしろ許容するような方向が重要である．

最後にセッション全体を振り返り，自由に議論する．ステップ5の評価である．ここで強調していることは，押し付けでもない，患者任せでもない臨床決断，ということである．

以上がグループ学習の実際であるが，進め方の概要と，個々のグループワークでのディスカッションを進める際のコツを表3, 4にまとめた．参考にしていただきたい．

表2 治療の論文の批判的吟味

原著論文：ランダム化，Intention to Treat（ITT）解析
メタ分析：ランダム化比較試験のメタ分析
結果：相対危険，相対危険減少，治療必要数，その95％信頼区間

表3 グループ学習の実際の一例

> アイスブレーク
> シナリオ提示
> シナリオ患者についての現状の共有
> ロールプレイ
> PECOの抽出と真のアウトカムの確認
> 論文の要約
> 最低限のポイントでの批判的吟味
> 実際に患者にどう対応するかについての議論
> 代表ロールプレイ
> ロールプレイの振り返り
> セッション自体の評価

(2) 能率的な情報収集と批判的吟味

　忙しい臨床現場で徹底的な情報収集は困難であるし，厳しい批判的吟味も，臨床疫学，生物統計学についての膨大な知識が必要となる．最終的にそこを目指すとしても，それを短期の目標に掲げると大概は挫折する．むしろ日々の繰り返しのなかで，知らないうちにステップアップしていくというのが理想である．

　この部分は，はじめのうちはとにかく簡単にすますことがまず重要である．その簡便なやり方をベースにして，徐々にステップアップしていくのである．ここでは現実的なスタート地点を示すことが重要で，そのあとは次項の臨床現場での反復の部分で述べる．

　筆者自身は，その場の1分，その日の5分といって，とにかく臨床上の疑問が出てきたら，まずその場で1分は調べてみる．あるいは，その日1日を振り返って調べたい問題があれば，家に帰るのを5分遅らせて，もう5分調べてみる．そういう方法である．解決しなくてもよいので，とりあえず調べてみる．1分を50回100回と繰り返せば，そのなかで1～2回は1分でうまく解決の糸口が見つかることもある．それくらいのつもりで情報収集するとよい．常にうまくいく情報収集法などないのである．

　このときに，どんなデータベースを検索するかは重要であるが，すべてを紹介するとむしろ混乱をきたすだろう．まずは簡便な方法として，ここでは3つの情報源を紹介したい．

① ACP Journal Club[8]，Evidence-Based Medicine[9]

　ACP Journal Clubはアメリカ内科学会が発行するAnnals of Internal Medicineの月の後半号の巻末に掲載されている論文の要約集である．1論文が構造化抄録というメニュー形式の読みやすい形にまとめられ，専門家のコメントをつけてA4で1ページに要約されている．英語の主要雑誌しか対象にしていないため，網羅的なデータベースではないが，この雑誌に載った論文は，一定の基準をクリアした質の高い論文といえる．姉妹版として，プライマリケア領域も対象にしたEvidence-Based Medicine[10]という雑誌もある．こちらも英国医師会により2カ月に1度発行されているが，単なる論文の要約というより，論文についてのコメント集という方向に方針が転換された．

　雑誌媒体は年額100ドル程度で購入できる．追加の料金が必要であるが，過去のデータまでさかのぼってWeb上で検索できる契約もある．筆者自身はこのWeb上のデータベースを契約し，論文のコピーをPDFで手に入れて，スモールグループ学習の題材にしばしば使っている．

② コクランライブラリ[10]

　「全ての医学的介入の評価にはランダム化比較試験が必要で，それらの情報が収集，要約，アップデートされ，必要な人に伝えられるべき」だと述べた疫学者Archiebald Cochraneの名に由来して始められた，システマティックレビューのデータベースである．特定の臨床課題について，複数のランダム化比較試験をエビデンスベーストな方法で収集整理・吟味し，ひとつの論文にまとめて提供している．

③ PEDro[11]

　これはリハビリテーション関連に特化したエビデンスを集積しているWeb上のデータベースである．

表4　グループ学習でのディスカッションを進める際のコツ

フィードバックの Tips ・建設的フィードバック（批判的なフィードバックを行う際に）
① ほめる努力をする． ② 誰のためのフィードバックか考える（あなたがしゃべりたいだけなのか，参加者のためなのか．「なぜ私はこのフィードバックをするのか」を自問する）． ③ 最初と最後にはできるだけ，前向きなフィードバックをする（批判のサンドイッチ："criticism sandwich"）． ④ 「私は（私なら）」ということばを使う（I-Message）． ⑤ 他の選択肢も提示する． ⑥ 変えられないことはフィードバックしない（「だから男／女はダメなんだ」，「だから参加者はダメなんだ」） ⑦ 誰かについてフィードバックを行えば，同時に自分自身が他者からフィードバックされている．
小グループを運営するための Tips
① 時間厳守（参加者が参加しやすいような時間設定，配慮が必要）． ② ファシリテーターが時間前から会場に入る（あたかも参加者のひとりのように） ③ 参加者全員を尊重する． ④ テーマは参加者が関心をもち，参加者の経験に即したもの． ⑤ ロールプレイなど，あきない工夫を． ⑥ 意見を引き出すための4原則の遵守（意見が出にくいときに有用） 　1．いったん他者の意見への批判を禁止する． 　2．意見の量を重視することを明言（意見の質はとりあえず問わない）． 　3．他人の意見の流用を歓迎する． 　4．奇抜な意見を歓迎する． ⑦ 議論が詰まった場合あるいは特定の者がしゃべりすぎる場合の"議論の雪だるま" 　1．最初に一人一人で考える． 　2．次に隣同士で相談． 　3．最後にグループでディスカッション． 　4．意見の引き出しはグループ単位で（しゃべらない人をあえて指名）
ファシリテーターの Tips
① 誰のための学習の場なのかを常に意識する． ② 安易に解答を与えることをせず，討論を導くことに重点を置く（Open-ended question を使用する．ファシリテーターがしゃべりすぎない）． ③ 特定の参加者に意見を求めるのは極力避ける（聞かれても本人に自信がある場合と，答えられなくても恥ずかしくない場合に限る）． ④ どのようなことを口にしても大丈夫という安心感をグループに与える． ⑤ ファシリテーター自身がわからないときはわからないとはっきりいう ⑥ 議論に参加しない，あるいはしゃべらない参加者にはじっくり待つことも必要（ファシリテーターは17秒間しゃべらずに我慢する．"黄金の17秒"） ⑦ 時々議論を要約する． ⑧ 議論の総括をし，新しい発見を明確にする． ⑨ 次回の課題を明確にする．

　現在，10,000件以上の理学療法に関するランダム化比較試験やシステマティックレビュー，ガイドラインが，その質の評価の結果とともに収載されている．基本的には論文抄録までのアクセスであるが，全文データベースがWeb上で手に入る場合には，リンクが張られており，全文にもアクセスできる．

　それぞれの論文の質の評価については，PEDro scale という11項目からなる独自の基準を用いている．実際のスケールはホームページからダウンロードできる．トップページと一部の情報については日本語ページも存在する．

④ガイドライン

　英語の情報源が多いなか，日本語のガイドラインが徐々に整備されつつあるのは，好ましい状況である．Web 上では Minds のホームページ[12]により，多くのガイドラインの全文を閲覧することができる．

　しかし，ガイドラインの多くは，古典的な教科書と同様，数年に1度しか改訂されず，利用される時点ですでに古くなってしまっていることが多い．また最新のガイドラインであっても，批判的吟味の対象となる一情報源にすぎない．

　ACP Journal Club やコクランデータベースから得られた情報の一般的な妥当性に比べ，ガイドラインは玉石混交である．手軽だからといって，日本語のガイドラインに頼ると，EBM の実践からむしろ遠ざかるようなことになるかもしれない．そこには，一定の手順に基づいた批判的吟味が必須であるが，その実際に関しては参考文献を参照されたい[13-14]．

(3) 臨床現場での反復

　いくら水泳の教本を読んだところで泳げるようにはならないように，いくら机上で EBM を学んだところで，EBM を実践できるようにはならない．臨床の現場で立ち上がる疑問について，5つのステップで繰り返し取り組んでこそ，リアルな EBM の実践が可能になる．泳げるようになりたければ実際に泳げ，ということである．何か疑問があれば，まず PECO にしてみる．そのうち，緊急性の高いものや，繰り返し出合うような問題については，その場で1分でも検索してみる．何か見つかれば，その結果だけでも読んでみる．読んだ結果，実際の患者にどうするかを考えてみる．そして時には結果からさらに踏み込んで，論文の批判的吟味をしてみる．その繰り返しである．

　私自身はこのような日々の繰り返しを，その場の1分，その日の5分，その週の1時間，その月の半日，1年の1泊2日という形で拡大し，とにかく繰り返し，現場での問題を EBM のステップにのせ，解決しようと試みてきた．案外当たり前と思われている治療について EBM のステップにのせて解決を試みると，意外な研究が見つかったりした．教科書に載っていないような問題については，大部分は徒労に終わったわけであるが，その徒労の積み重ねのなかで，こんな疑問にはこのデータベースとか，こんな疑問はエビデンスが見つかりやすいとか見つかりにくいとか，論文のこの場所にはこんなことが書いてあるとか，そんな細かいノウハウが集積された．むしろうまくいかない経験から多くを学んだのである．失敗は発明の母である（エジソンも言っていたように）．

　しかし，もうひとつの問題は，反復実践できるようになるための環境整備や，動機付けである．環境整備については，常に検索できるデータベースや本を身につけていることが重要である．よく使うデータベースは，お金を惜しまず，自分への投資と患者のためと考えて，大胆に投資して，自分自身で整備すべきであると思う．株や宝くじに投資しているだけではだめである．動機付けについては，成功体験が後押ししてくれる．時々ではあるが，うまくいった例を糧に，次の取り組みにつなげていくことが重要である．しかし，言うは易く，行うは難し，である．そのあたりの障害については次項で検討したい．

5）EBM 実践の障害

　筆者自身が EBM の臨床現場での活用へつなげるために重要と考えている3つのポイントについてまとめたが，そのたった3つのポイントといっても，確かに簡単なことではなかった．そこには，まず2つの大きな障害があったと考えている．ここではその2つの障害についてまとめたい．

　まず筆者自身が，先ほどの3つにうまく同化できたのには個別の理由があった．不十分な研修をしただけで，卒後3年目には僻地の診療所に赴任したが，その特異な経歴が EBM を学ぶ際に大きなメリットとなったのである．

　研修の初期に，通常医師がトレーニングするような研修を十分に受けないままに，卒後3年目で診療所に赴任したことが，筆者には幸いであった．普通に研修すると，そこでの研修内容と EBM は相性が悪いのである．つまり，これまでの臨床の実践方法や学習の方法が EBM の活用の邪魔になるのである．筆者

の場合，その邪魔がなかったからうまくいったという面がある．通常の方法をよく知らないから，EBMの方法を抵抗なく受け入れることができ，その方法を臨床の現場で繰り返し実践した．消化器内科医が内視鏡をトレーニングするように，循環器内科医が心臓カテーテル検査をトレーニングするように，アメリカ医師会雑誌の論文の使い方シリーズを師匠に，EBMの実践を繰り返した．そこに，筆者自身がそれなりにEBMを活用できた最大の理由がある，と思う．

　筆者がEBMを活用できたもうひとつの重要なポイントは，生物統計学の壁をどう乗り越えるかという問題である．この問題に対しては，とりあえず「生物統計学は重要ではない」と答えておきたい．しかし，そうは言ってもである．当初は「重要でない」と答えればすむとしても，さらに学習を継続，発展させ，臨床で活用しようとステップアップしていくためには，やはり最低限の知識と臨床への応用は身につけなければいけない．

　この生物統計学の壁も，私自身は運よく循環器疾患のコホート研究に携わるなかで，うまく乗り越えることができた．別にEBMに役立つと思ってやったわけではないが，コホート研究というスタンダードな臨床研究にかかわることで，生物統計学の基礎がそれなりに身についたことが，自分自身のEBMの学習に大きな追い風となった．

　そのなかでも，特に臨床研究の論文を書くという作業が，最高に役立ったと思う．研究デザインについて勉強し，それまでの関連の研究を徹底的に検索し，それらの研究論文を網羅的に読み，それをふまえて実際のデータを解析し，考察し，ひとつの論文にまとめるという作業である．そのなかでの疑問を，社会医学系の教室の先生方に教えを受けながら解決していく作業は，生物統計学を学ぶのに最高の環境であったと思う．もちろんそのときに，臨床を離れ，ほぼ研究に専念できるということも大きな要因であった．

　ここまで書いてきたように，筆者自身はEBM実践の壁をそれなりに乗り越えることができた．しかし，それはあまり一般化できる状況ではない．偶然のめぐり合わせに恵まれ，運よく乗り越えてきたにすぎない．それでは，多くの医療者が従来の臨床実践の方法に邪魔されないように，EBMの方法で臨床実践を繰り返し学習するためには，さらには生物統計学の壁を乗り越えるには，どうしたらよいか．それが問題である．

6）置き換えるのではなく付け加える

　繰り返しになるが，EBMとは，問題解決の手法・道具である．道具にすぎないといってもいい．活用してナンボである．ただその新しい道具を使うために，古い道具が邪魔になる．病態生理を中心とした病気のメカニズムを解明していく道具のことである．そして，その古い道具と新しい道具としてのEBMの間の軋轢に，EBMが活用されない最大の原因がある．

　それでは古い道具をすでにがっちり持った人が，どうやって新しい道具を使うトレーニングをするか．まず考えることは，古い道具をいかに捨てるか，ということである．確かにそれはひとつの方法である．しかし現実にはほとんど不可能な方法である．何十年も積み重ねてきた方法を早々に捨てられるわけがないし，捨ててしまっては日々の臨床が実践できない．そこでどうするか．古い道具と新しい道具の使い分けを考えながら，新しい道具の使い方を学べばよいのである．

　そもそもEBM自体が，ランダム化比較試験，メタ分析などのエビデンスを，これまでの医療に付け加えて，これまでよりは少しはましな医療を，目の前の患者に提供しようという，当たり前の試みにすぎない．これまでやってきた医療が最善のものであれば，付け加える必要はない．しかし，医療は刻々進歩する．何か新しい医療の選択肢が現れていないかどうか，臨床研究によるエビデンスという視点でチェックし，少なくともそれを付け加える必要があるかどうかの吟味は必要である．

　医療が，帰納的，演繹的な手続きで，新しい事実を追加して進歩している以上，その都度更新されていくというのは，避けようがない．どんな最新の医療も10年たてば過去の古い医療である．しかし，それは西洋医学の王道でもある．科学の王道といってもよい．その新しい知見の付け加えを系統的に行う1つ

の方法として，EBM は非常に優れている．EBM という言葉をはじめて公の場所で使用した Guyatt も，1991 年にすでに以下のように述べている[15]．

「Evidence-based medicine uses additional strategies.（EBM はあくまで「付加的な戦略」として利用するものである）」

　これまでのやり方を，EBM に置き換えたところでうまくいくはずはない．それを直感的に理解するには，聴診器のような普段使っている道具に重ねて考えてみるとよい．すべての患者に聴診器だけで立ち向かってもうまくいくはずがない．聴診器は，それまでの医療に付け加えてこそ威力を発揮する．もちろん，すべての患者に聴診器が威力を発揮するわけではない．医師が適切な患者に適切に使ってこそ威力を発揮する．EBM もまったく同じである．これまでのやり方に付け加える，経験直感に付け加える，教科書のやり方に付け加える，それでこそ威力を発揮する．さらに，どんな患者にでも EBM が役立つわけではない．EBM を利用する医師が，適切な患者に適切に付加的に利用してこそ，威力を発揮する．

　もう一度繰り返しておこう．EBM はこれまでのやり方を置き換えるようなものではない．付加的に利用してこそ，威力を発揮する．むしろこれまでのやり方を捨ててはいけない．それを基盤にして EBM のやり方を追加していくのである．基盤がないところに EBM は根付かない．EBM 自体は手法であって，基盤ではないからである．EBM を実践，学習する側もそう考えると，案外抵抗なく EBM の戦略が受け入れられるだろう．受け入れられさえしまえば，あとはもうそれほど困難ではない．抽象的な解決法だといわれるかもしれない．しかし，やや抽象的な EBM をいかに認知するかというところが障害になっているのである．追加する戦略としての EBM と腑に落ちれば，EBM の方法は心地よい．実際，その認知のレベルがクリアされれば，あとは心地よくレールにのって学習し，臨床で反復できる方法が明確に示されている．それについては，筆者自身の経験がひとつの弱いながらもエビデンスとなっている，と思う．

7）臨床研究をする側に立つ必要性

　付け加え戦略により，古い道具に邪魔されないように EBM を実践する．そのために，EBM をパラダイムシフトではなく，付加的な戦略として位置づける．それがまず重要な戦略である．続いて，生物統計学の乗り越えの戦略である．それも案外簡単だ．筆者がかつてそうしたように，臨床研究に携わるとよい．

　多くの臨床医はこれまでも研究にも関わってきた．ただ，それが基礎研究中心であったがために，EBM の実践にとって，むしろ阻害因子となった面がある．大学で行ってきた研究は古い道具を中心に用いる方法だからである．臨床医は，基礎研究よりも臨床研究をやるとよいと思う．そうすると EBM の活用は一気に進むだろう．また基礎研究であっても，付加的な戦略，という視点があれば，同じように役立つと思う．

　ただ臨床を離れて研究だけに 1〜2 年打ち込むというのは，なかなか誰でもできるというものではない．収入のことやポストのことなど，クリアしなければならない問題がたくさんある．そういう現実を考えると，臨床に従事しながら，一時期臨床の仕事を少し減らしてもらいながら，臨床研究の心得のある臨床医のもとで研究できる，というのはまさに理想的な環境だと思われる．まだまだそのような環境が整っている病院や診療所は多くはないが，筆者自身としては，そのような病院や診療所をベースとした臨床研究の研修プログラムの整備を，ぜひ進めていきたいと考えている．

　生物統計学の壁を乗り越えるために，医療者としてのキャリアを考えるなかで，ひたすら臨床をやるだけではなくて，臨床研究に関わる時期を作ろう，それがここでの提案である．

EBM における医師と患者のギャップ

　従来の医学モデルが EBM の活用の壁となり，生物統計学がもうひとつの壁となる．それを乗り越える

ための，付加的戦略としてのEBM，臨床研究に関わることでの生物統計学の乗り越えを解決方法として提示した．しかし，それだけではEBM活用の最大の敵がまだ放置されたままである．医師がEBMを活用するからといって，患者とのギャップが必ずしも小さくなるわけではない．むしろ広がる場合もある．ここでは，そのEBMを活用する医師と患者のギャップという，EBM実践における最大の敵について述べたいと思う．

1) 医師だけの問題なのか

いくら医師がEBMの5つのステップにそおうとも，医師としての思考過程に磨きをかけたところで，それだけでは問題は解決されない．付加的戦略を利用しても，生物統計学の壁を乗り越えても，医師側の思考過程は，患者にとってなじみのあるものではなく，多くの患者は医師の思考過程とは違ったプロセスをたどるからである．つまり，医師の思考過程と患者の思考過程のギャップを認識しなければ，医師の思考が暴走し患者が置いてけぼりになるだけである．

医師と患者の両方の思考過程，つまりコミュニケーションとしての側面を取り上げなくては，現実的な解決につながらない．そこが本稿のスタートである．そこをスタートに，医師側の論理，患者側の論理を，ややナラティブな視点に傾いてまとめたものを共著の形で出版したが，それに対して，本稿ではあまりナラティブに傾かないように，できるだけあいまいさを排した記述を試みたい．

2) エビデンスが示すもの

EBMを実践する医師の思考過程自体がまず一般的ではない．特にエビデンスについての考え方は，実はかなり特異なものである．その特異な考え方を，読者の皆さんと共有したい．医師と患者のギャップに入る前に，筆者と読者のギャップを埋めなければいけない．

EBMは医療全体のなかでは部分にすぎない．エビデンスはそのまた部分である．医療全体のなかでのEBM，つまり付加的戦略としてのEBMという視点が重要である．医療全体のなかでのEBMの役割を考えなければ，EBMを実践し続けるモチベーションを維持することはできない．足を捻挫した患者に聴診器でなぜ診察しないのだといっても，誰も聴診器を使うようにはならない．稀な難病に対してEBMは役に立たないとか，個人の技量の影響が大きく，きわめて複雑な外科手技についてEBMは無駄であるとか，確かにそうなのであるが，それは捻挫の患者に聴診器を使うようなものなのである．しつこいようだが，もう一度確認しておきたい．

そこで，EBMの部分である，エビデンスについて取り上げたい．ここでも同様な問題が生じる．EBM全体のなかでのエビデンス，という視点で考えなければ，また捻挫に聴診器というような頓珍漢なことになる．まずはそこをふまえたうえで，EBMの部分としてのエビデンス，特にその解釈について取り上げよう．

3) 明確なエビデンスとは何か

まず，EBMにおける「明確なエビデンス」ということを，少し詳しく取り上げておきたい．「明確なエビデンス」という言葉は，普通に使っても通じる言葉である．しかし，この「明確なエビデンス」という言葉は，EBMの言葉である．それは，EBM登場以前には現実の臨床でほとんど使われていない言葉であったことからもわかる．EBM登場以後，普通に使われるようになった言葉である．

そうすると，「明確なエビデンス」という言葉は，普通一般の人が使う言葉としてではなく，EBMの文脈のなかで，きちんと捉えなおす必要がある．エビデンスという言葉が普及した分，誤解も普及した．普通の言葉ではない言葉を導入することにより，医師と患者のギャップはかえって広がったのではないか．その部分を明確にしておきたい．

①何を有効な治療と思うか

　EBMについての講演で，必ずする質問がある．いくつかの治療結果をあげ，有効と思うか，有効でないと思うか，手を上げてもらう．たとえば以下のような例である．

1. 対照群での発症率が60%であったところ，治療群では30%に減少
2. 対照群での発症率が0.6%であったところ，治療群では0.3%に減少

　読者の皆さんはどう思うであろうか．これまでの経験からすると，1については大部分の人が有効と答え，2についてはほとんどの人が無効と答える．答えに窮するのか，手を挙げない人も案外多いが，これが一般的な回答だろう．しかし，いくら多くの人が賛成したからといって，これを「明確なエビデンス」とはいわない．これは，あくまでもこのデータを見た個人個人が，有効と思うか思わないかという主観的な判断である．そこで，次の質問である．EBMではこの質問に対してどう答えるのか．あるいは，こうした質問にEBMは答えることができるのか．答えは可であり，不可である．可だという場合には，相対危険，相対危険減少，治療必要数，信頼区間，危険率などの概念を持ち出して説明することになる．しかし，それはEBMが答えるということになっているのかどうか．

　たとえば，相対危険を計算すると明確になるか．明確になるわけではない．そもそも前者の相対危険も，後者の相対危険も，治療群での発症率を対照群の発症率で割ることによって求められるが，どちらも0.5と同じである．それでは治療必要数ではどうか．治療必要数は，何人治療すると1人発症が防げるかという指標で，対照群での発症率から治療群での発症率を引いたものの逆数であるが，この例では，前者で4（小数点以下は四捨五入でなく切り上げ），後者で334と計算される．違いがでて，やや明確になった気もするが，以下のような例では，今度は治療必要数が同じになる．

1. 対照群での発症率62%，治療群で60%
2. 対照群での発症率4%，治療群で2%

　いずれも治療必要数は50と計算される．この場合は，相対危険のほうがむしろ主観的な治療効果判定に近いかもしれない．相対危険にしろ，治療必要数にしろ，「相対的な」指標にすぎないことがわかる．

　ここまでみてきたように，相対危険や治療必要数などで指標化するだけでは，2つの例が明確なエビデンスといえるかどうか，はっきり結論することはできない．計算された指標を，結局は主観的に解釈するほかない．それでは最初と同じ主観的判断にすぎない．そこで何を行うか．危険率，信頼区間などの統計学的な検討である．ただ危険率，信頼区間についての詳細は成書に譲り，ここでは統計学的に明確ということと，日常生活での明確ということのギャップに焦点をあてて議論したい．EBMを実践する医師と患者のギャップというところにつながる話である．

　ここで，最初に結論をはっきりさせておく．実はEBMでいう明確なエビデンスとは，「統計学的に有意な差があるエビデンス」ということである．それと同時に，これは，決して「臨床的な効果が明確なエビデンス」ということではないことを，明確にしておかなければならない．EBMのプロセス自体は，エビデンスが明確かどうかの検討に軸足を置いているわけではない．その検討は統計学的検討に委ねるのである．そして統計学が示した明確なエビデンスが，臨床的にも明確かどうか，あるいはこの目の前の患者に役立つかどうかを検討するのがEBMの役割であり，EBMの使い方とは，主にその部分を指すのである．エビデンスの利用にあたって，生物統計学的な研究結果の解釈を付け加えて，医師と患者のギャップを埋めようというのがEBMの戦略である．ところが，ギャップを埋めるはずのエビデンスの説明が，ギャップを大きくするかもしれない．ここがEBM実践の最大の障害である．

　まとめておこう．明確なエビデンスというのは，統計学的検討によって示される．そしてEBMは，その統計学的に明確なエビデンスが，目の前の患者にとってどう役立つかを検討する道具である．EBMが明確なエビデンスを示すわけではない．くどいようだが，EBMは道具に過ぎない．EBMにおいて重要なのは，「統計学的に明確なエビデンス」を目の前の患者にどう使うか，である．そして多くの場合，そのプロセスは明確にはならない．

②統計学のいう「明確なエビデンス」

　EBM 登場以後の治療効果に関する「明確なエビデンス」とは，「統計学的に有意な差があるエビデンス」ということである．論文の結論も，統計学的な差をもって有効の場合に，有効と結論される．教科書の記述も，統計学的な有意差のあるエビデンスがあれば，この治療には明確なエビデンスがあると記載される．細かいことをいうときりがないが，おおよそこのような約束に基づいて記載されている．

　そこで，先にあげた例に戻ろう．統計学的な検討では，60% を 30% に減らして差がない，逆に 0.6% を 0.3% に減らして差があり，ということもある．それだけからしても，この「明確なエビデンス」という言葉が，普通の言葉ではないことがわかる．

　統計学的に有意な差があるかどうかは，治療効果の大きさだけではなく，研究規模によって大きく左右される．つまり，あまりに規模が小さいと，50% を 25% に減らしても差がないということになるし，あまりに規模が大きいと，0.5% を 0.25% に減らして差がありということにもなる．

　統計学的な差がでるかどうかは，研究者の研究規模を決定するさじ加減次第という面がある．統計学的に有意な差を出したくなければ，小規模な研究にすればよいし，有意な差を出したければ，それにあわせて大規模にすればよい，ということである．別な言い方をすれば，かなり大きな差でも有意差なしということができるし，どんな小さな差であっても，研究規模を大きくすることによって，有意差ありといえる．

　最後にもう一度まとめておこう．「明確なエビデンス」とは，「統計学的に明確」なだけである．その「統計学的に」という部分は，研究者の側で操作可能な部分がある．逆に，目の前の患者に有効な治療かどうかは，明確なわけではない．むしろ EBM のステップをふむことにより，個別の患者に対しては，「明確なエビデンス」が常に不明確である，ということが明確になる．このことはいくら強調しても強調しすぎることはない．

③連続変数の解釈

　多少本論からはずれるが，ここで連続変数をアウトカムにした研究結果の解釈について，ぜひ取り上げておきたい．リハビリテーションの論文では，そのほうが多く，これまでのイベントありなしの結果の解釈だけでは不十分だからである．ここでは連続変数の解釈の仕方を学んで，もう一度「明確なエビデンス」ということを確認しよう．

　次の数字は，ある地域に住む脳卒中患者の作業療法の効果を検討したメタ分析の結果である[16]．作業療法をする群としない群での ADL のスコアをアウトカムとして検討している．どのように解釈すればいいのだろうか．

「作業療法群と対照群の ADL スコアの Weighted Mean Difference（WMD）が，1.3 ポイントで 95% 信頼区間が 0.47〜2.13 であった」

　Weighted Mean Difference とはなんだろうか．これは連続変数をアウトカムにしたメタ分析で最もよく用いられる指標である．Difference であるから，治療群のスコアと対照群のスコアの差である．ただ，これはただの差ではない．例えば A という論文は 100 点満点の ADL スコアで評価し，B 論文は 50 点満点，C 論文は 30 点満点ということになると，それを一緒に検討するためには，単位をそろえる必要がある．そこで，それぞれのスコアを標準偏差で補正し，スコアの差をその分布の標準偏差あたりに換算して示すものである．何のことだかわかりにくいので，具体例をあげてみる．ある集団の平均身長 165cm，別の集団の平均身長 172cm，両群の併合標準偏差 8cm のとき，WMD は約 0.9 （172−165）／8 となる．両群の身長差は，WMD で 0.9，ほど 1SD の差がある，というわけである．

　もうひとつ別の例を出そう．受験でおなじみの偏差値である．偏差値は平均から 1SD 離れるごとに 10 増えるので，偏差値 50 の人と 60 の人では 1SD の差がある．WMD の差とは，偏差値 50 と 60 の差である．あるいは 60 と 70 の差である，ということになる．つまり，この研究で WMD1.30 というのはスコアの標準偏差の 1.3 倍の差がある．偏差値で言うと 50 の人と 63 の人くらいの差があるということである．

　一般的な計算式にすると以下のようになるが，ここは飛ばしてもらってもよい．

$$WMD = M1 - M2 / S_{pooled}$$
$$S_{pooled} = \sqrt{(s1^2 + s2^2)/2}$$

S pooled とは分散の平均の平方根である．分散の平方根とは標準偏差のことなので，これを併合標準偏差と呼ぶのである．あとは，95％信頼区間の読みである．95％信頼区間をまともに説明すると挫けるので，以下のように直感的に理解しよう．

「95％信頼区間とは，治療効果を少なく見積もってどれくらい，大きく見積もってどれくらいという目安である」

統計の先生はそんな説明を聞くと顔をしかめるかもしれないが，大事なことは統計の理解でなく，EBM の実践である．論文では 95％信頼区間が，0.47〜2.13 となっているので，治療効果を少なく見積もっても 0.47 の差があり，大きく見積もれば，2.13 の差があると解釈できる．偏差値に置き換えれば，少なく見積もって偏差値 50 の人と 54.7 の人の違い，偏差値 50 の人と 71.3 の人の違いということになる．少なく見積もっても，4.7 偏差値がいいので，有意水準 5％（95％信頼区間に対応する）で統計学的にも有意と読むのである．それでは，次の例はどうだろう．

「作業療法群と対照群の娯楽に関する ADL スコアに限ったところ，Weighted Mean Difference（WMD）が，1.29 ポイントで 95％信頼区間が−0.03〜2.61 であった」

今度は，全体では 1.29 と同様の差があるのだが，95％信頼区間でみると，最低では−0.03 つまり治療群で偏差値が 0.3 低いかもしれない．もちろん最大では 2.61 なので偏差値で 26.1 の差，つまり偏差値 50 の人と 76.1 の人くらいの差があるかもしれないのだが，ここでは治療群のほうが低い可能性もあり，有意水準 5％で統計学的には有意差なしと判定する．

さて，結果の解釈方法は何とかモノにできたであろうか．それでは，その解釈を例に，もう一度「明確なエビデンス」ということを考えてみる．2 つの例の，指標としての差はどちらも 1.3 程度，しかし，統計学的有意差というと正反対の結果で，前者では有意差あり，後者では有意差なしと正反対の結果になる．これを普通に患者に説明したら，患者は混乱するばかりで，ますます医師と患者ギャップを広げるだろう．

④いわゆる，明確なエビデンス

最後に，日常使う言葉で説明するエビデンス，つまりかぎカッコのない，「明確なエビデンス」の翻訳方法（日常的な言葉としてのエビデンスの伝え方）ということについて書いておきたい．

EBM の普及に伴い，本来であればかぎカッコをつけた特殊な「明確なエビデンス」，つまり「統計学的に明確なエビデンス」が，あたかも普通の言葉としての明確なエビデンスと混同されるなかで伝わった．むしろ，後者の日常言語としての明確なエビデンスという言葉に，「明確なエビデンス」と，かぎ括弧をつけなくてはならないのが現実である．これは，EBM 普及にまつわる最も不幸な事件のひとつである．

その不幸な事件を解決するためには，いったん EBM の言葉遣いを忘れないといけない．EBM 上の「明確なエビデンス」が，EBM と関係ない普通の世の中で，通用するものなのかどうか．そんなふうに考えると，通用するわけがないとすぐわかる．患者の大部分は，統計学なんてまったく知らないのだから，誤解されないほうがおかしい．EBM の利用により，医師と患者のギャップはむしろ広がる面があるのである．

日常の臨床においては，患者にとって明確なエビデンスというものが，普通の明確なエビデンスであって，EBM の世界のなかでの「明確なエビデンス」は，あくまで「統計学的に明確なエビデンス」である．特殊なものは後者である．その特殊な言葉を，あたかも日常的に使うように，日常臨床で使うことで，医師や患者がそれに従わなくてはならないかのように思い込まされている現実がある．明確という言葉は，日常の世界のなかでは，治療を受けたほうがよい，あるいは受けなければいけない，というのとほぼ同じ意味になったりする．

しかし，決してそうではない．その「統計学的に明確なエビデンス」，あるいは「統計学的に明確でないエビデンス」を，あくまで特殊なものとして扱い，目の前の患者にもう一度，一般的な言葉として，治療効果について副作用の危険について提示し直すことこそ，臨床医の役割である．それは単なる言葉遣い

の問題ではない．「統計学的に明確なエビデンス」が，単に「有効な治療」というわけではないのは明らかである．しかし「無効な治療」というわけでもない．効くか効かないか，よくわからない，どちらかというと効くほうだ，というようなことである．実際の患者に，この状況をどう説明すればよいのだろう．正直に，「効くか効かないかははっきりしませんが，どちらかというと効く薬です」なんて説明したら，どうなるだろう．それでも「明確なエビデンスがあります」という説明よりは，はるかによい説明だと思うがどうだろう．ただ医師と患者間のギャップが狭まっているかといえば心もとないが．

「明確なエビデンス」があろうがなかろうが，医師と患者が相談したほうがよいということは変わらない．もちろん診療に使える時間は有限である．そんなゆっくり相談している暇はない，そんな声が聞こえてきそうである．現実に使うことのできる時間内で，かえってギャップを広げそうなエビデンスを頼りに患者と相談する．無謀な試みのような気もするが，もしそこでエビデンスなんて結局使えないなどといってしまったら，また元の方法へ逆戻りである．付加的戦略として，あくまでこの困難な状況で EBM を実践し続けることが重要である．そんな EBM を付け加える暇のないような医療であれば，これからの進歩は期待できない．西洋医学そのものの否定になる．

エビデンスなんかなければよかった．確かにそういう意見にもっともなところはある．エビデンス出現以前から，多くの臨床医はこのようなあいまいな情報提供をうまく利用してきた．エビデンスの出現により，かえってうまくいかなくなったのが現状かもしれない．しかしエビデンスはあったほうがいい．エビデンスがあったうえで，その明確さと，現実の臨床のあいまいさに対峙しながら，一人ひとりの患者に向き合っていく以外に，解決の道はない．

4）何が明らかになったのか

医学は何を明らかにしたのか．適切な診断治療が行われれば病気は治るということ．そうかもしれない．そうだといいのだが，まだまだ治らない病気も多い．そもそも慢性疾患の多くは治るというものではない．リハビリテーションの領域ではまさにそうだ．それでは一体，医学は何を明らかにしたのか．人間は病気を克服できるかもしれないという「希望」があることを明らかにした．何でも運命だと受け入れるばかりが能ではない．悪い部分を見つけて，そこを治療すればよくなる「希望」がある．それが医学によって明らかになった．しかし「希望」以上のことを明らかにしたかどうか，明らかになっているのかどうか，きちんと検討したほうがいい．その方法のひとつとして，エビデンスということが考慮された．それでは，エビデンスは何を明らかにしたのか．「明確なエビデンス」は，実は統計学的有意差を明らかにしたにすぎない．

もっとも明らかになったことは，医学がそれほど役には立っていないということではないか．それが筆者自身のある面での実感である．たとえば，高齢者の収縮期高血圧について，ランダム化比較試験で30％脳卒中を統計学的に有意に減少させた，という明確なエビデンスを手にいれ，何だそうだったのかと治療の効果が明らかになった部分と，逆に 8％の脳卒中を 5％に減らすだけのことじゃないかという理解の仕方もあることを同時に学んだのである．明確なエビデンスは，治療が役に立たないという説明にも使えるのである．

5）医学と医療 — 言葉の問題

ここからはちょっと込み入った話になる．言葉の問題について書こうと思うからである．そんなことは言葉遊びじゃないか．そう思われるかもしれないが，ひとつ辛抱してお付き合い願いたい．ここがある意味本稿の肝である．

医学と医療という二つの言葉は，現実の世の中においても，大学と病院，研究と臨床という構造に対応している．大学で医学を学び，病院で医療を行う．医学を研究し，医療を臨床の現場で行う．そういう世の中である．そして，そういう世の中というのが，実際の医療にどう投影しているのか．

たとえば，脳卒中後のリハビリテーションを拒否する患者に医師は言う．「エビデンス的には，リハビリテーションは有効なんだけどね．患者に全然やる気がなくて無理なんだよ」．あるいはその逆もある．「どうしても腰椎の牽引をやってほしい」という患者に医師は言う．「医学的にはエビデンスはないんだけどね．患者が希望するからやっているんだよ」．実際の現場でも，そんなふうに医学と医療が区別されている．明確なエビデンスはあるのだけど，患者が言うことを聞かないのではどうしようもない．エビデンスはないんだけど，患者が希望するからやるしかない．

　エビデンスは医学の範疇で明確なものとして語られ，現場の決断は医療の範疇で不確実なものとして語られる．別に普通のことだと思われるかもしれない．しかし，ここに EBM の最大の不幸がある．というより医療の最大の不幸といってもよいかもしれない．エビデンスという言葉をこのように使うと，医学と医療が分離するからである．大学と病院，研究と臨床という分離に基づく不幸も，ある部分では言葉使いの問題として生じている．大学病院を大学と呼ぶのではなく，病院と呼んだら，大学での研究を臨床の仕事の一部と呼んだら，何か変わるかもしれない．エビデンスという言葉には，特にそういう面がある．医学と医療を分離させないような，エビデンスという言葉遣いがあるかどうか．あるいはせめて，現実に使われているエビデンスという言葉が，どういう状況で使われたエビデンスという言葉なのか明らかにできるかどうか，そこにエビデンスによって医師と患者間のギャップを埋めることができるかどうかを明らかにする鍵がある，と考えているのである．

6）エビデンスという言葉

　エビデンスという言葉には，医学としての側面と，医療としての側面の 2 面性がある．医学的な側面で説明すれば，治療効果については，「統計学的に有意に有効というランダム化比較試験の結果」というのが最もありふれた説明だろう．それに対し，医療としての側面から語ると，「目の前の患者に似た患者の集団での効果が明らかにされたが，目の前の患者に当てはまるかどうかわからないもの」という感じになるだろうか．このような二つの立場は，ここ 15 年，EBM の実践と教育ということにかけてきた筆者自身が使い分けてきた立場でもある．

　EBM についてこれまで何百回と講演をしてきたが，今から 10 年以上前には，前者の立場を強調することが多かった．そうするとうまくいかない．うまくいかないどころか反感を買ったりする．実際に怒鳴られたりしたこともいちどならずある．「一体君は論文と患者とどっちが重要だと思っているんだ」，「コンピュータばかり見ていないで患者を診ろ」などなど．全うな反論である．返す言葉がない．そういう経験を経て，徐々に後者の立場を強調するようになった．後者を強調すると，受け入れがいい．同じエビデンスという言葉を使っても，である．確かに言葉遣いの問題が大きいのである．

　それなら，ただ後者の立場としてエビデンスを位置づければよいではないか，といわれるかもしれない．しかし後者ばかりを強調しても，うまくいかない．そうした場合，話としては受け入れられても，現場の実践にはつながらないのである．「エビデンスなんてその患者に当てはまるかどうかわからない，どうでもいいもんだ．患者のことを一番知っている私のエビデンスが一番大事なんだ」，なんてことになって，これでは EBM 以前に逆戻りである．やはり両面が重要なのである．

　エビデンスという言葉自体，本来はどちらに属するかというようなものではない．しかし，常にどちらかに属するものとして取り扱われ，それがいろいろな不幸を生む．言葉の問題としてのエビデンス．エビデンスという言葉がどんな状況で，どんな人が，どんな人に対して語っているのか．そこを論じないと，互いの意見が食い違って，もめるだけである．もめるだけでは，EBM の今後の課題も明確にならない．あるいは逆に，お互いが都合のよい解釈をして何の議論も起こらない．議論が起こらなければ，次につながらない．エビデンスは医学にも属するし，医療にも属する．あるいはどちらにも属さない．医学と医療を両極端としたときに，そのどちらかの端に位置づけられるものでなく，その両極端の間のどこかに位置づけられるものである．

言葉の問題として考える．少しは興味をもってもらえただろうか．エビデンスという言葉が使われる文脈を考慮して，エビデンスについて，EBM について論じる．とりあえず，医学，医療という 2 つの言葉と対応させて，この問題を論じてきたが，それもまたひとつの文脈にすぎない．あるいは医学，医療を文脈の問題として取り上げることにも異論がある．

7) さまざまな文脈とエビデンス

あらゆる言葉は文脈に依存する．いや科学の言葉は，文脈に依存しない．依存するとすれば，その言葉は科学の言葉でないということである．そういう人がいるかもしれない．しかし，そうではないのである．科学の言葉こそ実は文脈依存性である．科学の言葉は科学理論という文脈に完全に依存している．「明確なエビデンス」が統計学的文脈のなかに位置づけられているように，科学的エビデンスも文脈依存性なのである．

そうかと思えば，エビデンスが文脈依存性に医療の言葉として用いられるときにも，違う不幸がおきる．大学で基礎研究を中心にやって来た人たちは，EBM でいうエビデンスを，科学の明確な言葉として認められない．臨床研究がそもそも科学的な研究として受け入れられないのである．「統計学的平均の話では終わってはいけない．医学が目指すのは真理の追究である．そんな確率の話ではない」，というような発言はいまだ根強い．

さらにまた違うねじれがおきる．社会医学の領域の人は，「そんな当たり前のことを臨床医はなぜことさらに強調するのか．社会医学では，もともとエビデンスに基づいてやってきた」と，どちらからも支持を受けない．

エビデンスは医学の言葉か，医療の言葉かといえば，医療の言葉であると思う．しかし医療の言葉というと，今度は経験・直感が顔を出し，なんでもエビデンスというわけのわからない状態になる．そこでそれを一緒にしてみる．エビデンスという言葉は，medicine の言葉であると．エビデンスはあるときは確実で，あるときは不確実で，それを矛盾ととられるのではなく，医学からみたら確実，医療からみたら不確実である．

8) EBM と不確実性

EBM のルーツはこうした不確実性を扱う科学にある．帰納的な手続きをふむ以上，不確実に決まっている．今まで見たカラスが全部黒かったといっても，白いカラスの存在を否定することはできない．もちろん黄色いカラス，青いカラスの存在も．しかし演繹されたといっても，実は確実なわけではない．

臨床研究に基づくのではない，病態のメカニズムを根拠とした，「血圧が高いから脳卒中になる」，という表現は，そもそも演繹だけで成り立つ理論ではない．その不確実性を考慮して初めて理解したといえる．血圧が高い人たちのほうが，血圧の低い人たちに比べて，脳卒中になる確率が高い，そう表現すべきものである．そう表現すると，集団を対象にした臨床研究は平均値にすぎない．個別の患者にはあてはまらない．そんな批判が聞かれたが，まったく何もわかっていない人の批判である．目の前の患者の未来はさらに不確実なのである．病態生理で予言できるわけではない．目の前の患者は，血圧が高いからといって，脳卒中になるとは限らない．明日には交通事故で死んでしまうかもしれない．目の前の一人の患者については，確率ですら語ることはできない．その患者の人生は一回きりだからである．こういう一回きりのことをどう扱うか．これは科学哲学が延々取り組んできた問題である．医療も突き詰めれば，この 1 回きりの患者との出会いをどう取り扱うかということである．

その 1 回きりの出来事について，病態生理の解明，確実性の追求，そのような方向で医学は進んできた．しかし，病態生理を突き詰めていけば，個人の未来を予測できる，そんなわけはない．病態生理も臨床研究結果のエビデンスも，個人の未来を予測するための道具立てのひとつにすぎないのである．病態生理は不確実性より，確実性を求める．確実な部分に目を向けることにより，患者の状態を明らかにしようとす

る．そして，そうしたアプローチはこれまで大きな成果を収めてきた．それに対して，EBMは不確実な部分に光をあてようとしてきた．半分死んで半分生きているというシュレーディンガーの猫のように，病態生理の視点でみると，猫は生きていてもEBMの視点でみると，猫は生きているか死んでいるのかはっきりしない．80％の生存率である，ということだったりする．無理やりアナロジーするとそういうことになるだろうか．

9) コミュニケーションとしてのEBM

長々と書き綴ってきたが，結局は言葉の問題ということになる．有効な治療，という自然な表現も，病態生理を重視する医師と，臨床研究を重視する医師とでは，全く違った内容である．ましてや患者が考える有効な治療となると，それこそ患者の数だけ有効のバリエーションがある．そうした現状において，医師と患者間のギャップを埋めるためのEBMという問題の設定自体がどうだったのか．むしろエビデンスを提示したときのギャップそのものをどう記述するか，そこから始めないと，ギャップを埋めるというところまでいけそうにない．それは言葉を変えれば，実は医師と患者間のコミュニケーションという問題である．ギャップを認識するためのEBM，そしてそのギャップを認識したうえでの患者とのコミュニケーション．医師と患者の認識が，有効な治療というような単純なことですら，一緒の認識にはならない．ギャップは大きい．そこをスタートに始める医師と患者間のコミュニケーション．これは，またとてつもない大きな問題である．

最後にたどり着いた地点は，課題の克服というより，新たな課題の認識ということであった．結局のところ，多くの患者さんとコミュニケーションをとるには，普通の言葉に頼るしかない．「明確なエビデンスがあります」，そんな言葉はやはり通用しないのである．EBMの言葉遣いは普通でない．少なくともそれをきちんと認識して，患者に向き合う必要がある．むしろ，「この治療はよく効くんですよ」，そんな言い方に逆戻りするにしても，普通の言葉でコミュニケーションがとれるように，EBMの言葉遣いをどう変えていけばよいのか，まだまだ取り組みが始まったばかりである．

（名郷直樹）

文献

1) Users' Department of Clinical Epidemiology and Biostatistics, McMaster University Health Sciences Centre : How to read clinical journals : I. Why to read them and how to start reading them critically. *Can Med Assoc J* **124** : 555-558, 1981.
2) Oxman AD, Sackett DL, Guyatt GH. : Users' guides to the medical literature. I. How to get started. The Evidence-Based Medicine Working Group. *JAMA* **270** : 2093-2095, 1993.
3) 古川壽亮：エビデンス精神医療―EBPの基礎から臨床まで，医学書院，2000．
4) 山本和利：EBMを飼いならす，中外医学社，2002．
5) 名郷直樹：ステップアップEBM実践ワークブック，南江堂，2009．
6) izcovich A, Malla CG, et al : Impact of facilitating physician access to relevant medical literature on outcomes of hospitalized internal medicine patients : a randomised controlled trial. *Evid Based Med* **16**(5) : 131-135, 2011.
7) Straus SE, Richardson WS, et al : Evidence-Based Medicine : How to practice and teach EBM, 4rd ed, Churchill Livingstone, 2010.
8) ACP Journal Club : http://www.acpjc.org/
9) Evidence-based Medicine : http://ebm.bmj.com/
10) コクラン：http://www3.interscience.wiley.com/cgi-bin/mrwhome/106568753/HOME
11) PEDro : http://www.pedro.fhs.usyd.edu.au/index.html
12) Minds : http://minds.jcqhc.or.jp/n/
13) 相原守夫，三原華子・他：診療ガイドラインのためのGRADEシステム2010，凸版メディア．
14) AGREEII : http://minds4.jcqhc.or.jp/minds/guideline/pdf/AGREE2jpn.pdf
15) Guyatt GH : Evidence-based medicine. *ACP Club* **114** : A-16, 1991.
16) Walker MF, Corr S, et al. : Individual Patient Data Meta-Analysis of Randomized Controlled Trials of Community Occupational Therapy for Stroke Patients. *Stroke* **35** : 2226-2232, 2004.

2 臨床実践における EBM の適応

 すべての医療者が共有できるパートナーシップをもった EBM 実践ポイントの重要性

　1990年代後半から臨床各分野でエビデンス（研究結果）に基づいた診療が急速に展開し，2000年前後からは，それを集積した形で多くの診療ガイドラインが作成されてきた．その後，十数年が経過して，各臨床現場で Evidence Based Medicine（EBM）が進められ，臨床現場でのアウトカムがその分野のガイドライン改定のためにフィードバックされるなど，一定の医療水準の保証が期待できるようになった．

　このような背景のなか，世界最高齢社会の日本では，年齢とともに背景や病態が違ってくる目の前の患者に対して，どう適切なエビデンスの解釈を進めていくか（ガイドラインと臨床経験を融合していくか）について共有した認識が重要になってきている．しかしながら，日々の臨床現場では急速な情報量の増加も伴って個々のエビデンスの適切な解釈が行われず，エビデンスと EBM を混同した医療者側からの偏った情報提供によって，「エビデンスを振りかざして」診療されている場面も少なくない．多くの場合はエビデンスどうりの方針で問題ないかもしれないが，医療の高度化，併存疾患も含めた病態の複雑化，患者の高齢化により年々悩む例が多くなっているのが臨床現場の実情である．それゆえ，すべての医療者には，EBM を臨床実践するためにエビデンスの適切な解釈力が必要であるが，臨床統計など研究手法の妥当性については専門家でないと難しい面も多く，なかなか解決に結び付かない現状がある．

　本稿では，このような課題を解決するために，すべての医療者が容易に共有できるパートナーシップをもった EBM の実践ポイントについて述べる．特に，論文中の統計指標のチェックポイントを確認することで，エビデンスのニュアンスが大きく変わり，ガイドラインと臨床経験をより融合できることが期待される．

 パートナーシップをもった EBM 実践のための 3 つのステップ

　EBM は，次の 1），2），3）の 3 つのステップで進める（図1）．それぞれに様々なバイアスがあることをふまえると，目の前の患者への適応を慎重に考慮していく必要性が高いことがわかる．これら EBM の真意を理解できれば，方針を迷う例などについて，ナラティブに展開できる幅があることに気づく．

1）ステップ1：エビデンス（研究結果）の適切な解釈／統計指標のチェックポイント
①論文中の Table1 にある，その研究で検討された平均的な患者背景を確認する

　最初に，通常，論文中の Table1 にまとめられている研究で検討された患者背景の平均的な状況を確認する．研究結果は，あくまでも人種，年齢，性別，体重，疾患背景，病態など，論文の Table1 に記載されている患者群の平均的なデータである．はじめにここを十分吟味しながら，エビデンスをどの程度目

```
┌─────────────────────────────────────────────────────────┐
│ ステップ1  エビデンス（研究結果）の適切な解釈／統計指標のチェックポイント │
│   ・エビデンスは客観的に考えるきっかけである                │
│   ・最初に論文中Table1にあるその研究で検討された平均的な患者背景を確認する │
│   ・各群の実数（および総数に対する％），絶対リスク低下率（ARR）の確認を推奨 │
└─────────────────────────────────────────────────────────┘
```

```
┌─────────────────────────────────────────────────────────┐
│ ステップ2  医師・医療者個人やチームの経験・技能・判断から， │
│         目の前の患者への適応を検討                      │
└─────────────────────────────────────────────────────────┘
```

```
┌─────────────────────────────────────────────────────────┐
│ ステップ3  患者・家族への情報提供，意向・希望の確認         │
│   パートナーシップをもって効果，リスク，利点，欠点についての検討を説明して， │
│   公平な情報提供を行い，患者・家族の意向・希望から方針を決定 │
└─────────────────────────────────────────────────────────┘
```

図1　パートナーシップをもったEBM実践のためのポイント

の前の患者への方針決定の参考とするかについて考えることが基本である．

　実際は，年齢，個々の病態など，論文と目の前の患者で大きな違いとなる要素も多い．特に高齢者にしぼった研究は，個々の患者背景が大きく異なってくるため有効性の評価が困難であり非常に少ない．目の前の患者と論文で対象となった平均的な患者背景がずれている場合には，エビデンスレベルが高いとされる大規模臨床試験よりも，目の前の患者背景にマッチしている質的にしっかり検討された少数の研究結果のほうが適切な場合も十分にあり得る．

　また，有意差だけが独り歩きしないよう，P値のとらえ方も幅をもって考えるべきである．例えば，Table1の患者背景や研究の条件が目の前の患者としっかり一致しているのに，「有意差なし」とされて臨床現場に登場しないP＜0.10（100回同じ臨床研究を行うと90回は同じ結果が見込まれる）の研究結果の方針のほうが，Table1の患者背景や条件が目の前の患者と大きく違うのに（各医療者がこれを確認せずに），「有意差あり」として臨床現場やガイドラインで汎用されることになるP＜0.05（100回同じ臨床研究を行うと95回は同じ結果が見込まれる）の研究結果の方針よりも，その患者には有用な場合も多い．

　このように，研究で検討された平均的な患者背景（Table1）は，医療者がはじめにしっかり確認すべき事項であり，ときに相当なバイアスがあることを認識すべきである．このような観点からも，研究結果は，有意差だけにとらわれることなく批判的に検討していく必要があるとされる意義が理解できる．

②各群の実数（および総数に対する％），絶対リスク低下率（ARR）の確認は必須事項

　エビデンスは，治療効果などの有意差（p値，95％信頼区間），相対リスク減少率（relative risk reduction：RRR）のみで判断されがちである．これに対し，リスクや重篤な副作用などは実数（および総数に対する％）で表現されることが多い．その結果，効果とリスク・重篤な副作用のとらえ方について医療側でさえ混乱してしまい，過大評価などの誤った情報提供につながる原因となっている．

　これを防ぐために各群の実数，絶対リスク減少率（absolute risk reduction：ARR）や，その逆数である治療必要数（number needed to treat：NNT）＝1／ARRについて医療者が必ず確認することを推奨する．この点で，米国内科学会（American College of physicians：ACP）年次総会では，ほとんどのセッションがすべてこの実数のみの表示となっている．例えば，後述する抗血小板薬のメタ解析[1]）の例（図2）では，陳旧性心筋梗塞の項目で「コントロール群では10,022例中，1,708名（17％）で再発を認めたのに

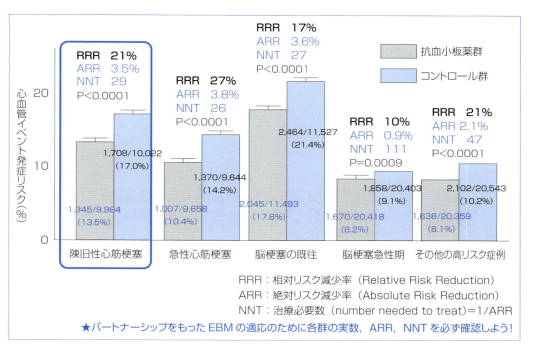

図2 抗血小板薬の服用による心血管疾患再発予防効果　　　　　　　　（文献1より改変して引用）

対し，抗血小板薬群では，9,984例中，1,345名（13.5％）であった（P<0.0001）．ARR＝17％－13.5％＝3.5％．あとはこの実数データを医療者が患者とともに「どう捉えて，どう判断するか」という展開である．もちろん，研究結果どうりの方針で迷わない例はよいが，少なからず遭遇する方針に迷う例のときには，有効性の大きさとリスク・副作用とも実数で示すことによって，パートナーシップをもってより正確なニュアンスが伝わる．

2）ステップ2：医師・医療者個人やチームの経験・技能・判断から，目の前の患者への適応を検討する

　研究結果については，慎重に批判的に検討する必要があり，少なくとも1）の①，②について，各医療者が確認することが重要である．そのうえで，目の前の患者さんの背景・病態・状況をしっかり把握し，目の前の患者は論文中の結果のなかでどこ（よくなった群，変わらない群，副作用や合併症でかえって悪くなった群）に入る可能性が高いのか？，研究結果と同じ方針でよいのか？について，それぞれの経験を積み，様々な観点で情報を共有した医師・医療者全体のチームの考えをカンファレンスなどで検討する．これにより，エビデンスをたたき台として，できるだけ公平な判断ができるような過程が形成されているのであり，このステップこそ重要なEBMの原則である．この過程が省略されている（エビデンスを振りかざしている）状況は，論文だけあれば医療は成立すること，つまり経験を積んだ医師・医療者が存在する意義がなくなることを意味するものであり，ナンセンスである．

　これまで，目の前の患者の病態や年齢などその背景の違いから方針に迷う例など，エビデンスと違う方針が考えられる例に対して，多くの医療者は迷いながら経験的に診療を進めている．この際も，研究結果を実数まで確認して検討すると，思ったより医療者やチームの経験や判断のほうが有効である確率が高いことにも気付く．経験を積んだ医療者は，このEBMの過程を経て判断したことに自信をもってよいことがわかってくる．

3) ステップ3：患者・家族への情報提供，意向・希望の確認

　1），2) のポイントをしっかりと確認してパートナーシップをもって効果とリスク，治療の利点，欠点についての検討を説明して，公平な情報提供を行い，患者・家族の意向・希望から方針を決定する．この際の正確で公平な情報提供を行うのが医師・医療チームの役割であり，1），2），3) の経過を介して判断するのが EBM である．このように EBM の過程である 1），2），3) には，いずれにも大きなバイアスがある．研究結果の有意差のみに言及して，情報提供が偏り，エビデンスを振りかざす結果とならないよう慎重に考える必要がある．このときも 1) の①，②の確認は有用である．

　それでは，いくつかの心血管系の例で検討してみる．

3 エビデンスレベルの高いメタ解析で各群の実数（および総数に対する％）・絶対リスク減少率（ARR）を確認する

1) 高い有効性が確立されている抗血小板薬のメタ解析[1]の例

　図2に抗血小板薬の服用による心血管疾患再発予防効果についてのエビデンスレベルが高いメタ解析[1]を示した．陳旧性心筋梗塞，急性心筋梗塞，脳梗塞の既往，脳梗塞急性期と抗血小板薬による RRR が，それぞれの検討で21％，27％，17％，10％とされ，抗血小板薬の有効性は非常に高く評価されているものである．ここで，はじめの陳旧性心筋梗塞の再発予防の項目を抜き出して実数（および総数に対する％）で示す（図3）．コントロール群では，10,022例中，1,708名（17％）で陳旧性心筋梗塞の再発を認めた．これに対し，抗血小板薬群では，9,984例中，1,345名（13.5％）で再発を認めた．ここで治療の利点を示す RRR（17－13.5）÷17＝0.21 で21％減少という表現になる．しかしこの RRR の欠点は，例えば発症率が著しく低いものも同じ値になってしまうことである．例えば，発症率 1/10 の 1.7％と 1.35％，あるいはさらに 1/100 の 0.17％と 0.135％でも，RRR は同じ 21％減少という表現になる．このように，RRR のみでは EBM の適切な解釈や，説明の際にそのニュアンスが正確に患者・家族に伝わらない．なかには医療者でもこれを認識せずに混乱している場合も多い．

　これを防ぐために，医療者は必ず実数としての ARR を確認することを推奨する．これは，簡単にイベント発生率の差をとるだけであり，17－13.5＝3.5％となる．すなわち，100人治療すれば 3.5人救える結果となる．この逆数が，NNT＝1/0.035＝29 となり，29名治療して 1名に効果があるとされる．結果が陳旧性心筋梗塞というクリティカルな病態の予防であり，このデータは相当良い効果ありとされているものであるが，それでも RRR と ARR のニュアンスは相当違ってくることに気付く．

　ちなみに，RRR は21％と同じであるのに，先ほど述べた発症率 1.7％と 1.35％の場合の ARR は 0.35％で，

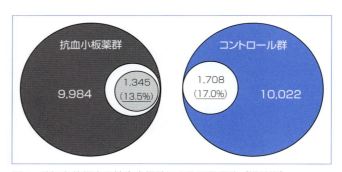

図3　陳旧性心筋梗塞の抗血小板薬による再発予防（慢性期）
抗血小板薬の服用による心血管疾患再発予防効果

(文献1より改変して引用)

表1 心房細動患者へのNOACとワルファリンの効果に関するメタ解析

a) 脳卒中・全身性塞栓症の抑制の詳細

	NOAC イベント／総数＝%	ワルファリン イベント／総数＝%	リスク比（95% CI）
虚血性脳卒中	665/29,292＝2.3%	724/29,221＝2.5%	0.92（0.83-1.02）P＝0.10
脳出血	130/29,292＝0.4%	263/29,221＝0.9%	0.49（0.38-0.64）P＜0.0001
心筋梗塞	413/29,292＝1.4%	432/29,221＝1.5%	0.97（0.78-1.20）P＝0.77
全死亡	2,022/29,292＝6.9%	2,245/29,221＝7.7%	0.90（0.85-0.95）P＝0.0003

b) 大出血の詳細

	NOAC イベント／総数＝%	ワルファリン イベント／総数＝%	リスク比（95% CI）
頭蓋内出血	204/29,287＝0.7%	425/29,221＝1.5%	0.48（0.39-0.59）P＜0.0001
消化管出血	751/29,287＝2.6%	591/29,221＝2.0%	1.25（1.01-1.55）P＝0.043

（文献2，3より改変して引用）

NNT＝1/0.0035＝290名，さらには発症率0.17%と0.135%の場合のARRは0.035%でNNT＝1/0.00035＝2,900名となり，かなり効果の実数は小さいレベルとなる．

2）非弁膜症性心房細動患者への新規経口抗凝固薬（NOAC）と従来のワーファリンの塞栓症予防効果比較[2] の例

　近年，新規経口抗凝固薬（noveloralanticogulauts：NOAC）は，ワーファリンと同程度の塞栓予防効果があり，かつ出血が少ない[2]とされ急速に普及している（表1）[2,3]．しかし，パートナーシップをもった説明のためには，その違いの程度の実際を医療者が認識しておく必要があり，そのために，やはり実数の確認が必要である．表1に研究結果の実数を示す．脳卒中・全身性塞栓の抑制効果では，虚血性脳卒中でNOAC 665/29,292＝2.3%に対しワルファリン724/29,221＝2.5%と両者間に効果の差は認められなかった．一方，脳出血でNOAC 130/29,292＝0.4%に対しワルファリン263/29,292＝0.9%と前者で有意に少なく（P＜0.0001），その差は約29,000名あたり130名，0.9－0.4＝0.5%である．全死亡では，NOAC 2,022/29,292＝6.9%に対しワルファリン2,245/29,221＝7.7%で，有意にNAOCが抑制した（P＝0.0003）．その実数の差は，約29,000名のうち約200名，7.7%－6.9%＝0.8%である．

　副作用である大出血の内訳では，最も心配な頭蓋内出血はNOACで，204/29,287＝0.7%，ワルファリンで425/29,221＝1.5%で，前者で有意に少なく（P＜0.0001），その差は，約29,000名のうち約200名，1.5%－0.7%＝0.8%である．消化管出血は，751/29,287＝2.6%，591/29,221＝2.0%で有意に前者で多く，その差は約29,000名あたり約160名，2.6%－2.0%＝0.6%であった．

　このように，医療者が単に有意差やRRRのみならず，必ず各群の実数（および総数に対する%）・絶対リスク低下率（ARR）を確認することで全くニュアンスが変わり，パートナーシップをもって幅のある治療選択の検討や説明が実践しやすくなる．また，エビデンスどうりの方針が選択されなかったときの説明も行いやすくなる．

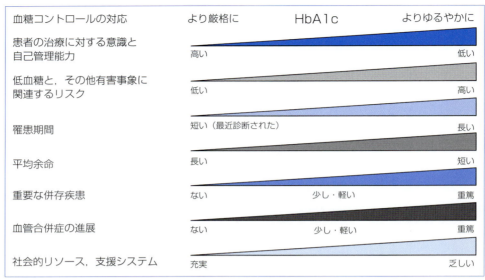

図4 2型糖尿病治療ガイドライン2012［(米国糖尿病協会(ADA)・欧州糖尿病研究協会(EASD)］
(文献4より改変して引用)

EBMの真意を理解できればナラティブに展開できる
―米国糖尿病協会(ADA)と欧州糖尿病研究協会(EASD)による新しい2型糖尿病治療ガイドライン2012：多職種連携時代におけるインパクト―

　前述のようにEBMの3つのステップを考えてくると，目の前の患者背景にそった形で選択の幅がある進化したガイドラインが意識されてくる．2012年，それまでの糖尿病ガイドラインで診療が進められた臨床現場からのフィードバックにより，米国糖尿病協会(ADA)と欧州糖尿病研究協会(EASD)により，新しい2型糖尿病治療ガイドライン2012[4]が作成された(図4)[4]．このガイドラインでの最も大きな変更は，これまでの厳格に血糖を下げて管理することが最重要であるとする考え方を(患者背景によっては，むしろ低血糖に伴う様々な副作用・合併症が出現して予後・アウトカムを悪くした臨床現場からのフィードバックから)改め，目の前の患者の病態や背景に応じて治療を個別化することが重要であるという考え方を，その中心に据えている[4]ことである．

　血糖の数週間の平均値を示すグリコヘモグロビンA1C(HbA1c)の値について，平均余命が長く，心疾患の病歴がなく，低血糖を経験したことがない人ではHbA1c 6〜6.5％と厳しい目標を設定している一方で，65歳以上の高齢者の場合は，低血糖による合併症リスクが高く，多種の薬剤による副作用リスクも高いため，目標もゆるく7.5〜8％と設定されている．さらに具体的には，図4[4]に示すように，「患者の治療に対する意識と自己管理能力が高ければ厳格に，低ければゆるやかに」，「低血糖その他の副作用のリスクが大きければゆるく，低ければ厳格に」，「罹病期間について短ければ(診断されたばかりなら)厳格に，長ければゆるやかに」，「予想される平均余命が長ければ厳格に，短ければゆるやかに」，「重大な併存疾患が少なければ厳格に，多ければゆるやかに」，「すでに診断された血管合併症がなければ厳格に，あればゆるやかに」，「社会的リソースや支援が恵まれていれば厳格に，乏しければゆるやかに」調整することが推奨されている．

　これはまさに，EBMの真意を理解できれば，ナラティブに展開できることを実践しやすくした画期的なガイドラインとなっている．また，多職種連携時代において個々の患者中心にEBMを展開するための重要な要素を含んだガイドラインであり，各職種の医療人がプロ意識をもって様々な観点で患者背景・情

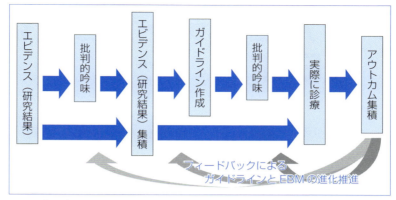

図5 ガイドライン改定とEBMのシームレスな進化

報を把握し，目の前の患者に対してエビデンスをどのように適応していくかを考えていく基本となるものである．

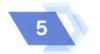 **すべての医療者が参加してEBMを進化させる時代へむかって**

　この糖尿病ガイドラインの例に代表されるように，その時点のガイドラインによるEBM適応と，その結果（アウトカム）を臨床現場からフィードバックしていくことにより，一定期間（5年など）ごとに，そのガイドラインやEBMの過程がブラッシュアップされる時代になってきている（図5）．このようなガイドライン改定とEBMのシームレスな進化の過程を充実するためには，患者中心にすべての医療者が統合し，ガイドラインとそれぞれの臨床経験を融合し，プロ意識をもってこのプロジェクトを進めていく必要がある．この際，本症で述べてきたすべての医療者のためのパートナーシップをもったEBM実践ポイントを共有して，日々の臨床実践における各種検討やカンファレンスが充実し，この展開が進むことが期待される．

（長谷川仁志）

文献

1) Antithrombotic Trialists' Collaboration. Collaborative meta-analysis of randomised trials of antiplatelet therapy for prevention of death, myocardial infarction, and stroke in high risk patients. *BMJ* 324(7329)：71-86, 2002.
2) Ruff CT, et al：Comparison of the efficacy and safety of new oral anticoagulants with warfarin in patients with atrial fibrillation：a meta-analysis of randomized traials. *Lancet* 383：955-962, 2014.
3) 長谷川仁志：ワルファリンと新規経口抗凝固薬（NOAC）使い分けのためのエッセンスとは？ Gノート 3：433-442, 2014.
4) Inzucchi SE, et al：Management of hyperglycaemia in type 2 diabetes：a patient-centered approach. Position statement of the American Diabetes Association (ADA) and the European Association for the Study of Diabetes (EASD). *Diabetologia* 55(6)：1577-1596, 2012.

3 リハビリテーションにおけるEBM

はじめに

　従来,臨床における意思決定は,厳密な科学的エビデンスよりも経験に基づく判断が主であった.リハビリテーション（以下リハ）医療もその例外ではなく,DeLisaら[1]のリハ科医に対する調査でも,臨床的問題が生じたときに原著論文を読むと答えた者は27％にすぎず,また理学療法士に治療選択の根拠を尋ねた報告でも,原著を読むより初期の教育や過去の経験によるとする回答がはるかに多かった（図1）[2].このようななかで evidenced-based medicine（EBM）が提唱され,わが国でもその重要性が認められつつある.EBMとは意思決定の根拠となる経験や研究の科学的妥当性を吟味し,エビデンスに基づいた治療を行おうとする診療の実践方法であり,その過程は問題の発見,情報収集,情報の批判的吟味,臨床への適用からなる[3].

　EBMが急速に普及しつつある背景には,①臨床研究の重要性の認識の高まり,②情報アクセスの飛躍的改善,③国際標準追究の機運,④説明と同意のための客観的情報へのニーズの高まり,⑤経済情勢の変化に伴う効率的医療への指向などがある[3].

　経験的治療が多かったリハ医療にもEBMの波が押し寄せ,その普及,ガイドラインの作成,臨床研究の推進などが取り組まれてきた.一方では,リハ臨床で実際に使えるエビデンスはまだ限られ,また,EBMはランダム化比較試験（RCT）偏重で患者の個別性を重視しないという誤解もあり,臨床現場ではEBMが実践レベルで根付いていないことも事実である.本稿では,リハ領域におけるEBMをめぐる動向を振り返り,今後の課題を探ってみたい.

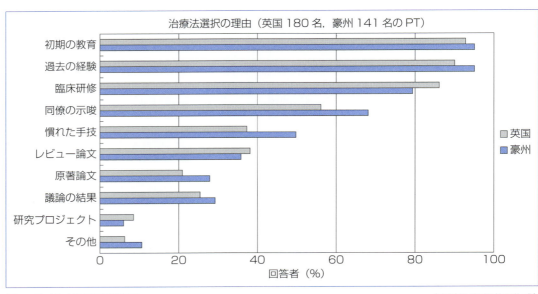

図1　臨床における意思決定　　　　　　　　　　　　　　　　　　　　　　（文献2を参考に作成）

リハビリテーションにおける EBM の現状

　EBM がリハ医療者に与えた影響を知る目的で，2005 年 8 月 30 日から 9 月 15 日の期間に Web アンケートを実施した[4]．調査項目は回答者の属性，EBM に関する知識，リハにおけるエビデンス，EBM の有用性など 25 項目からなり，リハ医学講座・診療部がある 8 大学とそれぞれの関連施設に勤務しているリハ関連職を対象とした．
　211 名（男 97 名・女 114 名，医師 64 名・理学療法士 77 名・作業療法士 51 名・言語聴覚士 19 名）から回答があり，平均年齢は 33.2 歳（22～60 歳），平均経験年数は 8.8 年（0.5～35 年），所属施設は大学病院 143 名，リハ専門病院 28 名，総合病院 14 名，その他 26 名であった．主な結果を表 1 に示す．EBM については 90％近くが知っていたが，文献検索や批判的吟味についてよく知っていると答えた者は少数にとどまっていた．リハにおけるエビデンスの量はある程度あると答えた者が多かったものの，その質は 65％が低いととらえていた．臨床現場とのギャップは，やや大きい～非常に大きいが 86％を占め，約半数が日常臨床でほとんど活用していなかった．ガイドラインに関する認識および活用の割合も低かった．
　一方，EBM の有用性については，臨床，教育，研究ともに，ある程度～非常に有用と答えた者が多かった．職種ごとの比較では，コメディカルよりも医師において EBM の手法を知っていると答えた者の割合が高かったが，他の項目では大きな差がみられなかった．年齢，経験年数によりはっきりとした違いはみられなかった．この調査の対象は，最も EBM に近いと思われる大学病院に勤務しているスタッフが多かったが，そのなかでもリハ現場における EBM の浸透はまだまだであることがうかがわれた．

リハビリテーションにおけるリサーチエビデンス集積の困難性

　リハ医療において EBM を導入・実践するうえでの問題点は，①リハに関する質の高いエビデンスが限られている，②患者の背景因子や治療条件が複雑で，実験室的条件で得られたエビデンスをただちに適用しにくい，③介入内容が複雑で，単一要素の効果を抽出しにくい，④研究デザインの黄金律とされる RCT が実施しにくい，⑤多施設が共同で使える標準化された尺度が限られている，などである[5]．以下，そのなかで，エビデンスの情報源とリハにおける効果研究の難しさについて述べる．

1）エビデンスの情報源

　EBM 実践のための情報源には，MEDLINE などのデータベースに加え，信頼性を評価したうえで最新の研究を掲載する雑誌（ACP journal club, Evidence-Based Medicine など）や複数の RCT やメタアナリシスで統合し，Web 上で提供するもの（The Cochrane Collaboration）などがある．これらのなかにはリハ医学関連のテーマも含まれ，うまく探せば必要な情報を見つけられるが，これらのデータベースに網羅されていない研究も多く，リハ医療のエビデンスの情報源としては不十分である．
　主なリハ対象疾患のプログラムや個別の問題に対する治療の科学的な根拠づけを試みた成書[6]や各種のガイドライン[7～18]も参考になるが，必ずしも最新情報が含まれているわけではない．
　一方，リハ医療に特化した情報源としては，PEDro がある．これは Centre for Evidence-Based Physiotherapy が作成したリハ領域の系統的レビューと RCT のデータベースで，Web 上で公開され[19]，無料で検索可能である．多数のリハ関係者の国際協力により情報収集が続けられ，データベースは月 1 回で更新されており，現時点ではリハのエビデンスに関する最も網羅的なデータベースである．以下，PEDro を利用してリハにおけるエビデンスの量と質を経年的に調査した結果を紹介する．

表1 EBMに関するWebアンケート調査結果（N＝211）　　　　　（文献4より引用）

		よく 知っている	ある程度 知っている	ほとんど 知らない	まったく 知らない
EBMの知識	EBMについて	13%	74%	12%	1%
	EBMの手法を	8%	55%	35%	3%
	文献検索のスキルを	7%	53%	37%	3%
	批判的吟味の方法を	6%	41%	44%	9%
	研究デザインについて	7%	49%	37%	7%
リハにおける エビデンス		十分にある	ある程度ある	ほとんどない	まったくない
	エビデンスの量は	2%	56%	40%	2%
		高い	普通	やや低い	非常に低い
	エビデンスの質は	13%	21%	53%	12%
臨床		非常に大きい	やや大きい	小さい	非常に小さい
	臨床現場とのギャップ	20%	66%	14%	0%
		よく 活用する	たまに 活用する	ほとんど 活用しない	まったく 活用しない
	日常臨床で	9%	46%	34%	10%
ガイドライン		よく 知っている	ある程度 知っている	ほとんど 知らない	まったく 知らない
	診療ガイドラインを	9%	51%	35%	5%
		よく 活用する	たまに 活用する	ほとんど 活用しない	まったく 活用しない
	診療ガイドラインを	9%	46%	34%	10%
有用性		非常に 有用	ある程度 有用	ほとんど 有用でない	まったく 有用でない
	臨床全般に	18%	79%	1%	1%
	臨床決断・診療計画に	19%	80%	3%	0%
	診療の質の向上に	32%	66%	2%	0%
	チーム医療に	19%	79%	2%	0%
	患者の満足度向上に	19%	75%	6%	0%
	インフォームドコンセントに	44%	55%	1%	0%
	セカンドオピニオンに	36%	63%	1%	0%
	学生教育に	26%	72%	2%	0%
	卒後早期の教育に	35%	64%	1%	0%
	生涯教育に	32%	67%	1%	0%
	研究に	54%	45%	1%	0%

　まず登録件数をみると，2002年9月時点では，系統的レビューは475件，RCTが3,110件であったが[20]，2005年9月には659件と5,923件[4]，2007年8月時点では1,608件と12,452件であった．さらに，2014年12月時点では，系統的レビューが5,167件，RCTが23,379件と飛躍的に増加していた．次に，RCTの質を10段階で評価した結果をみると，2014年の調査では10点満点で8点以上が6.2%，6点以上が33.1%，5点以下が63.8%であり，2002年，2005年，2007年と比較すると質の高いRCTが増加していた（表2）．

　さらに，検索画面で用意されている分類に従い，RCTの分野別割合を調査した（表3）．介入内容別にみると，2002年には物理療法，運動療法，体力訓練，筋力増強が多く，この傾向は2005年，2007年も同様であったが，2014年では教育が増加し，一方で，物理療法や運動療法は減少傾向であった．対象分野

3 リハビリテーションにおけるEBM

表2 PEDroに登録されているRCTの質のスコアの分布

スコア	2002年9月		2005年9月		2007年8月		2014年12月	
	件数	割合	件数	割合	件数	割合	件数	割合
10	3	0.2%	3	0.1%	9	0.1%	27	0.1%
9	24	1.2%	36	0.8%	118	1.1%	172	0.7%
8	93	4.8%	169	3.6%	459	4.4%	1245	5.3%
7	214	11.0%	395	8.4%	955	9.2%	2380	10.2%
6	452	23.2%	725	15.3%	1,687	16.3%	3909	16.7%
5	704	36.1%	1,171	24.8%	2,629	25.4%	5964	25.5%
4	769	39.5%	1,121	23.7%	2,429	23.4%	5325	22.8%
3	396	20.3%	593	12.5%	1,372	13.2%	2482	10.6%
2	140	7.2%	221	4.7%	513	5.0%	843	3.6%
1	65	3.3%	84	1.8%	179	1.7%	278	1.2%
0	2	0.1%	3	0.1%	9	0.1%	13	0.1%
8点以上	120	4.0%	208	4.4%	586	5.7%	1,444	6.2%
6点以上	786	26.4%	1,328	28.1%	3,228	31.2%	7,733	33.1%
5点以下	2,076	69.6%	3,193	67.5%	7,131	68.8%	14,905	63.8%
評価未	128		1,402		2,147		741	
総計	3,110		5,923		12,452		23,379	

※ PEDro score : random allocation, concealed allcocation, baseline comparability, blind subjects, blind therapists, blind assessors, adequate follow-up, intention-to-treat analysis, between group comparisons, point estimates and variability, eligibility criteria の項目を10点満点で評価.

表3 PEDroに登録されているランダム化比較試験の分野別割合

介入内容別	2002年 (n=3,110) %	2005年 (n=5,923) %	2007年 (n=12,452) %	2014年 (n=23,379) %	対象別疾患	2002年 (n=3,110) %	2005年 (n=5,923) %	2007年 (n=12,452) %	2014年 (n=23,379) %
物理療法	15.3	12.7	11.1	8.8	筋骨格系	30.1	27.1	27.4	21.6
運動療法	14.2	12.6	13	10.1	老年学	16	14.3	13.4	12.6
体力訓練	13	14.6	13.3	15.9	呼吸循環系	15.2	15.8	19.3	15.9
筋力増強	12	11.8	14.5	12.4	神経系	9.8	9.3	10.1	11.4
教育	7.4	9.1	10.8	11.1	整形外科	8.5	7.3	8	5.1
スキル訓練	7.2	6.8	8.3	8.9	スポーツ障害	6.8	5.9	4.8	4
呼吸療法	7	6.1	6.9	5.6	失禁・女性の健康	6.2	6	7.9	8.8
補装具	6.2	5.2	6	4.1	小児	5	5.5	7.1	7.3
健康増進	4	3.8	3.7	3.5	人間工学・産業医学	2.4	1.9	2	1.8
行動変容	3	5	5.6	8.4	その他		6.8		8.9
針治療	2.9	3.2	3.5	5.3	腫瘍学				2.8
ファシリテーション	2.8	2.3	1.4	1.8					
水治療	2	1.4	1.9	1					
その他	3	5.5		3					
計	100	100	100	100	計	100	100	100	100

＊1つのRCTが複数の分野でカウントされていることもあり，%はあくまで参考値である．

別にみると，2002年時点では，筋骨格系，老年学，呼吸循環系が多く，以下，神経系，整形外科疾患，スポーツ障害の順であった．2005年，2007年も同様の傾向だが，2014年では整形外科疾患，スポーツ障害が減少傾向を示し，失禁・女性の健康および小児の割合が増加傾向にあった．

　以上のようにエビデンスとして利用可能な系統的レビューやRCTは着実に増加しつつあり，RCTの質も年々向上しているが，まだ限られた分野のテーマが多く，また，純粋にリハの立場からのRCTは少ない．リハ臨床に根ざした質の高いRCTの推進が今後の課題である．

2）リハ医療における効果研究の難しさ

　効果（帰結）は患者因子，治療因子，ランダム事象の総和としてもたらされるので，適切な効果研究のためには，誰に（対象・患者属性），何を行って（介入：内容・量・期間），どのように効果を測定するか（帰結尺度）を明確にし，統計学的に妥当なデザインのもとに結果を解釈する必要がある（図2）[21]．この枠組みをもとにリハ医療における効果研究の特徴を考えてみると，まず，対象者の複雑性がある．すなわち，対象となる疾患・障害以外にも，とくに高齢者においては複合的な併存疾患・障害をもっている場合が多く，障害の重症度・機能のレベルも多様である．さらに生活環境を含めた社会経済的要因や心理的要因が絡んでくることも少なくない．したがって，効果研究を行うにあたっては，対象者をどのようにサンプリングするか，交絡因子となりうる要因をどのように調整するかが問題となる．一方では，あまり対象者の条件を揃えすぎた研究になると，そこで得られたエビデンスは，実際の臨床場面から大きく乖離してしまい，目の前のケースに適用しがたいという問題も生じてくる．

　次に介入であるが，リハにおける介入には，以下のような特徴がある[4]．①薬物療法やブロック注射だけでなく，物理的手段，補装具，学習などが用いられ，介入が複雑で定量化が困難である．②療法士，時間，訓練の場の違いなどの因子が，何が効果をもたらしたかの判断を難しくする．③介入群における特別な注意がプラセボ効果をもたらしうる．④介入の実施状況の確認が難しい（療法士が治療の各段階をチェックする，治療場面をビデオに記録するなどの工夫が必要）．⑤運動療法，心理療法，教育的介入などはマスク化が難しい．したがって，研究デザインの黄金律とされるRCTの実施が困難な場面も多いため，リハ臨床に適した研究デザインの工夫が必要となる（前後試験，withdrawal studies, run-in design, regression-discontinuity design, sequential medical trialなど）[22〜24]．

　帰結測定に関しては，標準化された測定尺度自体が限られているという問題に加え，機能の向上を主要

対　象	介　入	帰結尺度
■年齢・性	■薬物療法	■生存率・死亡率
■原疾患	■禁煙プログラム	■呼吸機能
■罹病期間	■教育	■呼吸筋機能
■治療歴	■肺理学療法	■全身持久力
■併存疾患	■酸素吸入	■四肢筋機能
■安静時肺機能	■心理社会的支持	■医療資源節約
■動脈血ガス分析値	■運動療法	■QOL／症状
■栄養状態	・全身	■禁煙
■社会経済的情報	・下肢	■栄養状態
■コンプライアンス	・上肢	■職業復帰
		■コンプライアンス

研究デザイン；RCT，対照試験，観察研究

図2　効果研究のとらえかた（呼吸リハを例として）
誰に（対象・患者属性），何を行って（介入：内容・量・期間），何を測定するか（帰結尺度）．

表4 介入のレベルと帰結測定のレベル　　　　　　　　　　（文献22を参考に作成）

		帰結測定			
		病理	機能障害	能力低下	社会的不利
介入	病理	抗リウマチ剤→炎症所見改善	抗リウマチ剤→可動域改善	抗リウマチ剤→歩行能力向上	抗リウマチ剤→外出機会増加
	機能障害		伸張運動→可動域改善	伸張運動→歩行能力向上	伸張運動→運動能力向上
	能力低下			車いす処方→移動速度向上	車いす処方→復職
	社会的不利				職業リハ政策変更→就職率増加

な目標とするリハ医学においては，病理または機能障害レベルでの介入の効果を能力低下または社会的不利のレベルで測定することが少なくないという問題がある[22]．介入のレベルと帰結測定のレベルが一致する場合には，高い感度で効果をとらえやすいのに対し，介入の1つ上のレベルで効果を判定する場合には，同レベルで効果が認められたとしても無効と判定されうる（感度が低い）（表4）．たとえば，可動域訓練（機能障害レベル）の効果を歩行能力向上（能力低下レベル）で判定した場合，歩行障害の原因が可動域制限にあれば効果があるととらえられるが，他の原因であれば無効と判定される．したがって，障害のどのレベルで帰結を測定しようとするのかを十分に考慮して研究をデザインする必要がある．

以上をふまえて，今後，リハ医療に関する質の高いエビデンスを創り出していくためには，①障害のレベルに対応した評価尺度の確立と普及，②リハの介入内容・量を測定する尺度の開発，③リハ臨床に適した研究デザインの工夫，④共通プロトコールに基づいた多施設共同研究などが必要と考えられる．

3）リハにおける診療ガイドラインの動向

①診療ガイドラインとは

診療ガイドラインとは，臨床家が特定の臨床上の問題に対し，適切なヘルスケアを提供することを助けるために系統的に作成された勧告である[21]．その目的は，ヘルスケア過程の改善，臨床の均質化，医療資源利用の最適化，臨床家への最新知見の提供と科学的エビデンスの活用の促進にある．通常，その内容は，臨床経験，専門家の意見，研究のエビデンスが混合されたものである．最近では，その作成は系統的レビューに大きく依存し，レビューの方法が厳密なほど，また取り上げる研究の質が高いほど，ガイドラインはエビデンスに基づいたものとなる．取り上げる課題の選択は，頻度，もたらされる臨床的・経済的負担，利用可能な資源，科学的エビデンスの利用可能性，臨床に影響を与える可能性などを考慮して行われる．実地臨床でのガイドラインの利用にあたっては，どこまでが共通でどこまでが特有な部分かを見極めることが大切となる．

②リハ関係の診療ガイドライン

リハ関係のおもなガイドラインとしては，AHCPRによる「脳卒中リハガイドライン」[7]，米国心臓協会と米国脳卒中学会による「脳卒中リハのステートメント」[8]，米国心血管・呼吸リハ学会の「呼吸リハプログラムガイドライン」[9]などがある．わが国でも「呼吸リハのステートメント」[10]，リハ医学会を含む関連5学会による「脳卒中治療ガイドライン」[11]，「リハ医療における安全管理・推進のためのガイドライン」[12]，「脳性麻痺リハガイドライン」[13]，「がんのリハガイドライン」[14]，「神経筋疾患・脊髄損傷の呼吸リハガイドライン」[15]などがある．また近年，「理学療法診療ガイドライン」[16]や「作業療法ガイドライン」[17]が策定されている．さらに日本整形外科学会により腰椎椎間板ヘルニア，大腿骨頸部骨折，変形性

膝関節症などの日常診療において頻度の高い10疾患のガイドラインが策定されている[18]．

このようななかで，EBMが臨床決断に最も大きな影響を与えたのは，「脳卒中治療ガイドライン2004」[11]であろう．これまでわが国では，リスクや神経症状増悪に対する誤った懸念から，リハの開始が遅れる傾向が強かったが，このガイドラインにおいて，「廃用症候群を予防し，早期のADL向上と社会復帰を図るために，十分なリスク管理のもとに急性期からの積極的なリハを行うことが強く勧められる」と明記されたことにより，諸外国ではすでに数十年前から常識であった急性期からのリハがようやく浸透するようになった．

リハ医学会においても，脳卒中関連学会と協力して「脳卒中治療ガイドライン2004」の策定に取り組んだことを機に[25]，リハ医療に関するガイドラインを策定・公表・普及することを目的に，2004年に診療ガイドライン委員会が設置された[26]．さらに，エビデンスの構築に不可欠な多施設共同研究の推進を可能にするための「臨床研究・調査のためのガイドライン」が策定された[27]．また，わが国における脳卒中医療の実情をふまえたリハ連携のあり方およびその具体的な方法を提言する「脳卒中リハ連携パス」[28]が出版された．以上のような動きは，リハにおける臨床判断，診療計画に大きな影響を与えると予想される．

③リハビリテーションガイドラインの必要な姿

今後も多様な疾患・障害のリハに関してガイドラインが策定されていくと考えられるが，策定にあたって考慮すべき事項は，以下のようにまとめられる．①チームアプローチというリハ医療の重要な特徴をふまえ，多職種協同で作成する．②機能，QOLなど患者立脚型アウトカムを重視する．③障害の階層を意識して作成する．④全体的・包括的なガイドラインと具体的・個別の問題に関する実践的ガイドラインの組み合わせを考慮する．⑤クリニカルパスや診療連携パスとの連動を意識して作成する．

さらに，策定されたガイドラインの信頼性と実用性を高めていくためには，臨床現場からの建設的なフィードバックと新たなエビデンスの追加をふまえ，ガイドラインを定期的に改訂していくことが必要である．あわせて，患者，家族，一般市民のためのわかりやすいガイドラインの作成にも取り組み，適切なリハ医療の普及に資することも重要である．

リハビリテーションにおける臨床判断の特徴

1) 臨床判断とは

医療における意思決定（臨床判断）は，情報が不完全な不確実性の状況下で，問題点を明らかにし，将来のリスクや価値を評価したうえで，最も適切なアプローチを選択することを迫られる場合が多い．意思決定は，エビデンス（科学的，実証的，測定データ，疫学），価値（信条，慣習，経験，社会的文化的規範），資源（人的，技術，物理的，時間的，費用，地域）などの要素を考慮して行われる[29]．このような意思決定プロセスを支援する手法として決断分析（decision analysis）が注目されており，これは，①問題点を明らかにする，②とりうる行動のオプションを決める，③それぞれの行動をとった場合に起こりうる結果の確率とコストなどを明らかにしながら，決断樹（decision tree）を作成していくという流れで進められる[30]．適切な臨床判断を行うためには，対象者の年齢，疾病特性，障害特性，環境因子，リスク因子，ニーズなど，多様な因子を考慮した総合的な情報処理を行うことが必要となる[31]．

2) リハにおける臨床判断

リハにおける臨床判断の特徴は，以下のようにまとめられる．

①リハ医療は，機能の向上，QOLの向上を目標として，障害に対して包括的に多職種協同でアプローチする医療であり，対象者の抱えている問題を国際障害分類（International Classification of Impairment, Disability and Handicaps：ICIDH）や国際生活機能分類（International Classification of Functioning, Disability and Health：ICF）の枠組みをもとにして総合的，階層的に捉える必要がある．その際に，障害の各層ごとに可能な限り標準化された尺度を用いて患者の機能を評価する．

②リハ医療の主要な対象である運動障害を臓器・疾患のレベルだけでなく，ひとつのシステムとしてとらえ，アプローチする．すなわち，運動実行系としての神経・筋，骨・関節系，エネルギー供給系としての呼吸・循環系および運動を実行する環境としての生活環境を総合的に扱う必要がある．

③目の前にある後遺症の治療だけでなく，将来起こりうる問題を的確に予想し，可及的早期からの予防的介入を行うことにより，障害の予防・最小化を達成できるような判断を行う必要がある．

④リハ臨床においては，対象者の障害像や併存疾患，生活環境，介入内容，治療者の要因など治療効果に影響を与える可能性がある変数が多く，不確実性の度合いが高いなかで的確な判断を行うことを要求されることが少なくない．

⑤介入そのものが多面的，複合的で，ある薬剤を投与するかどうかといった比較的単純な判断を行う場合よりも，全体を見渡したリハプログラムのプランニングとマネジメントという視点が要求される．

⑥判断の根拠としてRCTのように単純化された条件下で得られたエビデンスを直ちに適用することは困難である場合が多く，個々のエビデンスの寄せ集めではなく，全体的な判断に基づくマネジメントが求められる．

⑦判断をチームアプローチのなかで位置づけ，共有し，他職種との協働，役割分担を行いながら，各職種の専門性を発揮していく必要がある．

⑧少しの努力で達成可能な課題を見いだし，ステップ化することによって患者のモチベーションを高めていく工夫が必要となる．

以上をまとめると，リハ医療者は，利用可能な最良のエビデンスをふまえつつも，それだけにとらわれることなく，対象者の全体像を的確に把握し，チームメンバーと十分に情報を共有しながら，リハプログラム全体のなかで自らの専門性を発揮していくことが求められるといえよう．

4 脳卒中領域についての具体的なエビデンス

脳卒中のリハに関するエビデンスは，2004年に発表され，のちに改訂された「脳卒中治療ガイドライン」[11]に集約されているので，このガイドラインを中心にその策定経過およびその後の動向について解説する．本ガイドラインは，国民の健康および医療経済に与える影響が大きい脳卒中に関し，2002年11月より関連学会（リハ医学会，脳卒中学会，神経治療学会，神経学会，脳卒中の外科学会）が共同して策定に取り組んできたもので，策定作業は，日本の現状をふまえつつ，現時点での利用可能な最良の科学的エビデンスをもとにガイドラインを策定するという方針に則って，以下のプロセスで進められた[25]．

1）臨床的問題の選択

ガイドラインに盛り込むべき臨床的問題を国内外の教科書や総説，AHCPR Post-stroke Rehabilitation Guideline[7]などを参考に選択し，項目立てが行われた（表5）．

2）エビデンスの収集

文献はすべてEndNote^TRで管理し，さらにそれをFileMakerPro^TRで作成した作業用データベースに取り込み，作業結果を蓄積・共有化した．まず，Cochrane系統的レビュー，PEDro登録のRCT，MEDLINEおよび医中誌検索分をデータベース化し，臨床的問題ごとに分類した．それをもとに専門医の協力を得て，漏れている研究や新たな研究を収集した．

表5 脳卒中治療ガイドラインの項目（文献25より引用）

リハの進め方	主な障害・問題点のリハ
1. リハの流れ 2. リハの体制 3. 評価 4. 予後予測 5. 急性期 6. 病型別リハの進め方 7. 回復期リハ 8. 維持期リハ 9. 患者・家族教育	1. 運動障害 2. 歩行障害 3. 上肢機能障害 4. 痙縮 5. 片麻痺の肩 6. 中枢性疼痛 7. 嚥下障害 8. 排尿障害 9. 言語障害 10. 認知障害 11. 体力低下 12. 骨粗鬆症 13. 抑うつ状態

表6 批判的吟味→証拠のレベル分け（文献11より引用）

Ⅰa	RCTのメタアナリシス（RCTの結果がほぼ一致）
Ⅰb	少なくとも一つのRCT
Ⅱa	少なくとも一つの良くデザインされた比較研究（非ランダム化）
Ⅱb	少なくとも一つの良くデザインされた準実験的研究（コホート研究, ケースコントロール研究等）
Ⅲ	少なくとも一つの良くデザインされた非実験的記述研究（比較・相関・症例研究）
Ⅳ	専門家の報告・意見・経験

3）エビデンスのレベル分け

　収集した文献を研究デザイン，統計手法，結果のバイアス，交絡因子の有無などの観点から批判的に吟味し，合同委員会基準（表6）[11]に従い，エビデンスのレベル分けを行った．

4）エビデンステーブルの作成

　書誌的事項，対象，介入，エンドポイント，結果，エビデンスのレベルからなる一覧表を作成した（表7）．

5）推奨の作成

　エビデンスのレベル，臨床的意義，日本での適用可能性などを考慮して，各臨床的問題に関して推奨グレード（表8）[11]を明記した推奨を作成した（表9）[11]．このようにガイドラインにおいては，取り上げられたそれぞれの項目につき，グレードを明記した推奨および基になったエビデンスと文献が記されている．図3, 4に各項目の推奨のもとになった文献のエビデンスレベルの分布を示す．項目により高いレベルのエビデンスがあるものから，ほとんどないものまであり，今後の臨床研究のターゲットとすべき領域を示していると考えられる．

6）ガイドラインの評価

　完成したガイドラインを策定にかかわらなかった医師30名，看護師11名の計41名が外部評価を行っ

表7 エビデンステーブルの作成

EL	情報源	対象	介入	尺度	結果
Ia	Ottenbacher KJ, et al : Arch Neurol, **50** : 37-44, 1993	36 論文（1960〜1990）のメタアナリシス（3,717例）	焦点をあてた集中的リハビリテーション	Effect size (ES)	ES：全体 0.43，ADL 0.57
Ib	Dickstein R, et al : Phys Ther, **66** : 1233-1238, 1986	PNF 群：36 名，Bobath 群：38 名，伝統的リハ群：57 名	各群5回／週以上，1回30-45分，6週間	Barthel index, 筋トーヌス，分離運動，歩行能力	6週間の改善に関し，どの評価項目も群間差なし

表8 推奨の作成（文献 11 より引用）
―証拠のレベル＋汎用性＋日本の実情＋保険適用など―

A	行うよう強く勧められる （少なくとも1つのレベルIの結果）
B	行うよう勧められる （少なくとも1つのレベルIIの結果）
C1	行うことを考慮しても良いが，十分な科学的根拠がない
C2	科学的根拠がないので，勧められない
D	行わないよう勧められる

表9 推奨の例（急性期リハビリテーション）（文献 11 より引用）

> 推奨
> 1. 廃用症候群を予防し，早期の日常生活活動（ADL）向上と社会復帰を図るために，十分なリスク管理のもとに急性期からの積極的なリハビリテーションを行うことが強く勧められる（グレードA）．その内容には，早期座位・立位・装具を用いた早期歩行訓練，摂食嚥下訓練，セルフケア訓練などが含まれる．
> 2. 急性期リハビリテーションは，意識レベル，血圧，脈拍，心電図，呼吸状態，神経症候増悪の有無などをモニターしながら，医師の監視下で慎重に行うことが勧められる（グレードB）．
> 3. 急性期リハビリテーションにおいては，高血糖，低栄養，痙攣発作，中枢性高体温，深部静脈閉塞症，血圧の変動，不整脈，心不全，誤嚥，麻痺側の無菌性関節炎，褥瘡，消化管出血，尿路感染症などの合併症に注意する（グレードB）．
> 4. 全身状態不良で，座位が開始できない患者にも，関節可動域訓練，良肢位保持，体位変換を行うことが勧められる（グレードB）．

た結果を表10に示す[32]．Appraisal of Guidelines for Research and Evaluation（AGREE），Shaneyfelt らによるチェックリスト，Conference on Guideline Standardization（COGS）の3つのガイドライン評価法において，十分な満足度が示された．さらに，AGREE による6つの観点からの評価においても満足すべき結果が得られている（図5〜7）．

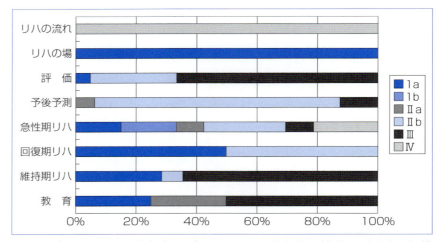

図3 エビデンスレベルの分布(リハビリテーションの進め方)(文献11をもとに作成)

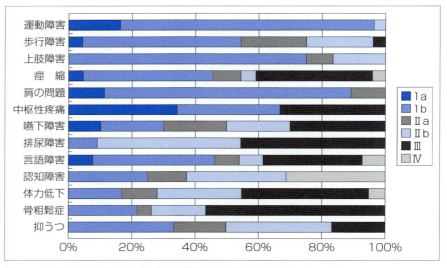

図4 エビデンスレベルの分布(主な障害に対するリハビリテーション)

(文献11をもとに作成)

表10 ガイドライン2004に対する外部評価―ガイドラインに満足している割合
GL作成に関係しなかった医師30名(脳卒中専門医22名,非専門医8名),看護師11名の計41名が評価 (文献32より引用)

評価法	専門医	非専門医	看護師
AGREE[1]	75%	77%	86%
Shaneyfelt[2]	72%	73%	86%
COGS[3]	66%	74%	91%

*1:Appraisal of Guidelines for Research and Evaluation
*2:Shaneyfeltらによるチェックリスト
*3:the Conference on Guideline Standardization

3 リハビリテーションにおける EBM

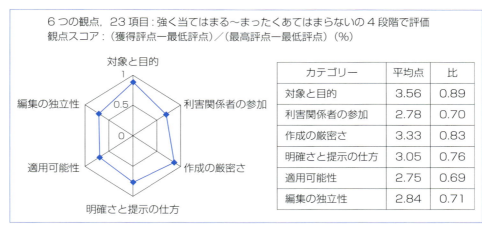

図5 ガイドライン2004に対する外部評価（AGREE*）　　　　　　（文献32より引用）
*Appraisal of Guideline for Research and Evaluation

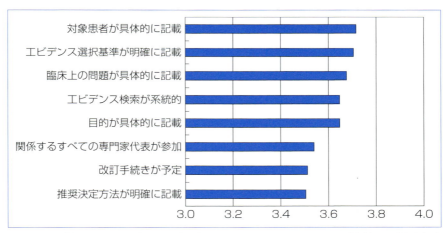

図6 評価が高かった項目（AGREE）　　　　　　　　　　　　　　（文献32より引用）

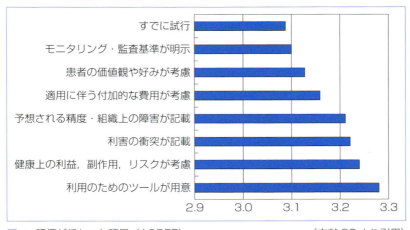

図7 評価が低かった項目（AGREE）　　　　　　　　　　　　　　（文献32より引用）

7) 改訂作業と課題

　2004年に策定されたガイドラインは，現場からのフィードバックおよび新たなエビデンスの追加をふまえ，2009年に改訂された．2009年におけるガイドライン[33]では，①リハ以外のセクションとの整合性を図る，②2004年以降および以前のエビデンスを再度吟味したうえで推奨を作成する，③日常診療で使いやすいガイドラインとするために，活用ヒントの附記を加える，の基本指針をもとに，改定作業が進められ，臨床からかけ離れた特殊な環境で行える治療法の集まりではなく，広く一般の臨床場面で使用可能なガイドラインとされた[34]．一方，今後の課題として，①ガイドラインの普及，②臨床現場からのフィードバックおよび新たなエビデンスの追加をふまえた定期的な改訂，③一般医家向けおよび患者・家族用ガイドラインの作成，④脳卒中リハデータベースの構築と良質のエビデンス創出のための多施設共同研究の推進があげられた．さらに，多職種協働というリハ医療の特性をいかしたリハ関連専門職との共同作業によるガイドラインの策定にも取り組んでいく必要性が記載された．

　現在，2014年9月にガイドライン2015の暫定版が日本脳卒中学会ホームページ上で発表され，パブリックコメントが募集された．2015年版では，新たなエビデンスを追加し，いくつかの項目が追加・整理された．特に，維持期リハや個々の患者の障害・ニードに対応したオーダーメイドのリハの重要性，運動麻痺に対するmirror therapy，促通反復療法，反復経頭蓋磁気刺激（rTMS），経頭蓋直流電流刺激（tDCS），歩行補助ロボットなどの新しい治療手段に関する記述が追加され，検討されている．今後，寄せられたパブリックコメントをふまえ，また新たなエビデンスの追加を行い，改訂版が発表される予定である．

　以上，リハ医療におけるEBMの現状を概観してきたが，今後，EBMを根づかせていくためには，①既存のリハに関連する系統的レビュー，RCT，ガイドラインなどのエビデンスをデータベース化し，広く利用可能とする，②重要テーマの系統的レビューを組織的に作成する，③主要な疾患・障害のリハに関するガイドラインを多職種共同で作成し，普及させることにより，リハ臨床の質を高めていく，④リハに適した研究デザインを開発し，エビデンスの基礎となる評価や治療法の研究を多施設共同で推進するなどが必要と考えられる．われわれリハ医療者に課せられた責任と果たすべき役割は大きい．

（山口智史，里宇明元）

■ 文献

1) DeLisa JA, Jain SS, Kirshblum S, et al : Evidence-based medicine in physiatry : the experience of one department's faculty and trainees. Am J Phys Med Rehabil 78 : 228-232, 1999.
2) Turner P, Whitfield TW : Physiotherapists' use of evidence based practice : a cross national study. Physiother Res Int 2 : 17-29, 1997.
3) 里宇明元：リハビリテーション医学へのEvidence-based Medicine（EBM）の導入．リハ医学 38 : 558-561, 2001.
4) 里宇明元：EBMがもたらしたもの，めざすもの　EBMは臨床現場を変えることができたか「リハビリテーション科領域」．EBMジャーナル 7 : 168-173, 2005.
5) 里宇明元：リハビリテーション医学とEBM．リハビリテーションガイドラインの作成とEBM．EBMジャーナル 5 : 384-390, 2004.
6) Basmajian JV, N. Banerjee SN, ed : Clinical decision making in rehabilitation : efficacy and outcomes. Churchill Livingstone, NY, 1996.（加倉井周一，赤居正美 監訳：リハビリテーション治療選択基準 - リハビリテーション医学における科学性の追求 -．共同医書出版社，1997）．
7) Agency for Health Care Policy and Research US Department of Health and Human Services : Clinical practice guideline No.16, Rockville, MD, 1995.
8) Billinger SA, Arena R, et al : Physical activity and exercise recommendations for stroke survivors : a statement for healthcare professionals from the American Heart Association/American Stroke Association. Stroke 45 : 2532-53, 2014.
9) Collins EG, Bauldoff G, et al : Clinical competency guidelines for pulmonary rehabilitation professionals : position statement of the American Association of Cardiovascular and Pulmonary Rehabilitation. J Cardiopulm Rehabil Prev 34 : 291-302, 2014.
10) 福地義之助，江藤文夫・他：日本呼吸管理学会／日本呼吸器学会　呼吸リハビリテーションに関するステートメント．日

呼吸学誌 40：536-544，2002．
11) 篠原幸人，吉本高志・他；脳卒中合同ガイドライン委員会編：脳卒中治療ガイドライン2004．興和印刷，2004．
12) 厚生労働科学研究費用補助金「医療の質及び医療安全体制の確保に関する研究―医療事故を防止するための対策の効果的な実施および評価に関する研究」研究班，日本リハビリテーション医学会診療ガイドライン委員会・リハビリテーション医療における安全管理・推進のためのガイドライン策定委員会，日本リハビリテーション医学会関連専門職委員会編：リハビリテーション医療における安全管理・推進のためのガイドライン．医歯薬出版，2006．
13) 日本リハビリテーション医学会：脳性麻痺リハビリテーションガイドライン第2版（2014），http://www.jarm.or.jp/member/member_news/member_news_20140925-1.html，金原出版，（2014年12月14日）．
14) 日本リハビリテーション医学会：がんのリハビリテーションガイドライン第1版，http://www.jarm.or.jp/member/member_news/member_news_20140425-11.html，金原出版，（2014年12月14日）．
15) 日本リハビリテーション医学会：神経筋疾患・脊髄損傷の呼吸リハビリテーションガイドライン第1版，金原出版，2014．
16) 日本理学療法士協会：理学療法診療ガイドライン第1版（2011），http://www.japanpt.or.jp/academics/establishment_guideline2011/（2014年12月14日）．
17) 日本作業療法士協会：作業療法ガイドライン（2012年度版）．http://www.jaot.or.jp/wp-content/uploads/2013/08/OTguideline-2012.pdf（2014年12月14日）．
18) 日本整形外科学会：各種ガイドライン http://www.joa.or.jp/jp/edu/publication/index.html（2014年12月14日）．
19) Physiotherapy Evidence Database（日本語版：http://www.pedro.org.au/japanese/）
20) 里宇明元：リハビリテーション医学研究の動向（社団法人日本リハビリテーション医学会監修，リハビリテーション医学白書委員会編集：リハビリテーション医学白書．医学書院，2003．pp49-57．
21) 里宇明元：リハビリテーションにおけるEBMの現状と将来．臨床リハ 8：53-62，1999．
22) Whyte J：Toward a methodology for rehabilitation research. Am J Phys Med Rehabil 73：428-435, 1994.
23) Backman CL, Harris SR：Case studies, single-subject research, and N of 1 randomized trials：comparisons and contrasts. Am J Phys Med Rehabil 78：170-176, 1999.
24) Tooth L：Use of sequential medical trials in rehabilitation research. Am J Phys Med Rehabil 78：87-97, 1999.
25) 里宇明元：脳卒中リハビリテーション・ガイドライン―策定経過と概要―．リハ医学 41：86-89，2004．
26) 里宇明元：リハビリテーション医学会における診療ガイドライン策定の動向と課題．リハニュースNo.27，2005．
27) 日本リハビリテーション医学会診療ガイドライン委員会臨床研究・調査のためのガイドライン策定委員会：脳卒中に関する臨床研究・調査のためのガイドライン．http://www.jarm.or.jp/member/member_news_20090210-1.html（2014年12月14日）．
28) 日本リハビリテーション医学会診療ガイドライン委員会編：脳卒中リハビリテーション連携パス―基本と実践のポイント．医学書院，2007．
29) JA Muir Gray：Evidence-based health care：How to make health policy and management decisions. Churchill Livingstone（久繁哲徳訳：根拠に基づく保健医療―健康政策と経営管理の判断決定の方法．オーシーシージャパン，2000）．
30) 久繁哲徳編：臨床判断学―臨床行為の科学的な選択と評価．篠原出版新社，1993．
31) 木村貞治：EBPTの実践に向けて．理学療法科学 22：19-26，2007．
32) 永山正雄：脳卒中治療ガイドラインの評価と今後の方向性．医学のあゆみ 212：633-639，2005．
33) 篠原幸人，小川彰・他；脳卒中合同ガイドライン委員会編：脳卒中治療ガイドライン2009．協和企画，2010．
34) 藤原俊之，里宇明元：脳卒中ガイドライン2009：リハビリテーション．分子脳血管病 11：307-310，2012．

第2章 疾患・病態からみたエビデンスに基づく理学療法の実際

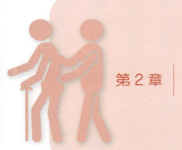

1 脳卒中—急性期

評価，治療／介入のエビデンスポイント

Q0 標準的な評価指標には何がありますか？
→ 総合評価としては FMA, JSS, SIAS, NIHSS, 機能障害に関しては Br. Stage, (modified) Ashworth scale, ADL 評価では FIM, BI が頻用されている．歩行評価では 6 分間歩行テストや 10 m 歩行テスト，バランス機能に関しては機能的リーチテスト，さらに機能的移動能力の評価では timed "up & go" test が標準的に用いられている．

Q1 脳卒中ユニットの特徴と有効性は何ですか？
→ 脳卒中ユニットは発症直後より脳卒中患者に特化した多職種で構成される学際的入院医療チームである．この主要要素はチームワーク，スキルを高めるための教育プログラムの整備，家族や介助者の関与そして初期からの退院計画の検討である．これらの要素がより組織的になっている治療形態の成績がより優れている．一般病棟や他の脳卒中治療形態に比べ，死亡リスク，ADL 介護度，退院後の施設ケアの必要性を軽減させることができる．
　したがって，脳卒中患者に携わる理学療法士はチームビルディングを応用して，より組織化された治療形態を構築するように主体的に取り組むことが求められる．

Q2 早期の理学療法は予後に影響しますか？
→ はい．発症後 24 時間以内に理学療法を実施する超早期離床介入は安全性と実施可能性が確認されている．そのうえで，50 m 歩行が可能になるまでに要した日数，発症後 3 ヵ月時点での運動機能，ADL 自立度が優れていた，との報告がある．

Q3 早期リハビリテーションの量はどの程度必要ですか？
→ PT, OT, ST を含め，少なくとも 3 時間程度，週 5 日の治療量の確保を各ガイドラインは推奨している．個々の患者の全身状態，耐容能を考慮して，可能な限りこの閾値に近づくように，そして超えるようにプログラムを組むことが望まれる．

Q4 急性期の肩管理ではどんな点に注意すべきですか？
→ 弛緩期では肩甲上腕リズムに配慮した関節可動域運動や自動運動の促通手技を実施すべきである．臥位時の上肢のポジショニングや起居動作，移乗動作時には上腕骨の重量による上腕肩甲関節への牽引や外力による肩関節傷害に十分注意しなければならない．肩関節痛に対しては筋肉内刺激療法が推奨されている．

Q5 ファシリテーションテクニックは効果的な介入方法ですか？
→ いいえ．他の治療法に比べて優位性を示すエビデンスは少なく，エビデンスとして臨床へ還元されることが期待されている．神経生理学的効果を示す研究はあるが，臨床研究での立証が待たれている．しかし，副作用のある治療法ではなく，脳卒中のリハビリテーションに関する蓄積されたエビデンスに沿って活用することは意義がある．

脳卒中（急性期）はどのような疾患ですか

　脳卒中は突然の局所的な脳血流遮断による神経障害を引き起こす疾患群である[1]．脳動脈の狭窄や閉塞により脳組織が壊死する脳梗塞は，動脈内に血栓が形成されるアテローム血栓症や心臓由来または心臓を経由した栓子が脳動脈を閉塞する心原性脳塞栓症に起因する．脳出血は高血圧性脳出血やくも膜下出血など血管破裂に由来し，脳実質内に血腫を作り頭蓋内圧亢進や脳浮腫により脳組織が障害を受ける．神経障害は障害部位によりさまざまな症状が出現する．意識障害，片麻痺を典型とする運動麻痺，感覚障害，言語障害や認知・記憶・遂行障害などの高次脳機能障害，嚥下障害などさまざまな症状がみられ，日常生活活動（ADL）の制限や生活の質（QOL）の低下に直結している．

　厚生労働省の「人口動態統計の概況」によると，平成24年の1年間の死因別死亡総数のうち，脳血管疾患は121,602人で全体の9.7パーセントを占め，全死因の第4位であった[2]．そのうち脳梗塞は71,962人（59.2%），脳内出血が33,605人（27.6%），くも膜下出血は13,004人（10.7%）であった．平成23年の患者調査によると脳血管疾患の患者数は1,235,000人であった[3]．また介護が必要になった主な原因を要介護度別にみると，要支援者では「関節疾患」が20.7%で最も多く，要介護者では「脳血管疾患」が21.7%で第1位となっている[4]．

 ## 脳卒中（急性期）はどのような経過をたどりますか

　急性期の脳卒中は治療上，超急性期と急性期に区別されている．超急性期は大まかに発症後24時間以内を指し，急性期は発症後30日以内を指している[5]．

　突然の激しい頭痛はクモ膜下出血に起因すると考えられる[1]．頭痛，悪心，嘔吐をしばしば伴う意識障害は頭蓋内圧亢進を示唆する．この亢進は，広範囲の脳梗塞では発症後48〜72時間後に起こり，多くの脳出血ではこれよりも早く起こりうる．結果的に致死的な脳ヘルニアが生じることがある．初期より運動麻痺をはじめとする神経症状が出現する．発熱は40%の患者に生じ，24時間以内に出現する．

　生命の恒常性が急激に保たれなくなった超急性期では，呼吸循環代謝系の全身管理とともに，原因療法として血栓溶解療法や血管内治療，抗凝固療法や脳浮腫，頭蓋内圧亢進コントロールさらには外科的治療が実施される．回復可能な脳虚血領域（ペナンブラ）を救う血栓溶解療法は脳梗塞発症後4.5時間以内であればrt-PA（アルテプラーゼ）静注療法が適応となる．血管内治療は特殊なデバイスを用いて血栓を回収する治療法である．心原性脳梗塞は急性期に再発することが多いので，早期からヘパリンの持続点滴静注が開始される．しかし出血性変化のリスクがある症例では開始時期を慎重に検討しなければならない[6]．脳出血急性期の治療は血圧管理が重要であり，「脳卒中治療ガイドライン（2009）」では収縮期血圧180mmHg未満または平均血圧が130mmHg未満を維持することを推奨している[7]．

　脳卒中後，神経学的障害を受ける．身体的回復は直線的ではなく，発症後6カ月以内に著しい回復を認め，半数の患者が機能的な自立を獲得する[8]．発症後1週間以内では2/3の患者は介助なしには歩けない．しかし，3カ月後には運動障害が残存しながらもそのうちの95%が歩けるようになる[9]．

3 標準的な評価指標には何がありますか

≫ ① 関連ガイドライン

「脳卒中治療ガイドライン（2009）」[7]では，汎用され，信頼性・妥当性が検証されている評価指標として以下を推奨している（グレードB）．総合評価として Fugl-Meyer assessment（FMA），脳卒中重症度スケール（JSS），Stroke Impairment Assessment Set（SIAS），National Institutes of Health Stroke Scale（NIHSS），機能障害の評価として Brunnstrom stage（Br. stage），(modified) Ashworth scale，そして ADL 評価尺度である Functional Independence Measure（FIM），Barthel index（BI）の 8 つの評価指標を推奨している．オーストラリアの「Clinical Guidelines for Stroke Management（2010）」では超急性期の重症度評価として NIHSS と Scandinavian Stroke Scale（SSS）を推奨している（推奨グレードC）[10]．ただし，これらは機能障害や重症度を測ることはできるが，予後予測は困難である，と指摘している．

「理学療法診療ガイドライン第１版（2011）」では各カテゴリー別に詳細な評価指標を解説している[11]．総合評価が 6 件，運動機能評価が 4 件，筋力評価が 2 件，筋緊張・可動性の評価が 4 件，歩行評価が 4 件，姿勢・バランスの評価が 7 件，半側空間無視・注意障害・遂行機能障害の評価が 7 件，疼痛・うつの評価が 4 件，そして ADL 評価が 3 件である．

米国理学療法協会（America Physical Therapy Association）の神経系部門では，脳血管障害に関する 54 の評価指標を推奨レベルとともに「StrokEDGE：Stroke Evidence Database to Guide Effectiveness」というデータベースとして公開している．そのなかで急性期ケアにおいて「強く推奨する」評価指標は 6 件，「推奨する」指標が 15 件，列記されており，ここでは前者のみ紹介する（表1）[12]．

表1 StrokEDGE の「強く推奨する」評価指標

強く推奨する
6 分間歩行テスト（6-minute walk test：6MWT）
10m 歩行テスト（10-meter walking test：10MWT）
機能的リーチテスト（functional reach test：FRT）
オーピントン予後スケール（orpington prognostic scale：OPS）
脳卒中姿勢評価スケール（postural assessment scale for stroke patients：PASS）
timed "up & go" test（TUG）

（文献 12 より引用）

≫ ② リサーチエビデンス

　日本リハビリテーション医学会評価・用語委員会では，1998年より毎年「リハビリテーション関連雑誌における評価法使用動向調査」を実施している．調査対象は「Archives Physical Medicine and Rehabilitation, American Journal of Physical Medicine and Rehabilitation」,「Journal of Rehabilitation Medicine」,「Disability and Rehabilitation, The Japanese Journal of Rehabilitation Medicine（リハビリテーション医学）」,「総合リハビリテーション」,「クリニカルリハビリテーション（臨床リハ）」に掲載された原著論文である．

　この調査の第8版では2007～2009年の3年間の結果がまとめられており，そのなかで「脳卒中とその他の脳疾患に関する評価指標」を紹介している（表2）[13]．FIM，筋緊張を評価するmodified Ashworth scale そしてBIの順に使用頻度が高いことがわかる．

　また今井らは，理学療法研究に限って使用されている評価指標を報告している[14]．調査対象は2005～2009年の5年間に「理学療法学」と「理学療法研究」に掲載された脳血管障害に関する論文である（表3）．最も登場回数が多い評価尺度はBr. Stageであった．Br. Stageは患者特性を表す指標として，理学療法士による研究論文ではしばしば使用されている．続いてFIM，BIといったADL指標が頻用されている．Br. Stageは，「理学療法診療ガイドライン第1版（2011）」[11]では推奨グレードBと評価されており，日本リハ医学会の調査でもその使用頻度が半減してきていると指摘されている．

　なお日本リハ医学会のホームページでは，関連雑誌で使用される評価方法を簡便に検索できるように「リハ評価法データベース」を公開している[15]．このほかカナダの「StrokEngine-Assess」には89件の評価指標が一覧されている[16]．このデータベースでは各指標の目的，信頼性や妥当性について解説し，さらに評価に要する時間，天井効果や床効果の有無などが詳細に記されている．

≫ ③ 日常の臨床で行われている，経験的に有用と思われる評価指標

　一般に臨床現場で求められる評価指標の条件には，何度でも誰でもが同じ結果が出る信頼性，計りたい事象を計っている妥当性，変化を鋭敏に表す反応性，そして臨床での使い勝手がある．これらの条件に合致した評価指標が各国の診療ガイドラインに示されている．臨床で活用されている臨床指標は，「脳卒中治療ガイドライン（2009）」[7]が示すように，総合評価としてFMA，JSS，SIAS，NIHSS，機能障害を評価するBr. stage，(modified) Ashworth scale，ADL評価はFIM，BIが頻用されていて有用である．国際的な比較に用いるのであれば，FMA，NIHSS，(modified) Ashworth scale，FIM，BIそしてmRSが海外論文でしばしば登場する指標である．特に理学療法士として運動機能を評価したいのであれば，歩行評価として6分間歩行テストや10m歩行テスト，バランス機能として機能的リーチテスト，機能的移動能力としてtimed "up & go" testが使い勝手がよい指標である．

表2 リハ関連雑誌で使用頻度が高い評価指標

評価法	合計	2007	2008	2009
Functional independence measure (FIM)	100	37	30	33
Ashworth scale-modified (MAS)	62	22	20	20
Barthel index (BI, バーゼル指数)	57	27	14	16
Mini-mental state examination (MMSE)	49	17	15	17
Fugl-Meyer assesment, FMA	32	18	10	4
Brunnstrom recovery stage	31	17	7	7
Glasgow coma scale, GCS	30	11	9	10
Berg balance scale, BBS	29	11	9	9
National Institutes of Health stroke scale, NIHSS	24	8	7	9
Medical outcomes study short form-36 health survey, SF-36	19	7	6	6
Modified rankin scale, mRS	16	5	8	3
Motricity index, MI	16	5	7	4
Time "up and go" test, TUG	16	8	2	6
Trail making test, TMT	15	4	8	3
Action research arm test, ARAT	13	4	4	5
Center for epidemiologic studies depression scale, CES-D	13	7	2	4
Disability rating scale, DRS	13	2	6	5
Rivermead mobility index, RMI	13	5	4	4
Functional ambulance category, FAC	12	2	2	8
Chedoke-McMaster Stroke impairment Assessment, CMSA	11	1	4	6
Rivermed motor assessment, RMA	11	4	3	4
Wechsler Adult Intelligence Scale-Revised (WAIS-R, ウェクスラー成人知能検査)	11	4	4	3
6 minute walk test, 6MWT	10	3	4	3
Motor Activity Log, MAL	10	6	1	3
Stroke impact scale	10	3	4	3
Stroke impairment assessment set, SIAS	10	1	7	2
Box and block test	8	3	2	3
Frenchay activities index, FAI	8	5	1	2
Community integration questionnnaire, CIQ	7	3	1	3
Expanded disability status scale, EDSS	7	0	5	2
Fatigue severity scale, FSS	7	2	2	3
Geriatric depression scale, GDS	7	2	2	3
Hospital anxiety and depression scale, HAD	7	1	4	2
Sickness impact profile, SIP	6	2	3	1
Unified Parkinson's disease rating scale, UPDRS	6	2	3	1
Wolf motor function test, WMFT	6	4	1	1

(文献13より引用)

表3 理学療法関連雑誌で使用頻度が高い評価指標（一部改変）

評価法	論文数
Brunnstrom stage	50
Functional independence measure（FIM）	16
Barthel Index（BI）	10
Functional reach test（FRT）	9
Modified Ashworth scale（MAS）	5
Mini-mental state examination（MMSE）	4
Timed "up & go" test（TUG）	4
Stroke impairment assessment set（SIAS）	3
6 minute walk test（6WST）	3
Japan coma scale	2
Fugl-Meyer assessment	2
Berg balance scale（BBS）	2
Revied Hasegawa dementia scale（HDS-R）	2
Trunk control test（TCT）	2
Modified Tardieu Scale（MTS）	2
Functional movement scale（FMS）	2
Wechsler Adult Intelligence Scale（WAIS）	2
Behavioural inattention test（BIT）	2

（文献14より引用）

推奨される治療／介入の方法にはどのようなものがありますか

1 脳卒中ユニットの特徴と有効性は何ですか？

① 関連ガイドライン

「脳卒中治療ガイドライン（2009）」[7]では，脳卒中ユニット，脳卒中リハユニットなどの組織化された場で，リハチームによる集中的なリハを行い，早期の退院に向けた積極的な指導を行うことが強く勧められている（推奨グレードA），としている．

英国のNICEガイドラインの「Stroke rehabilitation：Long-term rehabilitation after stroke（2013）」でも，組織化された学際的医療チームが入院当初から関わることを推奨している[17]．専門スタッフは脳血管障害の治療，ケアに関して知識と技術を有し，さらに患者やその家族が，突然の発病によってもたらされた変化を管理できるように，その介護者を含めた人々と協働できることを求められる，と指摘している．

② リサーチエビデンス

コクランライブラリーに「Organised inpatient (stroke unit) care for stroke (2013)」という脳卒中ユニットの効果を検証したシステマテックレビュー（SR）が登録されている[18]．この論文は2000年に発表された後，2002年，2007年，そして2013年と改訂されてきた．2013年版の特徴は，取り込み基準をランダム化比較試験（RCT）のみに絞り，よりバイアスの少ない総説になっていることである．本研究目的は，脳卒中ユニットの効果を他の治療組織形態と比較検討することである．比較された治療形態は以下のとおりである．

脳卒中ユニット：脳血管障害患者専用で専門看護スタッフが配置された学際的チーム．
混合リハビリテーション病棟：脳血管障害患者以外も収容する一般なリハ病棟で専門看護スタッフを含む学際的チーム．
移動型脳卒中チーム：脳血管障害の診断，治療，ケアに関して院内スタッフに助言を行う学際的コンサルティングチーム．
一般病棟：急性期内科治療または神経学的治療を提供する病棟．
以上の4つの治療形態である．

脳卒中ユニットと一般病棟との比較では，発症後1年（中央値）での死亡に関するオッズ比が0.81（95%信頼区間0.69～0.94）であった．つまり，一般病棟に比べ脳卒中ユニットでは死亡リスクが6～31%減少したことを意味する．死亡または療養型病院などの施設ケアの必要性に関するオッズ比は0.78（95%信頼区間0.68～0.89），死亡または要介護に関するオッズ比は0.79（95%信頼区間0.68～0.90）であった．それぞれ脳卒中ユニットでは20%ほどリスクが軽減する結果であった．脳卒中ユニットと他の治療形態との比較でも同様の結果であった．

③ 日常の臨床で行われている標準的な方法，経験的に有用と思われる方法

脳卒中ユニットは脳血管障害患者に特化した多職種で構成される入院医療チームである．脳血管障害に関する治療，看護，ケアを専門とする医師，看護師，薬剤師，療法士，ソーシャルワーカーその他の職種で構成される．本チームはまず初期緊急処置とモニタリング，診断とそれに基づく治療を開始する．そして急性期管理として病態生理学的管理，さまざまな神経学的障害への対応，早期理学療法の開始や褥瘡対策を主とする急性期看護ケアを実施する．チームは綿密な情報交換の下，共通の短期，長期目標を設定して，課題を解決しながら目標に向かって協働する組織である．自宅への退院，もしくは回復期リハへの方向性も入院初期から検討している（図1)[19]．

脳卒中ユニットでは学際的なチームワークがその本質をなす．少なくとも週に一度の会議が開かれ，情報共有と意思決定がなされる．また定期的にチームの質の向上を図るために教育プログラムが用意されている．さらに家族や介護者も早期からこのチームのメンバーに迎えられ，リハの一翼を担うことがその特徴である．

脳血管障害患者に携わる理学療法士はさまざまな治療形態のもとで働いている．チームビルディングを応用し，脳卒中ユニットの主要要素を参考にしながら，より組織化された治療形態を構築するように主体的に取り組むことが求められる．

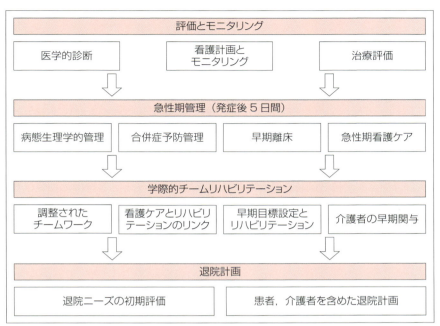

図1　脳卒中ユニットの主要要素　　　　　　　　　　　（文献19より引用）

2 早期の理学療法は予後に影響しますか？
≫ ① 関連ガイドライン

「脳卒中治療ガイドライン（2009）」[7]では，廃用症候群を予防し，早期のADL向上と社会復帰を図るために，十分なリスク管理のもとにできるだけ発症後早期から積極的なリハを行うことが強く勧められる（推奨グレードA），としている．その内容には，早期座位・立位，装具を用いた早期歩行訓練，摂食・嚥下訓練，セルフケア訓練などが含まれる．その際，高血糖，低栄養，痙攣発作，中枢性高体温，深部静脈血栓症，血圧の変動，不整脈，心不全，誤嚥，麻痺側の無菌性関節炎，褥瘡，消化管出血，尿路感染症などの合併症に注意すること（推奨グレードB）が指摘されている．また，リハ（座位訓練・立位訓練など）は，Japan Coma Scale I桁で，運動の禁忌となる心疾患や全身合併症がないことを確認したうえで，ラクナ梗塞では診断が確定した日より，主幹動脈閉塞および脳出血では神経症候の増悪がないことを確認してから可及的速やかに開始することが勧められるが，十分な科学的根拠はない（推奨グレードCI）としている．

「理学療法診療ガイドライン第1版（2011）」[11]では，早期理学療法は推奨グレードAと評価されている．そのなかで，発症後72時間以内に開始された群は有意に入院期間が短く，歩行能力が高かったこと，発症当日から離床を行うと機能予後は比較的良好であったが，発症後数日間以上安静臥床させた群との比較で再発・進行率には有意差はなかった，と記されている．

「Stroke rehabilitation：Long-term rehabilitation after stroke（2013）」[17]でも，全身状態が安定していれば，適切な環境下で専門スタッフによって発症後24時間以内に離床を始めるべきである，と指摘している．そしてADL基本動作を繰り返し練習する機会を早期から提供すべきである，と勧めている．

② リサーチエビデンス

　脳卒中ユニットケアを構成する重要な柱が早期離床である．Bernhardtらは，発症後24時間以内に離床を開始した超早期離床介入の安全性と実施可能性を検証した[20]．その結果，発症後3カ月での死亡数は超早期群で38人中8人，通常ケア群は33人中3人であった．前者のほうが死亡率は高かったが，統計学的有意差はなかった（p＝0.20）．総介入時間は超早期群で167分，通常ケア群では69分で，前者がおよそ2倍の介入時間であった（p＜0.001）．この研究によって安全性と実施可能性を確認できたことを受けて，研究者らは超早期離床による運動機能への影響を検証する臨床研究を2011年に発表した[21]．

　超早期介入群は通常ケア群と同様，通常ケアを病棟配属の療法士と看護師より受けた．さらに早期離床に関して専門のトレーニングを受けた理学療法士と看護師がチームになって，1日2回，立位と離床を14日間ないしは退院時まで継続した．その結果，全患者71人中の14％（介入群4人，対照群6人）が監視下で歩行可能になった．50m歩行が可能になった日数の中央値は介入群で3.5日（四分位数範囲1.5〜14.0），対照群は7.0日（四分位数範囲2.0〜20.0）であった（図2）．ADLでは，3カ月時のBIは介入群が中央値18.5点（四分位数範囲2.0〜20.0），対照群は16.5点（四分位数範囲9.0〜20.0）で両者に有意な差はなかった．しかし，ロジステック回帰分析の結果，早期介入因子がBIに有意に寄与していた（P＝0.008）．運動機能でも良好な回復を示した患者と麻痺の残存した患者との比較では，早期介入因子が3カ月（P＝0.050）と12カ月（P＝0.024）時点で有意に寄与していた．

③ 日常の臨床で行われている標準的な方法，経験的に有用と思われる方法

　医師の医学的判断に基づき，可及的速やかに理学療法が開始される．不安定な全身状態である急性期初期での介入には，まず病態生理学的情報の解釈が求められる．画像情報により頭蓋内変化に増悪がないことを確認し，意識障害の進行がなく，呼吸循環代謝系の検査値が安定していることが条件となる．そして医師，看護師をはじめとする多職種間での情報共有のうえ，心電図や血圧，酸素飽和度などの生体監視モニターを常時利用しながら，理学療法士自身のフィジカルアセスメントを駆使して実施されるべきである．

　具体的には他動運動から開始し，徐々に自動介助運動，自動運動へと負荷を上げていく．そして寝返り，起き上がり，端座位へと起居動作を進めていく．中等度程度の介助にて端座位が可能であれば，立位練習へステップアップを試みる．詳しくは成書を参照されたい[22]．

3 早期リハビリテーションの量はどの程度必要ですか？

① 関連ガイドライン

　「Canadian Stroke Best Practice Recommendations（2013）」[4]では最低でも週5日，1日3時間が必要であると記述されている．「Stroke rehabilitation：Long-term rehabilitation after stroke（2013）」[17]では，初期は少なくとも週5日，1日それぞれの治療を少なくとも45分間すべきだと指摘している．もしこの量を確保できない患者の場合は，治療可能な時間の範囲で週5日は実施すべきである，と助言している．「Clinical Guidelines for Stroke Management 2010」[10]でも，週5日，少なくともそれぞれ1時間ずつの治療を推奨している．

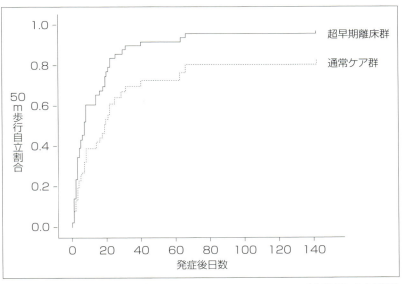

図2 50m歩行自立までの日数　　　　　　　　（文献21より引用）

② リサーチエビデンス

　Foleyらは診療ガイドラインで推奨されるリハ療法量に関するSRをまとめている[23]．その結果，6つの診療ガイドラインが選択された．そのうち3件はPTとOTの毎日の療法量を最低でも45〜60分であることを推奨し，残りの3件は時間の明記はないものの増量を勧めていた．しかし，ガイドラインに採用された個々の研究方法の質は必ずしも高いとはいえないと結論付けていた．
　Wangらは実施された治療時間と獲得されたADL能力の関係を後ろ向きコホート研究で報告している[24]．より長い時間トレーニングを受けた患者のほうがADLの回復が優れていた．3時間未満の群と3時間以上の群とでは有意な相違があった．ただし3時間以上3.5時間未満と3.5時間以上のそれぞれの群間差はなかった．

③ 日常の臨床で行われている標準的な方法，経験的に有用と思われる方法

　中枢神経系損傷である脳卒中後の機能的回復は再学習のプロセスである．神経系の可塑性の誘導には十分な量と繰り返しの運動学習が必要である．臨床では全身状態が耐えられる範囲で，評価に基づいた至適運動量が決定される．日本では1日あたりのリハ介入量は，診療報酬請求上最大9単位，3時間までとなっている．回復期リハ病棟，病院では365日稼働となり毎日理学療法をはじめとするリハ療法が可能である．各施設のリソースに応じて，提供できる理学療法の量が決定される．しかしながら，処方された治療量が過負荷であったり，麻痺側に過用であったりすると機能回復を妨げることもあるので，理学療法士は治療に際して細心のフィジカルアセスメントを求められる．たとえば，併存疾患として変形性膝関節症をもつ高齢患者に対して，起立着席運動を無配慮に実施すると関節痛や関節腫脹を増悪させることがあるので注意すべきである．

4 急性期の肩管理ではどんな点に注意すべきですか？

① 関連ガイドライン

「脳卒中治療ガイドライン2009」[7]では，麻痺側肩の関節可動域制限および疼痛に対して関節可動域訓練が勧められ（推奨グレードB），肩関節亜脱臼の予防として三角巾やスリングの使用を考慮しても良い（推奨グレードC1），としている．麻痺側の肩関節可動域と亜脱臼の改善を目的として機能的電気刺激（FES）が勧められるが，長期間の効果の持続はない（推奨グレードB），と指摘している．

「理学療法診療ガイドライン第1版（2011）」[11]では，推奨グレードBである．高強度経皮的電気神経刺激（TENS），筋肉内電気刺激，FESは片麻痺患者の肩の疼痛を減少させるとして，推奨している．しかし，脳卒中急性期における肩に対する神経筋電気刺激の4週間のプログラムは，機能を改善せず重度機能障害をもつ患者の上肢には悪影響を及ぼす可能性があることを警告している．脳卒中患者の肩の可動性と機能を保つために早期リハでは慎重なハンドリングが大切である．頭上で滑車運動を実施することは肩の疼痛を生じさせる危険性が最も高く，避けるべきである，と注意している．

「Canadian Stroke Best Practice Recommendations（2013）」[5]では，発症後1年以内の肩痛の発症率は72％に上ると述べられている．予防のため，弛緩期から安静臥床の間や起居動作，移乗時，車椅子乗車中の上肢のポジショニングと保護に配慮すべきである，と指摘している．関節可動域運動で注意する点として，肩甲骨の上方回旋や肩関節の外旋がみられない間は肩関節屈曲外転90°以上は動かすべきではない，と警告している．患者や患者に関わるスタッフは，移乗動作時に患側上肢を過度に牽引しないなど，患側上肢の正しい操作の仕方を教育されるべきである，と助言している．

② リサーチエビデンス

Murie-FernándezらのSRでは，FESは運動療法と併用することによって肩関節疼痛の軽減効果や機能回復に効果がある，としている[25]．しかし，特に重度の運動麻痺がある患者では肩関節機能に悪影響を及ぼすこともあるので，エビデンスとして未だ確立していないと指摘している．Koyuncuらは，棘上筋と後部三角筋へのFESによる肩関節痛の効果を検証したが対照群と差がなかったと報告している[26]．

③ 日常の臨床で行われている標準的な方法，経験的に有用と思われる方法

弛緩期では上腕骨頭を肩甲骨関節窩に固定する筋群の筋緊張低下により，上腕骨の重量だけで十分に亜脱臼を引き起こす原因となる．したがって，上腕骨と肩甲骨の解剖学的アライメントに十分注意しながら関節可動域運動を実施しなければならない．肩甲骨を把持し肩甲上腕リズムに合わせて愛護的に肩関節運動を行う．そのうえで他動から自動介助，自動運動へと随意性を促していく．肩関節周囲筋群に協調的な筋緊張が回復するまで臥位，起居動作時，座位，移乗動作時，そして歩行練習時，肩関節に過度な外力が加わり，回旋筋群が損傷しないように留意すべきである．三角巾は肩関節内転内旋位に固定してしまうこと，麻痺側上肢を「不使用の学習」に陥る恐れがあること，さらに身体認知上の影響があることに配慮して使うべきである．

5 ファシリテーションテクニックは効果的な介入方法ですか？

≫ ① 関連ガイドライン

「脳卒中治療ガイドライン（2009）」[7]では，ファシリテーション（神経筋促通手技），〔Bobath 法，neurodevelopmental exercise (Davis), Proprioceptive neuromuscular facilitation (PNF) 法，Brunnstrom 法など〕は行っても良いが，伝統的なリハより有効であるという科学的な根拠はない（推奨グレード C1），としている．「理学療法診療ガイドライン第 1 版（2011）」では，ボバース法についてその神経生理学的効果を評価している．

≫ ② リサーチエビデンス

Pollock らは，ADL と運動機能に関してさまざまな運動療法の効果を SR で検討している[27]．そのなかで ADL 自立に関して他の治療法と比較して，Bobath 法は SMD が－0.07 ［－0.41，0.26］，PNF 法は－0.42 ［－0.92，0.09］であり，運動機能では Bobath 法は SMD が 0.13 ［－0.10，0.36］で，それぞれ有意な差を認めなかった．Boudewijn らは Bobath 法の効果に関する SR を報告している[28]．それによると，上肢機能，下肢機能，手指巧緻機能，姿勢制御，歩行能力，ADL，QOL のアウトカムに関して他の治療法に比べ明らかな優位性を認めなかった，と述べている．

≫ ③ 日常の臨床で行われている標準的な方法，経験的に有用と思われる方法

ファシリテーションテクニックは，神経生理学の発展に応じて，時代とともに変遷してきている．現時点で他の治療法に比較して明らかに有意な効果を示せてはいないが，副作用や害があるわけではない．将来，新たな治療法も開発されるであろう．脳血管障害のリハビリテーションに関する蓄積されたエビデンスを基礎に，質の高い RCT により治療効果が立証された治療法に発展することが期待されている．

（小島　肇）

■ 文献

1) メルクマニュアル18版日本語版：http://merckmanual.jp/mmpej/index.html
2) 厚生労働省：平成24年（2012）人口動態統計（確定数）の概況：http://www.mhlw.go.jp/toukei/saikin/hw/jinkou/kakutei12/
3) 厚生労働省：平成23年（2011）患者調査の概況：http://www.mhlw.go.jp/toukei/saikin/hw/kanja/11/
4) 厚生労働省：平成25年　国民生活基礎調査の概況：http://www.mhlw.go.jp/toukei/saikin/hw/k-tyosa/k-tyosa13/
5) Canadian Stroke Best Practice Recommendations fourth edition (2013)：http://www.strokebestpractices.ca/
6) 丸山路之：急性期脳梗塞．今日の治療指針，医学書院，2014，pp830-832.
7) 脳卒中治療ガイドライン2009：http://www.jsts.gr.jp/main08a.html
8) Wade DT, et al：Functional abilities after stroke：measurement, natural history and prognosis. *J Neurol Neurosurg Psychiatry* 50：177-182, 1987.
9) Jorgensen H, et al：Recovery of walking function in stroke patients：the Copenhagen stroke study. *Arch Phys Med Rehabil* 76：27-32, 1995.
10) Clinical guidelines for stroke management 2010：http://www.nhmrc.gov.au/_files_nhmrc/publications/attachments/cp126.pdf
11) 理学療法診療ガイドライン第1版：.http://www.japanpt.or.jp/00_jptahp/wp-content/uploads/2014/06/ver_all.pdf
12) StrokEDGE (Stroke Evidence Database to Guide Effectiveness)：http://www.neuropt.org/special-interest-groups/stroke/strokedge
13) 日本リハビリテーション医学会：リハビリテーション関連雑誌における評価法使用動向調査—8—. *Jpn J Rehabil Med* 49：57-61，2012.
14) 今井　樹・他：脳卒中患者を対象とした理学療法研究における評価指標の使用動向に関する調査．理学療法科学 25：603-606，2010.
15) リハ評価法データベース：http://www.jarm.or.jp/member/member_hyoukahoudb/
16) StrokEngine-Assess：http://strokengine.ca/assess/index-en.html
17) Stroke rehabilitation：Long-term rehabilitation after stroke, 2013. https://www.nice.org.uk/Guidance/cg162
18) Stroke Unit Trialist' Collaboration：Organised inpatient (stroke unit) care for stroke. *Cochrane Database Systematic Review*, Issue 9, CD000197, 2013.
19) Langhorne P, et al：Applicability of stroke-unit care to low-income and middle-income countries. *Lancet Neurol* 11：341-348, 2012.
20) Bernhardt J, et al：A very early rehabilitation trial for stroke (AVERT)：phase II safety and feasibility. *Stroke* 39：390-396, 2008.
21) Cumming T, et al：Very Early Mobilization After Stroke Fast-Tracks Return to Walking Further Results From the Phase II AVERT Randomized Controlled Trial. *Stroke* 42：153-158, 2011.
22) 原寛美監修：急性期から開始する機能回復へのアプローチ．脳卒中リハビリテーションポケットマニュアル，医歯薬出版，2007，pp107-158.
23) Foley N, et al：Are Recommendations Regarding Inpatient Therapy Intensity Following Acute Stroke Really Evidence-Based? *Top Stroke Rehabil* 19：96–103, 2012.
24) Wang H, et al：Daily Treatment Time and Functional Gains of Stroke Patients During Inpatient Rehabilitation. *PM R* 5：122-128, 2013.
25) Murie-Fernández, et al：Painful hemiplegic shoulder in stroke patients：Causes and Management. *Neurologia* 27：234-244, 2012.
26) Koyuncu E, et al：The effectiveness of functional electrical stimulation for the treatment of shoulder subluxation and shoulder pain in hemiplegic patients：a randomized controlled trial. *Disabil Rehabil* 32：560-566, 2010.
27) Pollock A, et al：Physical rehabilitation approaches for the recovery of function and mobility following stroke. *Cochrane Database Syst Rev* 4：CD001920, 2014.
28) Boudewijn J, et al：The Effectiveness of the Bobath Concept in Stroke Rehabilitation What is the Evidence? *Stroke* 40：e89-e97, 2009.

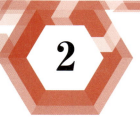

2 脳卒中――回復期

> **評価，治療／介入のエビデンスポイント**

Q0　標準的な評価指標には何がありますか？
→ 機能的重症度の総合的評価，運動機能の評価，可動性の評価，歩行能力の評価，姿勢・バランスの評価，半側空間無視・注意障害・遂行機能障害の評価，疼痛・うつの評価，ADL の評価に関して，信頼性と妥当性が確立した推奨グレード A の指標がある．

Q1　上肢の運動機能障害の改善に有効な運動療法はありますか？
→ はい．上肢に対する運動負荷を積極的に繰り返し行うことができる Constraint-induced movement therapy（CI 療法），手関節背屈に対する電気刺激，促通反復療法などが有効である．

Q2　歩行障害の改善に有効な介入方法は何ですか？
→ 発症後早期から歩行する機会をもつこと，その量を増やしていくことが有効である．しかし，過度な努力歩行を強いることは，二次的疼痛や不要な筋緊張の増加を招くことがあり，患者の過度な努力を防ぐため，装具や歩行を補助する機器を併用し歩行する機会をもつことが勧められる．

Q3　ADL 障害の改善に有効な介入方法は何ですか？
→ 理学療法の実施，その時間を増やすことといった積極的なリハビリテーションを行うことが ADL の向上に有効である．具体的には，発症からできるだけ早期に介入することと，1 日あたり 30〜60 分で週に 5〜7 日行うことが効果的である．

Q4　ファシリテーションテクニックは麻痺の改善に有効ですか？
→ いいえ．ファシリテーションは行ってもよいが，エビデンスとして他の治療より優れるという効果については批判的意見が多く，他のリハビリテーションより有効であるという科学的な根拠はない．

Q5　筋力増強は痙縮を悪化させますか？
→ いいえ．痙縮筋の使用や反復する荷重は筋の緊張を増悪させることはなく，むしろ随意運動の回復とともに痙縮の改善が期待できる．

Q6　関節可動域を改善するため有効な方法は何ですか？
→ 不動状態を防ぐことが最も重要であり，麻痺機能の改善を目指すことが第一選択となる．また良肢位を保ち可動域制限の増悪，二次的疼痛の予防に努めることも肝要である．

Q7　屋外の歩行を推進するための有効な方法は何ですか？
→ ガイドラインへの記載は不十分だが，単純な歩行練習を行うのではなく，二重課題歩行などを段階的に取り入れ，歩行難度を変化させるような練習を行い，屋外歩行の機会を増やすことが勧められる．

脳卒中（回復期）はどのような疾患ですか

　脳卒中後の経過は発症後1週間を急性期（acute phase），2週目から4週以内を亜急性期（sub-acute phase），5週目から6カ月以内を回復期（post acute phase），6カ月以降を慢性期（chronic phase）と表現されることがある[1]．本稿では発症後6カ月以内に取り組まれた研究成果のうち，急性/亜急性期内に介入が完了する研究成果を除くことで，回復期のエビデンスとして整理する．

　主要な症状は，脳卒中後の中枢神経系の損傷と皮質脊髄路の変化で運動単位の随意的な動員ができにくくなり運動麻痺が生じることである．一般的に中枢性の運動麻痺は「質的麻痺」「協働収縮の異常」「協調性の異常」などと理解され，運動器系疾患における「筋力低下」という概念とは区別される．皮質脊髄路の障害では皮質網様体脊髄路のような下行性運動路の影響も重なり，α運動ニューロンが興奮しやすくなり伸張刺激への筋の過剰な収縮反応で筋緊張は亢進する[2]．身体部位の不動によって短縮位におかれた筋の適応的な伸張制限ないしは拘縮も生じ，さらに麻痺した身体部位の慢性的な不使用により当該関節運動を支配する大脳エリアの機能的後退が起こり，運動麻痺は一段と悪化していく[2,3]．その他の機能障害は急性期から消退するものもあるが，回復期では引き続き知覚障害，麻痺側肩の有痛性障害，嚥下障害，構音障害，高次脳機能障害などが問題となる．

脳卒中（回復期）はどのような経過をたどりますか

　致死率は最初の1カ月までが最も高まる．日本を含む東アジアにおける地域住民を母集団とする調査では，脳卒中初発による致死率は発症1カ月後12.7%～17.3%[4]とされる．なお，1年後の致死率は概ね3割（欧米および日本）である．

　急性期を脱した生存者においては，大脳半球間の抑制や損傷皮質脊髄路で急性期から始まるワーラー変性といったファクターが回復を阻害する[2]．また，筋が短縮位におかれた場合，筋への伸張負荷はなくなり拘縮を起こし，その無負荷は筋容量や筋線維の横断面積の減少，筋原線維の喪失，結合織の蓄積と脂肪組織の沈着という構造的な変化をもたらす[3,5]．不動化は関節腔内の結合織の増殖，軟骨表面への結合織の固着，軟骨の萎縮，靱帯の崩壊をもたらすとされることから，脳卒中後は筋萎縮・短縮と関節拘縮で筋自体の反応性が制限されている状態であり，たとえ運動単位の随意的な動員がうまく回復したとしても，もはや効果的な筋出力を得られないことが推察される．麻痺肢の筋量減少は発症後6カ月以内には始まり筋内脂肪の蓄積が認められインスリン抵抗性の増加が示唆されている[6]．つまり脳卒中回復期の麻痺肢では，中枢神経系活動の破綻と二次性の筋骨格系の変性が加わって関節運動機能の障害が生じている．

　さらに麻痺側の運動機能障害や日常生活活動の制限に伴う活動量減少により，非麻痺側の運動頻度も発症後は低下する．非麻痺側の大腿四頭筋の筋張力は発症1週間ですでに有意な低下を認め[7]，発症後平均10日および28日の四肢の筋力障害の測定では非麻痺側の筋力は健常者の60～90%にすぎないことが報告されている[8]．

【標準的な治療方法】

　再発予防および二次的障害の予防，嚥下機能・栄養状態・排泄機能の向上を図りながら，機能的および能力的な側面が常態に復するべく最大の努力が注がれる．

　「脳卒中治療ガイドライン2009」によれば，回復期には合併症および併存疾患の医学的管理を行いながら様々な障害や問題に対して，薬物療法，理学療法，作業療法，言語聴覚療法，手術療法などの適応を判断しながらリハビリテーションを行うことが勧められる

(推奨グレードB)[9].

【治療への反応・効果】

中枢神経の再組織化に向けて，回復期では，①残存している皮質脊髄路の興奮性，②皮質間ネットワークの再組織化，③シナプスの伝達効率の向上を促す働きかけが求められる[2]．そのために運動刺激，感覚刺激，認知刺激，経頭蓋磁気刺激などを入力する介入が効果的である（後述）．

なお，移動，セルフケア，嚥下，コミュニケーション，認知などの複数領域に障害が残存した例では，急性期リハビリテーションに引き続き，より専門的かつ集中的に行う回復期リハビリテーションを実施することが勧められる（推奨グレードB)[9]．

3 標準的な評価指標には何がありますか

≫ ① 関連ガイドライン

「理学療法診療ガイドライン第1版（2011）」の「理学療法評価（指標）」には，信頼性と妥当性が確立した指標（推奨グレード分類A）が示されている[10]．推奨グレードは示されていないが，カナダWestern Ontario 大学のTeasell 博士らが作成し畿央大学の松尾氏らが翻訳した『Evidence-Based Review of Stroke Rehabilitation（EBRSR）日本語版』(根拠に基づく脳卒中リハビリテーションのレビュー)[11]の「脳卒中リハビリテーションのアウトカム評価第14版（2011）」には指標の信頼性，妥当性，反応性のエビデンスが示されている．

≫ ② リサーチエビデンス

「理学療法診療ガイドライン第1版（2011）」[10]の推奨グレード分類Aは以下の通りである．脳卒中の機能的重症度に関する総合的評価では，脳卒中機能障害評価セット（stroke impairment assessment set：SIAS），National Institutes of Health Stroke Scale（NIHSS），フューゲル−マイヤー評価（Fugl-Meyer assessment），ストローク・インパクト・スケール（stroke impact scale：SIS），脳卒中重症度スケール（Japan stroke scale：JSS）がある．

運動機能評価では運動機能評価スケール（motor assessment scale：MAS），運動機能スケール（motor status scale：MSS），チェドック−マクマスター脳卒中評価（Chedoke-McMaster stroke assessment）がある．可動性では関節可動域（range of motion：ROM）がある．

筋力では推奨グレードAの指標はない．筋緊張でも推奨グレードAに該当する指標はない．

歩行の評価ではエモリー機能的歩行能力評価（Emory functional ambulation profile：E-FAP），歩行障害質問票（walking impairment questionnaire：WIQ），timed "up & go" test（TUG），10m歩行テスト（10-meter walking test：10MWT）がある．

姿勢・バランスの評価ではバーグ・バランス・スケール（Berg balance scale：BBS），脳卒中姿勢評価スケール（postural assessment scale for stroke patients：PASS），ティネッティー・バランス・テスト（Tinetti balance test），機能的リーチテスト（functional reach test：FRT），二重課題法（dual task methodology）がある．

半側空間無視・注意障害・遂行機能障害の評価では，時計描写テスト（clock drawing test），線

分二等分テスト（line bisection test），文字抹消テスト（letter cancelletion test），アルバート線分抹消テスト（Albert test），簡易認知機能検査（mini-mental state examination：MMSE），行動性無視検査（behaviouras inattention test：BIT），遂行機能障害症候群の行動評価（behavioural assessment of the dysexecutive dysfunction syndrome：BADS）がある．

疼痛・うつの評価として，short-form 36-item（SF-36），やる気スコア（apathy rating scale：ARS）がある．

ADLの評価では，バーセルインデックス（Barthel index：BI），機能的自立度評価（functional independence measure：FIM）がある．

【臨床的な応用】

臨床場面で使う指標は患者の変化に関して鋭敏でなければならない．その点に関して今後のエビデンス作成に重要となるのは，臨床的に有意な最小差（minimal clinically important difference：MCID）に関する情報である．MCIDは指標値において患者が改善または悪化を自覚できる最小の変化量である（改善または悪化に関する外的基準をアンカーという）．介入試験による効果は，指標得点の差について統計学的検定を基に議論されてきたが，それが必ずしも臨床的に意味のある差とは限らず，意味ある変化を判断できる尺度が求められる．表1には上記指標のうち，脳卒中回復期でアンカー法によるMCIDが算出されている指標例を示した．集団レベルでの平均変化量がMCIDを上回れば有意義と判断できる．

表1 評価指標における臨床的に有意な最小差の例（脳卒中回復期患者での外的基準を用いた方法※による結果）

評価領域	標準的な評価指標	検討対象	測定間隔	外的基準（アンカー：anchor）	臨床的に有意な最小差（minimal clinically important difference：MCID）
総合的評価	Stroke Impact Scale-16[12]	脳卒中患者36名 平均年齢60.9歳，男性66.7% 発症後58.9日．	各介入期間	総合的変化度患者自己評定，および総合的変化度セラピスト評定	9.4および14.1
総合的評価	Fugl-Meyer assessmentの上肢機能[13]	脳卒中患者71名 平均年齢52.4歳，男性66.2% 発症後8.4週	4週間	改訂版ランキンスケール，および総合的変化度患者自己評定	9点および10点
歩行	10m快適歩行スピード[14]	脳卒中患者283名 平均年齢63.5歳，男性51.9% 発症後平均21.9日．	平均41.3日	改訂版ランキンスケール	0.16 m/sec（= 9.6m/min.）
ADL	Barthel index（20点満点法）[15]	脳卒中患者43名 平均年齢55.4歳，男性76.7% 発症後平均70.4日	平均24.7日	総合的変化度患者自己評定	1.85点（1カテゴリー5点の従来の100点満点法に換算すると9.25点）
ADL	Functional Independence Measure[16]	脳卒中患者113名 平均年齢63.9歳，男性57.5% 発症後から退院までの平均41.1日（内，入院期間平均29.8日含む）	平均29.8日	総合的変化度患者自己評定	総得点22点 運動項目17点 認知項目3点

※アンカー法は障害の（主観的あるいは客観的な）変化度合いを外的基準とし，それに相等する指標値の幅を決定する方法である．

③ 日常の臨床で行われている，経験的に有用と思われる評価指標

臨床ではバランス機能の評価にBBSが代表的な指標として用いられることが多い．BBSは脳卒中患者において信頼性，妥当性のみならず，反応性や個人レベルでの意味ある変化を表す最小可検変化量（minimal detectable change）まで検討されているため，数値の変化が「真の変化」なのか「指標のもつ誤差を反映した結果」なのかを見極めることができ，治療効果の判定のうえで有用である．

歩行能力の評価は，歩容を観察し，患者の示す運動学的特徴から機能面の問題点を推論し，治療方針を決定することが多い．観察に基づくこの方法では，問題としてセラピスト間の解釈が一致しにくいことや，数量化が難しく，患者に対し治療・練習による変化を説明する際にセラピストの高い説明能力を必要とし，経験年数の浅いセラピストにとって混乱要因となり得ることがあげられる．その一方で，TUGや10m歩行テストなどは，歩行能力の一つの側面を数値に基づき評価する方法である．特に近年では「歩く」という課題に加えて，「もう一つの課題」を同時遂行する二重課題評価が，転倒発生を予測するうえで有用である[17]と考えられ，歩行中にトレイを運ぶ[18,19]，計算課題に回答する[20]，動物や野菜の名前を答える語想起課題[21]などが行われる．この二重課題下の評価では，単純な運動機能の評価だけではなく，日常生活のなかで求められる同時課題処理に関する基礎的な情報を与えてくれる．動作に要した時間や，ふらつきの程度・回数がどの程度変化したのかを確認することが重要である．それに加え，同時課題のない場合とある場合とで，患者自身がどのようにその違いを感じているのかも，治療・練習の効果を推察するうえで重要な情報となる．その他，Dynamic gait index（DGI）といった歩行能力指標も，歩行速度を変化させることが可能かどうかや，変化させた際の歩容の変化と自分の周囲を確認する際の歩容の変化を得点化することができ，二重課題環境下における歩行動態を評価が可能だと考えられている[20,22]．そのため治療・練習による変化を観察するうえで有用である．表2は脳卒中患者で用いられる歩行に関する二重課題評価の例である．

表2 歩行に関する二重課題評価

歩行条件	副次課題	指標の例
10MWT 快適歩行[18,19]	コップをトレイに載せて運ぶ	二重課題条件と単一歩行条件における，所要時間，歩行速度，歩数，歩幅，ストライド長，ケイデンスの変化量または変化率
10MWT 快適歩行[20,21]	計算課題（足し算・引き算） 語想起課題（野菜・動物）	二重課題条件と単一歩行条件における，所要時間，歩行速度，歩数，歩幅，ストライド長，ケイデンスの変化量または変化率
TUG[23]	コップをトレイに載せて運ぶ	二重課題条件と通常TUGにおける所要時間の変化量
TUG[20]	計算課題（足し算・引き算）	二重課題条件と通常TUGにおける所要時間の変化量
総合指標 DGI[20,22]	1）歩行速度変化の要求 2）頭頚部の動きを伴う上下左右方向の視界確認の要求 3）向きを変えて立ち止まることを要求	歩行速度変化の可否，動作全般の円滑性やぎこちなさの変化，ふらつきの出現と程度の変化などに関し，各項目について評価基準が決められ得点化する

10MWT = 10-meter walking test, TUG = timed "up & go" test, DGI = Dynamic gait index.

4 推奨される治療／介入の方法にはどのようなものがありますか

代表的なガイドラインとして，「脳卒中治療ガイドライン2009」[9]および「理学療法診療ガイドライン第1版（2011）」[10]を活用し，推奨グレードA，Bの介入を基とした．あわせて「EBRSR第14版日本語版」[11]および2011年以降2014年8月時点までのsystematic reviewを理学療法に関連した臨床疫学的エビデンスの学術情報書誌データベース The Physiotherapy Evidence Database（通称，PEDro）から検索して参照した．なお，介入エビデンスの絞り込みとして，①「EBRSR日本語版」のキーポイントに取り上げられている技術であることや，②PEDroから得られたsystematic reviewのうちCochrane Databaseのアップデート情報に留意して最近の傾向を盛り込んだ．

1 上肢の運動機能障害の改善に有効な運動療法はありますか？

≫ ① 関連ガイドライン

「脳卒中治療ガイドライン2009」[9]で推奨グレードAは，上肢に対する運動負荷を積極的に繰り返し行うことである．また，Constraint-induced movement therapy（CI療法）[9,10]，手関節背屈に対する電気刺激[9]，促通反復療法[10]が推奨グレードBとされる．その他の理学療法はエビデンスが不十分であり，神経生理学的アプローチは上肢の治療において他の治療アプローチよりも優れているとはいえない[11]．推奨グレードC2もしくはDに関する記載はみあたらない．

≫ ② リサーチエビデンス

ロボット装置を用いた感覚運動トレーニングは上肢機能を効果的に改善するが，筋力に対しては不十分である[24]．ミラーセラピーは効果的である[25]．バーチャルリアリティー療法は上肢機能には効果的であるが持続性については不十分である[26]．メンタルプラクティスはまだエビデンスが不十分である[27]．

≫ ③ 日常の臨床で行われている標準的な方法，経験的に有用と思われる方法

従来の神経生理学的アプローチに加え，近年ではCI療法，ミラーセラピー，機能的電気刺激などがRCTによる効果検証を背景に，臨床現場への導入が進みつつある．痙性の抑制にとらわれすぎず，患者の運動意図を強化する働きかけと，能動的に麻痺手を動かそうとするきっかけを協働して見出すことが重要と考える．

2 歩行障害の改善に有効な介入方法は何ですか？

≫ ① 関連ガイドライン

「脳卒中治療ガイドライン2009」[9]で起立・着座や歩行訓練の量を多くすることが推奨グレードAとされる．「理学療法診療ガイドライン第1版（2011）」では，回復期の姿勢・歩行練習は推奨グレードAとされる[10]．内反尖足に対する短下肢装具，筋電図バイオフィードバック，部分免荷トレッドミルが推奨グレードBとされる[9]．推奨グレードC2もしくはDに関する記載はみあたらない．

≫ ② リサーチエビデンス

Veerbeekら[28]が行ったメタ分析の結果，歩行障害に対する有効な介入方法は，機能的電気刺激療法を併用した歩行練習，免荷歩行機器を用いたトレッドミル上での歩行練習，サーキットトレーニングであると報告している．トレッドミル歩行と部分免荷トレッドミル歩行は歩行スピードと歩行距離に対して効果的であるが，自立歩行に対するエビデンスとしては不十分である[29]．歩行の自立度に対してはelectromechanical gait trainerが効果的で[30]，electromechanical gait trainerによる歩行練習を行った群は平地歩行練習を行った群に比べ，有意に歩行速度や自立度が改善することを報告している[28]．有酸素運動も快適歩行と努力歩行の速度，および歩行距離に対して効果的である[31]．その他Peuralaら[32]の行ったメタ分析の結果，課題指向型トレーニングや二重課題トレーニングは歩行速度を改善させることが報告されている．

≫ ③ 日常の臨床で行われている標準的な方法，経験的に有用と思われる方法

日常の理学療法現場では，装具療法やセラピストのハンドリングを駆使し，歩行練習を反復することが多いものと推測される．特殊な環境や機器を必要とするものの，近年では，IVES®のような随意運動介助型電気刺激装置，Hybrid Assistive Limb®：HAL®といったロボット技術を利用したアシストシステムを用いた歩行練習を導入する施設が増えている．これらの機器は患者の過剰な努力を必要とせず，歩行機会を得ることができるため，従来の理学療法に新たな付加価値を与え得るものとして，その効果が期待されている．また吊り下げ式免荷歩行機器とトレッドミルを組み合わせた歩行練習も歩行量を増やすことができるだけではなく，支持性が十分回復していない症例でも，転倒の危険性を減らし，歩行する機会を得ることができる機器として導入する施設が増えている．

3 ADL障害の改善に有効な介入方法は何ですか？

≫ ① 関連ガイドライン

「脳卒中治療ガイドライン2009」[9]でADL向上のために，積極的なリハビリテーションを行うことが強く勧められている（推奨グレードA）．推奨グレードC2もしくはDに関する記載はみあたらない．

>> ② リサーチエビデンス

　集中的なリハビリテーション，その時間を増やすこと，理学療法や作業療法の実施がADLの向上に効果的である[9]．具体的な効果の例として，理学療法の実施はADL自立に効果的で，介入終了後も持続する．また層別解析にて，ADLの自立には理学療法を1日あたり30〜60分で週に5〜7日行うことが効果的であり，介入が発症から早いほど効果的であるとされた[33]．介入の内容別（課題トレーニング，筋骨格系に対する介入，神経生理学的介入，心肺系への介入，補助具などによる介入）にはADL自立に対する効果に違いはなかった[33]．

>> ③ 日常の臨床で行われている標準的な方法，経験的に有用と思われる方法

　回復期におけるADL能力の改善には，いかに対象となる動作を行う機会を増やすかが鍵となる．歩行を例にすると，トイレや食堂スペース，他患者とのコミュニケーションスペースなどへ移動する際には，歩行による移動を積極的に検討することは言うまでもない．しかしながら，歩行機会を増やすことは転倒の危険性を高めることにもつながりやすい．筆者らは，担当セラピストだけではなく，夜間の様子も把握している看護師，介護士からの情報も含め，どのような環境設定を行い対応するのか，さらには本当に今の機能，状態で自立として判断してよいのかを，チームの総意として確認することが重要と考える．

4 ファシリテーションテクニックは麻痺の改善に有効ですか？

>> ① 関連ガイドライン

　「脳卒中治療ガイドライン2009」[9]では，ファシリテーション（神経筋促通手技）は行ってもよいが，伝統的なリハビリテーションより有効であるという科学的な根拠はなく（推奨グレードC1），それにこだわる必要はないとされる．「理学療法診療ガイドライン第1版（2011）」[10]では明確な推奨グレードは示されていない．

>> ② リサーチエビデンス

　ファシリテーションテクニックに特化したsystematic reviewは2011年以降で見当たらない．神経生理学を基礎とした演繹的な理論体系が先攻し，効果については批判的意見が多く，未解決の課題が残されている状況である．

>> ③ 日常の臨床で行われている標準的な方法，経験的に有用と思われる方法

　神経生理学的アプローチが行われることが多かったものの，近年では，課題指向型トレーニングの有用性も確認され，患者にとって必要な動作を標的課題として練習を反復し，その経験を通じて麻痺の改善を促す方法も実践されている．ボトムアップ型の介入では，複数の動作への波及効果が期待できる反面，特定の動作の再獲得に至るうえで非効率的と言える．一方，課題指向型トレーニングでは標的課題の獲得には効率的と言えるが，他の動作への転移効果を期待することが難しいと

いう一面をもつ．また学習された不使用（learning disuse）の問題を解決する方法として，これまでに述べてきた機能的電気刺激やロボット技術を利用した方法，CI療法やミラーセラピーなどの方法も，徐々に普及しつつある．

5 筋力増強は痙縮を悪化させますか？

≫ ① 関連ガイドライン

筋力増強に関する記載はないが，痙縮に対しては経口抗痙縮薬の服用（推奨グレードA）とバクロフェンの髄注（推奨グレードB）が勧められるとともに[9]，高頻度の経皮的電気刺激（TENS）の施行（推奨グレードB）も勧められる[9,10]．運動療法に関しては「脳卒中治療ガイドライン2009」[9]で，痙縮筋の使用や反復する荷重は筋の緊張を増悪させることはなく，むしろ随意運動の回復とともに痙縮の改善が期待できることが附記されている[9]．

≫ ② リサーチエビデンス

上肢の運動機能障害の改善を目指すCI療法やロボットを用いた上肢機能訓練では，上肢の痙縮は改善される[9]．漸増負荷筋力強化運動や等速度性運動といった筋力増強については，麻痺肢の随意運動性が必要であるため不全片麻痺が対象となり，痙縮を増強することなく個々の筋力を改善させることは可能とされるが[34,35]，日常生活上の運動パフォーマンスを保証することに関するエビデンスは不十分である．

≫ ③ 日常の臨床で行われている標準的な方法，経験的に有用と思われる方法

単純な筋力強化は筋力そのものの回復に有効であるものの，必ずしもパフォーマンスの改善をもたらすものではない．筆者らは各動作を遂行するうえで重要な筋，またはパフォーマンス低下を引き起こしていると考えられる筋を優先し，その筋出力発揮を高めるよう運動を行う必要があると考える．そのためには，単純な筋力強化に終始せず課題指向的な筋力強化を行うことも有用で，立ち上がりに必要な筋力は立ち上がり動作の反復練習，歩行に必要な筋力は歩行を通じて行うことを考える．特に歩行場面では，歩行に必要な筋収縮を促す装具や補助具の使用を検討することも有用である．

6 関節可動域を改善するための有効な方法は何ですか？

≫ ① 関連ガイドライン

「脳卒中治療ガイドライン2009」によると，痙縮による関節可動域制限にはボツリヌス療法（推奨グレードA）とフェノールなどによる神経ブロック（推奨グレードB）が勧められる[9]．その他の理学療法はエビデンスが不十分である．

② リサーチエビデンス

持続的筋伸張運動については効果的ではないとするエビデンスが多く，今後の検討が必要とされる[10]．
Malhotra ら[36]は上肢機能の回復と手関節拘縮の変化を縦断的に調査し，上肢機能の回復例では痙性を認めても関節拘縮の進行は認めなかったことを報告している．また通常の理学療法に30分間の機能的電気刺激を併用した結果，痙性に改善を認めなくても手関節拘縮が緩やかに改善し，疼痛も軽減したことを報告している[37]．Hesse ら[38]は通常の理学療法にボツリヌス療法を併用した効果を検討し，早期にボツリヌス療法を実施した患者では，6カ月後の手指関節の拘縮進行が減少する可能性を報告している．

③ 日常の臨床で行われている標準的な方法，経験的に有用と思われる方法

筆者らは不動状態を防ぐことが最も重要であり，麻痺の改善を目指すことが第一選択となると考える．従来から行われている神経生理学的アプローチを背景とする運動療法に加えて，機能的電気刺激やロボット技術を利用した機器を利用することによって，関節運動をサポートすることは有用である．またスプリントや装具療法などで良肢位を保ち可動域制限の増悪や，二次的疼痛の予防に努めることも肝要である．痙性筋による影響が強い部位は，主治医との協議を十分に行ったうえで，フェノール，ボツリヌス毒素の注射を併用することも有用である．

7 屋外の歩行を推進するための有効な方法は何ですか？

① 関連ガイドライン

「理学療法診療ガイドライン第 I 版（2011）」で，歩行練習の効果（推奨グレード A）に関するアウトカムに屋外の歩行活動の記載を認める[10]のみで，エビデンスとしてのさらなる検証が必要である．

② リサーチエビデンス

発症後6カ月以内に，下肢に対する運動療法の量を増やすことは屋外歩行を含む活動能力向上に効果的である[39]．
Lord ら[40]は，発症から約3カ月経過した脳卒中患者を対象に，運動学習理論に基づく理学療法を実施した群と，実際の屋外活動のみを行う理学療法を実施した群の間で，屋外歩行に必要な目安となる，歩行速度や歩行耐久性の変化に与える影響を比較した．その結果，両群で有意な改善を認めたものの，2群間に有意な差はなかったことを報告しており，運動学習理論に基づく方法と，実際に屋外活動を経験する方法の双方が，屋外歩行を推進する方法として有効な方法であることを示唆している．
慢性期では，トレッドミル歩行練習中に屋外歩行の仮想現実映像を上映することは，屋外歩行能力の向上に効果的とされており[41]，回復期での検証が待たれる．

③ 日常の臨床で行われている標準的な方法，経験的に有用と思われる方法

　理学療法の現場では，実際に屋外で歩行を繰り返すことを中心に介入が行われている．特に屋外では歩こうとする路面は小さな凹凸や傾斜を伴い，その形状は一定ではない．そのため，これから進む路面の形状に合わせた歩き方を反復練習によって学習することが必要である．さらに，屋外では路面形状だけではなく，人や車の往来など刻々と変化する周辺環境を把握し対処を検討する必要がある．したがって単純な歩行遂行と同時に周辺環境を精査することが可能な，歩行中の「余裕」が必要となる．筆者らは同時課題処理を要求する二重課題トレーニングを実施し，複雑な環境下での運動学習を進める他，実際場面での経験を積み重ねることが重要と考える．

おわりに

　脳卒中後の回復期は，中枢神経系活動の破綻による障害と二次性の障害が原因での病態が多岐にわたる．エビデンスは臨床試験に参加意志を示し，介入に耐え得る定型的な患者から作成されたものである．そのため，すべての脳卒中回復期患者に同じだけの成果（平均効果量）が得られるわけではない．

有効性が確認された治療・練習を頭のなかに常に並べつつ，自分の目の前にいる患者に対しどの方法が最も有効な方法となり得るのかをまず議論すべきである．そして，効かなかったときは文献検索を重ね，他の方法を適用するという勇気ある迅速な対応（合理的な修正）が肝要と考える．

（原田和宏，井上　優）

文献

1) van Peppen RP, Hendriks HJ, et al : The development of a clinical practice stroke guideline for physiotherapists in The Netherlands : a systematic review of available evidence. *Disabil Rehabil* 29(10), 767-783, 2007.
2) 原　寛美：急性期から開始する脳卒中リハビリテーションの理論とリスク管理．脳卒中理学療法の理論と技術（原　寛美，吉尾雅春編）メジカルビュー社，2013, pp164-90.
3) Gracies JM : Pathophysiology of spastic paresis. II : Emergence of muscle overactivity. *Muscle Nerve*, 31(5) : 552-571, 2005.
4) Burke TA, Venketasubramanian RN : The epidemiology of stroke in the East Asian region : a literature-based review. *Int J Stroke* 1(4) : 208-215, 2006.
5) Gracies JM : Pathophysiology of spastic paresis. I : Paresis and soft tissue changes. *Muscle Nerve* 31(5) : 535-551, 2005.
6) Scherbakov N, von Haehling S, et al : Stroke induced Sarcopenia : muscle wasting and disability after stroke. *Int J Cardiol* 170(2) : 89-94, 2013.
7) Harris ML, Polkey MI, et al : Quadriceps muscle weakness following acute hemiplegic stroke. *Clin Rehabil* 15(3) : 274-281, 2001.
8) Andrews AW, Bohannon RW : Distribution of muscle strength impairments following stroke. *Clin Rehabil* 14(1) : 79-87, 2000.
9) 脳卒中合同ガイドライン委員会：脳卒中治療ガイドライン2009（小川　彰，鈴木則宏・他編），協和企画，2010.
10) 社団法人日本理学療法士協会ホームページ．理学療法診療ガイドライン第1版（2011）ガイドライン特別委員会　理学療法診療ガイドライン部会作成（平成23年10月）．http://www.japanpt.or.jp/academics/establishment_guideline2011/（2014年8月引用）
11) 畿央大学ホームページ．「Evidence-Based Review of Stroke Rehabilitation 日本語版」（根拠に基づく脳卒中リハビリテーションのレビュー）http://www.kio.ac.jp/~a.matsuo/（2014年8月引用）
12) Fulk GD, Ludwig M, et al : How much change in the stroke impact scale-16 is important to people who have experienced a stroke? *Top Stroke Rehabil* 17(6) : 477-483, 2010.
13) Arya KN, Verma R, et al : Estimating the minimal clinically important difference of an upper extremity recovery measure in subacute stroke patients. *Top Stroke Rehabil* 18(1) : 599-610, 2011.
14) Tilson JK, Sullivan KJ, et al : Meaningful gait speed improvement during the first 60 days poststroke : minimal clinically important difference. *Phys Ther* 90(2) : 196-208, 2010.
15) Hsieh YW, Wang CH, et al : Establishing the minimal clinically important difference of the Barthel Index in stroke patients. *Neurorehabil Neural Repair* 21(3) : 233-238, 2007.
16) Beninato M, Gill-Body KM, et al : Determination of the minimal clinically important difference in the FIM instrument in patients with stroke. *Arch Phys Med Rehabil* 87(1) : 32-39, 2006.

17) 井上　優, 平上尚吾・他：脳卒中患者の転倒予測尺度の予測精度に関する文献的検討. 理学療法学 37(3)：167-173, 2010.
18) Yang YR, Wang RY, et al：Dual-task exercise improves walking ability in chronic stroke：a randomized controlled trial. Arch Phys Med Rehabil 88(10)：1236-1240, 2007.
19) Canning CG, Ada L, et al：Is automaticity of walking regained after stroke? Disabil Rehabil 28(2)：97-102, 2006.
20) 井上　優, 平上尚吾・他：脳卒中患者のDynamic gait indexによる二重課題処理能力評価の妥当性の検証. 理学療法科学 27(5)：583-587, 2012.
21) Haggard P, Cockburn J, Cock J, et al：Interference between gait and cognitive tasks in a rehabilitating neurological population. J Neurol Neurosurg Psychiatry 69(4)：479-486, 2000.
22) Pollock C, Eng J, Garland S：Clinical measurement of walking balance in people post stroke：a systematic review. Clin Rehabil 25(8)：693-708, 2011.
23) Andersson AG, Kamwendo K, et al：How to identify potential fallers in a stroke unit：validity indexes of 4 test methods. J Rehabil Med 38(3)：186-191, 2006.
24) Mehrholz J, Hädrich A, et al.：Electromechanical and robot-assisted arm training for improving generic activities of daily living, arm function, and arm muscle strength after stroke. Cochrane Database Syst Rev 6, CD006876, 2012.
25) Thieme H, Mehrholz J, et al：Mirror therapy for improving motor function after stroke. Cochrane Database Syst Rev 3, CD008449, 2012.
26) Laver KE, George S, et al：Virtual reality for stroke rehabilitation. Cochrane Database Syst Rev 9 CD008349, 2011.
27) Barclay-Goddard RE, Stevenson TJ, et al：Mental practice for treating upper extremity deficits in individuals with hemiparesis after stroke. Cochrane Database Syst Rev 5 CD005950, 2011.
28) Veerbeek JM, van Wegen E, et al：What is the evidence for physical therapy poststroke? A systematic review and meta-analysis. PLoS One 9(2)：e87987, 2014.
29) Mehrholz J, Pohl M, et al：Treadmill training and body weight support for walking after stroke. Cochrane Database Syst Rev 1：CD002840, 2014.
30) Mehrholz J, Elsner B, et al.：Electromechanical-assisted training for walking after stroke. Cochrane Database Syst Rev 7：CD006185, 2013.
31) Saunders DH, Sanderson M, et al：Physical fitness training for stroke patients. Cochrane Database Syst Rev 10：CD003316, 2013.
32) Peurala SH, Karttunen AH, et al：Evidence for the effectiveness of walking training on walking and self-care after stroke：a systematic review and meta-analysis of randomized controlled trials. J Rehabil Med 46(5)：387-399, 2014.
33) Pollock A, Baer G, et al：Physical rehabilitation approaches for the recovery of function and mobility following stroke. Cochrane Database Syst Rev 4 CD001920, 2014.
34) Borges CAS, Castao KC, et al：Effect of resisted exercise on muscular strength, spasticity and functionality in chronic hemiparetic subjects：a systematic review. J Applied Research 9(4)：147-158, 2009.
35) Hammami N, Coroian FO, et al：Isokinetic muscle strengthening after acquired cerebral damage：a literature review. Annals of Phys Rehabil Medicine 55(4)：279-291, 2012.
36) Malhotra S, Pandyan AD, et al：Spasticity and contractures at the wrist after stroke：time course of development and their association with functional recovery of the upper limb. Clin Rehabil 25(2)：184-191, 2011.
37) Malhotra S, Rosewilliam S, et al：A randomized controlled trial of surface neuromuscular electrical stimulation applied early after acute stroke：effects on wrist pain, spasticity and contractures. Clin Rehabil 27(7)：579-590, 2013.
38) Hesse S, Mach H, et al：An early botulinum toxin A treatment in subacute stroke patients may prevent a disabling finger flexor stiffness six months later：a randomized controlled trial. Clin Rehabil 26(3)：237-245, 2012.
39) Veerbeek JM, Koolstra M, et al：Effects of augmented exercise therapy on outcome of gait and gait-related activities in the first 6 months after stroke：a meta-analysis. Stroke 42(11)：3311-3815, 2011.
40) Lord S, McPherson KM, et al：How feasible is the attainment of community ambulation after stroke? A pilot randomized controlled trial to evaluate community-based physiotherapy in subacute stroke. Clin Rehabil 22(3)：215-225, 2008.
41) Yang YR, Tsai MP, et al：Virtual reality-based training improves community ambulation in individuals with stroke：a randomized controlled trial. Gait Posture 28(2)：201-206, 2008.

3 脳卒中──慢性期

評価，治療／介入のエビデンスポイント

Q0 標準的な評価指標には何がありますか？
→ 脳卒中慢性期の評価指標は，地域連携を考えた場合，急性期・回復期の信頼性，妥当性のある評価指標と同じにすべきである．また機能・能力の予後予測は，急性期や回復期同様，積極的に試みるべきである．

Q1 慢性期の痙縮の改善に効果的な介入方法はありますか？
→ いいえ．脳損傷に起因する痙縮の改善は困難であるが，痙縮による二次的障害が ADL に悪影響を及ぼさないような対応は必要である．「脳卒中治療ガイドライン 2009」では，「痙縮に対するリハビリテーション」として，TENS，ストレッチ，関節可動域運動の有効性が示されている．

Q2 慢性期の中枢性運動障害の改善に効果的な介入方法はありますか？
→ はい．慢性期における中枢性運動障害への介入として「脳卒中治療ガイドライン 2009」では，ペダリング運動，「理学療法診療ガイドライン第 1 版（2011）」ではバイオフィードバック療法，CI 療法などが推奨されている．

Q3 慢性期の歩行障害の改善に効果的な介入方法はありますか？
→ はい．「脳卒中治療ガイドライン 2009」ではトレッドミル歩行が推奨されているが，平地歩行と変わりはないとする報告もある．装具療法は，「理学療法診療ガイドライン第 1 版（2011）」で，慢性期の機能的な歩行と転倒予防に効果的としている．

Q4 慢性期の筋力，体力維持向上に効果的な介入方法はありますか？
→ はい．「脳卒中治療ガイドライン 2009」では，有酸素運動の有効性が示され，慢性期でも最大酸素摂取量の増加，最大運動時の収縮期血圧の低下，麻痺側筋力の増加，歩行速度の向上などが示されている．

Q5 慢性期における ADL の改善はどのように進めたらよいでしょうか？
→ わが国のガイドラインでは，ADL の維持向上に対して課題指向型あるいは課題特異型アプローチを推奨している記述は見当たらないが，カナダやアメリカのガイドラインではこれを推奨している．

Q6 集団でのリハビリテーションにはどのような効果がありますか？
→ ガイドラインに明確な記載はなく，また地域住民を対象とした報告ではあるが，集団リハビリテーションが筋力やバランス，機能的な歩行を改善させ，転倒を防止する効果があるとしている．

Q7 在宅理学療法にはどのような効果がありますか？
→ 在宅理学療法は，「理学療法診療ガイドライン第 1 版（2011）」で慢性期にも有用であるとされている．「脳卒中治療ガイドライン 2009」では，「情報提供に加えて，教育を行うことが勧められる」としており，その機会が多い在宅理学療法の役割を示したものといえる．

Q8 再発の予防に理学療法は寄与しますか？
→ はい．「脳卒中治療ガイドライン 2009」では，有酸素運動は，最大酸素摂取量，歩行能力，身体活動性，QOL，耐糖能を改善することから，これを強く推奨している．これらの効果は，脳卒中の再発リスクを抑えるものである．

脳卒中（慢性期）はどのような疾患ですか

(1) 慢性期とは

　脳卒中（慢性期）（以下，慢性期）は一般的に，内服治療とリハビリテーションが中心となる発症後1カ月以降とされる．しかし，回復期リハビリテーション病棟入院期間が発症後2カ月以内で算定期間が入院日より150日とされていることから，発症後約6カ月を経過した以降とする見方もある．過去には発症から6カ月が経過すれば脳神経系の可塑的変化も落ち着くことから，これ以降の神経学的機能改善が多くは見込めない，ひいては症状も固定するという論理で，慢性期を発症後6カ月以降とする考え方もあった．このようなことから，症状が固定した後にいかに残存能力を維持していくかという観点から，維持期という言葉も用いられている．しかし脳の可塑性や神経学的機能改善はLiepertら[1]，Wittenbergら[2]により6カ月以降も認められることが示されており，また多くのRCT（randomized controlled trial）により慢性期における機能・能力の改善が認められていることから，この言葉は，これ以上は回復する見込みはなく維持しかできないとの誤解を生むとして，「脳卒中治療ガイドライン2009」でもあえて慢性期という言葉が用いられている．さらに急性期，回復期を経て神経学的，運動学的に改善をみた患者の機能をADL（activities of daily living）に反映させ，生活を確立させていく時期という意味から，生活期という言葉も用いられる．リハビリテーションの観点からすればこの言葉は妥当であると考えるが，生活に資するためにエビデンスのある理学療法を行うのであって，生活習慣や生活の中身まで理学療法で規定してしまうものではないことに注意しなければならない．

(2) 理学療法としての慢性期の考え方

　慢性期で科学的に理学療法を考えていく場合には，上記のような発症からの期間を基準に病期を考えるのではなく，脳卒中による血腫や脳浮腫，ペナンブラやディアシーシスなどが落ち着き脳の可逆的変化が解消され，さらには，発症後2カ月の臨界期がある脳の可塑的変化[3]（脳の自然回復としての可塑的変化であって，理学療法効果としての可塑的変化ではない）が落ち着いた以降，つまり今ある脳傷害が安定し，表出している障害像が脳傷害に一致している時期とするほうが，エビデンスのある評価や介入が行いやすいと感じる．

脳卒中（慢性期）はどのような経過をたどりますか

　一般的に，慢性期は急性期，回復期以降の脳卒中の経時的な位置づけとして存在する．急性期，回復期では脳の可逆性や可塑性，また積極的なリハビリテーションによって機能・能力が目覚ましく回復してきたのに対し，慢性期は脳の可逆性変化，可塑性変化が落ち着く時期であり，しかもこれまで積極的なリハビリテーションが行われてきた患者群であるため，その回復は目覚ましくはない．自然経過を考えると，基本的に神経学的症状は固定化されていると考えられるが，何もしない状態は運動量の低下をきたし，廃用症候群を生じ，結果的に寝たきり状態となることもある．慢性期であっても積極的にリハビリテーションを行う必要があることが各種ガイドラインでも示されており，その効果は，廃用症候群の予防，回復期までに得られた能力の維持に限らず，機能の向上も認められる．また臨床経験上，入院中よりも退院後に機能・能力が向上する慢性期患者もみられる．これは，生活環境のなかではバリアや役割も多く，行動学的機能代償を患者自身が工夫し取り入れた結果であると考えられる．慢性期患者を長期にわたって病院でリハビリテーションを実施することによって，運動量やバリアの不足，役割の喪失などが生じる可能性もあり，可能な限り早期に生活の場に退院し，バリアや役割を体験していくことも慢性期には必要である．

3 標準的な評価指標には何がありますか

≫ ① 関連ガイドライン

　慢性期のリハビリテーションの目的は,「脳卒中治療ガイドライン2009」で,「獲得した機能をできるだけ長期に維持すること[4]」としている.しかし同ガイドラインでは,筋力,体力の改善が慢性期でもみられることが示されており,機能・能力の改善を基盤にADLのさらなる向上が見込まれる.慢性期理学療法では,どのようなADLができなくて,その原因はどのような機能障害によるものか,その機能障害はエビデンスをもって改善させることが可能なのかどうか,不可能であればどのような行動学的機能代償をとるかなどを,慢性期に至るまでの脳卒中の回復過程や理学療法の実施内容,経過もふまえて,評価していくことが必要である.

　慢性期理学療法の評価指標は,急性期,回復期の信頼性,妥当性のある評価指標と同じであるため,急性期,回復期の項を参照されたい.脳卒中における地域連携を考えた場合,その評価指標は連携する急性期,回復期病院と同じにすべきである.さもないと,急性期,回復期からの機能・能力の変化を経時的かつ的確に把握することができなくなってしまう.

　慢性期における有効な機能・能力の予後予測法は,各種ガイドラインを検索する限り見当たらない.しかし無目的な介入や曖昧な目標設定を避けるためにも,可能な限り慢性期でも機能・能力の予後予測は実施すべきである.

≫ ② リサーチエビデンス

　慢性期に特化して評価指標の妥当性,信頼性を示したものは少ない.慢性期の機能・能力評価として信頼性が認められているものとしては,筋力測定ではMMT（manual muscle testing）[5]が,姿勢・バランス評価ではBerg balance scale[6]がある.しかし急性期や回復期で信頼性,妥当性が認められている評価は,脳卒中地域連携の観点から慢性期でも同様に用いるべきである.

　急性期,回復期のADL予後予測法は高いエビデンスレベルを有しているものの（「脳卒中治療ガイドライン2009[7]」）,そのほとんどがFIM総合スコアで予後を予測している.唯一,Koyamaら[8]が,「ADL構造解析図」で各FIM項目を個別に予後予測できるとしている.発症から回復期リハビリテーション病棟退院までの中央値が140日の対象で分析されており,慢性期での適用も可能であると思われる.慢性期では全体的なADLの向上を予測するのではなく,患者が生活するために必要なADLを予測し,患者の生活に寄与していくことが必要である.

≫ ③ 日常の臨床で行われている,経験的に有用と思われる評価指標

【急性期・回復期と共通の評価指標の利用】

　急性期,回復期,慢性期施設で共通する妥当性,信頼性のある評価指標を選択するためには,相互に意見交換する必要がある.その結果として採用された評価指標を急性期,回復期,慢性期で共通して用いるべきである.こうすることによって,急性期から回復期,慢性期に至る患者の機能・

能力の推移を同じスケールで検討することができる．

　急性期，回復期，慢性期施設で共通の評価指標として特に推奨したいのが FIM である．BI（Barthel Index）も高いエビデンスレベルが示されていることから，これを用いることに問題はないが，慢性期では患者のみならず介護者の負担を測定することも重要である．老老介護が日常的にみられるようになった今日では，介護者に十分な介護力が備わっていないことも多い．介護量を測定できる FIM の実施により，どの程度の介護が必要なのかを緻密に測定することは大いに意味のあることである．

【生活像も考慮した評価の重要性】

　慢性期は生活期ともいわれ，患者の生活をいかに改善させるかを考えることも慢性期の重要な評価である．しかし患者個人の生活は，患者の主観的な判断や価値観が主要な視点となり，そこにどこまで科学的な視点を取り入れるかは慎重に判断しなければならない．さもないと，理学療法士が患者の生活まで規定してしまい，患者の人としての主体性を損ねる可能性がある．石倉[9]は，慢性期の病態評価と解釈による評価および目標設定の手順を表 1 のように実施することを勧めている．この手順によると，基本的 ADL までに科学的視点を取り入れ，その科学的視点で導き出された ADL を材料に，将来の患者の生活像を患者自身に考えてもらう，それを実現するために理学療法として何ができるのかをあらためて科学的に評価し，エビデンスのある目標を考えていくことが重要であるとしている．

【慢性期における ADL 予後予測の重要性】

　慢性期では，急性期，回復期でみられた可逆的な脳の状態を脱しているため，脳損傷部位が安定している．そのため，脳損傷部位と臨床的な身体障害が一致していることが多く，ある程度の疾患および脳機能解剖学的知識と脳画像読影能力があれば，脳損傷部位と身体障害像を一致させることができる．これらの知識，能力を用いて脳機能解剖学的分析を評価の一つとして位置付けることを推奨する．この分析を実施することで，出現している身体障害が脳損傷によるものなのか，それ以外の要因なのかを明確にすることができるからである．脳損傷部位における脳細胞の残存およびその細胞の活動性低下の可能性や安易な健側重視の介入による半球間抑制，不使用による learned disuse などを除外し慎重に判断する必要はあるが，それらを除外したうえでなお不可逆的な脳損傷によると思われる身体障害はやはり改善が困難で，その障害が ADL に何らかの影響を及ぼしているのであれば，行動学的機能代償（残存する運動機能や身体部位，あるいは障害部位を代用して目的とする機能，能力を獲得すること）を考慮し，その代償で ADL 阻害要因をどこまで取り除けるかを検討する．脳損傷以外の要因，たとえば廃用症候群や上記の脳細胞の活動性低下や安易な健側重視の介入による半球間抑制，不使用による learned disuse などによると考えられる障害は，エビデンスのある治療を行うことで改善を望め，その治療法の適用程度によってどこまで改善できるのかを予測することは可能である．この双方の機能の改善度を統合することにより，各 ADL 項目がどこまで改善できるのかを個別に予測することができる．石倉[9]は，一例の報告ではあるが，疾患の特徴や脳機能解剖学的分析，脳画像読影により機能および ADL 予後を予測して良好な結果を示した視床出血例を報告している．慢性期では，脳が不可逆的な状態にある急性期や回復期より予後予測は容易であるとも考えられる．疾患の特徴や脳機能解剖学的知識，脳画像読影能力が一定以上あり，慢性期であっても改善する機能があることを理解していれば，脳機能解剖学的分析を実施することで，どの程度まで ADL が改善できるのかを予測して目標を設定することは可能である．

表1 慢性期の病態評価と解釈による評価および目標設定の手順（案）

（文献9から引用し改変）

① 診断名の詳細化
　　閉塞・破綻血管，傷害領域の同定
　　閉塞・破綻血管，傷害領域から障害像を把握
② 理学療法評価の実施
③ ①と②の比較検討
④ ③および前院情報参照のうえ機能・能力改善可否判断
⑤ 改善が予測される部分：改善と判断
　　改善困難と予想される部分：行動学的機能代償導入可否判断
⑥ 達成可能な基本的ADLを科学的根拠に基づき目標として設定
⑦ 目標とする基本的ADL達成を念頭に退院後の生活をシミュレーション
　　自宅や施設の受け入れ，家族の負担や役割も考慮
　　障壁事象が解決可能かどうかを科学的に分析して生活様式を決定
⑧ 生活像も考慮した目標設定

推奨される治療／介入の方法にはどのようなものがありますか

1 慢性期の痙縮の改善に効果的な介入方法はありますか？

≫ ① 関連ガイドライン

「脳卒中治療ガイドライン2009[10]」では，「痙縮に対するリハビリテーション」としてTENS（transcutaneous electrical nerve stimulation），ストレッチ，関節可動域運動の有効性が示されている（推奨グレードB）．これらは痙縮そのものを改善させるというよりは，痙縮によって生じているROM（rarge of motion）の改善や相反抑制などを利用した筋緊張の軽減を目的としていると考えられる．

≫ ② リサーチエビデンス

TENSは，他動運動時の抵抗トルクを低下させるとしている[11]．ストレッチは，30分の下腿三頭筋の持続伸長でMAS（modified Ashwortu Scale）やROMを改善するとしている[12]．これらはいずれも短期的な効果が示されたものにすぎず，その長期的効果や痙縮そのものの改善には疑問がある[13-15]．しかし短期的効果が示されているということは，理学療法で継続してTENSやストレッチを行うことで，現状から悪化させる可能性は少なくなる．

▶▶ ③ 日常の臨床で行われている標準的な方法，経験的に有用と思われる方法

　痙縮の一次的要因が脳損傷である以上，痙縮そのものを理学療法で改善させるのは困難である．急性期や回復期でみられる痙縮の改善は，血腫や脳浮腫などによる可逆的脳機能障害が改善するためと考えられる．

　痙縮そのものの改善には理学療法効果がなくても，痙縮による二次的障害がADLに悪影響を及ぼしているのであれば，その改善には積極的に取り組むべきである．ただしこれらを改善しようとするときは，その改善がADLの維持向上に必要であることが条件であり，痙縮は異常状態であるので改善させるべきものと考えるのは危険である．慢性期の場合，痙縮や痙縮による二次的障害を利用してADLを行いやすくする「行動学的機能代償」を用いている患者がいるからである．これらを治療するときには，それらの改善がADLに悪影響を及ぼさないか，ADLの改善に寄与するかを十分に検討して治療することが必要である．

2 慢性期の中枢性運動障害の改善に効果的な介入方法はありますか？

▶▶ ① 関連ガイドライン

　中枢性運動障害を神経学的に改善するかどうかは疑問であるが，慢性期における運動障害への介入として「脳卒中治療ガイドライン2009」ではペダリング運動（推奨グレードB）[16]，「理学療法診療ガイドライン第1版（2011）[17]」ではバイオフィードバック療法（推奨グレードA），CI療法（推奨グレードB）などがあげられている．

▶▶ ② リサーチエビデンス

　慢性期におけるペダリング運動は，前脛骨筋と大腿四頭筋の活動を促し，その際に腓腹筋の抑制をもたらすとされ[18]，バイオフィードバック療法は神経再教育や筋力の改善に効果的であるとしている[19]．しかし，これらには神経学的な改善についての言及はなく，その効果も短期的であるとされている．一方，慢性期におけるCI療法では，van der Leeら[20]がARAT（action research arm test），MAL（motor activity log）の有意な改善を示し，Liepertら[1]，Wittenbergら[2]は感覚運動野の増大を認めている．これらは慢性期でも理学療法によって脳可塑性が生じ，中枢性運動障害の改善を神経学的な機能の再組織化としてとらえることができる．ただし脳の可塑性については脳機能画像などによる裏付けが必要で，理学療法を実施すれば必ず脳可塑性が生じるといった極端な考えは慎むべきである．

▶▶ ③ 日常の臨床で行われている標準的な方法，経験的に有用と思われる方法

　中枢性運動障害は痙縮同様，その一次的要因が脳損傷である以上，理学療法で神経学的に改善させるのは困難で，急性期や回復期での改善は可逆的脳機能障害の影響と考える．しかし中枢性運動障害では，運動範囲の狭小化によるROM制限やα運動ニューロンの機能的減少，運動単位の発火頻度の低下による筋力低下，廃用症候群，過度な半球間抑制などにより，脳傷害に見合った運動機能が発揮できていないことがある．この場合には，該当する運動障害を改善するエビデンスのある介入を行うことで，脳傷害に見合った運動機能の向上が見込まれる．

3 脳卒中—慢性期

3 慢性期の歩行障害の改善に効果的な介入方法はありますか？

≫ ① 関連ガイドライン

「脳卒中治療ガイドライン2009[21]」にも示されている通り，歩行練習の量が多ければ歩行能力が改善することが知られており（推奨グレードA），トレッドミル歩行は有効である（推奨グレードB）．慢性期における装具療法は，「理学療法診療ガイドライン第1版（2011）」で推奨グレードA[17]であり，機能的な歩行と転倒予防に効果があるとしている．

≫ ② リサーチエビデンス

Mackoら[22]は従来の理学療法に比べて免荷のないトレッドミル歩行で有意に歩行距離やスピードが改善したとする一方，Listonら[23]は効果の差はないとしている．部分免荷トレッドミル歩行では，Barbeauら[24]は歩行速度，持久力，バランス能力で平地歩行よりも有意に改善したとする一方，Peuralaら[25]は双方で改善が認められるものの，その差はなかったとしている．またChenら[26]，Hungら[27]によって前方支柱付AFO（図1）の装着で体重移動，下肢荷重量，転倒予防，機能的歩行に有効であることが示されている．

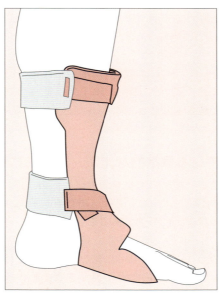

図1 慢性期の歩行障害の改善に有効とされた文献27の前方支柱付AFO
（文献26も同様のAFOを使用）

③ 日常の臨床で行われている標準的な方法，経験的に有用と思われる方法

　慢性期の歩行障害の改善は，歩行可能な運動機能を有していることが前提である．そのため，歩行障害の改善を歩行練習のみと位置付けず，歩行障害の原因追究とその改善も同時に図るべきである．「脳卒中治療ガイドライン2009[21]」では，歩行練習は通常，平行棒内歩行から開始され，杖歩行，独歩へと進めていくのが一般的であるとされる．しかし学習の転移の観点から考えると，反応類似性のない運動課題はいくら歩行という刺激類似性を有していても運動課題が修得しにくい．たとえば，平行棒内歩行では上肢で引っ張って歩行し，重心が後方に移動していることがあり，このまま杖歩行に移行すると，杖に荷重できず，また，重心が後方に移動して転倒してしまう．現在の運動機能と目標とする歩行形態を十分に検討して，刺激類似性，反応類似性を考慮した歩行練習の方法を模索すべきである．

4 慢性期の筋力，体力維持向上に効果的な介入方法はありますか？

① 関連ガイドライン

　「脳卒中治療ガイドライン2009[28]」では有酸素運動の有効性が示され，慢性期では，筋力，歩行速度，身体活動性やQOLの向上に有効であるとしている．

② リサーチエビデンス

　Teixeira-Salmelaら[29]は，歩行，ステップ練習，エルゴメーターなどの有酸素運動と下肢筋力増強運動を組み合わせ，麻痺側筋力の増加，歩行速度の向上，身体活動性やQOLの改善をみたとしている．
　慢性期の筋力を維持向上させる介入としては，漸増抵抗運動（8RMや80%1RM）や最大筋力の80%を指標としているものがある[29-31]．これらのRCTでは従来の筋力増強運動と変わりない方法で効果を認めているが，痙縮が悪化することはなかったとしている．

③ 日常の臨床で行われている標準的な方法，経験的に有用と思われる方法

　過去には，有酸素運動の困難さや痙縮の悪化を理由に，筋力・体力の維持向上には消極的であった[28]．しかし最近の慢性期を対象としたRCTでは，筋力トレーニングが痙縮を増悪させることはなく[29-31]，有酸素運動が体力維持向上に有効であることが示され，積極的に筋力，体力を維持向上させることが求められている[28]．また，獲得された筋力，体力を課題特異的に発揮できるような調整も必要である．筋力の増強が直線的にADLに結びつくものではないため，課題特異的に，あるいは課題指向的に獲得した筋力をADLのなかで発揮させる動作練習が並行して行われなければならない．

5 慢性期におけるADLの改善はどのように進めたらよいでしょうか？

≫ ① 関連ガイドライン

わが国のガイドラインでは，課題指向型あるいは課題特異型アプローチと明記して推奨している記述は見当たらないが，「カナダ脳卒中ケアガイドライン[32]」や「アメリカ脳卒中ケアガイドライン[33]」では，これを推奨している．これらはADLを遂行するのに必要な運動機能を必要な時に発揮させるためのトレーニングとして有用と思われる．

≫ ② リサーチエビデンス

Christieら[34]は課題特異型アプローチが着衣動作の向上に有用であったとし，Leggら[35]は課題志向型アプローチがADL能力の維持向上に有用であったと述べている．Nadeauら[36]は慢性期について，コミュニティ活動に参加することを目的とした課題特異型アプローチで高い機能的歩行を獲得したとともに，従来の理学療法に比べてADLが有意に改善したとしている．これらのトレーニングは脳の機能的再組織化をもたらすとされるが，必要な環境で必要な機能を発揮するように工夫した課題を設定し，自発的な運動を促しながらその難易度を漸増させる方法は，運動機能とADLを結びつけるのにも有効である．

≫ ③ 日常の臨床で行われている標準的な方法，経験的に有用と思われる方法

慢性期では，筋力，体力の向上が十分に得られず，認知機能が低下しているものも多く，課題指向的，課題特異的に十分に介入できない場合も多い．この場合には，現有する機能・能力でいかにADLを向上させるかを考えなければならない．たとえば，現有する痙縮や異常姿勢を正常に近づけるのではなく，痙縮や異常姿勢を利用してADLを遂行する方法はないかを模索する．また，身体の障害，異常にあわせて周辺環境を整えることでADLが向上することもある．ADLの向上には，それを遂行する運動機能，体力の向上が必要であるが，これが困難なものに対してもあきらめることなく，行動学的機能代償を十分に考慮してADLの向上を目指したい．

6 集団でのリハビリテーションにはどのような効果がありますか？

≫ ① 関連ガイドライン

慢性期の集団リハビリテーションにおける機能・能力の改善については，ガイドラインに明確な記載はないが，同一介入目的の集団に対するエビデンスある介入をプログラムに組み込むことでその効果が期待できると思われる．

② リサーチエビデンス

　集団リハビリテーションは，目的とする介入効果に加え同じ目的でリハビリテーションをする集団の他者からの影響もあり，他者との比較による主体的な態度の形成や自己の認識，内発的意欲，他者からの評価が相乗的に奏効する達成感や満足感が得られ，運動習慣が形成，維持向上されやすい[37]．また，慢性期ではなく地域住民を対象としたリサーチエビデンスではあるが，Barnettら[38]，Suzukiら[39]のRCTでは集団リハビリテーションが筋力やバランス，機能的な歩行を改善させ，転倒を防止する効果があるとしている．

③ 日常の臨床で行われている標準的な方法，経験的に有用と思われる方法

　リハビリテーションには必ず障害の原因を打開すべく機能・能力の維持向上という目的が存在する．これは集団リハビリテーションにおいても適用されるべきである．無秩序的に集団を形成した無目的な集団リハビリテーションは，維持向上させるべき機能や能力が不明確となり，目的のない介入になりやすい．無秩序的な集団に対する介入は，レクリエーションのようにもみえてしまう．集団でのリハビリテーションは，その目的を明確にする必要があり，目的に合致した集団を形成するための対象者の選択は熟考されるべき点である．またADLの改善は，個人の生活環境によってその方法論が異なってくるため，集団リハビリテーションには馴染まない．集団でのリハビリテーションはあくまで身体機能やバランス能力など，基本的な機能・能力の改善を目的とすべきと考える．

7 在宅理学療法にはどのような効果がありますか？

① 関連ガイドライン

　在宅理学療法は，「理学療法診療ガイドライン第Ⅰ版（2011）」では推奨グレードBとなっており[17]，その効果は発症からの期間に関係ないとしている．「脳卒中治療ガイドライン2009」では，「早期からチームにより，情報提供に加えて，教育を行うことが勧められる（推奨グレードB）[40]」としており，早期からの情報提供や教育はもちろんのこと，患者・家族への情報提供や教育の機会が多い在宅理学療法の役割をも示したものといえる．

② リサーチエビデンス

　訪問リハビリテーションは，日常生活での問題点を把握しやすく，外来リハビリテーションと同等の効果があるとされる[41]．訪問リハビリテーションの効果は発症からの期間に関係ないことも示されていることから[42]，慢性期にも有用である．訪問リハビリテーションで患者・家族教育，情報提供することで，介護者の心理的負担が軽減し，主観的幸福感に良好な影響を与えたとする報告もある[43]．

>> ③ 日常の臨床で行われている標準的な方法，経験的に有用と思われる方法

　在宅理学療法では，生活する環境で実践的に ADL の維持向上を図る工夫が求められる．退院後の生活環境は，訪問リハビリテーションのみでなく，入院中から積極的に活用することが必要である．石倉ら[46]は，実際に生活する場で効果的に運動機能を発揮させるため，入院時から退院先での評価や介入を頻回に行っている．実際の生活場面でどのような機能が必要なのか，どのような機能が発揮できていないのかを明確にし，それを改善するための課題を特異的に設定することが退院後の ADL 維持向上に重要であるとしている．

　退院後の生活や介護方法への不安が顕在化する時期は，退院直前あるいは退院後早期に多いことから，また，在宅理学療法は現実に在宅で生じている問題点を具体的に指導できることから，患者・介護者・家族への指導，教育は在宅理学療法の大きな目的といえる．

8 再発の予防に理学療法は寄与しますか？

>> ① 関連ガイドライン

　「脳卒中治療ガイドライン 2009」[28]では，有酸素運動の有効性が示され，慢性期では最大酸素摂取量の増加，収縮期血圧の低下，耐糖能の改善に有効であるとしている．

>> ② リサーチエビデンス

　Potempaら[45]は，エルゴメーターによる有酸素運動が慢性期の最大酸素摂取量を増加させ，最大運動時の収縮期血圧を低下させるとしている．また有酸素運動により耐糖能の改善を示した報告もある[46]．

>> ③ 日常の臨床で行われている標準的な方法，経験的に有用と思われる方法

　脳卒中の再発は，高血圧や糖尿病，脂質異常症などの脳卒中発症リスクがコントロールできていないことに起因することが多い．脳卒中の再発を予防するには，これらのリスクを低減させることが必要である．リサーチエビデンスに示す通り，いくつかの RCT で脳卒中の再発リスクを低減させる結果がみられている．しかし「脳卒中治療ガイドライン 2009」[28]にも示されている通り，メタアナリシスにおいてこれらの効果が認められているわけではない．今後は，再発予防の観点から，また慢性期理学療法を考えるうえでも，再発予防を念頭においた症例の蓄積，研究の推進が必要であると考える．

（石倉　隆）

■ 文献

1) Liepert J, Miltner WH, et al : Motor cortex plasticity during constraint-induced movement therapy in stroke patients. *Neurosci Letters* 250(1) : 5-8, 1998.
2) Wittenberg GF, Chen R, et al : Constraint-induced therapy in stroke : magnetic-stimulation motor maps and cerebral activation. *Neurorehabil Neural Repair* 17(1) : 48-57, 2003.
3) Ward NS, Cohen LG : Mechanisms underlying recovery of motor function after stroke. *Arch Neurol* 61(12) : 1844-1848, 2004.
4) 脳卒中合同ガイドライン委員会：1-7 維持期リハビリテーション．脳卒中治療ガイドライン2009（篠原幸人・他），協和企画，2010，pp291-293.
5) Eng JJ, Kim CM, et al : Reliability of lower extremity strength measures in persons with chronic stroke. *Arch Phys Rehabil* 83(3) : 322-328, 2002.
6) Liaw LJ, Hsieh CL, et al : The relative and absolute reliability of two balance performance measures in chronic stroke patients.
7) 脳卒中合同ガイドライン委員会：1-3 予測．脳卒中治療ガイドライン2009（篠原幸人・他），協和企画，2010，pp281-282.
8) Koyama T, Matsumoto K, et al : Relationships between independence level of single motor-FIM items and FIM-motor scores in patients with hemiplegia after stroke : an ordinal logistic modelling study. *J Rehabil Med* 38(5) : 280-286, 2006.
9) 石倉 隆：脳卒中の病態評価と解釈による理学療法士のゴール設定 - 慢性期．PTジャーナル 44(2) : 123-130, 2010.
10) 脳卒中合同ガイドライン委員会：2-4 痙縮に対するリハビリテーション．脳卒中治療ガイドライン2009（篠原幸人・他），協和企画，2010，pp308-312.
11) King TI Ⅱ : The effect of neuromuscular electrical stimulation in reducing tone. *Am J Occup Thera* 50(1) : 62-64, 1996.
12) Yen CY, Tsai KH, et al : Effects of prolonged muscle stretching with constant torque or constant angle on hypertonic calf muscles. *Arch Phys Med Rehabil* 86(2) : 235-241, 2005.
13) Horsley SA, Herbart RD, et al : Four weeks of daily stretch has little or no effect on wrist contracture after stroke : a randomized controlled trial. *Aust J Physiother* 54(1) : 38, 2008.
14) Katalinic OM, Harvey LA, et al : Stretch for the treatment and prevention of contractures. *Cochrane Database Syst Rev* 8 : CD007455, 2010.
15) Katalinic OM, Harvey LA, et al : Effectiveness of stretch for the treatment and prevebtion of contractures in people with neurological conditions : a systematic review. *Phys Ther* 91(1) : 11-24, 2011.
16) 脳卒中合同ガイドライン委員会：2-1 運動障害・ADLに対するリハビリテーション．脳卒中治療ガイドライン2009（篠原幸人・他），協和企画，2010，pp296-299.
17) 社団法人日本理学療法士協会ガイドライン特別委員会理学療法診療ガイドライン部会：第4章 理学療法介入の推奨グレードとエビデンスレベル．理学療法診療ガイドライン第1版（2011），日本理学療法士協会，2011，pp405-427.
18) Fujiwara T, Liu M, et al : Effect of pedaling exercise on the hemiplegic lower limb. *Am J Phys Med Rehabil* 82(5) : 357-363, 2003.
19) Schleenbaker RE1, Mainous AG 3rd : Electromyographic biofeedback for neuromuscular reeducation in the hemiplegic stroke patient : a meta-analysis. *Arch Phys Med Rehabil* 74(12) : 1301-1304, 1993.
20) van der Lee JH, Wagenaar RC, et al : Forced use of the upper extremity in chronic stroke patients : result from a single-blind randomized clinical trial. *Stroke* 30(11) : 2369-2375, 1999.
21) 脳卒中合同ガイドライン委員会：2-2 歩行障害に対するリハビリテーション．脳卒中治療ガイドライン2009（篠原幸人・他），協和企画，2010，pp300-304.
22) Macko RF, Ivey FM, et al : Treadmill exercise rehabilitation improves ambulatory function and cardiovascular fitness in patients with chronic stroke : a randomized controlled trial. *Stroke* 36(10) : 2206-2211, 2005.
23) Liston R, Mickelborough J, et al : Conventional physiotherapy and treadmill re-training for higher-level gait disorders in cerebrovascular disease. *Age Aging* 29(4) : 311-318, 2000.
24) Barbeau H, Visintin M : Optimal outcomes obtained with body-weight support combined with treadmill training in stroke subjects. *Arch Phys Med Rehabil* 84(10) : 1458-1465, 2003.
25) Peurala SH, Tarkka IM, et al : The effectiveness of body weight supported gait training and floor walking in patients with chronic stroke. *Arch Phys Med Rehabil* 86(8) : 1557-1564, 2005.
26) Chen CL, Yeung KT, et al : Anterior ankle-foot orthosis effects on postural stability in hemiplegic patients. *Arch Phys Med Rehabil* 80(12) : 1587-1592, 1999.
27) Hung JW, Chen PC, et al : Long-term effect of an anterior ankle-foot orthosis on functional walking ability of chronic stroke patients. *Am J Phys Med Rehabil* 90(1) : 8-16, 2011.
28) 脳卒中合同ガイドライン委員会：2-11 体力低下に対するリハビリテーション．脳卒中治療ガイドライン2009（篠原幸人・他），協和企画，2010，pp331-334.
29) Teixeira-Salmela LF, Olney SJ, et al : Muscle strengthening and physical conditioning to reduce impairment and disability in chronic stroke survivors. *Arch Phys Med Rehabil* 80(10) : 1211-1218, 1999.
30) Sharp SA, Brouwer BJ : Isokinetic strength training of

31) Flansbjer UB, Miller M, et al：Progressive resistance training after stroke：effects of muscle strength, muscle tone, gait performance and perceived participation. J Rehabil Med 40(1)：42-48, 2008.
32) Lindsay MP, Gubitz G, et al：Canadian best practice recommendations for stroke care；fourth edition. Canadian stroke network, 2013.
33) Elaine LM, Laura M, et al：Comprehensive overview of nursing and interdisciplinary rehabilitation care of the stroke patient：a scientific statement from the American Heart Association. Stroke 41(10)：2402-2448, 2010.
34) Christie L, Bedford R, et al：Task-specific practice of dressing tasks in a hospital setting improved dressing performance post-stroke：a feasibility study. Aust Occup Ther J 58(5)：364-369, 2011.
35) Legg L, Drummond A, et al：Occupational therapy for patients with problems in personal activities of daily living after stroke：systematic review of randomised trials. BMJ 335：922, 2007.
36) Nadeau SE, Wu SS, et al：Effects of task-specific and impairment-based training compared with usual care on functional walking ability after inpatient stroke rehabilitation：LEAPS Trial. Neurorehabil Neural Repair 27(4)：370-380, 2013.
37) 横山典子，西嶋尚彦・他：中高年者における運動教室への参加が運動習慣化個人的要因に及ぼす影響：個別実施運動プログラムと集団実施運動プログラムの比較．体力科学 52：249-258，2003.
38) Barnett A, Smith B, et al：Community-based group exercise improves balance and reduces falls in at-risk older people：a randomized controlled trial. Age Ageing 32(4)：407-414, 2003.
39) Suzuki T, Kim H, et al：Randomized controlled trial of exercise intervention for the prevention of falls in community dwelling elderly Japanese women. J Bone Miner Metab 22(6)：602-611, 2004.
40) 脳卒中合同ガイドライン委員会：1-8 患者・家族教育．脳卒中治療ガイドライン 2009（篠原幸人・他），協和企画，2010，pp294-295.
41) Britton M, Andersson A：Home rehabilitation after stroke. Reviewing the scientific evidence on effects and costs. Int Technol Assess Health Care 16(3)：842-848, 2000.
42) 荒尾雅文，石濱裕規・他：訪問リハビリテーションが脳卒中者の ADL 向上に及ぼす効果及び ADL 向上要因の検討．理学療法学 36(2)：72-73，2009.
43) 牧迫飛雄馬，阿部　勉・他：家族介護者に対する在宅での個別教育介入が介護負担感および心理状態へ及ぼす効果―層化無作為割り付けによる比較対照試験―．老年社会科学 31(1)：12-20，2009.
44) 石倉　隆，岩田　篤・他：複数回の自宅訪問指導が在宅復帰後の ADL に与える影響．中国ブロック理学療法士学会誌 20：101-102，2007.
45) Potempa K, Lopez M, et al：Physiological outcomes of aerobic exercise training in hemiparetic stroke patients. Stroke 26(1)：101-105, 1995.
46) Ivey FM, Ryan AS, et al：Treadmill aerobic training improves glucose tolerance and indices of insulin sensitivity in disabled stroke survivors：a preliminary report. Stroke 38(10)：2752-2758, 2005.

4 パーキンソン病

評価，治療／介入のエビデンスポイント

Q0 標準的な評価指標には何がありますか？
➡ Hoehn & Yahr stage が一般的に使用される．また，unified Parkinson's disease rating Scale（UPDRS）が内的整合性や信頼性が高い評価指標として実証されている．

Q1 パーキンソン病に対する複合的理学療法は有効ですか？
➡ はい．日本神経学会パーキンソン病治療ガイドライン 2011 にあるように，筋力増強，関節可動域，持久性の改善などが推奨グレード A として報告されている．また一次的機能障害を改善するものではないが，廃用症候群を中心とした二次的あるいは複合的な機能障害を改善できることや，身体機能，健康関連 quality of life（QOL），筋力，バランス，歩行速度に関して有効である．

Q2 筋力増強や体力向上への介入方法はありますか？
➡ はい．4 週間の理学療法で UPDRS の運動機能と日常生活動作が有意に改善した．また，トレッドミルでの歩行練習とストレッチングと筋力練習の比較で，ストレッチングと筋力練習も有効であった報告がある．さらに転倒予防を目的とした運動療法で転倒の頻度が減少する報告があり有効である．

Q3 バランス練習の効果はありますか？
➡ はい．バランス練習課題の介入方法は様々であるが，いずれも有意な改善が報告されている．

Q4 トレッドミルを用いた練習効果はありますか？
➡ はい．トレッドミルを用いた歩行練習は，用いなかった方法と比較して，歩行速度やストライド長および歩行距離を改善できるという報告が多数ある．

Q5 聴覚や視覚の外的刺激は歩行障害に有効ですか？
➡ はい．リズム刺激（聴覚・視覚・触覚の合図を含む）の検討で，それぞれ改善効果をもたらすが，聴覚刺激が歩行障害に対して最も有効である．

Q6 有酸素運動や呼吸練習による効果はありますか？
➡ はい．呼吸練習が呼吸機能や歩行能力の改善に有効です．

Q7 嚥下障害に対する理学療法の効果はありますか？
➡ はい．生命予後にもかかわる誤嚥性肺炎の予防としての効果が報告されている．

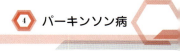

1 パーキンソン病はどのような疾患ですか

パーキンソン病は，中脳黒質ドパミン作動性ニューロンの変性脱落により，主に中年以降に発症する神経変性疾患である．パーキンソン病の病因については，加齢，環境因子，遺伝的要因などを含めて多くの研究が進行中である．疫学的には，有病率が 120〜150／10万人とされているが，高橋[12]によれば，有病率は加齢とともに増加し，わが国の人口の高齢化に伴い罹患者は増加し，わが国には 15 万〜18 万人の患者がいると推定される．

パーキンソン病の主症状は，振戦，筋固縮，無動・寡動，姿勢反射障害，歩行障害などであり，病態の進行に伴い，すくみ足，不随意運動の発現，薬物の長期服用後の Wearing-off 現象や On-off 現象などが顕在化する．さらに自律神経症状として，便秘，起立性低血圧，排尿障害，発汗障害などがある．また精神症状として，うつ症状，幻覚，認知障害などが，程度の差はあれ，それぞれの症状が組み合わさって生じることは稀ではない．

パーキンソン病の主症状は，中脳黒質ドパミン作動性ニューロンの変性脱落によって引き起こされる大脳基底核運動回路の機能異常によって生じる．現在考えられている寡動の機序は，大脳基底核の出力部の活動亢進があり，そこから抑制性投射を受ける視床‐前頭葉投射の活動が低下する．一方で，運動回路内で周期性発火，バースト発火，同期性発火が増加し，正常な運動遂行が阻害される．無動・寡動は大脳基底核からの量的・質的な制御異常によって前頭葉の機能が障害され，円滑で素早い動作が困難となる．振戦は，大脳基底核内に発した周期性ニューロン活動が小脳系と相互作用し，一次運動野から振戦の出力を下行させることにより生じる．筋固縮は，長潜時反射の亢進や脊髄反射回路異常が機序としてあげられる．パーキンソン

表 1　パーキンソン病の典型的徴候

1. 筋力低下のない手指運動拙劣
2. 言語や表情の無意識でかつ情緒的調節の喪失
3. 自動的嚥下（唾液）の喪失
4. 瞬目の減少
5. 歩行時の腕振り（および他の連合運動）の喪失
6. 安静時における四肢筋の無意識な自然の収縮の喪失
  （正常人では座位で，たえず自然に四肢を動かしている）
7. 正常の大きさの連続的な筋運動の喪失
  [小歩症，小字症，言葉の音量低下，加速傾向（festination）]
8. 意思伝達における手，顔，身体の同時運動の喪失
9. 一定のパターンの運動の半自動的連続の喪失
10. 協調運動における習熟した自動運動パターンの喪失
  （例：指の効果的な収縮のために手首を伸展すること）
11. 静止振戦（4〜7Hz，きわめて規則的）
12. 歯車現象を伴う筋固縮
13. 筋力低下
14. ジストニー様屈曲姿勢
15. 注視けいれん（Oculogyria），チック，筋スパズム
16. 抑うつ気分
17. あらゆるすくみ現象（freezing）を含むすべての型の無動（akinesia）
18. 後方および前方突進
19. 運動緩徐
20. 注意力の低下，周囲への関心を徐々に失うこと

（文献 14 より引用）

病の歩行障害は，ヒト二足歩行の高次機構に含まれる補足運動野の機能障害が関与している可能性も指摘されている．パーキンソン病の典型的な特徴について，表1[14]にまとめた．

パーキンソン病に対する治療法は，薬物療法が第一義的である．水野ら[13]は，薬物投与には個別的指導が不可欠であり，患者の年齢や社会的要求度，知的機能の障害の有無を考慮した薬物治療の開始，運動機能を維持するための理学療法などの併用，長期レボドパ投与症候群の併発を視野に入れた長期治療計画が求められると解説している．これらはパーキンソン病治療ガイドラインの2002年版と大きな変更はない．

理学療法を計画・実施するためには，その対象患者ごとの薬物療法に関する内容を知っておく必要がある．薬物療法に関する詳細なガイドラインは，日本神経学会が提示している「パーキンソン病の治療ガイドライン」[1]を参照いただきたい．L-ドパ・ドパミンアゴニスト・モノアミン酸化酵素B（MAOB）阻害薬（セレギリン）・カテコール-O-メチル基転移酵素（COMT）阻害薬（エンタカポン）・アマンタジン・抗コリン薬・ドロキシドパ・ジスキネジアに対する薬物・精神症状に対する薬物・抗うつ薬・起立性低血圧に対する薬物・排尿障害に対する薬物・消化管運動障害に対する薬物・性機能障害に対する薬物という項目ごとにその効用や病態の進行にあわせた処方などに関して詳述されており，現在の対象者がどのような薬物治療がなされているかを把握し，目的にあわせた理学療法介入の選択のためにも必要な情報として考えておくべきである．

 ## パーキンソン病はどのような経過をたどりますか

パーキンソン病自体は緩徐進行性の疾患である．患者によって進行の速さはそれぞれ異なるが，一般的に振戦が主症状だと進行は遅く，動作緩慢・寡動が主症状だと進行が速い．薬物療法などの適切な治療を行えば，通常発症後10年程度は普通の生活が可能である．それ以後は個人差がみられ，介助が必要な段階になる場合もある．生命予後としては決して悪くはなく，平均寿命は一般人に比較して2〜3年短いだけといわれる．高齢者では，脱水，栄養障害，悪性症候群に陥りやすいので注意が必要であり，生命予後は臥床生活となってからの合併症に左右され，誤嚥性肺炎などの感染症が直接死因になることが多い．

また中馬[15]は，経過のなかでリスクとして大きな問題になる「転倒」について，またその対策について詳述している．歩行障害 → 転倒の危険性 → 転倒 → 骨折 → 二次的な廃用症候群，という悪循環に陥らないための方策が重要である．転倒の要因として，感覚（深部感覚・視覚・前庭覚），高次脳（注意・意識・認知・学習），運動（筋力低下・持久性低下・協調障害・骨関節機能障害・心肺機能低下）のそれぞれの機能が関係する内的転倒要因と，主に環境要因である外的転倒要因がある．これらの要因に対して総合的に対処すべきであり，生活指導・運動指導が運動量の増加や薬物服用量の増加割合を抑制したこと，総合的な種々の訓練を実施すれば，運動機能や日常生活動作面での改善がみられること，寝返りが困難である症例に対し適切な運動訓練を行い，脊柱の回旋角度と上肢のリーチが改善したこと，活動的音楽療法がADLや運動面および情動的側面に向上がみられたこと，外的なリズム刺激が，歩行速度・ストライド長・ケイデンスなどに有意に改善がみられたことなどを提示し，運動訓練はパーキンソン病の臨床評価の改善に効果があると結論付けている．

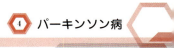

3 標準的な評価指標には何がありますか

≫ ① 関連ガイドライン

　日本理学療法士協会「理学療法診療ガイドライン第1版（2011）」[16]におけるパーキンソン病の評価指標では，「パーキンソン病は，静止時振戦，固縮，無動，姿勢反射障害を四大兆候とし，運動機能障害以外にも自律神経症状，精神症状，睡眠障害など多様な症候・障害像を呈する．そのため，パーキンソン病の全体像を評価するためには，多様な症候・障害像を検査し，記載する必要がある．このような目的のために，パーキンソン病の疾患特異的な評価指標が考案されている．また，汎用的な評価指標を用いて，パーキンソン病によって障害されやすい事項を評価することも行われる」と記述されている．

≫ ② リサーチエビデンス

　パーキンソン病の帰結評価指標として最も頻繁に使用され，信頼性，妥当性も高いのは，unified Parkinson's disease rating scale（UPDRS）である．内的整合性についてクロンバックのα係数0.96，検者間信頼性について重み付きカッパ係数0.83，再現性について全体スコアの級内相関係数0.92である．
　重症度分類として最も頻繁に使用されているのがHoehn & Yahr stageであるが，信頼性や妥当性に関する検証はあまりなされていない．
　パーキンソン病患者の健康関連quality of life（QOL）を測定する質問票では，内的整合性についてクロンバックのα係数0.59～0.94，テスト－再テスト法による級内相関係数0.67～0.87である．
　以下に記述した評価指標では，主に「理学療法診療ガイドライン第1版（2011）」[16]で取り上げられている項目，および2011～2013年までに発表されたシステマティクレビューなどをリサーチエビデンスとして解説する．

≫ ③ 日常の臨床で行われている，経験的に有用と思われる評価指標

(1) Hoehn & Yahr stage
　Hoehn & Yahr stageおよびstage IとIIの中間にステージ1.5を加えたmodified Hoehn & Yahr stage（mH&Y stage）[17]は，パーキンソン病の重症度分類として最も頻繁に使用されているが，信頼性や妥当性に関する検証はあまりなされていない．Hoehn & Yahr stageとパーキンソン病統一スケールは，スピアマンの相関係数0.71の比較的高い相関を示す．

(2) unified Parkinson's disease rating scale（UPDRS）
　臨床場面や多くの治療試験で用いられており，運動障害の症状，精神症状，自律神経症状，疼痛，治療の合併症まで合計42項目を評価する．それぞれの段階付は0～4の5段階尺度で，有無の評価は0，1の2段階で評価し，総スコアは199である．内的整合性や信頼性の高さは実証されている（リサーチエビデンス部分を参照）．

(3) 歩行速度，歩幅，ケイデンス

　歩行障害の程度を評価する尺度として，歩行速度（最適・最速），歩幅，ケイデンスが多く用いられる．「理学療法診療ガイドライン第I版（2011）」[16]でも，1990～2010年の調べられた論文でも，それぞれ37.9%，31.0%，19.8%の論文で用いられていた．10m歩行テストなどが実施され，パーキンソン病患者を対象とする測定についても信頼性（歩行速度0.81～0.87，歩行率0.80～0.88），反応性などが報告されている．

(4) Parkinson's disease questionnaire（PDQ-39）

　パーキンソン病患者の健康関連quality of life（Health-related QOL）を測定する質問票で（河本らによる日本語版PDQ-39[18]），内的整合性や妥当性も高いものである．PDQ-39の運動に関する項目とH&Y stageとのスピアマンの相関係数は0.63である．

(5) timed "up & go" test（TUG）

　TUGは高齢者のバランス能力や転倒関連の評価指標として多く使用される．パーキンソン病患者においても多用され，UPDRSの合計スコア（r＝0.50），Berg balance scale，最大歩行速度，快適歩行速度（r＝－0.67～－0.78）との有意な相関が報告されている．

(6) Berg balance scale（BBS）

　バランス能力の評価指標として多用されており，信頼性，妥当性について検証されている．パーキンソン病についても，検者内（級内相関係数ICC＝0.87），検者間（ICC＝0.74）の信頼性，UPDRSの運動機能やmH&Y stageとの有意な相関が報告されている．

(7) functional reach test（FRT）

　バランス能力の簡易的な評価として多く使用される．パーキンソン病においても，検者内（ICC＝0.64），検者間（ICC＝0.74）の信頼性が報告されている．UPDRSの合計スコア，BBS，最大歩行速度，快適歩行速度との有意な相関が報告されている．

(8) falls efficacy scale（FES）

　転倒に関する自己効力感を評価できる指標で，転倒リスクのあるパーキンソン病患者にも適用される．信頼性は高く（クロンバックのα係数0.96，級内相関係数0.96），転倒との関連性も高い．

　以上の8項目をよく使われている評価指標としたが，「理学療法診療ガイドライン第I版（2011）」[16]では，IのHoehn & Yahr stageは推奨グレードがBで，それ以外の評価指標は推奨グレードAに位置付けられている．

推奨される治療／介入の方法にはどのようなものがありますか

1 パーキンソン病に対する複合的理学療法は有効ですか？

>> ① 関連ガイドライン

「理学療法診療ガイドライン第I版（2011）」[16]，「日本神経学会パーキンソン病治療ガイドライン（2011）」[1]，「KNGF guidelines for physical therapy in patients with Parkinson's disease（2004）」[19]の3つのガイドラインのなかから，エビデンスレベルの高いものや，推奨グレードの高いものを選択した．また，2011年以降のシステマティックレビューも検索し，追加できるものを紹介する．

② リサーチエビデンス

(1) de Goede ら[20] (2001) は，PD 患者に対して種々の運動介入を実施した 12 編の文献についてメタ分析を用いて総括した結果，ADL，歩行速度，重複歩距離の総括的効果量に有意差を認めたが，神経学的兆候には有意差を認めなかったと報告した．

(2) Keus SHJ ら[2] (2009) は，認知運動戦略により，起居移動動作の改善，感覚刺激やトレッドミル歩行による歩行能力の改善，運動療法による筋力増強，関節可動域，持久性の改善などを報告している．

(3) Tomlinson CL ら[3] (2012) は，複合的な理学療法介入の有無をメタアナリシス手法で，39 の論文で 1,827 人の患者で検討した．歩行速度 (0.04m/s, 95% confidence interval 0.02〜0.06, $P < 0.001$)，Berg balance scale (3.71 点，2.30〜5.11, $P < 0.001$)，UPDRS (total score −6.15 点，−8.57〜−3.73, $P < 0.001$；ADL サブスコア −1.36, −2.41〜−0.30, $P = 0.01$；運動サブスコア −5.01, −6.30〜−3.72, $P < 0.001$)．以上の結果から理学療法介入が短期間でも有効に働くという結論を述べている．

(4) Goodwin VA ら[4] (2008) は，Randomized controlled trial (RCT) 14 編（総数 495 名）について mixed methods approach (random effects meta-analysis) を実施した．根拠ある運動として身体機能 (95%CI：0.12〜0.82，7 編)，健康関連 QOL (95%CI：0.04〜0.51，4 編)，筋力 (4 編)，バランス (5 編)，歩行速度 (4 編) が推奨されること．一方，転倒 (2 編)，うつ症状 (4 編) については，根拠が不十分であったと報告した．

(5) コクランデータベースでは，Deane ら[36] による 2001 年のレビューがある．無作為化比較対照法およびこれに準じる方法論により，パーキンソン病に対する従来の理学療法と新たに提唱された方法との効果の比較に関する研究論文を 28 のデータベースを用いてレビューした．その結果，7 論文が該当し，その患者数の合計は 147 名であった．パーキンソン病に対する理学療法は様々な手法が用いられており，それぞれが少人数の対象であったり，研究方法論に問題を包含するものが多く，今後さらに理学療法内容の組み合わせを考慮することやランダム割り付け手法などを厳格にしてさらなる検討を進め，明確な方針を提示する必要性を示した．

(6) Deane ら[37] による，2007 年のレビューでは，パーキンソン病に対する理学療法介入の有無による効用や効果を，28 のデータベースを用いて無作為化比較対照法および疑似無作為化法を用いた研究について検討した．11 論文による 280 名のパーキンソン病患者の結果から，理学療法効果として 10 の試みが有効であり，歩行速度や重複歩距離において有意改善を認めたこと，しかし 8 の試みでは効果が得られなかったことも示した．Deane らは，それぞれの研究対象者が少なかったこと，まだ多くの理学療法内容が試みられていること，効果を確実に言うためにはさらなる研究の必要性や，病態の進行度合いにあわせた理学療法の確立の必要性に関して言及した．

③ 日常の臨床で行われている標準的な方法，経験的に有用と思われる方法

パーキンソン病に対する理学療法は，複合的運動療法介入の方法で日常の臨床で行われている．全身の柔軟性を改善するためにストレッチング，姿勢や歩容の改善のために歩行練習，体力の改善のためにトレッドミル歩行練習や通常の歩行練習，筋力の維持・増加のための筋力増強運動，バランスの改善のためのバランス練習，総合的な ADL 改善のための練習，精神的サポートなどを組み合わせて，個別的なニーズを考慮した介入方法である．

2 筋力増強や体力向上への介入方法はありますか？

≫ ① 関連ガイドライン

　日本理学療法士協会が策定した「理学療法診療ガイドライン第1版（2011）」[16]，「日本神経学会パーキンソン病治療ガイドライン（2011）」[1]，「KNGF guidelines for physical therapy in patients with Parkinson's disease（2004）」[19] の3つのガイドラインのなかから，エビデンスレベルの高いものや，推奨グレードの高いものを選択した．また，2011年以降のシステマティックレビューも検索し，追加できるものを紹介する．

≫ ② リサーチエビデンス

　(1) Shulman ら[7] は，PD患者に対し，トレッドミルでの歩行練習とストレッチングと筋力練習の3種類の比較を行った．①心拍容量で70～80％の高強度でのトレッドミル歩行を30分間実施した群と，②心拍容量で40～50％の低強度でのトレッドミル歩行を50分間実施した群，③ストレッチングと筋力強化練習を3種類のマシーンを利用して（レッグプレス・膝伸展運動・レッグカールを10回ずつ2セット）運動した群，である．いずれも週3回，3カ月継続した．その結果，3群ともに6分間歩行距離が6～12％増加したが3群間の有意な差はなかった．最高酸素摂取量は，2つ強度でのトレッドミル歩行練習群で7～8％増加したが，ストレッチと筋力強化群では有意な増加はなかった．筋力のみが16％と有意な増加が得られたと報告した．

　(2) 筋力増強法が有効かの観点では，Lima ら[21] が，中等度から軽度の機能障害をもつPD患者に対し，漸増抵抗運動と身体機能の改善を検討したシステマティックレビューがあり，座位-立ち上がり時間，最大および快適歩行速度，6分間歩行距離，階段昇降，活動特異的なバランスの自己効力感，TUGなどを指標として検討した．漸増抵抗運動介入で0.50（95% CI：0.05～0.95），歩行耐久性では臨床的に価値ある改善があり［中等度の重症度で96m（95% CI：40～152）］．しかし，身

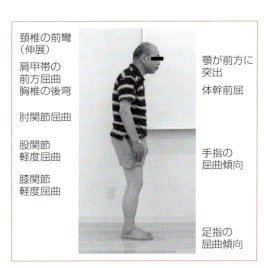

図1　パーキンソン病患者の典型的な姿勢（拘縮を起こしやすい部位）

パーキンソン病のストレッチ体操

＜体操を効果的に行うための4つのポイント＞
1. 決して無理をしない（伸ばし過ぎたり，疲れを残さない）．
2. 反動やはずみをつけない（ゆっくりと，苦にならない痛みを感じる程度に伸ばす）．
3. 伸ばしている間も息を止めない．
4. 筋肉を最大に伸ばす少し手前で10秒くらい止める．

① あお向けに寝て両手を腹の上で組む
　全身の力を抜く

  肘を伸ばしながら腕を上げる
背筋を伸ばして胸を伸ばす

② あお向けに寝て力を抜く

  片膝を両手で抱え胸の方へ引き寄せる
反対側の足を伸ばす

③ あお向けに寝て両膝を立てる

  そのまま膝を左（右）にゆっくり倒す
胸，腰を伸ばす（両肩を床から離さない）

④ あお向けに寝て両膝を立てる
　左（右）足を上に組む

  上に乗せた足で下の足を押さえる
腰を中心に伸ばす

⑤ 足を伸ばして左（右）足を右（左）足の
　膝の上に乗せる

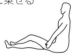 下になった膝の裏側が伸びるように
体をゆっくり前に倒す

⑥ 両足を伸ばし片方のつま先にタオルを
　かけ足先が反るように引く
　ふくらはぎを伸ばす

⑦ 片方の足を開くように伸ばして座る

  体を前に倒し足の裏側と内側を伸ばす

⑧ 足を伸ばして座る
　手先は後方に向ける

  膝を伸ばし胸を反らす
できれば上を向き顎を上げる

図2　全身の大きな運動範囲を取り入れたパーキンソン病のためのストレッチング

体活動全般に持ち越せるかというと，そこまでの効果にはならないことを報告した．

(3) Keus ら[22]は，オランダのPDガイドラインに沿った個別介入（疾患特異的介入；外的刺激・認知運動戦略，一般的介入；バランス運動・下肢筋力増強・体力向上）を1〜2回／週，10週間実施した．対照群は薬物療法のみであった．Patient performance outcome scaleにおいて介入群・対照群間に有意差を認めた（95%CI：0.13〜1.36）と報告している．

(4) Bridgewater ら[23]（1997）は，介入群には運動介入（四肢の柔軟体操，体幹筋力増強，エアロビック運動）を2回／週，12週間実施した．その後，4週間運動を継続した．対照群は12週目まで興味ある健康についての話し合いを実施（1回／3週）し，その後4週間は活動維持を指示した．体幹右回旋最大等尺性トルク，50%MVC負荷時の体幹右回旋最大速度，Northwestern university disability scale，Webster version of the Parkinsonian disabilitiesにおいて，群間，測定時期（ベースライン，12, 16週後）間に交互作用がみられたと報告している．

③ 日常の臨床で行われている標準的な方法，経験的に有用と思われる方法

パーキンソン病患者の特異的姿勢から身体関節における拘縮を作りやすい部位を，図1に示した．ストレッチングの実際は図2に，パーキンソン病の機能障害を考慮した全身的な運動範囲を網羅できるストレッチング方法を示した．施行時の注意事項は，無理をせず，ゆっくりとした深呼吸と組み合わせて実施することである．体幹の伸展，体軸の回旋要素が多く盛り込まれている内容である．ストレッチング単独でのエビデンスは少ないが，複合的介入で効果を認めている．筆者も必須な練習項目の一つであると主張したい．

3 バランス練習の効果はありますか？

① 関連ガイドライン

日本理学療法士協会が策定した「理学療法診療ガイドライン第1版（2011）」[16]，「日本神経学会パーキンソン病治療ガイドライン（2011）」[1]，「KNGF guidelines for physical therapy in patients with Parkinson's diseas（2004）」[19]の3つのガイドラインのなかから，エビデンスレベルの高いものや，推奨グレードの高いものを選択した．

② リサーチエビデンス

(1) Dibble ら[24]によるシステマティックレビューでは，PD患者のバランス運動の効果に着目した16論文を検討した．理学療法の介入方法は一貫していないが16論文のうち，15論文でバランス運動を含んでいた．姿勢不安定性では4論文中3編，バランス課題では9論文中9編に有意な改善が認められた．QOLに関しては7論文中2編に有意な改善を認めた．転倒数を検討した2論文では，転倒数の減少傾向はあったが有意差は認められなかった，と報告した．

(2) Protas ら[25]は，H & Y stage Ⅱ〜Ⅲの外来PD病患者に対し，トレッドミルを用いた前後左右への歩行練習とトレッドミル上での前後左右のステップ練習を1時間／回，3回／週，計8週間行った結果，歩行速度と動的バランスの向上を認めたことを報告した．

>> ③ 日常の臨床で行われている標準的な方法，経験的に有用と思われる方法

重症度において，軽症の段階から中等度の場合にバランス練習を組み入れることが多い．不安定姿勢での身体重心を動かす方法，外乱刺激に対して身体の応答を引き出していく方法などが用いられる．バランス練習の介入は，単独ではなく複合的理学療法介入の一つとして用いられる．

4 トレッドミルを用いた練習効果はありますか？

>> ① 関連ガイドライン

日本理学療法士協会が策定した「理学療法診療ガイドライン第1版（2011）」[16]，「日本神経学会パーキンソン病治療ガイドライン（2011）」[1]，「KNGF guidelines for physical therapy in patients with Parkinson's diseas（2004）」[19] の3つのガイドラインのなかから，エビデンスレベルの高いものや，推奨グレードの高いものを選択した．

>> ② リサーチエビデンス

（1）Mehrholz ら[26] のコクランデータベースでのシステマティックレビューでは，トレッドミル歩行訓練と非トレッドミル歩行訓練を比較したRCTを対象にメタ分析を行った結果，トレッドミル歩行訓練は歩行速度，ストライド長，歩行距離を改善し，患者のトレーニングからの脱落リスクを増加しなかった．また，有害事象に対する報告はなかったとしている．

（2）Herman ら[27] は，トレッドミル歩行訓練の効果をシステマティックレビューした．即時効果を検討した報告では，歩行速度，歩幅の改善を認め，長期効果を検討した報告では，歩行速度，UPDRSの運動項目，転倒恐怖感などの改善を認めた．持ち越し効果は，4週間から5か月間であったことを報告した．

（3）Toole ら[28] は，体重免荷なし，体重の5%を増負荷，体重の25%を免荷，の3種類でのトレッドミル歩行における効果をRCTで検証した．いずれのトレッドミル歩行においても動的バランス，UPDRSの運動機能，歩行が改善したが，トレッドミル歩行の種類間による違いはなかったと報告した．

（4）Cakit ら[29] は，介入群に対して，ストレッチング，関節可動域運動，速度依存性トレッドミル歩行を8週間実施した．RCTでの速度依存性トレッドミル歩行の効果を検証した結果，歩行能力，バランス能力，falls efficacy scale の有意な改善がみられ，対照群は介入前後で有意な変化がなかったことを報告した．

>> ③ 日常の臨床で行われている標準的な方法，経験的に有用と思われる方法

トレッドミルを用いた練習は，体力改善を目標として行われ，手すりの利用によりバランスの危険性を回避した方法である．上方から安全ベルトで体を確保しながら歩行させるという方法もとられ，この場合，バランスの練習を複合的に加味した方法にもなる．Hoehn & Yahr stage I～II の場合には，トレッドミル上を後ろ向きに歩行させる練習[42] もある．

5 聴覚や視覚の外的刺激は歩行障害に有効ですか？

≫ ① 関連ガイドライン

　日本理学療法士協会が策定した「理学療法診療ガイドライン第1版（2011）」[16]，「日本神経学会パーキンソン病治療ガイドライン（2011）」[1]，「KNGF guidelines for physical therapy in patients with Parkinson's diseas（2004）」[19] の3つのガイドラインのなかから，エビデンスレベルの高いものや，推奨グレードの高いものを選択した．また，2011年以降のシステマティクレビューも検索し，追加できるものを紹介する．

≫ ② リサーチエビデンス

　(1) Nieuwboer ら[30] は，133名のPD患者（H＆Y stage II：63，III：58，IV：12）を対象に，異なる3つのリズミカルな感覚刺激様式（聴覚，視覚，体性感覚）が，椅子上のトレイを持ち上げ，戻ってくるまでの方向転換に要した歩行時間などを指標に検討した．視覚刺激は光反射ダイオードより産生される光のフラッシュを眼鏡に送る．聴覚刺激はイヤホン経由で聞かせる．体性感覚刺激はリストバンド下に装着した小型のシリンダを通じて振動刺激として与えられた．リズミカルな感覚刺激（すべてのタイプ）は，方向転換動作の速度を向上させ，短期のキャリーオーバー効果がみられたと報告した．

　(2) Nieuwboer ら[31] は，PD患者（H＆Y stage II～IV）の153名に対し，初期（76名）または後半（77名）に実施する2グループに無作為に割り付け，cueingプログラム（聴覚・視覚・振動刺激）を3週間実施した．その結果，Posture & Gait scores，歩行速度（5cm／sec），ステップ長（4cm），timed balance tests, falls efficacy scale（3.7%）の有意な改善が介入後に認められ，すくみ足の重症度は5.5%減少した．しかし，介入効果は6週間のフォローアップで大幅に縮小していたと報告した．

　(3) Maarten ら[32] は，36名のPD患者（H＆Y stage II～III）で，介入群は視覚的フィードバックを付加したバランストレーニングとして，5週間に10セッションを60分間／回行った．体の前に置いたモニター画面からバーチャルな視覚刺激を付加される．対照群は通常の理学療法のトレーニングを実施した．トレーニング前，6週間後，12週間後で，Functional reach test, functional balance，重心動揺計，および脳波を用いて検討した．その結果，介入群においてバランス反応が有意に改善し，左右方向のバランス調整も向上した．新たなトレーニングの方法として提唱された．

　(4) Thaut ら[33] は，PD患者37名を1～2Hzの一定のリズムで奏でられる音楽を聴きながら30分歩行させたEX群15名と，聴覚刺激なしで自らリズムをとりながらのSPT群11名，介入のない通常歩行を実施したNT群11名の3群に分け検討した結果，実験前後では，EX群は歩行速度，歩行率，歩幅のすべてにおいて有意な改善を示したと報告した．

　(5) Hanakawa ら[34] は，トレッドミル上に歩行する方向を横切る形の線を加えた歩行路と歩行する方向と平行な線を加えた2種類の視覚的な外挿刺激により，横切る形の線の場合に脳の外側運動前野において有意に脳血流が増加した（SPECTによる解析）ことを報告し，矛盾性運動（kinesie paradoxale）には外側運動前野が関与していることを指摘した．外発性随意運動に関与している経路は，小脳-運動前野系といわれており，自分のリズムでの運動である内発性随意運動に関与している経路は，基底核-補足運動野系といわれている．パーキンソン病患者では基底核経路に障害が

あるため内発的随意運動は困難になりやすいが，外発性随意運動を利用することで運動の効率が改善する．
　（6）Samyraら[35]は，パーキンソン病に対する世界規格の理学療法ガイドラインに寄与することを目的としてレビューを行った．その結果，6つの系統的レビューおよび23の無作為化比較対照法に準じた方法論で検討された論文から，移動・姿勢・リーチ動作と把握・バランス・歩行・体力の6つの核となる項目を特定した．さらに，視覚的キューが歩行障害を改善すること，認知的運動戦略が移動に能力を改善すること，運動がバランスを改善すること，関節可動域や筋力増強が体力を向上させること，これら4つの特異的治療戦略が，パーキンソン病に対する日常的トレーニングの基本になることを提唱した．

③ 日常の臨床で行われている標準的な方法，経験的に有用と思われる方法

　歩行動作遂行中が多いが，寡動や無動に陥った際に外的刺激として，聴覚・視覚・体性感覚をきっかけにして，動作が滑らかに遂行できるようになる．声掛けでのカウントを与えたり，メトロノームなどのリズミカルな刺激音を聞かせる，はしご状に引いた線のある歩行路を歩く，小型の振動刺激装置を装着しておくなどが用いられる．

6 有酸素運動や呼吸練習による効果はありますか？

① 関連ガイドライン

　日本理学療法士協会が策定した「理学療法診療ガイドライン第1版（2011）」[16]，「日本神経学会パーキンソン病治療ガイドライン（2011）」[1]，「KNGF guidelines for physical therapy in patients with Parkinson's diseas（2004）」[19]の3つのガイドラインのなかから，エビデンスレベルの高いものや，推奨グレードの高いものを選択した．

② リサーチエビデンス

　（1）Inzelbergら[38]は，呼吸筋への改善効果の検討で，介入群は，吸気筋介入最初の1週間は最大吸気圧の15%，最初の1カ月までは最大吸気圧の60%を目標に負荷を漸増し，その後，最大吸気圧の60%となるよう負荷強度を毎月調整した．30分／回，6回／週，12週間実施した．対照群は7cmH$_2$Oで固定した低強度で実施した．測定は介入前，介入後（介入12週後）の2回実施した．その結果，介入群においてのみ，呼気筋力，呼気筋持続力，呼吸困難感に有意な改善を認めたと報告した．
　（2）Sage[39]らは，UPDRSスコアが35未満のPD患者を，感覚を集中させたいくつかの種類の運動を組み合わせたエクササイズ群，背もたれ式のエルゴメータでの有酸素運動群，対照群の3群に分け，週3回，12週間介入を実施した．その結果，感覚集中エクササイズは，UPDRSスコア，PGスコア（UPDRSの27～31の合計指標），TUGにおいて，介入前後と3群間の比較で有意な改善があった．一方，有酸素運動は，歩幅において前後比較と3群間比較で有意な改善があり，速度においては前後比較で有意な改善が認められたと報告した．

(3) Buniniら[40]は，クロスオーバーデザインを用いて，PD患者に対してエルゴメータによる有酸素運動と気功を7週間ずつ実施し，それらの効果を検証した．どちらのグループも有酸素運動後に6分間歩行距離が有意に増大した．最高酸素摂取量，ピーク時のダブルプロダクトはグループと時間との間に有意な相互作用を示したと報告した．

③ 日常の臨床で行われている標準的な方法，経験的に有用と思われる方法

有酸素運動は，背もたれ式エルゴメータの利用や，体重免荷式吊り上げベルトを装着してトレッドミル上での歩行時間を長くしていく方法がとられる．比較的疲労を訴えることが多いので，十分な管理下で実施することが必要である．中等度以上の重症度の場合には，テーブルに手をついた椅子からの立ち上がり-座りを繰り返すことでも練習としての代用が可能である．

7 嚥下障害に対する理学療法の効果はありますか？
① 関連ガイドライン

関連ガイドラインでも総論的にその必要性を述べている程度であり，研究・報告による結果が多い．

② リサーチエビデンス

誤嚥性肺炎を繰り返すと生命予後にもかかわる問題が生じる．嚥下障害への取り組みは医師をはじめ，作業療法士，聴覚言語士，そして理学療法士，様々な職種が取り組みを行っており，全身の栄養状態の改善のため，また誤嚥性肺炎の予防としての効果を認めている．理学療法士の取り組みでも，石井ら[41]は，嚥下造影検査結果も合わせ，頚部の屈曲・回旋方向の可動域制限や前屈姿勢を改善することにより誤嚥の防止に寄与できたことを報告している．

③ 日常の臨床で行われている標準的な方法，経験的に有用と思われる方法

誤嚥性肺炎の予防を目的として，摂食嚥下練習と呼吸練習が合わせて指導される．嚥下練習として，pushing exercise，息こらえ嚥下，メンデルソン手技，舌の運動練習，Lee Silverman Voice Treatment，呼吸筋トレーニングなど[46]が用いられる．

病期の進行段階に応じた理学療法パス

パーキンソン病は，病理学的には中脳黒質におけるメラニン細胞の選択的な減少，およびLewy小体の出現をみる神経変性疾患で，臨床的徴候には静止時振戦，固縮，無動，姿勢反応障害があり，四大徴候として呼ばれている．パーキンソン病は変性疾患であるがために，薬物療法を継続しても疾患自体は個人差は大きいものの徐々に進行する．パーキンソン病の病期すべてに通じる理学療法パスはない．段階的な病期に応じた理学療法の組み合わせが必要である．疾患の重症度が進行するそれぞれの段階に応じて，運動機能の低下が

最小限になるように，理学療法介入をすることが重要である．薬物療法と理学療法の併用により，患者の生活機能を可能な限り維持・向上させることを目標とすべきである．

Hoehn & Yahrの重症度分類による分類(表2)を"病期"と考えれば，図3のような理学療法の組み合わせが必要である．いずれの病期においても安全に配慮し，立位姿勢での転倒（座位であれば椅子からの転落）などのリスク管理を考慮しながら理学療法を実施する．

Stage Ⅰ～Ⅱ：体力やバランス能力の維持・向上を目的とした全身運動を中心として組み立てる．著者ら[42]が推奨するトレッドミルを用いた後進歩行トレーニングも姿勢の改善や歩行能力の改善，体力改善に寄

表2 Hoehn & Yahrの重症度分類

| Stage Ⅰ：一側性障害．機能障害はないか，あっても軽度． |
| Stage Ⅱ：両側性障害．姿勢保持障害はなく，日常生活や仕事では多少の不自由さがあるが，行いうる． |
| Stage Ⅲ：姿勢保持障害がみられる．活動はある程度制限されるが職種によっては仕事が可能．機能障害は軽度または中等度であるが，一人で生活が可能である． |
| Stage Ⅳ：重度の機能障害．歩行や立位保持はなんとか可能だが，日常生活は介助を要し，労働能力は失われる． |
| Stage Ⅴ：起立不能．介助なしではベッド上または車椅子での生活になる． |

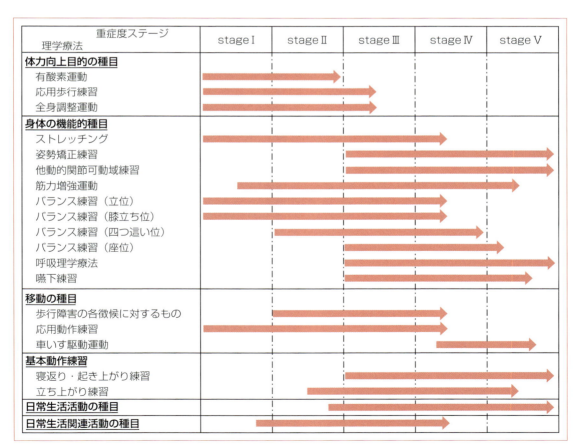

図3 Hoehn & Yahrの重症度stage別における各種理学療法

与できる．この方法は，トレッドミル上で手すりを把持し，後ろ側を3度上げたわずかな登り歩行路を設定し，個人の歩行能力に合わせて0.8～1.2mile/hの速度で，後進歩行を10分間継続する方法である．短期効果として，姿勢の改善・歩行速度向上・重複歩距離の拡大などがあり，長期的にも歩行能力の維持，体力の維持などの好影響が得られる．

Stage Ⅲ：姿勢保持やバランス能力低下，歩行時のすくみなどの多くの徴候が出現するようになるため，薬効を考慮しながら，それぞれの徴候に対する運動療法を組み合わせて実施する．それぞれの運動療法は後述する．

Stage Ⅳ：ほとんどの日常生活活動に介助が必須になるが，歩行時や移動時の転倒リスクに配慮することと，二次的な廃用症候群を可及的に予防することを目的に理学療法を組み立てることが重要である．

Stage Ⅴ：ほとんどベッド上の生活であり，移動も車いすを用いた手段になる．呼吸理学療法や嚥下練習，他動的関節可動域練習，車いす上の座位バランス練習が中心になるが，基本動作やADLが少しでも自立できるように援助することを目的として理学療法を実施する．

おわりに

パーキンソン病は，15～20年と長期間にわたる闘病生活を強いられる．中年で発症し徐々に加齢の影響も加わるなかで，身体的・精神的にも様々な影響が生じる．パーキンソン病に対する理学療法は，これらの長期間にわたって病態の進行にあわせて介入方法を組み合わせていくことが重要である．全般的にいえることは，すべての時期に共通であるが，対象者のQOLを考慮し，常に本人への精神心理的サポートを行っていくことはもとより，介護者・家族へのサポートもあわせて指導できなければならない[43-45]．また，「パーキンソン病友の会」というピアサポートでの社会的な体制も拡大・充実してきており，それらの情報提供も含めて，全人間的な対応が肝要である．

表3 パーキンソン病患者に対するリハビリテーション関連の解説およびシステマティック・レヴュー

著者（発行年）	目的	方法	結果・考察
Tomlinson CL[3] (2012)	理学療法介入の有無による効果の検証	39論文，1,827人のPD患者でのメタアナリシス	歩行速度（0.04m/s, 95% confidence interval 0.02～0.06, P<0.001），Berg balance scale（3.71点，2.30～5.11, P<0.001），UPDRS（total score −6.15点，−8.57～−3.73, P<0.001；ADLサブスコア1.36，−2.41～−0.30, P=0.01；運動サブスコア −5.01，−6.30～−3.72, P<0.001）．以上の結果から理学療法介入が短期間でも有効に働くという結論
Shulman LM[7] (2013)	トレッドミル歩行練習，筋力増強練習，ストレッチングの3種類での介入の比較	67人のPD患者で前向き比較研究，RCT．週3回，3カ月間継続後の検討	3群ともに6分間歩行距離が6～12%増加したが3群間の有意差はなかった．最高酸素摂取量は，2つの高強度・低強度負荷でのトレッドミル歩行練習群で7～8%増加した．ストレッチと筋力強化群では筋力が16%の有意な増加が得られた
Goodwin VA[4] (2008)	複合的理学療法介入による効果の検証	14論文，495人のPD患者でのメタアナリシス	身体機能（95% CI：0.12～0.82, 7編），健康関連QOL（95% CI：0.04～0.51, 4編），筋力（4編），バランス（5編），歩行速度（4編）が推奨されること．一方，転倒（2編），うつ症状（4編）については，根拠が不十分
Keus SHJ[2] (2009)	オランダのPDガイドラインに沿った理学療法介入の効果の検証	38編のRCT研究，11編のシステマティックレビューを対象，RCTおよび比較対象臨床試験について解説	2編のCochrane reviewでは，PD患者に対する理学療法効果については確定できないとしているが，3編のRCTを含むレビューではPD患者の理学療法の有効性が示唆されている．RCTによる論文では認知運動戦略による起居移動動作の改善，感覚刺激やトレッドミル歩行による歩行能力の改善，特異的運動による筋力増強，関節可動域，持久性の改善などが報告
Dibble LE[24] (2009)	バランス運動の効果に着目したシステマティックレビュー	16論文，評価指標をICFカテゴリーごとに，姿勢不安定性，バランス課題の遂行状態，QOLまたは転倒QOLに分類し，検討	16論文の内，15論文でバランス運動を含んでいた．姿勢不安定性では4論文中3編，バランス課題では9論文中9編に有意な改善が認められた．QOLに関しては7論文中2編に有意な改善を認め，転倒数を検討した2論文では転倒数の減少傾向はあったが有意差はなかった
Bridgewater KJ[23] (1997)	体幹筋力に着目した練習による効果	26名（H&Y Ⅱ～Ⅲ）のPD患者でのRCT	12週間の介入期間とその後4週間後の自己練習の効果で，体幹右回旋最大等尺性トルク，50% MVC負荷時の体幹右回旋最大速度，Northwestern university disability scale, Webster version of the Parkinsonian disabilitiesにおいて，介入群・対照群間及び測定時期（ベースライン・12週後・16週後）の間に交互作用がみられた

表3 つづき

著者（発行年）	目的	方法	結果・考察
Mehrholz J[26]（2009）	トレッドミル歩行練習に着目したシステマティックレビュー，メタアナリシス	トレッドミル歩行運動と非トレッドミル歩行運動を比較した研究	8論文で203名が対象．トレッドミル歩行は，歩行速度，ストライド長，歩行距離を改善したが，歩行率は改善しなかった．トレッドミル歩行は，患者のトレーニングからの脱落リスクを増加せず，有害事象の報告はなかった
Maarten RC[32]（2013）	新たな視覚刺激を付加する方法がバランスを改善するかの観察研究	目の前に置かれたモニターからバーチャル視覚的フィードバックを付加する方法でのバランスの長期観察比較研究	介入群においてバランス反応が有意に改善し，左右方向のバランス調整も向上
Thaut MH[33]（1996）	一定リズムの聴覚刺激が歩行に及ぼす影響を検討	RCT	実験前後でEX群は歩行速度，歩行率，歩幅のすべてにおいて有意な改善を示した
Hanakawa T[34]（1999）	視覚的な2種類の光刺激を加えた際の大脳皮質運動前野のSPECTでの検討	トレッドミル上に歩行する方向を横切る形の線を加えた歩行路と歩行する方向と平行な線を加えた2種類の視覚的な外挿刺激	矛盾性運動（kinesie paradoxale）には外側運動前野が関与していることを指摘した．自分のリズムでの運動である内発性随意運動に関与している経路は，基底核-補足運動野系といわれている．PD患者では基底核経路に障害があるため内発的随意運動は困難になりやすいが，外発性随意運動を利用することで運動の効率が改善する．
Inzelberg R[38]（2005）	呼吸筋への運動介入による効果の検討	漸増する吸気抵抗による呼吸練習前後の比較検討	PD患者（H&Y Ⅱ～Ⅲ）20名．介入群は，吸気筋介入最初の1週間は最大吸気圧の15%，最初の1カ月までは最大吸気圧の60%を目標に負荷を漸増し，その後，最大吸気圧の60%となる負荷強度を毎月調整した．30分/回，6回/週，12週間実施した．対照群は7cm H$_2$Oで固定した低強度で実施した．測定は介入前，介入後（介入12週後）の2回実施した．その結果，介入群においてのみ，呼吸筋力，呼吸筋持続力，呼吸困難感に有意な改善を認めた
阿部和夫[14]（2002）	リハビリテーションの役割に関する解説	パーキンソン病に特有な症候を考慮したリハビリテーションの概説	1つは抑うつ症状が基本的に伴うので，うつ状態や不安感の軽減を図るため投薬や説明が重要であること，重症度に合わせたリハビリテーションを行い，発話障害，呼吸障害，嚥下障害について，それぞれの対策と訓練すること，さらに転倒予防の重要性や生活環境の整備など，包括的にリハビリテーションを進める必要性を解説した．
中馬孝容[15]（2007）	EBMに基づくリハビリテーションガイドの解説	転倒に対する対策について詳述	転倒の要因として，感覚・高次脳・運動の諸機能が関係する内的転倒要因，環境要因である外的転倒要因に対して，総合的な種々の訓練を実施すれば，運動機能や日常生活動作での改善がみられること，などを解説した．
Heather[45]（2004）	リハビリテーション介入が，在宅療養あるいは外来通院のPD患者に有益かの検証	関連する18のRCT，16の比較対照試験，その他4の総数44論文を採用	1論文を除いた33研究論文において，少なくとも1つの帰結項目で改善が報告された．これらの結果から，様々なリハビリテーション介入はパーキンソン病患者のより良い人生・生活により良い影響を与えていると結論された．
de Goede[20]（2001）	PD患者に対する理学療法の効果に関するメタアナリシス	関連する12論文を採用し，介入群207名，対照群197名における検討	ADL（0.40；信頼区間CI=0.17－0.641），および重複歩の長さ（0.46；CI=0.12－0.82）において有意な総括効果量であった．歩行速度での総括効果量は（0.49；CI=0.21－0.77）であったが，それぞれの研究結果は一定ではなかった．神経学的徴候についての総括効果量は（0.22；CI=－0.08－0.52）であったが，それぞれの研究では有意ではなかった．研究方法論の問題や対象者の数が少ないことなどから，さらなる検討を行う必要がある．
Samyra[35]（2006）	PDに対する世界規格の理学療法ガイドラインに寄与することを目的としてレビュー	6つの系統的レビューと23のRCTに準じた方法論で検討された論文から検討	視覚的キューが歩行障害を改善すること，認知的運動戦略が移動能力を改善すること，運動がバランスを改善すること，関節可動域や筋力増強が体力を向上させること，が基本的理学療法として重要である．
Deane KHO[36]（2001）	従来の理学療法と新たに提唱された方法との効果の比較	28のデータベースを用い，7論文を採用．その合計患者数147名で検討	理学療法は様々な手法が用いられている．対象がそれぞれ少人数であった．研究方法論に問題を包含するものが多い．理学療法内容の組み合わせを考慮することやランダム割り付け手法などを厳格にして検討を進める必要性を示した．
Dean KHO[37]（2007）	PDに対する理学療法介入の有無による効用や効果の比較	28のデータベースを用い，RCTおよびRCTに準じた方法を用いた11論文を採用．その合計患者数280名で検討	理学療法効果として10の試みが有効であり，歩行速度や重複歩距離において有意な改善を認めたこと，しかし8の試みでは効果が得られなかった．それぞれの研究対象者が少なかったこと，まだ多くの理学療法内容が試みられていること，病態の進行度合いにあわせた理学療法の確立の必要性を示した．
Herman[27]	トレッドミル歩行訓練の効果をシステマティックレビューした	14編260名のシステマティックレビュー	即時効果を検討した報告では，歩行速度，歩幅の改善を認め，長期効果を検討した報告では，歩行速度，UPDRSの運動項目，転倒恐怖感などの改善を認めた．持ち越し効果は，4週間から5か月間であったことを報告した．

（長澤　弘）

文献

1) 日本神経学会監,「パーキンソン病治療ガイドライン」作成委員会編：第3章／運動症状の非薬物的治療. パーキンソン病治療ガイドライン2011, pp139-142. http://www.neurology-jp.org/guidelinem/parkinson.html

2) Keus SHJ, Munneke M, et al.：Physical therapy in Parkinson's disease：evolution and future challenge. *Mov Disord*, 24：1-14, 2009.

3) Tomlinson CL, Patel S, et al.：Physiotherapy intervention in Parkinson's disease：systematic review and meta-analysis. *BMJ*, 345：e5004 doi, 1-14, 2012.

4) Goodwin VA, Richards SH, et al.：The effectiveness of exercise interventions for people with Parkinson's disease：a systematic review and meta-analysis. *Mov Disord*, 23(5)：631-640, 2008.

5) Comella CL, Stebbins GT, Brown-Toms N, et al. Physical therapy and Parkinson's desease：a controlled clinical trial. *Neurolgy*, 44 (3 Pt 1)：376-378, 1994.

6) Lim I, van Wegen E, et al.：Effects of external rhythmical cueing on gait in patients with Parkinson's desease：a systematic review. *Clin Rehabil*, 19(7)：695-713, 2005.

7) Shulman LM, Katzel LI, et al.：Randomized Clinical Trial of 3 Types of Physical Exercise for Patients With Parkinson Disease. *JAMA NEUROL*, 70(2)：183-190, 2013.

8) Schenkman M, Hall DA, et al.：Exercise for People in Early- or Mid- Stage Parkinson Disease：A 16-Month Randomized Controlled Trial. *Physical Therapy*, 92 (11)：1395-1410, 2012.

9) Ashburn A, Fazakarley L, et al.：A randomized controlled trial of a home based exercise programme to reduce the risk of falling among peple with Parkinson's disease. *J Neurol Neurosurg Psychiatry*, 78(7)：678-684, 2007.

10) Köseoğlu F, Inan L, et al.：The effect of a pulmonary rehabilitation program on pulmonary function tests and exercise tolerance in patients with Parkinson's disease. *Funct Neurol*, 12(6)：319-325, 1997.

11) Kurtais Y, Kutlay S, et al.：Does treadmill training improve lower-extremity tasks in Parkinson disease？A randomized controlled trial, *Clin J Sport Med*, 18(3)：289-291, 2008.

12) 日本神経学会監,「パーキンソン病治療ガイドライン」作成委員会編：パーキンソン病治療ガイドライン2011. 序章vii - xi.

13) 日本神経学会治療ガイドラインAd Hoc委員会：パーキンソン病治療ガイドライン2002. 臨床神経学42：428-494, 2002.

14) 阿部和夫：治療の最前線 パーキンソン病：リハビリテーションの役割. *Brain Medical*, 14(2)：161-170, 2002.

15) 中馬孝容：パーキンソン病のリハビリテーションガイド EBMに基づくリハビリテーション. *MB Med Reha*, 76：31-36, 2007.

16) 理学療法診療ガイドライン第1版. 日本理学療法士協会. パーキンソン病. http://www.japanpt.or.jp/00_jptahp/wp-content/uploads/2014/06/parkinsons_disease.pdf

17) Goets CG, Poewe W, et al.：Movement disorder society task force report on the Hoehn and Yahr staging scale：status and recommendations. *Mov Disord*, 19：1020-1028, 2004.

18) 河本純子, 大生定義・他：日本人におけるParkinson's disease questionnaire-39（PDQ-39）の信頼性評価. 臨床神経学43：71-76, 2003.

19) KNGF guidelines for physical therapy in patients with Parkinson's disease. Supplement of the Dutch physiotherapy, 114(3), 2004

20) de Goede CJ, Keus SH, et al.：The effects of physical therapy in Parkinson's disease：a research synthesis. *Arch Phys Med Rehabil*, 82：509-515, 2001.

21) Lima LO, Scianni A, et al.：Progressive resistance exercise improves strength and physical performance in people with mild to moderate Parkinson's disease：a systematic review. *Journal of Physiotherapy*, 59：7-13, 2013.

22) Keus SH, Bloem BR, et al.：Effectiveness of physiotherapy in Parkinson's disease：the feasibility of a randomised controlled trial. Parkinsonism. *Relat Disord*, 13：115-121, 2007.

23) Bridgewater KJ, Margaret H：Trunk muscle training and early Parkinson's disease. *Physiother Theory Pract*, 13：139-153, 1997.

24) Dibble LE, Addison O, et al.：The effects of exercise on balance in persons with Parkinson's disease：a systematic review across the disability spectrum. *J Neurol Phys Ther*, 33：14-26, 2009.

25) Protas EJ, Mitchell K, et al.：Gait and step training to reduce falls in Parkinson's disease. *Nerorehabilitation*, 20：183-190, 2005.

26) Mehrholz J, Friis R, et al.：Treadmill training for patients with Parkinson's disease. *Cochrane Database Syst Rev*, 4, 2009.

27) Herman T, Giladi N, et al.：Treadmill training for the treatment of gait disturbances in people with Parkinson's disease：a mini-review. *J Neural Transm*, 116：307-318, 2009.

28) Toole T, Maitland CG, et al.：The effects of loading and unloading treadmill walking on balance, gait, fall risk, and daily function in Parkinsonism. *Neuro Rehabilitation*, 20：307-322, 2005.

29) Cakit BD, Saracoglu M, et al.：The effects of incremental speed-dependent treadmill training on postural instability and fear of falling in Parkinson's disease. *Clin Rehabil*, 21：698-705, 2007.

30) Nieuwboer A, Baker K, et al.：The short-term effects of different cueing modalities on turn speed in people with

Parkinson's disease. *Neurorehabil Nerual Repair*, **23**：831-836, 2009.
31) Nieuwboer A, Kwakkel G, et al.：Cueing training in the home improves gait-related mobility in Parkinson's disease：the RESCUE trial. *J Neurol Neurosurg Psychiatry*, **78**：134-140, 2007.
32) Maarten RC, Erwin EH, et al.：The effects of augmented visual feedback during balance training in Parkinson's disease. *BMC Neurology*, **13**：137 1471-2377, 2013.
33) Thaut MH, McIntosh GC, et al.：Rhythmic auditory stimulation in gait training for Parkinson's disease patients. *Mov Disord*, **11**：193-200, 1996.
34) Hanakawa T, et al：Enhanced lateral premotor activity during paradoxical gait in Parkinson's disease. *Ann Neurol*, **45(3)**：329-336, 1999.
35) Samyra H.J, et al：Evidence-based analysis of physical therapy in Parkinson's disease with recommendations for practice and research. *Movement Disorders*, **22(4)**：451-460, 2006.
36) Deane KHO, et al：Physiotherapy for Parkinson's disease：a comparison of techniques. Cochrane Database of Systematic Reviews, Issue 1, 2001.
37) Deane KHO, et al：Physiotherapy versus placebo or no intervention in Parkinson's disease. The Cochrane Library, Issue 3, 2007
38) Inzelberg R, Peleg N, et al.：Inspiratory muscle training and the perception of dyspnea in Parkinson's disease. *Can J Neurol Sci*. **32**：213-217, 2005.
39) Sage MD, Almeida QJ：Symptom and gait changes after sensory attention focused exercise vs aerobic training in Parkinson's disease. *Mov Disord*, **24**：1132-1138, 2009.
40) Bunini D, Farabollini B, et al.：A randomized controlled cross-over trial aerobic training versus Qigong in advanced Parkinson's disease. *Eura Medicophys*, **42**：231-238, 2006.
41) 石井光昭・他：パーキンソン病患者の嚥下障害に対する理学療法. 理学療法. 23（8）：1124-1129, 2006.
42) 長澤弘：軽症のパーキンソン病に運動療法は必要か？ *MB Med Reha*, **76**：90-96, 2007.
43) Whitworth SR, Loftus AM, et al.：Personality affects aspects of health-related quality of life in Parkinson's disease via psychological coping strategies. *J Parkinsons Dis*, **3(1)**：45-53, 2013.
44) Tew EH, Naismith SL, et al.：Quality of Life in Parkinson's Disease Caregivers：The Contribution of Personality Traits. BioMed Research International. Article ID 151872：1-6, 2013.
45) Heather G, et al：Rehabilitation for Parkinson's disease：a systematic review of available evidence. *Clinical Rehabili*, **18**：463-482, 2004.
46) 石井光昭．松尾善美（編）：摂食嚥下・呼吸機能障害に対する理学療法もしるべし．パーキンソン病に対する標準的理学療法介入，文光堂，2014, pp164-174.

5 脳性麻痺

> 評価，治療／介入のエビデンスポイント

Q0 標準的な評価指標には何がありますか？

➡ 「脳性麻痺は運動および姿勢の異常である．その症状は満 2 歳までに発現する」と定義される．つまり運動発達の過程において，平均的な発達過程を大きく逸脱することで認識される．この意味において，運動発達の状態を把握することが必要である．標準的な評価指標としては，後述する運動発達指標，および姿勢反射の評価があげられる．

Q1 ファシリテーションテクニックは有効ですか？

➡ いいえ．neurodevelopmental treatment（NDT）について，日本理学療法士協会「理学療法診療ガイドライン」では推奨グレード B とされている．日本リハビリテーション医学会「脳性麻痺ガイドライン」では推奨グレード C としている．

　内外の研究報告から判断すると，幼児期，学齢期までの介入は知的状態の変化を介し，基本動作および ADL スキルに一定の影響は期待できる．

Q2 痙縮に対して外科的治療はどのように選択されますか？

➡ 選択的脊髄後根切除術の手術適応については，RCT 4 研究を扱った meta-analysis において検討された．この結果，SDR をより効果的にする対象は，GMFCS レベル III と IV の機能を有する 3〜8 歳の小児であり，より重度の脳性麻痺でも多くの利益を得る可能性がある（推奨グレード B）．手術適応基準としては，年齢 3〜18 歳，痙直型両麻痺，歩行補助具の使用如何にかかわらず歩行できる，将来的にその可能性を有すること，36 カ月レベル以上の知的機能と協調性を有すること，アテトーゼ，ジストニア，運動失調などの不随意運動がないこと，股関節ないしは膝関節で重度の拘縮が存在しないこと，とされている．

Q3 母親指導はどのような形態や方法が有効ですか？

➡ はい．12 歳以下の脳性麻痺児に 2〜3 週の短期間集中訓練すると，Gross Motor Function Measure（GMFM）スコアが増加するが，長期に及ぶと負担が増えスコア変化も少ない（推奨グレード C）．入院時平均年齢は 4 歳（0〜11 歳），入院期間は平均 4 カ月（2〜7 カ月）であった．評価は日本語版粗大運動尺度（GMFM）を用い，入院時と退院時の 2 回行った．この結果，GMFM 総合得点は平均 7.9% 増加し急激に向上したと述べている．

Q4 新生児の呼吸障害への理学療法はどのような方法がありますか？

➡ 極低出生体重児では，脳室内出血の危険性が高い時期は，体位交換や気管内吸引以外の体位排痰法を行わない（推奨グレード D）．体位交換や気管内吸引以外の体位排痰法を行う場合は頸部を中間位に固定する（推奨レベル B）．

　体位排痰法の一般的効果としては，再挿管率の減少や酸素化の改善や気道内分泌物の除去などがあげられるが，そのことが生命的予後を改善するという結果は証明されていない．

脳性麻痺はどのような疾患ですか

「脳性麻痺」という枠組みがどのような疾患を示すのかについては必ずしも明らかにされていない．わが国で広く知られる脳性麻痺の定義としては，1968年に厚生省脳性麻痺研究班が定めた「脳性麻痺とは，受胎から新生児期（生後4週間）までの間に生じた脳の非進行性病変に基づく，永続的な，しかし変化しうる運動および姿勢の異常である．その症状は満2歳までに発現する．進行性病変や一過性運動障害，または将来正常化するであろうと思われる運動発達遅延は除外する」が最も一般的である．

さらに2004年，米国のMaryland州Workshop in Bethesdaにおいて設定された脳性麻痺の定義では，「脳性麻痺の言葉の意味するところは，運動と姿勢の発達の異常の一つの集まりを説明するものであり，活動の制限を引き起こすが，それは発生・発達しつつある胎児または乳児の脳のなかで起こった非進行性の障害に起因すると考えられる．脳性麻痺の運動障害には，感覚，認知，コミュニケーション，認識，それと／または行動，さらに／または発作性疾患が付け加わる」とされている．

これらの定義では，病因発生の時期を限定し，さらに進行性病変や一過性の障害を除外しており，随伴症状についてはふれていない．脳性麻痺は病因発生が出産から発達の初期に存在し，運動機能障害を主な症状とすることなどが認識されている．このために多彩な個体差が存在する．生理的分類，一般に麻痺のタイプと呼ばれるものには，痙直型（spasticity），アテトーゼ型（athetosis），またはジスキネティック型（dystonic），固縮型（rigidity），失調型（ataxia），振戦型（tremor），無緊張型（atonia），混合型（mixed）などがある．特に発生頻度が高いのは痙直型とアテトーゼ型であり，混合型は痙直型・アテトーゼ型混合の可能性が高い．痙直型の脳性麻痺は伸長反射亢進と関節運動の減少を特徴としている．他動的にも自動であっても関節運動時に筋緊張が亢進し，なめらかな関節運動が阻害される．

脳性麻痺はどのような経過をたどりますか

人は未成熟の状態で生まれ，成長に伴い機能が完成されていく．出生時立位保持も座位保持も自力では行えず，安定して頭部を空間に保持することすらできない．通常約1年で歩行可能な段階へと変化する．脳性麻痺は，発達のごく初期段階に発症原因をもつ代表的な疾患である．そのために成熟過程が損なわれ，運動機能に様々な障害を残す．脳性麻痺では，脳機能の一部が失われるために，感覚と運動の機能の一部が損なわれ，運動範囲が制限され，感覚フィードバックが行われないことにより運動経験が欠如する．このことにより，総体としての運動機能成熟が限られた段階にとどまってしまう．

麻痺型よりの障害には特徴が存在する．痙直型脳性麻痺では筋緊張亢進があり関節運動が障害される．これに伴い関節可動域制限，関節拘縮，変形が起こる．同様の原因で脊柱側弯となることも多い．一方，アテトーゼ型脳性麻痺は核黄疸が原因となることが知られている．アテトーゼ型脳性麻痺者では頸部，肩甲帯，腰部に疼痛の訴えが多い．疼痛によりADLの低下，精神的苦痛を伴いQOLの低下も引き起こす恐れもある．このような疼痛は，アテトーゼ型脳性麻痺に特徴的な不随意運動によって，椎間板変形，アライメント異常が引き起こされることが原因である．特に頸椎と腰椎では椎間板変形にとどまらず，四肢体幹の感覚異常や運動麻痺が観察され，運動機能が極端に低下する．

3 標準的な評価指標には何がありますか

≫ ① 関連ガイドライン

(1) デンバー式発スクリーニング検査（Denver Dvelopmental Screening Test）

発達には個人差があり，発達各段階における特徴がすべての児に同じ時期に現れるとは限らない．ただ大多数の児について運動発達の経過を調査すると，概ね一定の幅をもって，各発達の特徴が現れている．このことをふまえ，発達検査における目的は対象児の発達が正常範囲に含まれる否かである．デンバー式発達スクリーニング検査は発達を粗大運動，手の運動と適応，言語，社会的発達の4分野でとらえ，発達の月齢を一定の幅で表している[1]．

日本理学療法士協会「理学療法診療ガイドライン第1版（2011）」では推奨グレードAとされている．

(2) Gross Motor Function Measure：GMFM

GMFMはカナダのMcMaster大学において開発された．1988年に初版が発表され，1993年に改定2版が発表された．GMFMは，MATでは動作が可能か否かでしか表さない項目が，段階的にその程度を記録することが可能となっている[6, 7]．A：臥位と寝返り，B：座位，C：四つ這いと膝立ち，D：立位，E：歩行，走行とジャンプの5領域，88項目から出来ている．平均的な5歳児の粗大運動能力があれば，すべての項目が遂行可能となっている．評価は0-全く出来ない，1-少しだけ出来る，2-部分的に出来る，3-完全に出来る，の4段階で行われる[2]．

日本理学療法士協会「理学療法診療ガイドライン第1版（2011）」では推奨グレードAとされている．

(3) 粗大運動能力分類システム（Gross Motor Function Classification System：GMFCS）

GMFCSはGMFMと同様，カナダのMcMastar大学のCanChild（研究施設）で考案された脳性麻痺児のための粗大運動能力尺度である[3]．座位（体幹のコントロール）および歩行に重点をおいた，粗大運動能力分類システムであり，脳性麻痺を5つのレベルに分類する．補助器具使用の必要性などを主な基準としており，運動の質はあまり重視していない．

日本理学療法士協会「理学療法診療ガイドライン第1版（2011）」では推奨グレードAとされている．

(4) WeeFIM（Functional Independence Measure for Children）

FIMは米国で開発され，15カ国以上で使われている．しかし，この尺度は成人を対象としたものであり，小児を評価対象とした場合，一部適当でない項目も含まれていた．そこで，6カ月から7歳までのこどもの日常生活活動自立度を評価する目的で，「こどものための機能的自立評価法（WeeFIM）」が開発され，1991年7月にガイドブックが完成している[4]．

日本理学療法士協会「理学療法診療ガイドライン第1版（2011）」では推奨グレードAとされている．

(5) こどもの能力低下評価法（Pediatric Evaluation of Disability Inventory：PEDI）[4]

PEDIは特定の技能要素を遂行する能力と機能的活動に必要な介護量を測定する．PEDIはCosterらの「こどもにおける障害の概念モデル」に基づいている．このモデルでは障害の枠組みを「機能障害」「機能的制限」「能力低下」「社会的不利」としており，「機能障害」と「能力低下」の間に「機

能的制限」を設定している．月齢6カ月から7歳6カ月までの小児とこの年齢相当の機能レベルの年長児を測定対象とする．測定は児をよく知る臨床家による評価もしくは家族からの系統的聴取によって行われる．評価項目は「機能的技能」項目197,「複合的活動」項目20から成り立っており，これらはいずれも「セルフケア」「移動」「社会的機能」の3領域に分かれている．

　機能的技能と介護尺度による評価結果は，領域ごとにRashモデルによって変換し，「基準値標準スコア」「尺度化スコア」の2種類を算出する．「基準値標準スコア」は暦年齢を考慮した値であり，当該年齢層で期待できる機能技術に対する相対値となっている．平均値は50点に設定されている．「尺度化スコア」は各項目を難易度順に並べたもので0〜100点の間に分布し，すべての年齢層の児を同一尺度で比較できる．

　日本理学療法士協会「理学療法診療ガイドライン第1版（2011）」では推奨グレードAとされている．

(6) GMs評価（general movements assessment）[5]

　GMsの分類はPrechylの基準に加え，Hadders-Algreらが考案した基準もある．具体的には，新生児に観察される豊富な自発運動において，最も頻繁に出現し，最も複雑な運動パターンをgeneral movement（GMs）とし，これを評価する．GMsは，四肢のいずれかの部分から始まり，しだいに体全体をスムーズに動かす．数十秒から数分続き，途中運動の大きさや速度が変化し，動きは全体に優雅で流暢である．指を複雑に動かし，手や体のローテーションを伴うと定義される．GMsは受精後8〜9週ころから出現し，生後2つの質的に異なった段階を経て変化する．修正45〜48週頃（満期後2カ月）まではwrithing movementsが観察される．writhing movementsとは，上下肢を含む全身の粗大運動をいう．運動の振幅は小〜中等度で個々の部分の運動速度はゆっくり，あるいは中等度を示し，時に速く，振幅の大きな上肢の伸展運動が加わる．典型的なものは楕円を描く運動で，もがくような（writhing）印象を与え，hand-head contactやhand-face contactなど多様な運動が出現する．修正45〜48週頃よりfidgety movementsが出現する．fidgety movementsは修正55〜60週（満期後5カ月）頃，随意的な運動に移行し，消失する．fidgety movementsとは，頭部，体幹，四肢にみられる，あらゆる方向に円を描く運動である．振幅は小さく，速度は中等度で様々に加速する．児が集中している時，落ち着かない時，啼泣時以外，覚醒中は継続して観察される．評価方法は，覚醒している新生児を外的な刺激を遮断した状態で寝かせ，自発運動を観察評価する．

　異常なGMsとして，一連の運動が単調で，運動パターンの多様性がみられない［poor repertoire of GMs（PR）］，硬直してみえる［cramped-synchronized GMs（CS）］，大きな振幅の四肢運動が，混沌とした順序で突然出現する［chaotic GMs（Ch）］，正常にみえるが，速度，振幅，びくつきが誇張されている［abnormal fidgety movement（AF）］，fidgety movementsが観察されない状態［absence of fidgety movements（F-）］などがある．

　日本理学療法士協会「理学療法診療ガイドライン第1版（2011）」では推奨グレードAとされている．

(7) Brazelton新生児行動評価（neonatal behavioral assessment scale：NBAS）[6]

　NBASは28項目の行動評価（9段階尺度）と18項目の神経学的評価（4段階尺度）により，新生児評価を目的とする尺度である．児の刺激に対する反応を単に評価するのではなく，児と評価者および刺激との相互作用を評価する．評価は「新生児の神経行動の安定と全体の組織化」「新生児が外界から受ける影響（ストレス）」「新生児の能動的な外界への行動（相互作用の能力）」から構成されている．NBASでは，新生児の行動を「自律神経系（生理系）」「状態系」「運動系」「注意/

相互作用系」の4つの行動系に分類している．下部システムの不安定さは，全体のシステムとしての組織化を阻害し，児の行動は未熟なものとなる．NBASでは，「正常」「異常」ではなく，児の行動を評価対象とする．このため児が自然な行動が可能となるよう，評価者は児の過剰な反応を抑制する，児の行動を整理する必要がある．

日本理学療法士協会「理学療法診療ガイドライン第1版（2011）」では推奨グレードBとされている．

(8) Dubowitz 評価[7]

Dubowitz 評価は1970年から成熟度評価として始まり，Prechtl や Brazelton など神経学的，行動学的評価を受け，1981年に The neurological assessment of the preterm and full-term newborn infant が作成された．その後，1999年に評価項目を更新し，在胎週数別にスコアリングシステムが作成された．評価は「tone（10項目）」，「tone pattern（5項目）」，「reflex（6項目）」，「movements（3項目）」，「abnormal sign（3項目）」，「behavior（7項目）」の6カテゴリー（全34項目）により構成されている．各項目はcolumn1〜5の5段階で評価される．それぞれ0・0.5・1のスコアが与えられる．30点未満はフォローアップの対象とされるが，早産児では30点以上を獲得できることはほとんどない．評価はGMsやNBASの要素をとりいれて構成されており，簡便に新生児の神経学的特徴を評価することが可能である．実施は15〜20分ほどで可能である．

正期産児の90%がDubowitz評価スコア，30.5〜34点に分布する．一方，神経学的な異常を認めなかった早産児では平均26.4点だった．このため早産児のための基準が必要とされている．

日本理学療法士協会「理学療法診療ガイドライン第1版（2011）」では推奨グレードBとされている．

≫ ② リサーチエビデンス

(1) デンバー式発達スクリーニング検査（Denver Dvelopmental Screening Test）
信頼性，妥当性ともに高いことが示されている．発達に関連した研究にも活用されている．

(2) Gross Motor Function Measure（GMFM）
信頼性・妥当性に関しては1993年に改訂第2版が発表された時点で開発者らによって検討が終わっている[9]．GMFMを指標とした報告も多い．

(3) 粗大運動能力分類システム（Gross Motor Function Classification System）
GMFCSを評価尺度とした研究論文も近年報告されている[13]．

(4) WeeFIM（Functional Independence Measure for Children）
複数の研究により，高い信頼性が示されている．

(5) こどもの能力低下評価法（Pediatric Evaluation of Disability Inventory：PEDI）
信頼性，妥当性が示されている．

(6) GMs 評価（general movements assessment）
検者間一致度は78%〜89%と高いことが示されている．神経発達学的異常の検出は，85%〜100%と報告されている．

(7) Brazelton 新生児行動評価（neonatal behavioral assessment scale：NBAS）
評価結果は障害の重症度と関連性が高いと報告されている．

(8) Dubowitz 評価
信頼性,妥当性は中等度の報告が多い.

③ 日常の臨床で行われている,経験的に有用と思われる評価指標

　臨床では時間経過により使用する評価方法が選択される.新生児の評価では,Brazelton 新生児行動評価（NBAS）が選択されることが多かった.正期産児も含め,神経発達学的に問題をもっているか知ることは非常に重要であり,NBAS が選択されることが多かった.その後,NICU の対応となるような,未熟児,ハイリスク児に対する評価尺度の重要性が認識されるようになった.この要望に応え,GMs 評価,Dubowitz 評価が導入されることとなった.評価方法が詳細に説明されている点などから GMs 評価が選択されることが多い.しかし,正確な評価には経験を必要とする.

　その後,成長に伴う運動発達の程度から,障害の有無を評価するという目的で,運動発達評価が導入される.デンバー式発達スクリーニング検査（Denver Developmental Screening Test）は,正常発達を指標とした典型的な指標であり,広く導入されており,観察的に簡便に行われる点が利点である.一方,デンバー式発達スクリーニング検査は各運動項目について,出来るか,出来ないかで回答する形となっており,運動達成の程度を評価することはできないことが弱点となっている.この弱点を補う形で開発されたのが,Gross Motor Function Measure（GMFM）である.GMFM は各運動項目の達成度を 4 段階で評価でき,より詳細な評価が可能となっており,導入されることが多くなってきている.粗大運動能力分類システム（Gross Motor Function Classification System）は,脳性麻痺児の運動発達の特徴を考慮して,運動機能障害の程度を簡便に 5 つのレベルに分類するものである.理解しやすい方法であることなどから現在広く導入されている.

　日常生活自立度,または介助の必要度を評価する方法として,WeeFIM,こどもの能力低下評価法（PEDI）がある.WeeFIM は FIM の子ども版といった位置づけで導入され,PEDI も現在導入が広がりつつある.

　なお,脳性麻痺における日常生活における活動では,その動作の様式は一定ではなく,単にその動作が可能かどうかといった評価では,状態を充分にとらえたとはいえない.評価としては,動作のバエーションを記録することが重要である.これは,対象児者が動作を遂行するうえでの障害は何なのか,またどのような方法で動作を自立する方法があるのかを知るうえで,貴重な情報を提供することになる.支援機器や自助具の提供,環境整備のために有効である.

4 推奨される治療／介入の方法にはどのようなものがありますか

1 ファシリテーションテクニックは有効ですか？

≫ ① 関連ガイドライン

　neurodevelopmental treatment（NDT）について，日本理学療法士協会「理学療法診療ガイドライン第1版（2011）」では推奨グレードBとされている．ガイドラインでは確かに効果はあるが，他の方法と比較して優位である証拠はないとしている．乳幼児期以後の理学療法・作業療法では，広く行われているにもかかわらずNDTは足と膝の関節ROMの改善以外に緊張，痙性，反射反応の改善効果を参加レベルのアウトカムでも示していない．日本リハビリテーション医学会「脳性麻痺ガイドライン（2009）」では推奨グレードCとしている．

≫ ② リサーチエビデンス

　Spittleらは37週以下で生まれた新生児を対象とした研究について取り上げ分析している[8]．16の研究が選択され，このうち6の研究がRCTであり高い方法論を保っていたとしている．介入は入院時から行い，退院後の知的発達と運動発達について比較検討している．知的発達と運動発達は0～2歳，3～5歳，6～17歳の3つの年齢群に分け比較している．この結果，知的発達に関しては幼児期および学齢期において差異があったが，運動発達に関してはどの年齢層にも介入の影響は見出されなかった．対象児に脳性麻痺児も含まれていたが，脳性麻痺に対する影響も同様であった．

　Brownらは，neurodevelopmental treatment（NDT）の介入効果について検討している[9]．9つのデータベースから147の記事を抽出し，このなかでRCTを基準として17の記事を選択し詳細に検討している．この結果，NDTの効果があるとしたものが6，効果がないとしたものが9であり，NDTの効果に関する決定的な証拠はなかったとしている．高リスク児あるいは未熟児での効果も明確ではないとしている．

　Charleneらは，NDTが脳性麻痺に与える効果について検討している[10]．6つのデータベースから「NDT」と「cerebral palsy」をキーワードとして，1956年～2001年までの記事を検索した．この結果，65の記事が抽出された．さらに内容を吟味し，脳性麻痺の診断が曖昧であった，介入がNDTであると確認できないなどの理由で最終的に21の記事が選択され詳細に検討した．それぞれの研究は手法について検討され，結論の検証レベルを5段階に分類している．レベルⅠ，Ⅱは充分な証拠に基づく研究であるもの，レベルⅢ，Ⅳは証拠が充分でないが原因を示唆するもの，レベルⅤは説得力のある証拠を何も示すことができないものとしている．検討の結果，比較的検証力の高い研究で，拘縮，運動発達についてNDTの効果を支持する記事が3つ見出されたが，NDTを支持する記事の多くは検証レベルが低いものが目立った．一方，検証力の高い記事ではNDTの効果が不明であるとするものが多かった．結論として以下のようにまとめている．①即時的な効果を除き，NDTが運動発達に変化をもたらした，拘縮を防いだといった一貫した根拠は見出されなかった．②NDTが社会的感情，言語，認知機能の発達に有利な影響を与える証拠もなかった．これらからNDT導入が対象児にとって有効であるとは考えられなかった．③またNDT研究の多くはサンプル

数が小さく，変化を検証するには充分ではなかった．

脳性麻痺に対する介入効果について，研究方法の側面から検討したシステマティックレビューもある．Anttila ら[1]，Kunz ら[12]はこれらの研究記事について検討し，検証力の高い研究が少ない点を指摘しており，今後検証力の高い研究がなされるべきであるとしている．

現時点でNDTに代表される，対象児の運動発達そのものにアプローチする方法は，その効果を充分に証明できていない．前述の国内研究における介入効果も，短期的な効果にとどまっている．ただし，Spittle らの検討では[8]，幼児期，学齢期までの知的発達に関して介入による変化が見出されたとしている．一方，脳性麻痺における障害構造について，起座，起立といった基本動作への知的な状態の影響を示している[13]．このことから判断すると，幼児期，学齢期までの介入は知的状態の変化を介し，基本動作およびADLスキルに一定の影響は期待できる．

③ 日常の臨床で行われている標準的な方法，経験的に有用と思われる方法

脳性麻痺に対してできるだけ早期にプログラムを開始することの意義は大きいとされている．この時点でのアプローチの第一の視点は姿勢反射の獲得状況に着目し，現在状態を把握し獲得が遅れている部分があれば，獲得を阻害しているのは何なのか検討し，姿勢反射の向上的な変化を促そうとするものである．アプローチは主に原始反射を抑制し，立ち直り反応および平衡反応を引き出すことに焦点があてられる．抑制は反射を誘発する刺激をできるかぎり排除することによって行われる．原始反射は抑制され，立ち直り反応，平衡反応が強化された状態を作り出す．

2 痙縮に対して外科的治療はどのように選択されますか？

① 関連ガイドライン

選択的脊髄後根切除術（Selective dorsal rhizotomy：SDR）の手術適応については，RCT 4 研究を扱ったmeta-analysisにおいて検討された．この結果，SDRをより効果的にする対象は，GMFCSレベルⅢとⅣの機能を有する3〜8歳の小児であり，より重度の脳性麻痺でも多くの利益を得る可能性がある（推奨グレードB）[14]．

② リサーチエビデンス

手術適応基準としては，年齢3〜18歳，痙直型両麻痺（上肢よりも下肢に痙縮が高度に存在すること，fair〜good の頸部体幹コントロールがあること，球麻痺症状がないか僅かであること），歩行補助具の使用如何にかかわらず歩行できるか，将来的にその可能性を有すること，36ヵ月レベル以上の知的機能と協調性を有すること，アテトーゼ，ジストニア，運動失調などの不随意運動がないこと，股関節ないしは膝関節で重度の拘縮が存在しないこと，とされている．

>> ③ 日常の臨床で行われている標準的な方法，経験的に有用と思われる方法

　　SDR術後の機能改善を得るためには，理学療法による筋再教育，筋力増強がなされなければならず，術後のリハビリテーション体制が整った療育施設での訓練の長期にわたる継続が必要不可欠である．

3 母親指導はどのような形態や方法が有効ですか？

>> ① 関連ガイドライン

　　12歳以下の脳性麻痺児に2～3週の短期間集中訓練すると，GMFMスコアが増加するが，長期に及ぶと負担が増えスコア変化も少ない（推奨グレードC）[14]．

>> ② リサーチエビデンス

　　国内の脳性麻痺に対する理学療法アプローチといった報告をいくつか紹介する．柴田らは脳性麻痺児に対する入院多職種治療の効果について報告している[15]．入院時平均年齢は4歳（0～11歳），入院期間は平均4カ月（2～7カ月）であった．評価は日本語版粗大運動尺度（GMFM）を用い，入院時と退院時の2回行った．この結果，GMFM総合得点は平均7.9%増加し急激に向上したと述べている．この報告において理学療法の関わり合いは週5日の個別と週1回の集団とされていた．同様な報告を朝貝らも行っている[16]．分析対象は0歳から8歳の脳性麻痺児で平均2カ月の入院集中訓練を行った結果GMFM総合得点で平均3.7%の増加があったと述べている．ただし退院後通院期間ではマイナスになるものがあり，効果を維持させるためには，間欠的な入院を繰り返すことと，運動レベルを日常で行えるレベルまで高めるなどが必要としている．これらの報告は理学療法の効果を限定的に示している．

>> ③ 日常の臨床で行われている標準的な方法，経験的に有用と思われる方法

　　理学療法アプローチ内容は，①ポジショニング，②関節可動域維持に加え家庭でのケアについて保護者へ指導する．脳性麻痺は経過が非常に長く，一定期間の後は家庭での療育へ移行する．しかし障害の重度さにかかわらず，保護者は家庭での療育への不安が大きい．そこで数週間の単位で保護者と対象児がともに入院し，生活一般について指導を受ける．指導内容は生活一般となるので食事・排泄・服薬なども重要項目となる．これと同時に家庭でのポジショニング・関節可動域維持等理学療法プログラムについても保護者に説明する．家庭で保護者が行うことを前提にプログラムを立案し，その具体的方法を指導する．

　　通院可能な地域病院へ移行し，外来にて理学療法を行う．アウトカムとしては，運動発達に対応した，ポジショニングを保護者が理解できることである．

　　理学療法のアプローチ内容は，①ポジショニング，②関節可動域維持，③原始反射を抑制し，立ち直り反応および平衡反応を引き出す，④在宅でのケアについて指導，である．

4 新生児の呼吸障害への理学療法はどのような方法がありますか？

① 関連ガイドライン

　極低出生体重児では，脳室内出血の危険性が高い時期は，体位交換や気管内吸引以外の体位排痰法を行わない（推奨グレードD）．その後の時期についても体位交換や気管内吸引以外の体位排痰法の施行は慎重な検討を要する（推奨レベルC）[17-21]．

　極低出生体重児では，出生後早期は脳室内出血の危険性も高く，気管内吸引や体位交換以外の体位排痰法は原則として行わないほうが安全であろう．体位交換や気管内吸引以外の体位排痰法を行う場合は頸部を中間位に固定する（推奨レベルB）．

　吸引はshallow法を推奨する（推奨グレードB）．陰圧をかけたチューブを気道内に挿入し，気道まで排出された気道分泌物を取り除く．この過程で咳反射が誘発され，これに伴う気道内分泌物の除去効果も期待される．チューブの長さを気管分岐部より短めにして吸引するshallow法が広く用いられている．抜管後の患者に対しては，再挿管防止のためには頻回の体位排痰法を行うほうがよい（推奨グレードB）[22]．

　軽打法（percussion）は，早産児に対しては行うべきでない（推奨グレードD）[23, 24]．

　Percussionを含む体位排痰法を受けた極低出生体重児では，脳室内出血以外にも穿孔脳症等の脳障害[23, 24]や肋骨骨折[17]などの合併症が報告されている．早産児のこうした脳障害は専門家が頭部を固定して体位排痰法を行うようになってから減少したという報告がある[16]．percussionなどの侵襲性の強い方法は，早産児に対して脳障害を起こす危険性が複数指摘されている．

　ルーチンの振動法（Vibration）は推奨できない（推奨グレードD）．

　Vibrationは通常の気道内吸引で痰がとりきれない場合や明らかな無気肺が存在する場合に限って行う（推奨グレードB）[17,19,23]．Vibrationは脳障害の報告はないが，電動歯ブラシやバイブレーターが使用されていた事例では肋骨骨折[23]や肋骨骨膜下出血[23]への関与が疑われている．

　呼気圧迫法（Squeezing）の有効性と安全性は不明であり，実施に関しては個々の施設，症例によって判断する（推奨グレードC）．

　吸気ゆすり法（Shaking）の有効性と安全性は不明であり，実施に関しては個々の施設，症例によって判断する（推奨グレードC）．

　新生児，とりわけ低出生体重児では，患児病態生理の特殊性と手技の危険性をよく理解した熟練者が行う（推奨グレードB）[23]．

　推奨グレードは，「NICUにおける呼吸理学療法ガイドライン」（第2報）による[25]．

② リサーチエビデンス

　予備力の少ない病的新生児，特に極低出生体重児では，体位排痰法によると考えられる脳障害や肋骨骨折などの重篤な合併症が報告されている．一方では，体位排痰法の一般的効果としては再挿管率の減少や酸素化の改善や気道内分泌物の除去などがあげられるが，そのことが生命的予後を改善するという結果は証明されていない．さらに新生児では，積極的な体位排痰法（排痰体位，percussion，vibration）は痰の喀出量を増加させる[26-28]が，酸素化を改善させる効果はないという報告もある[19, 20, 28-30]．危険性を伴う処置は，それに伴う予後改善効果が手技の危険性や害を上回る場合にのみ行われるべきであると考えられる．したがって，新生児に対する体位排痰法はminimal handlingを心がけ，より侵襲の少ない方法を選択するのが妥当である．

③ 日常の臨床で行われている標準的な方法，経験的に有用と思われる方法

　アウトカムとしては，呼吸が安定すること，哺乳が安定すること，呼吸障害，脳血管障害，視覚障害等の合併症がみられないこと，などがあげられる．治療・処置として上記合併症がみられた場合の対応となる．理学療法アプローチ内容は，①呼吸理学療法，②哺乳指導，③環境の調整，④神経学的評価である．近年脳性麻痺では障害の重度化が報告されている．本来，脳性麻痺とは運動発達に伴って明らかとなる運動と姿勢の障害と定義される．しかし障害が重度であるために，出生直集中的な治療を必要とする場合が少なくない．NICUでは呼吸・哺乳といった生命維持に直結した機能へのアプローチが主に行われる．呼吸理学療法に関してはガイドラインの項を参考にされたい．その他ポジショニング，哺乳指導が行われる．

（新田　收）

■ 文献

1) 上田礼子：日本版デンバー式発達スクリーニング検査—JDDST-RとJPDQ—増補版，医歯薬出版，1983．
2) 近藤和泉：脳性麻痺のリハビリテーションに対する近年の考え方と評価尺度，リハ医学 37(4)：230-241，2000．
3) 近藤和泉：リハビリテーションに対する近年の考え方と評価尺度，リハビリテーション医学 37：230-241，2000．
4) 近藤和泉，加藤譲司・他：リハにおけるアウトカム評価尺度，WeeFIM，PEDI，GMFM，臨床リハ 16(2)：178-184，2007．
5) 木原秀樹，中野尚子・他：極低出生体重児のGeneral Movements (GMs) 評価と3歳児の発達予後の関係．日本周産期・新生児医学会誌 44(3)：684-688，2008．
6) 木原秀樹・他：極低出生体重児の新生児神経学的評価（Dubowitz評価）と発達予後の関係，日本周産期・新生児医学 46(4)：1229-1234，2010．
7) 大城昌平：ハイリスク新生児のEarly intervention―未熟児・低体重児を対象として―，理学療法学 28(3)：132-136，2001．
8) Spittle AJ, Orton J, et al：Early developmental intervention programs post hospital discharge to prevent motor and cognitive impairments in preterm infants, John Wiley & Sons, Ltd. 2007.
9) Brown GT, Burns SA：The efficacy of neurodevelopmental treatment in paediatrics. British of Occupational Therapy 64(5)：235-244, 2001.
10) Charlene B, Johanna D：Effects of neurodevelopmental treatment (NDT) for cerebral palsy：an AACPDM evidence report, Developmental Medicine & Child Neurology 43：778-790, 2001.
11) Anttila H, Malmivaara A, et al：Quality of reporting of randomized, controlled trials in cerebral palsy. Pediatrics Jun 117(6)：2222-2230, 2006.
12) Kunz R, Autti-Ramo I, et al：A systematic review finds that methodological quality is better than its reputation but can be improved in physiotherapy trials in childhood cerebral palsy. Clin Epidemiology 59(12)：1239-1248, 2006.
13) 新田收，中原留美子・他：痙直型脳性麻痺における起座・起立行動に関する規定要因の分析―知的状態及び姿勢反射との関連―，理学療法学 18(1)：27-234，1991．
14) 日本リハビリテーション医学会：脳性麻痺ガイドライン，医学書院，2009．
15) 柴田徹，御勢真一・他：脳性麻痺児の粗大能力に対する入院集中多職種治療の効果．Jpn J Rehabil Med 42：263-268．2005．
16) 朝見芳美：脳性麻痺訓練のEBMの現状．Jpn J Rehabil Med 45：571-590，2008．
17) Purohit DM, Caldwell, et al：Multiple rib fractures due to physiotherapy in a neonate with hyaline membrance disease. Am j Dis Child 129：1103-1104, 1975.
18) Coney S：physiotherapy technique banned in Auckland, Lancet 345：510, 1995.
19) Fox WW, Schwartz BS et al：Pulmonary physiotherapy in neonates-Physiologic
20) Walsh CM, Bada HS, et al：Controlled supplemental oxygenation during tracheobronchial hygiene, Nursing Research 36：211-215, 1987.
21) Flenady VJ, Gray PH：Chest physiotherapy for preventing morbidity in babies being extubated from mechanical ventilation. Cochrane neonatal group：Abstracts of cochrane reviews, The cochrane Library issue 2. 2000.
22) Crane L, et al：Physical Therapy for neonates with respiratory dysfunction. Physical Therapy 61：1764-173, 1981.
23) Wood BP：Infant ribs-Generalized periosteal reaction resulting from vibrator chest physiotherapy, Radiology 162：811-812, 1987.
24) Ramsay S：The Birmingham experience, Arch Dia Child 67：307-311, 1992.
25) NICUにおける呼吸理学療法ガイドライン検討委員会：NICUにおける呼吸理学療法ガイドライン（第2報）．日本未熟児新生児学誌 22：139-149，2010．
26) Etches PC, Scott B：Chest physiotherapy in the new-

born-effect on secretions removed, *Pediatrics* **62**：713-715, 1978.
27) Coradello H, Simbruner G, et al：Einflub pulmonaler physuotherapie auf die menge des rachealsekretes bei intubierten und beatmeten neugeborenen, *Klin Padiat* **194**：8-10, 1982.
28) Ravel D, Yeh TF, et al：Chest physiotherapy in preterm infants with RDS in the first 24hours of life, *J Perinatology* **7**：301-304, 1987.
29) Finer NN, Boyd J：Chest physiotherapy in the neonate-A controlled study, *Pediatrics* **61**：282-285, 1978.
30) Tudehope DJ, Bagley C：Techniques of physiotherapy in intubated babies with the espiratory distress syndrome, *Aust Pediatr J* **16**：226-228, 1980.

6 大腿骨頸部骨折

> **評価，治療／介入のエビデンスポイント**

Q0 標準的な評価指標には何がありますか？
→ 骨折のタイプを理解し，手術方法の適応と術後リハプログラムを進めることが必要となる．評価指標として，年齢，受傷前の歩行能力，認知機能（Mini-Mental State Examination：MMSE もしくは改訂長谷川式簡易知能評価スケール（HDS-R）が術後の歩行能力の再獲得に影響を与えるといわれている．

Q1 術後のリハビリテーションとして有効な方法は何ですか？
→ 診療ガイドラインでは，「術前から，上肢機能練習や健側下肢機能練習，また患肢足関節機能練習を行うことが有用である．術後には翌日から座位をとらせ，早期から起立・歩行を目指して下肢筋力強化練習を開始する」といわれている．しかし，術前に歩行が可能であった症例であっても，術後に歩行能力が再獲得できる確立は 60〜70％といわれ，高齢者や認知症の合併症により低下する．理学療法としては下肢筋力が機能的な予後に影響を与えることから，段階的な歩行トレーニングに合わせて筋力強化を図る必要がある．

Q2 リハビリテーションにおけるクリニカルパスの意味は何ですか？
→ クリニカルパスとは入院中に行われる診療計画表であり，現在の医療においては加速的リハビリテーションを適切に進めるためには必須のツールとなる．大腿骨頸部骨折のリハビリテーションにおいても，診療計画を患者に提供するだけでなく，リハビリテーションの介入時期を短縮し，入院期間を短縮するなどの効果が報告されている．

Q3 術前術後の全身管理として注意すべき点は何ですか？
→ いいえ．受傷後に適切な手術を行い，適切な後療法を行っても，すべての症例が受傷前の日常活動レベルに復帰できるわけではなく，機能的予後は 55.8％といわれている．機能予後に影響を与える主な因子として，年齢，受傷前の歩行レベル，認知症の程度があげられる．

Q4 地域連携パスの利用は有効ですか？
→ 近年では急性期病院から回復期病院を経て自宅退院を目指すことが多くなっている．そのために地域連携パスは重要であるが，内容と運用方法については今後の検討が必要である．

Q5 退院後の理学療法は有効ですか？
→ はい．退院後には反対側の再骨折リスクが高いことが報告されており，骨粗鬆症治療や転倒予防についての対策をとることが必要となる．

Q6 再骨折予防に有効な方法は何がありますか？
→ 大腿骨頸部／転子部骨折が骨粗鬆症を背景として発生することから，再骨折を防ぐためにも骨粗鬆症に対する治療が必要である．薬物療法として骨吸収抑制薬だけでなく骨形成促進薬が開発されている．骨粗鬆症に対して薬物療法に併せて，運動療法として下肢筋力強化と転倒予防のためのトレーニングなどに取り組む必要がある．

1 大腿骨頸部骨折はどのような疾患ですか

　大腿骨頸部骨折は高齢者に多く発生し，脳血管障害や認知症とともに寝たきりとなる主要要因であり，Quality of life（QOL）を著しく阻害する疾患といわれている．本疾患の疫学調査については，Orimoらが1987年に初めて本疾患に対する全国規模調査を行っている．その後20年間にわたって5回の調査が行われており，2007年に行われた報告によると，1年間の新規発生件数は約148,100件であること，発生数は15年間で男性は1.7倍，女性は2.9倍増加していると報告されている（図1）．また，年齢別の発生率では40歳から年齢とともに増加し，70歳を過ぎると急激に増加することが報告されている[1]．本疾患は骨粗鬆症を背景とし，その80％が転倒によって発症するといわれている．高齢化対策や転倒予防などの取り組みが行われているが，本骨折の発生数はますます増加傾向にあり，転倒予防や骨折に対する取り組みだけでなく，骨折の直接的な因子である骨粗鬆症そのものに対する積極的な治療が必要であるといわれている．

　本疾患に対する治療方法は原則として手術療法が用いられており，その後のリハビリテーションを含む急性期医療に関わる費用や，在宅での介護生活に必要となる医療経済的な問題も指摘されている．佐手らが行った医療費用効果分析に関する調査によると，大腿骨頸部骨折に関わる一人あたりの手術・入院費用は，132万円と報告されている[2]．この入院費用の試算結果を2002年の新規発生数である117,900人に換算すると，大腿骨頸部骨折に関わる医療費の総額は約1,556億円にのぼるといわれている．また，林が行った大腿骨頸部骨折後の生命予後調査によると，13.6％の高齢者が平均5年間寝たきり状態となるといわれている[3]．そのため，この5年間に要する介護に関わる介護費用は1,752億円といわれており，大腿骨頸部骨折に要する医療・介護費用の総額は3,308億円と試算されている．このような報告をみても大腿骨頸部骨折は社会的にも医療経済的にも重大な問題を抱えていることが明らかである．

　なお，わが国ではこれまで高齢者の大腿骨近位部骨折は，大腿骨頸部頸部骨折（関節包内骨折）と大腿骨頸部転子部骨折（関節包外骨折）とに分類されていたが，2005年6月に診療ガイドラインが策定され，大腿骨頸部骨折・大腿骨転子部骨折という名称で統一されている．しかし，ガイドライン内における各論文においては，頸部骨折・外側骨折という用語が使用されている．

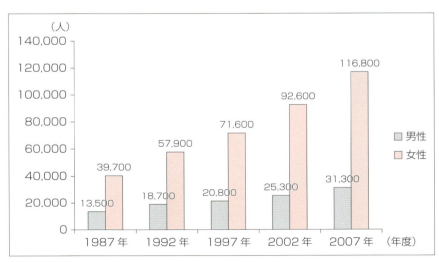

図1　大腿骨頸部骨折の新規発生件数

（文献1より引用・改変）

2 大腿骨頸部骨折はどのような経過をたどりますか

　高齢者が転倒し股関節周囲の疼痛と歩行困難を訴えたという現病歴において，本骨折の診断が疑われる．しかし，高度の骨粗鬆症を抱えた高齢患者では，明らかな転倒の既往がなくとも骨折に至る症例も存在する．診断にあたっては股関節のX線写真は診断のための必須の医学情報であり，正面像に加えてCross-table lateral viewが撮影される．Garden分類やEvans分類による骨折のタイプの分類は，本骨折の診断となるだけでなく，その後の治療方針の決定としても重要な指標となる．頸部骨折に対してはGarden stage分類が用いられる．図2に示すようにGarden stageは転位の程度によりstage I～IVの4段階に分類される．Stage Iは不全骨折，stage IIは完全骨折であるが転位はなし，stage IIIは転位のある完全骨折であり，stage IVは転位が高度な完全骨折である[4]．
　図3は左大腿骨頸部骨折のX線写真であり，左頸部に転位のある骨折線を認め骨梁の連続性も認めないこ とからGarden stage IIIに分類される．
　大腿骨頸部骨折は関節内の骨折であることから，関節液が流入することや，骨折間に剪断力が働くこと，骨折によって大腿骨骨頭への血流が阻害されることなど，骨癒合を阻害する因子が多いことから，ほとんどの症例で手術療法が選択される．手術方法はスクリューやハンソンピンを内固定材料とした骨接合術と人工骨頭置換などの人工物置換術とに分けられ，年齢，受傷前の活動性，全身状態に加えて骨折のタイプによって異なる．一般的には頸部骨折では転位型（Garden stage III，IV）に対しては人工骨頭置換術が第一に選択され，非転位型（Garden stage I，II）の症例に対しては，ハンソンピンやスクリューによらない固定材料による骨接合術が選択される．
　また，大腿骨転子部骨折に対してはEvans分類が一般的に用いられる．図4に示すように，Evans分類では安定型と不安定型に分けられ[4]，転位があり内

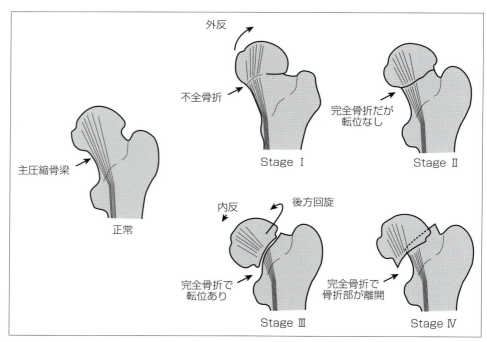

図2　内側骨折に対するGarden stage分類
転移の有無だけでなく，主圧縮骨梁の連続性によっても異なる．

（文献4より引用）

側骨皮質の粉砕を認めるものを group3 – 4 と定義される．図5 は左大腿骨転子部骨折に骨折線を認め，大転子と小転子にも骨折線を認めることから粉砕型である．そのため本症例は Evans 分類の group4 の粉砕骨折に分類される．転子部骨折に対しては手術療法が第一に選択され，骨折を固定するために内固定材料としては sliding hip screw の CHS タイプと short femoral nail の Gamma タイプが用いられている．

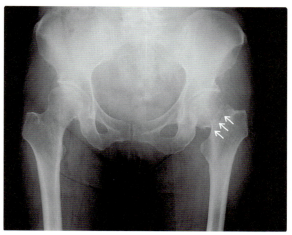

図3　左大腿骨頸部骨折の症例
頸部において明らかな骨折線を認め，骨梁の連続性も認めないことから，Garden Ⅲ と分類される．

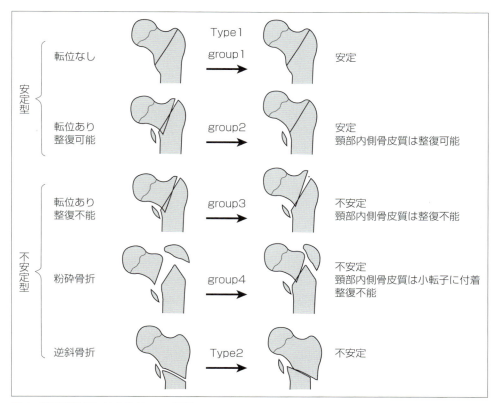

図4　転子部骨折に対する Evans 分類

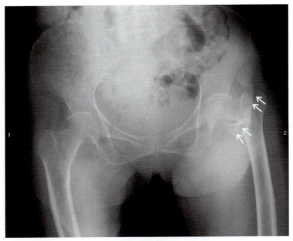

図5 左大腿骨転子部骨折の症例
転子間において明らかな転位を認め，小転子にも骨折線を認めることから，Evans Group4と分類される．

3 標準的な評価指標には何がありますか

≫ ① 関連ガイドライン

　本疾患に関する診療ガイドラインとして，「大腿骨頸部／転子部骨折診療ガイドライン」が日本整形外科学会診療ガイドライン委員会・大腿骨頸部／転子部骨折ガイドライン策定委員会によって2005年に冊子として発行され，2011年に第2版として改定が行われている[5]．本ガイドラインは骨折の予防から退院後の管理まで広範な内容を含んだ10章から構成され，分類，疫学，危険因子，予防，診断，治療（頸部骨折／転子部骨折），周術期管理，リハビリテーション，退院後の管理となっている．

≫ ② リサーチエビデンス

　大腿骨近位部骨折の予後に関する先行研究では，退院時の歩行能力が機能的予後や生命予後に関連するといわれており，退院時の歩行獲得がその生命予後やQOL維持の大きな因子であると報告されている．しかし，これらの報告では歩行再獲得の可否については議論されているが，歩行能力の獲得時期を予測するための指標に関する報告は少ない．対馬は歩行獲得日数を目的変数とし，説明変数に下肢運動年齢テスト（Motor Age Test：以下MAT），ADL評価表（Katz's Index），長谷川式認知機能スケール（HDS-R），全体像，意識障害などを組み合わせた重回帰モデルによる予測式の検討を行っている[6]．また，藤田らは術後理学療法経過の後方視的分析を行い，平行棒内歩行3往

復到達日が術後経過の分岐点であることや，平行棒内歩行3往復到達日は，杖歩行50m到達日と相関が認められたことを報告し，機能的な予後予測の指標として有用であると述べている[7]．

③ 日常の臨床で行われている，経験的に有用と思われる評価指標

　受傷後に適切な手術やリハを行っても，すべての症例が受傷前の日常生活レベルに回復できるわけではなく，術後に歩行能力が再獲得できる確率は50～70％といわれている．市村らは308例を対象とした退院時歩行能力再獲得に与える因子についての調査を行い[8]，歩行能力再獲得率は68％であり，危険因子として，年齢，性別，受傷前所在地，受傷前の歩行能力，認知症の程度，神経疾患，貧血があったと報告している．また，退院後の歩行能力に関する研究として，Kitamuraらは1,217例を対象とした治療成績についての調査を行っている[9]．その結果，受傷後1年時の歩行能力再獲得に与える因子として，80歳未満，受傷前歩行能力，術後2週時のADL自立度，認知症の有無，反対側の骨折なしが有意であることから，術後の集中的なリハの重要性を述べている．

　大腿骨頸部骨折は高齢者に多く発生するため，下肢筋力が機能的な予後に与える影響は大きい．入院期の筋力強化に関して，萩原らは40例の入院患者を対象として歩行自立群と非自立群の比較検討を行っている．その結果，歩行能力の規定要因として下肢筋力のみが有意であったと報告している[10]．また，維持期を迎えた大腿骨頸部骨折患者を対象とした，ADLと運動機能に関する調査について，藤田らは44例を対象とした調査を行い，表1に示すように握力や膝伸展筋力は基本的ADLや手段的ADL，歩行能力や介護認定において有意な相関を認めたと報告している．この結果は術後の歩行練習だけでなく，積極的な筋力強化を図ることが必要であることを示している[11]．

表1　各ADL項目と運動機能との関連

		BADL	IADL	歩行能力	介護認定
筋力	握力	0.503**	0.642**	－0.496**	－0.438**
	膝伸展筋力	0.370**	0.614**	－0.479**	－0.418**
運動遂行能力	10m歩行時間	－0.108	－0.638**	0.582**	0.595**
	TUG	－0.143	－0.593**	0.441*	0.487**
バランス能力	FRT	0.383*	0.400*	－0.185	－0.157
認知機能	MMSE	0.279	0.588**	－0.430**	－0.479**

**$P<0.01$　*$P<0.05$
退院後6カ月以上を経過した44例を対象とした，運動機能とBADL，IADL，歩行能力，介護認定に関する調査．握力や膝伸展筋力は基本的ADL，手段的ADL，歩行能力，介護認定において有意な相関を認めた．

（文献11より引用）

推奨される治療／介入の方法には どのようなものがありますか

1 術後のリハビリテーションとして有用な方法は何ですか？
≫ ① 関連ガイドライン

「大腿骨頚部／転子部骨折診療ガイドライン，第2版（2011）」[5]によると，骨折後の患者に対しては，術前から上肢や健側下肢の機能訓練，また患肢足関節の機能訓練を行うことが有用であり，呼吸理学療法，口腔内ケアも行うことが望ましいといわれている．一般的には，術後は翌日から座位をとらせ，早期から起立・歩行の獲得を目指して下肢の筋力強化訓練および可動域練習を開始する．また，歩行練習は平行棒，歩行器，松葉杖，T字杖歩行と段階的に進めることが多い．術後の早期荷重については，整復・内固定が良好であれば早期荷重は可能であり，推奨グレードCといわれている．なお，本骨折に対する特有のリハメニューに関するエビデンスは一定の結論にいたっておらず，確立したリハメニューはない．

≫ ② リサーチエビデンス

本骨折が高齢者に多く発症することから，可能な範囲で術前から上肢や健側に対する機能的トレーニングを積極的に行うことが勧められる．理学療法を1日1回と2回の介入群の比較を行ったところ，術後9週での回復状況に差がなかったこと[12]，通常の歩行練習とトレッドミルを用いた歩行練習介入群のRCTでは，入院期間には差はないが，退院時の歩行指標，下肢筋力，移動能力で優れていたと報告されている[13]．

≫ ③ 日常の臨床で行われている標準的な方法，経験的に有用と思われる方法

大腿骨頚部骨折に関する理学療法効果に関する報告として，加速的リハ（accelerated rehabilitation）により入院期間の短縮化やADLに効果があると報告されている[16]．しかし，全症例に加速的リハを行うことの問題点も指摘されており，受傷前ADLの高い症例に対しては有効であるといわれている．また，Mitchellらは6週間の膝伸展筋力強化群と標準的理学療法群との効果について調査を行っている．その結果，膝伸展筋力強化群では筋力やBarthel indexにおいて有意な改善を認めたと報告している[14]．

2 リハビリテーションにおけるクリニカルパスの意味は何ですか？
≫ ① 関連ガイドライン

「大腿骨頚部／転子部骨折診療ガイドライン，第2版（2011）」[5]において，クリニカルパスは受傷前ADLが高い症例に対しては，入院期間の短縮と術後合併症の防止に有効であり，推奨グレードBといわれている．また，クリニカルパスに基づいて全症例に加速的リハビリテーションを行っ

ても，有効ではなかったとする中等度のエビデンスがあり，全症例に行うことは勧められていない．なお，クリニカルパスとは治療の標準化であり，リハにおいては早期リハの実施とゴール設定，退院に向けたプランニングなどを指している．

② リサーチエビデンス

通常リハと加速的リハを行った比較では，加速的リハを行っても医療コストは変化しなかったが，受傷前ADLが高く術後の経過が良好な症例では，入院期間の短縮と受傷後4カ月間の医療コストの削減を認めている[15]．わが国における検討では，阿部らが従来の8週間のリハプログラムとクリニカルパスによる短期4週間のリハプログラムを比較した調査を行い，短期プログラム群で入院期間の短縮，術後合併症，入院医療費の減少効果が報告されている（表2）[16]．

③ 日常の臨床で行われている標準的な方法，経験的に有用と思われる方法

大腿骨頸部/転子部骨折に対して，わが国においては待機手術として行われることが多く，数日間のベッド上安静が強いられる．そのため，理学療法は術前から積極的に介入することが望ましい．術前・術後のリハに対するクリニカルパスを表3に示す．術前の理学療法は健側下肢や骨折側の足部などの可動域練習や筋力強化をはかり，必要に応じて呼吸リハを行い合併症の予防に努める．合併症のなかでも深部静脈血栓症（deep vein thrombosis：DVT）の発生率は0.84%～42.5%と報告されている[17-18]．予防法として循環血流量維持のため下肢筋のトレーニングを積極的に行うだけでなく，Homans兆候の有無を確認することが重要である．術後の荷重については，骨折のタイプと術式によって意見は異なるところである．一般的に高齢者の転移型は人工骨頭置換術が行われることが多い．また，非転移型では骨接合術（ハンソンピン）が行われることがあるが，この場合は荷重時期が遅れることが前提となり，比較的年齢層の若い患者や活動性の高い患者に選択される．転子部骨折に対してはsliding hip screw（CHSタイプ）による骨接合術が一般的に用いられていたが，現在ではshort femoral nail（Gammaタイプ）が一般的に用いられている．いずれも，強固な内固定が得られた場合には早期荷重により離床・歩行練習が行われるが，不安定型の骨折や骨粗鬆症例では荷重時期を遅らせることが必要となる．

表2 加速的リハビリテーションの効果

	入院期間（日）	入院中の医療費（万円）	自立歩行獲得率（%）
長期プログラム（n = 101）	83.7 ± 24.5 ⎤ **	179 ⎤ **	59 ⎤ ns
短期プログラム（n = 143）	55.4 ± 18.5 ⎦	143 ⎦	59 ⎦

**：P < 0.01
ns：not significant
従来の8週間リハプログラムと，クリニカルパスによる4週間リハプログラムとの比較を行い，入院期間の短縮や医療費の減少を認めたが，自立歩行獲得率には差はみられなかった．（文献16より引用）

表3　大腿骨頸部骨折の標準的なクリニカルパス

	入院当時～手術前	手術前日	手術当日	1病日	2病日	3～4病日	5～10病日	11日～17日	18日～24日
主治医	□安静度指示 □患者，家族への説明 □入院治療計画書 □採血 □X線検査 □心電図 □動脈血液ガス検査 □投薬指示 □抗生物質皮内テスト □手術麻酔申し込み □輸血オーダー □リハオーダー □術前患者連絡表 □服薬指導依頼 □MSW依頼	□不眠時指示	□術前・術後点滴指示 □術後X線 □術後採血 □疼痛時指示 □発熱時指示 □尿量低下時指示 □血圧変動時指示 □嘔吐・嘔気時指示 □酸素指示 □術後説明	□ガーゼ交換 □採血 □内服薬再開指示	□ガーゼ交換 □ドレーン抜去	□ガーゼ交換 □採血 □X線 □抗生物質内服指示 □抗凝固剤内服指示	□ガーゼ交換 □抜糸(10～14日) □ケース会議	□X線 □退院先検討	□退院日，退院先決定 □再来予約 □診療情報提供 □退院時処方 □退院療養計画書
麻酔科医		□禁飲食指示 (21時以降禁飲食)	□内服薬指示						
看護師	□術前オリエンテーション □絆創膏パッチテスト □バルーンカテーテル留置 □清拭 □食事入力 □退院先，退院時ADL確認 □ネームバンド作成	□浣腸 □入浴 □身長・体重測定 □輸液伝票確認 □X線，心電図確認 □爪切り □禁食札作成 □外転保持枕準備	□OPE室持参品確認 □OPE前バイタルサイン確認 □OPE衣着用 □術後状態確認	□状態観察 □清拭 □脱臼予防 □術後指導	□状態観察 □清拭 □パジャマ □バルーンカテーテル抜去 □禁忌肢位確認	□状態観察 □清拭 □退院先再確認 □食堂で食事 □日中は車椅子座位	□状態観察 □清拭 □夜間ポータブルトイレ	□状態観察 □入浴 □退院先必要物品検討	□状態観察 □病棟トイレ使用 □入浴 □看護サマリー
理学療法士	□術前評価 □下肢筋力運動 □呼吸リハ		□術後チェック(Homans徴候) □呼吸リハ □下肢筋力運動	□呼吸リハ □SLR運動 □ギャジ座位	□呼吸リハ □端座位 □車椅子移乗	□車椅子座位	□起立練習 □平行棒内歩行 □歩行器歩行	□4点杖歩行 □杖歩行 □退院必要物品の検討	□応用動作練習 □体力増強運動 □退院指導
薬剤師	□初回服薬指導	□服薬指導				□服薬指導	□服薬指導	□服薬指導	□退院時服薬指導
安静度	床上，痛みに応じてベッドアップ可		外転保持枕				車椅子	歩行器歩行	杖歩行

3 術前術後の全身管理として注意すべき点は何ですか？

≫ ① 関連ガイドライン

　手術時期については，できるだけ早期の手術を行うことが推奨グレードBとされている一方，術前の牽引をルーチンに行うことについては推奨グレードDIとして推奨されていない．また，本骨折が高齢者に多いことから栄養介入について重要視されており，栄養介入により死亡率の低下，血中蛋白質量の回復，リハ期間の短縮が期待でき，推奨グレードBといわれている．せん妄は術後のリハの進行を妨げ，術後ADLの獲得の障害となることが多いことから，その予防に努めることが重要であるといわれている．

≫ ② リサーチエビデンス

　欧米では24時間以内の手術が行われているが，わが国では全身状態を安定させた後にできるだけ早期に手術を行うべきであるといわれている．また，栄養補助療法は骨折の関連した合併症の発生を減少させるだけでなく，死亡率を低下させるといわれている[19]．理学療法士として早期離床を図り積極的に筋力強化練習を行うことは重要であるが，栄養指標として血中アルブミンの値にも配慮して運動療法プログラムを考えるべきである．

③ 日常の臨床で行われている標準的な方法，経験的に有用と思われる方法

　本骨折が高齢者に多く発生することから，手術前後の栄養状態は重要な因子となる．大腿骨頸部骨折と全人工股関節術施行者の血清アルブミン値を比較した研究では，大腿骨頸部骨折では入院時から術後低下を認めており，全人工股関節置換術に比べて有意に低いことが報告されている[20]．また，術後の生命予後に与える因子として，受傷時年齢，$PaCO_2$，血清アルブミン，血糖値があげられている[21]．

4 地域連携パスの利用は有効ですか？

① 関連ガイドライン

　本疾患に対する地域連携パスはまだ導入が始まったばかりであり，明らかなエビデンスは存在しない[22, 23]．しかし，わが国では2006年度の診療報酬改定により，大腿骨頸部骨折地域連携パスによる医療機関の連携体制の評価が行われている．また，術後のリハを最低6カ月程度は行うべきである（推奨グレードB）とされている．

② リサーチエビデンス

　ガイドラインのなかではQOLスコア，Hip scaleともに術後6カ月で最終到達点に達したこと[24]，3カ月から6カ月で可動域，疼痛，筋力が改善し，少なくとも3カ月以上はリハを継続するべきであると述べられている[24]．

③ 日常の臨床で行われている標準的な方法，経験的に有用と思われる方法

　「地域連携パス」とは，急性期病院から回復期病院を経て，早期に自宅退院へとつなげるための診療計画を，治療を受けるすべての医療機関で共有して用いるものである．表4に地域連携パスの例を示すが，急性期，回復期から診療所を含めて，一人の患者の診療にあたる複数の医療機関が，それぞれの役割分担を含めて，あらかじめ診療内容を患者に提示して説明することにより，患者とその家族が安心して医療を受けることができるメリットがある．特に回復期病院では，患者がどのような状態で転院してくるのかを把握することができるため，あらためて患者の状態を観察することなく，転院早々からリハを開始できることも特徴であり，地域完結型医療を具体化できる．現在では急性期病院のクリニカルパス表に同時に記載され，急性期病院の入院から手術，早期リハに加えて，回復期病院における連続した診療計画表として患者や家族に提供される型式が多く用いられている．このような地域連携パスを用いることにより，患者および家族の不安や満足度に関する調査が行われている[25]．しかしながら，地域連携パスについては運用が始まったばかりであり，その内容とともに運用方式についても今後の検討が必要である[26]．

表4 大腿骨頸部骨折の地域連携パスの例（患者さん用）

大腿骨頸部骨折地域連携診療計画書　　　　　　　　患者氏名　　　　　　様

経過	（急性期）入院から術後 1-2 週間						（回復期）	病院
	手術前日	手術当日	術後 1-3 日目	術後 7 日目		転院の基準	術後約　　週	退院の基準
達成目標	治療に関する目標				・手術創の状態が良い ・38度以上の発熱がない ・X線の結果が良い		・受傷前の状態に近づくのが目標です ・在宅，施設に向けての準備を進めます	退院の準備ができている
処置	（手術前のオリエンテーションを行います）主治医・麻酔科医より説明	手術衣に着替えます　術後肺塞栓症防止の措置	回診があります	回診があります　抜糸は通常 7-14 日目です	抜糸前に転院した場合は，転院先で抜糸します．			
点滴・内服	普段飲まれている薬を確認	（　時頃）点滴が始まります	朝夕 2 回抗生剤を点滴します					
検査		手術室でX線撮影を行います	採血を行います	採血，X線撮影			適宜，採血とX線撮影を行います	
食事 安静度	「ベッド上安静」が基本です	手術から翌朝まではベッド上安静です	・人工骨頭置換術を受けられた方は，<u>術後　　週間</u>は外転枕を使用して下さい． ・通常 1-3 日後に車イス，トイレが可能です				・転倒に注意しながら，ご本人の状態に合わせてリハビリを進めていきます ・リハビリテーションのゴールを設定します ・状態に合わせて生活環境を整備しましょう	必要に応じて，通所リハ（デイケア），訪問看護などの介護保険サービスを利用しましょう
リハビリ			ベッド上でリハビリを開始します．	車椅子から歩行練習へ順次進めます				
清潔 排泄	シャワーまたは清拭		看護婦がお手伝いします	シャワーに入ることができます．			ご本人の状態に合わせて，入浴・排泄ができることを目標とします	
その他	・歩行についてはご本人の状態に合わせてリハビリを進めてゆきます． ・転院についてはご本人，ご家族と主治医が相談して決めますが，<u>通常術後　　週目</u>が目安となります						・必要に応じてソーシャルワーカーが退院の調整を行います．	

5 退院後の理学療法は有効ですか？

≫ ① 関連ガイドライン

「大腿骨頸部／転子部骨折診療ガイドライン，第 2 版（2011）」[5]において，退院後のリハの継続は推奨グレード B といわれており，理学療法，荷重練習，筋力強化練習のプログラムが身体機能や QOL の向上に有用である．

≫ ② リサーチエビデンス

退院後のリハとして，ホームエクササイズを中心とした介入効果が報告されている．理学療法士が訪問指導することによる監視下の介入では，大腿四頭筋筋力の増大と歩行速度の向上，転倒リスクの減少効果が報告されている[27]．国内の報告では，石橋らが非監視型介入として，ストレッチ，筋力強化練習，歩行練習を 12 カ月間実施したところ，高実施群において歩行能力と ADL が有意に

良好だったと報告されている[27]．また，藤田らは退院後6カ月以上の37例を対象に，在宅リハによる介入研究を行っている．その結果，ADLや要介護度には有意な変化は認めなかったが，動的バランス能力を改善する効果があったと報告している[28]．

>> ③ 日常の臨床で行われている標準的な方法，経験的に有用と思われる方法

退院後のリハとしては監視下と非監視下による運動療法が考えられる．

6 再骨折予防に有効な方法は何がありますか？
>> ① 関連ガイドライン

大腿骨頸部／転子部骨折を生じた患者は対側のリスクが明らかに高いことが報告されており，骨粗鬆症予防や転倒予防対策を講じることについて，推奨グレードBとして推奨されている．具体的な方法としては，運動療法による筋力強化や転倒予防だけでなく，薬物療法による介入が必要とされている．しかし，薬物療法は治療実施率が低いことが指摘されている．

>> ② リサーチエビデンス

大腿骨頸部／転子部骨折の既往は対側の大腿骨頸部／転子部骨折のリスク因子であり，初回骨折後に反対側の骨折の発生リスクは，男性で9倍，女性で6倍といわれている[30]．

>> ③ 日常の臨床で行われている標準的な方法，経験的に有用と思われる方法

わが国では骨粗鬆症の患者が年々増加しており，その患者数は1,280万人にのぼると報告されている[31]．脊椎骨折，大腿骨頸部／転子部骨折，上腕骨頸部骨折，橈骨遠位端骨折は4大骨折といわれており，発生頻度では椎体骨折が最も多く，大腿骨頸部／転子部骨折がそれに続いて多い．大腿骨頸部骨折が骨粗鬆症を基盤とした高齢者に多く発生することから，その予防対策として骨粗鬆症そのものに対する取り組みが重要視されている．しかし，骨粗鬆症の治療を受けている患者は4～10％程度といわれている[32,33]．そのため，日本骨粗鬆症学会では「骨折の連鎖を断つ」ことを目指し，骨粗鬆症に対する検診と治療の必要性を提言している．

骨粗鬆症に対する治療は大きく2つに大別され，薬物療法と運動療法はその代表的な手段である．骨粗鬆症に対する薬物について表5に示す．腸管からのカルシウム吸収を促進する作用のあるビタミンD_3製剤，骨吸収を抑制する薬であるビスホスホネート製剤が代表的である．近年，骨の形成を促進するテリパラチドを代表とする薬品が開発され，その有効性が報告されている[34]．

また，運動療法を行うことにより骨密度の維持・増加による骨粗鬆症を予防するとともに，筋力やバランス能力などの向上から転倒リスクを低減させることなどが報告されている．Dalskyらは60％の強度の有酸素運動によって骨密度が増加することを報告している[35]．国内では阪本らが40名の退行期骨粗鬆症患者に対する介入効果を報告している．運動は開眼片足立ちを左右1分間ずつ行うものであり，ダイナミックフラミンゴ療法とも呼ばれている方法である．その結果，DEXAに

表5 主な骨粗鬆症薬の分類

分　類	薬物名	商品名	作用機序
カルシウム製剤	L-アスパラギン酸カルシウム	アスパラCA	腸管からのカルシウム吸収促進
活性型ビタミンD_3製剤	アルファカルシドール	アルファロール ワンアルファ	
	カルシトリオール	ロカルトロール	
ビタミンK_2製剤	メナテトレノン	グラケー	骨形成促進
副甲状腺ホルモン（PTH）	テリパラチド	フォルテオ	
カルシトニン製剤	エルカトニン	エルシトニン	骨吸収抑制
イプリフラボン	イプリフラボン	オステン	
ビスホスホネート製剤	チドロン酸	ダイドロネル	
	アレンドロン酸	フォサマック ボナロン	
	リセドロン酸	アクトネル ベネット	
エストロゲン製剤	エストラジオール	ジュリナ	

よる大腿骨頸部の骨密度の増加を認め，骨密度の改善と転倒予防に有用であると報告している[34]．また，石橋らは自立歩行可能な閉経後女性151名（平均年齢76.6±5.6歳）を対象として，運動機能を測定した後にスクワットと片脚立ちを指導し，2カ月間の自宅でのトレーニング効果を検証している．その結果，2カ月間で50日以上のトレーニング実施状況にあり，2種類の運動が実行しやすい運動であること，握力の変化は認めなかったものの，片脚立ち時間，10m最速歩行時間，Timed up and Go test，膝伸展筋力および足趾把持力に有意な改善を認めたと報告している[36]．骨粗鬆症改善，そして転倒・骨折予防のための運動療法として，下肢筋力トレーニングとバランストレーニングは重要である．

おわりに

　大腿骨頸部骨折は理学療法士にとって関わりの多い疾患である．そのためにも，診療ガイドラインに目を通して最新のエビデンスを理解することが必要であるが，現在のところ，この疾患の理学療法診療ガイドラインは存在しない．そのため，実際的には各診療施設によって手術方法や術後リハの進め方には若干の違いがあると考えられる．近年，日本骨粗鬆症学会では「骨折の連鎖を断つ」として，骨折の危険因子である骨粗鬆症に対する取り組みの重要性を提言している．これは単に転倒予防や骨折予防だけではない．転倒予防についても多くの取り組みが行われているが，本骨折の新規発生患者数は減少する傾向にない．この事実に目を向け，転倒しても骨折しない身体づくりとして，薬物療法の重要性が見直されている．そのうえで転倒しない身体作りや，身体活動を維持する取り組みについて，理学療法士も予防医学という観点から関わるべきである．

（藤田博曉）

■ 文献

1) Orimo H, Yaegashi Y, et al : Hip fracture incidence in Japan : estimates of new patients in 2007 and 20-year trends. Arch Osteoporos 4 : 71-77, 2009.
2) 佐手達男, 庄司豊彦・他：大腿骨転子部骨折と医療費用効果分析. 整形外科 50：227-230, 1999.
3) 林 泰史：転倒を取り巻く社会情勢－転倒の医療経済に及ぼす影響－. MB Med Reha 65：1-9, 2006.
4) 日本整形外科学会診療ガイドライン委員会大腿骨頸部／転子部骨折診療ガイドライン策定委員会編：第1章大腿骨近位部骨折の分類. 大腿骨頸部／転子部骨折診療ガイドライン. https://minds.jcqhc.or.jp/n/medical_user_main.php#
5) 日本整形外科学会診療ガイドライン委員会大腿骨頸部／転子部骨折診療ガイドライン策定委員会編：大腿骨頸部／転子部骨折診療ガイドライン, 第2版, 南江堂, 2011.
6) 対馬栄輝：大腿骨頸部骨折患者における歩行の獲得条件と予後予測. 健生病院医報 21：38-41, 1995.
7) 藤田博曉, 荒畑和美・他：高齢者の大腿骨頸部骨折の術後理学療法における早期経過と歩行到達度との関連. 総合リハ 31：579-583, 2003.
8) 市村和徳, 石井佐宏：高齢者大腿骨近位部骨折の退院時歩行能力に影響を与える因子－ロジスティック回帰分析を用いた解析. 整形外科 52：1340-1342, 2001.
9) Kitamura S, Hasegawa Y, et al : Functional outcome after hip fracture in Japan. Clin Orthop 348：29-36, 1998.
10) 萩原祥子, 山崎裕司・他：大腿骨頸部骨折患者の歩行能力と膝伸展筋力の関係－ロジスティック解析による検討. 理学療法学 25：82-85, 1998.
11) 藤田博曉, 潮見泰蔵・他：地域在住の大腿骨頸部・転子部骨折後患者におけるADLと運動機能との関連. 日老医誌 43：241-245, 2006.
12) Karumo I : Recovery and rehabilitation of elderly subjects with femoral neck fractures. Ann Chir Gynaecol 66：170-176, 1977.
13) Baker PA, Evans OM, et al : Treadmill gait retraining following fractured neck-of-femur. Arch Phys Med Rehabil 72：649-652, 1991.
14) Mitchell SL, Stott DJ, et al : Randomized controlled trial of quadriceps training after proximal femoral fracture. Clin Rehabil 15：282-90, 2001.
15) Cameron ID, Lyle DM, et al : Cost effectiveness of accelerated rehabilitation after proximal femoral fracture. J Clin Epidemiol 47：1307-1313, 1994.
16) 阿部 勉, 土田典子・他：クリティカルパス作成のための大腿骨頸部骨折術後リハビリテーション長期・短期プログラムの比較検討. 日老医誌 38, 514-518, 2001.
17) 塩田直史, 新藤正輝・他：骨折後の肺塞栓症発症状況に関する前向き研究－近森病院におけるパイロットスタディ. 骨折 31(4)：858-861, 2009.
18) 河井秀夫, 阿部靖之・他：大腿骨近位部骨折における深部静脈血栓症の発症率に関する疫学調査. 骨折 29(1)：173-175, 2007.
19) Eneroth M, Olsson UB, et al : Nutritional supplementation decreases hip fracture-related complications. Clin Orthop Relat Res 451：212-217, 2006.
20) 谷口 忍, 松原淳一・他：大腿骨頸部骨折術後における血清アルブミン値の推移. 理学療法学 33：76-76, 2006.
21) 北西正光, 仁丹勝則・他：高齢者大腿骨近位部骨折術後死亡症例の検討. 骨折 28：262-265, 2006.
22) Peterson MG, Allegrante JP, et al : Measuring recovery after a hip fracture using the SF-36 and Cummings scales. Osteoporos Int 13：296-302, 2002.
23) Walheim G, Barrios C, et al : Postoperative improvement of walking capacity in patients with trochanteric hip fracture : a prospective analysis 3 and 6 months after surgery. J Orthop Trauma 4：137-143, 1990.
24) 榊原英晃, 銭田良博：大腿骨頸部骨折術後患者における急性期から維持期への地域連携について－患者および家族に対する満足度調査を通して－. 日クリニカルパス会誌 13(1)：16-20, 2011.
25) 鮫島浩司, 川内義久・他：鹿児島市北地区と南地区における大腿骨近位部骨折地域連携パスの合併について. 整形・災害外科 60：488-490, 2011.
26) Sherrington C, Lord SR : Home exercise to improve strength and walking velocity after hip fracture : a randomized controlled trial. Arch Phys Med Rehabil 78：208-212, 1997.
27) 石橋英明, 山本精三：中高齢期の運動器疾患に対する運動療法大腿骨頸部骨折後の機能予後における自己運動メニューによる介入効果の検討. 臨スポーツ医 22：705-713, 2005.
28) 藤田博曉, 荒畑和美・他：大腿骨頸部骨折患者の在宅リハビリテーションメニュー施行による運動機能の介入効果. 東京老年会誌 10：61-64, 2004.
29) Schrøder HM, Petersen KK, et al : Occurrence and incidence of the second hip fracture. Clin Orthop Relat Res 289：166-169, 1993.
30) Yoshimura N1, Muraki S, et al : Prevalence of knee osteoarthritis, lumbar spondylosis, and osteoporosis in Japanese men and women : the research on osteoarthritis/osteoporosis against disability study. J Bone Miner Metab 27(5)：620-628, 2009.
31) 福島達樹, 須藤啓広・他：両側大腿骨頸部骨折の検討. 整形外科 53：380-383, 2002.
32) 遠藤直人：骨粗懸症における骨折の特徴と治療・予防. Osteoporosis Jpn 15(1)：7475, 2007.
33) 重信惠一, 金山雅弘・他：骨粗鬆症治療薬が新鮮脊椎椎体骨折患者において, 疼痛や日常生活動作, QOLならびに骨代謝や骨癒合に及ぼす影響の検討－週1回テリパラチド製剤とビスホスホネート製剤を比較して. Osteoporo Jpn 22(1)：117-121, 2014.
34) Sakamoto K, Nakamura T, et al. : Effects of unipedal standing balance exercise on the prevention of falls and hip fracture among clinically defined high-risk elderly individuals : a randomized controlled trial. J Or-

thop Sci **1** : 467, 2006.
35) Dalsky GP, Stocke KS, et al : Weight-bearing exercise training and lumbar bone mineral content in postmenopausal women. *Ann Intern Med* **108** : 824-828, 1988.
36) 石橋英明, 藤田博暁:閉経後女性におけるロコモーショントレーニング（片脚立ちおよびスクワット）による運動機能改善効果の検討. *Osteoporo Jpn* **19(3)** : 391-397, 2011.

7 変形性膝関節症

評価, 治療/介入のエビデンスポイント

Q0 標準的な評価指標には何がありますか？
➡ 国内の評価指標としては JKOM（Japanese Knee Osteoarthritis Measure）が「理学療法診療ガイドライン（第1版（2011））」の推奨グレード A として勧められている．また, 国際的な指標である WOMAC（Western Ontario and McMaster Universities Osteoarthritis Index）も同様に推奨されている．

Q1 膝 OA の疼痛に対して有効な物理療法はありますか？
➡ 超音波療法, TENS（Transcutaneous Electrical Nerve Stimulation）療法, 温泉療法が「理学療法診療ガイドライン（第1版（2011））」にて推奨グレード A とされているが, そのグレードやエビデンスの強さはガイドライン間で異なる．

Q2 膝 OA の運動療法は効果がありますか？
➡ はい．運動療法として筋力増強運動, 有酸素運動, 協調性運動が推奨グレード A として勧められており, これらは国外のガイドラインにおいても推奨されている．

Q3 膝 OA の筋力強化に有効な方法はありますか？
➡ いいえ．ガイドラインに明確な記載はなく, 種々の報告はあるものの, 最適な方法に関しては未だに研究段階である．

Q4 膝 OA の治療としてホットパックは有効ですか？
➡ いいえ．膝 OA へのホットパックの使用はエビデンスに乏しく推奨グレード C とされている．

Q5 術後の関節可動域の改善にはどのような介入方法が効果的ですか？
➡ 自動運動が他動運動よりも推奨されており, 自動関節可動域運動, スライダーボード運動が推奨グレード A としてあげられている．

Q6 術後のクリニカルパスの利用は有効ですか？
➡ ガイドラインに記載はないが, クリニカルパスの使用によるケアの質の向上も報告されており, 臨床的には有効である．

1 変形性膝関節症はどのような疾患ですか

　変形性膝関節症（以下，膝OA）は，加齢に伴う老化性退行変性を基盤として起こる関節疾患であり，その発症は高齢者に多い．最近の疫学調査によると，わが国における膝OA患者数（40歳以上）は2,530万人と推定されており，そのうち，症状を有する患者数は約800万人と推定されている[1]．なかでも女性に多い疾患であり，上記の疫学調査では約2/3が女性患者とされている（男性860万人，女性1,670万人）．これらの数は今後のさらなる高齢化に伴い増加すると考えられており，膝OAに対する有効な予防および治療プログラムの確立は重要な課題となっている．

　膝OAの発症には，加齢や肥満，遺伝的因子などの内因性要因と労働環境や膝傷害の既往などの外因性要因が関与していると考えられている．しかしながら，現在までのところ明確なメカニズムの解明には至っていない．OA初期には過剰な力学的負荷，また加齢や遺伝に伴う変性とそれに伴う炎症反応によって関節軟骨におけるマトリックスの合成と分解のバランスが崩れ，軟骨の崩壊が生じる．特に，滑膜から放出される炎症物質がマトリックスの分解を促すとされている．それらは徐々に関節軟骨の減少，軟骨下骨の損傷・変性へと移行し，関節周縁部の骨性変化をもたらす[2]．主な臨床症状としては，初期には運動痛が主であることが多く，その痛みは階段昇降，立ちあがり，しゃがみ込みなど徐々に拡大する．後期では滑膜炎，関節水腫，安静時痛，変形，関節可動域（range of motion：ROM）制限，筋力低下をもたらし，生活活動の制限をきたすようになる．

2 変形性膝関節症はどのような経過をたどりますか

　一般的に膝OAの進行は緩徐であり，関節構成体の変性や構造的変化（関節裂隙の狭小化や骨棘の形成）は時間をかけて進んでいく．それらの変化が自然に治癒することは難しいと考えられているが，構造的変化の重症度と疼痛や関節可動域制限などの機能障害の程度とは必ずしも一致しないことがあり，両者を考慮して治療方法が選択される．治療方法としては保存療法と手術療法があり，膝OAの初期には保存療法が選択されることが多い．

　保存療法では，疼痛や炎症症状の緩和，変形の予防として運動療法，減量療法，生活指導，薬物療法，物理療法，装具療法などが行われる．国際的な膝OAガイドラインにおいては，運動療法，減量療法，生活指導（患者教育）は膝OAの主要な治療（Core Treatment）とされ，それに併用して薬物療法や装具療法などが勧められている[3,4]．運動療法などのCore Treatmentは疼痛や機能障害に対する効果が広く認められている[3,5,6]．また，薬物療法も疼痛緩和に対する効果が認められているが，非ステロイド性抗炎症薬（NSAIDs）などの内用薬に関しては消化器などへの副作用をもたらす可能性があるため，糖尿病や高血圧などの合併症との影響を考慮して使用すべきとされている[3]．現在までに膝OAの根本的な治癒は難しいと考えられており，継続した運動が重要とされている．

　手術療法の適応は，痛みの程度，関節変形の程度，日常生活活動能力，歩行能力などにより検討されるが，保存療法により症状の改善が認められなかった場合にも行われる．比較的年齢が若く，活動的な膝OA患者には高位脛骨骨切り術が勧められているが[7]，最終的には人工関節置換術（total knee arthroplasty：TKA）が行われることが多い．これらの手術療法は機能の改善や健康関連QOLの向上において一定の良好な成績が認められており，ガイドラインにおいても勧められている[7]．

3 標準的な評価指標には何がありますか

≫ ① 関連ガイドライン

わが国で開発，使用されてきた膝OAの評価指標としては，1988年に作成された日本整形外科学会変形性膝関節症治療成績判定基準（Japan Orthopaedic Association score：JOAスコア）が広く

表1　JKOMの質問表（Akai et al，文献9，2005より引用改変）

Ⅰ　膝の痛みの程度（この数日間）

痛みなし ——————————————————————— これまでに経験した最も激しい痛み

Ⅱ　膝の痛みやこわばり（この数日間）
1. 朝，起きて動き出すとき膝がこわばりますか．
2. 朝，起きて動き出すとき膝が痛みますか．
3. 夜間，睡眠中に膝が痛くて目がさめることがありますか．
4. 平らなところを歩くとき膝が痛みますか．
5. 階段を昇るときに膝が痛みますか．
6. 階段を降りるときに膝が痛みますか．
7. しゃがみこみや立ち上がりのとき膝が痛みますか．
8. ずっと立っているとき膝が痛みますか．

Ⅲ　日常生活の状態（この数日間）
9. 階段の昇り降りはどの程度困難ですか．
10. しゃがみこみや立ち上がりはどの程度困難ですか．
11. 洋式トイレからの立ち上がりはどの程度困難ですか．
12. ズボン，スカート，パンツなどの着替えはどの程度困難ですか．
13. 靴下をはいたり脱いだりすることはどの程度困難ですか．
14. 平らなところを休まずにどれくらい歩けますか．
15. 杖を使っていますか．
16. 日用品などの買い物はどの程度困難ですか．
17. 簡単な家事（食卓の後かたづけや部屋の整理など）はどの程度困難ですか．
18. 負担のかかる家事（掃除機の使用，布団の上げ下ろしなど）はどの程度困難ですか．

Ⅳ　普段の活動など（この1カ月）
19. 催し物やデパートなどへ行きましたか．
20. 膝の痛みのため，普段していること（おけいごごと，お友達とのつきあいなど）が困難でしたか．
21. 膝の痛みのため，普段していること（おけいごごと，お友達とのつきあいなど）を制限しましたか．
22. 膝の痛みのため，近所への外出をあきらめたことがありますか．
23. 膝の痛みのため，遠くへの外出をあきらめたことがありますか．

Ⅴ　健康状態について（この1カ月）
24. ご自分の健康状態は人並みに良いと思いますか．
25. 膝の状態はあなたの健康状態に悪く影響していると思いますか．

使用されてきた[8]．その後，わが国の文化を反映しかつ国際比較を行うことができる評価尺度として2002年に，疾患特異的・患者立脚型変形性膝関節症患者機能評価尺度（Japanese Knee Osteoarthritis Measure：JKOM）が開発された[9]．JKOMはWOMAC（Western Ontario and McMaster Universities Osteoarthritis Index）[10]とSF-36（the MOS Short Form 36）[11]を参考にして作られており，痛みの程度（Visual Analog Scale：VAS），膝の痛みやこわばり，日常生活の状態，普段の活動，健康状態の5尺度25項目で構成される（表1）．患者による自己回答式の評価であり，各項目1～5点で合計125点満点となる．合計点数が高いほど，膝関節の状態が悪いことを示す．日本理学療法士協会発行の「理学療法診療ガイドライン第1版（2011）」では，JKOMは，推奨グレードA（信頼性，妥当性のある評価指標）とされている[6]．

他にも変形性膝関節症に関連する評価指標は数多くあるが，そのなかでもWOMACは世界的に使用頻度の高い評価指標である．WOMACは変形性股関節症および膝関節症に特異的な評価尺度であり，疼痛5項目，こわばり2項目，機能障害17項目の3尺度24項目で構成されている．各項目は5段階評価もしくはVASで点数化し，5段階評価では96点満点となる．JKOM同様，患者自身による回答式の評価指標であり，高得点ほど関節状態の悪化を示す．WOMACも「理学療法診療ガイドライン第1版（2011）」においてその使用が推奨されており（推奨グレードA）[6]，膝OA患者における評価指標のゴールドスタンダードとされている．

これらの臨床評価指標に加え，「理学療法診療ガイドライン第1版（2011）」では理学療法評価における個々の項目に対しても推奨グレードを決定している[6]．膝OA患者に対して最も推奨されている評価項目（推奨グレードA）としては，主観的評価においては過去の膝外傷および手術の既往，肥満などの膝OAのリスク要因の把握があげられ，客観的評価においては下肢アライメント，疼痛，膝関節周囲筋の筋力，歩行（歩行速度，ケイデンス，運動学的および運動力学的変化），生活機能の評価（Functional Independence Measure：FIM，Barthel index）などがあげられている．

推奨グレードB（信頼性，妥当性が一部あるもの）の評価項目としては，股関節，足関節・足部周囲筋の筋力や胸郭・脊椎・骨盤との関係における評価（体幹機能）などがあげられている．膝ROMの評価は推奨グレードC（信頼性，妥当性は不明確であるが，一般的に使用されているもの）とされている．

❯❯ ② リサーチエビデンス

膝OAの評価指標としてJKOMは高い信頼性および妥当性が認められている．Akaiら[9]はJKOMの信頼性およびその妥当性をWOMACとSF-36との比較から検討し，日本の膝OA患者の評価指標として十分な信頼性と妥当性が認められたと報告している．また，WOMACも高い信頼性と妥当性が認められている[10]．WOMACの臨床的に意義のある最小変化量（Minimal Clinically Important Difference：MCID）は，入院リハビリテーション患者において，状態悪化に対して0.51～1.33，改善に対して0.67～0.75と報告されている[12]．

膝関節の既往歴に関しては，前十字靱帯損傷および再建術，半月板損傷および切除を受けた患者において膝OAの発症リスクが増加すると報告されている．前十字靱帯損傷患者では複合損傷のほうが単独損傷よりも膝OAを発症する割合が高く[13]，損傷を放置したほうが再建術を受けた場合よりもOAを発症しやすいとされている[14]．半月板損傷においては，部分切除よりも全切除の患者に

おいてOAの発症率が高い[15]．膝OAのリスク要因には遺伝や労働環境，大腿四頭筋の筋力などの多くがあげられているが，特に肥満は重要な要因であり，BMI（Body Mass Index）25以上は膝OAの発症リスクを増大させると報告されている[16]．

膝関節マルアライメントは膝OAの進行における独立因子の一つであることが示されている[17]．また，疼痛は膝OAの重要な臨床症状の一つであり，その重症度および悪化は，大腿四頭筋の筋力低下とともにその後の機能低下の要因としてあげられている[18]．膝OA患者における歩行の特徴として，速度・ケイデンスの低下[19]，また下肢だけでなく骨盤・体幹の運動学的変化[20, 21]などが報告されており，歩行評価にあわせて，体幹機能の評価も重要であることが示唆されている．膝OA患者において，股関節周囲筋の筋力低下[22]や足部アライメントの変化[23]が報告されており，股関節，足関節・足部の機能も膝関節とあわせて評価すべきである．

③ 日常の臨床で行われている，経験的に有用と思われる評価指標

臨床的には医師を中心にJOAスコアが頻繁に使用されるが，理学療法の介入効果を検討するためにはJKOMが有用と考えられる．しかしながら，JKOMの使用は実際の臨床場面において広く普及しているとは言い難い．日常的には，おおまかな症状および活動レベルの変化，また治療効果を判定する一つの指標としてVASやNPRS（Numeric Pain Rating Scale）が用いられることが多い．具体的には，疼痛の程度や課題動作のパフォーマンス（階段の上りやすさなど）を治療の前後または一定の間隔で計測し，その変化を確認する．これらの指標は，患者の課題にあわせて評価する痛みの場面や動作を設定できるため，個人内における比較には有用である．しかしながら，治療効果の判定に用いる場合には治療や評価方法によって生じるバイアス（ホーソン効果など）やMCIDを考慮し，その変化が本当に臨床的に意義のあるものかどうかを判断する必要がある．膝OAにおけるVAS（0～100mm）のMCIDは介入前の疼痛の程度によって異なるが，10.8～36.6mmとされている[24]．

また，上述した理学療法評価項目に加えて，臨床的に有用な客観的評価としては片脚立位があげられる．片脚立位は一般的なバランス機能の評価としても用いることができるが，その際の下肢・体幹のアライメントや膝関節の安定性などの情報を得ることができる．加えて，非支持脚をステップすることで，歩行における立脚期を想定した評価が可能である．歩行に比較して，主観的にも客観的にも問題点や変化を捉えやすいという利点があり，治療および評価の手掛かりとなることが多い．

膝OA患者においては，歩行以外の基本動作からも有益な情報を得ることができる．この動作には椅子からの立ち座りや，立位における軽度の下肢屈伸運動（スクワット）を含む．これらの評価は膝関節の状態に応じて行うべきであるが，患者の多くはそれらの動作において特徴的な運動パターンを示す．特に，単関節筋を効率的に使用せず，二関節筋優位の運動パターンを呈することが多い．たとえば，立位からの下肢屈曲運動では膝関節屈曲と下腿の前傾が著明となり，股関節屈曲が少なくなる．これは大殿筋などの股関節単関節筋を使用せず，大腿直筋に依存した運動パターンと考えられ，膝蓋大腿関節などへの負担が大きくなると考えられる．また，このような患者のなかには，臥位や座位姿勢においても股関節や足関節のみの運動（関節の分離運動）が難しいことがある．腹臥位，膝関節屈曲位での股関節伸展運動や，股・膝関節を固定した状態での足関節の底背屈，内外反の運動を行うことが難しいことがある．これらの運動パターンは必ずしも問題となるわけではないが，患者の主訴や他の評価とあわせることで治療の手掛かりとなることがある．

4 推奨される治療／介入の方法にはどのようなものがありますか

1 膝OAの疼痛に対して有効な物理療法はありますか？

≫ ① 関連ガイドライン

「理学療法診療ガイドライン第Ⅰ版（2011）」では[6]，超音波療法，TENS（Transcutaneous Electrical Nerve Stimulation）療法，温泉療法が推奨グレードA（行うように勧められる強い科学的根拠がある治療）とされている．また，推奨グレードB（行うように勧められる科学的根拠がある治療）としては，水治療法，磁気刺激療法，干渉波治療，電気刺激療法およびレーザー治療があげられている．また，物理療法の複合使用と運動療法との併用は推奨グレードAとされている．反対に，ジアテルミー療法，非侵襲的神経電気刺激療法，骨膜刺激療法は推奨グレードD（無効性や害を示す科学的根拠がある）として，その使用は勧められていない．

≫ ② リサーチエビデンス

物理療法に関しては，ガイドライン間でそのエビデンスと推奨グレードに違いがある．超音波療法に関しては，「OARSI（Osteoarthritis Research Society International）ガイドライン」では膝OAのみの患者に対してはエビデンスが不十分，また多関節OAの患者には不適切としている[3]．「AAOS（American Academy of Orthopaedic Surgeons）のガイドライン」では物理療法全体として膝OAへの使用はエビデンスが不十分としているが，超音波療法においては効果的なエビデンスがあるとされている[5]．最近のシステマティックレビューでは，8編のRCT（Randomized Controlled Trial）をもとにメタアナリシスを行った結果，膝OAに対して超音波療法は有効であるとしている[25]．特に，連続波はコントロール群と比較して疼痛の改善のみに有効性を示したが，間歇波は疼痛と機能改善にも有効であったとしている．また，TENS療法においては，「OARSIガイドライン」では超音波療法同様，エビデンスが不十分（膝OAのみの患者）または不適切（多関節OA患者）としており[3]，「AAOSガイドライン」においてもエビデンスは不十分とされている[5]．しかしながら，「NICE（National Institute for Health and Clinical Excellence）のガイドライン」においては，TENS療法は運動療法などのCore Treatmentとあわせて使用を考慮すべきとしている[4]．

≫ ③ 日常の臨床で行われている標準的な方法，経験的に有用と思われる方法

理学療法の臨床現場では膝OA患者に対して，筋力強化やストレッチなどの運動療法とあわせて疼痛管理目的に物理療法を使用することが多い．ただし，その選択においてはそれぞれの物理療法の特性のほか，患者自身の機械的刺激に対する好みも考慮して使用すべきであると考えている．経験的には，患者の疼痛が限局的であり強い腫脹や熱感を伴わない場合において，超音波療法は有用であるように感じている．また，TKAなどの術後の術創部周囲の痛みや張り感に対しても超音波療法は有用であると考えている．反対に腫脹や熱感などの炎症反応が強い場合，または術直後にお

いてはアイスパックなどの寒冷療法を用いることもある．しかしながら，高齢患者のなかには寒冷刺激に対して好意的ではないケースもあり，使用時には十分注意が必要である．慢性的な痛みを有し，筋の緊張も高い場合または精神的緊張が強い場合は温熱療法も有効である．しかしながら，その目的や効果が曖昧なまま漫然的に使用を続けないように注意が必要である．

2 膝OAへの運動療法は効果がありますか？

≫ ① 関連ガイドライン

> 多くのガイドラインにおいて運動療法は膝OA患者に対する主要な治療としてあげられている．「理学療法診療ガイドライン第I版（2011）」では運動療法は推奨グレードAであり，特に筋力増強運動，有酸素運動，協調性運動が勧められている[6]．ストレッチング・ROM運動は推奨グレードC（行うように勧められるが科学的根拠がない）とされている．

≫ ② リサーチエビデンス

> ガイドライン間で推奨される運動療法の内容に多少の違いはあるものの，おおむね共通した運動が勧められている．「OARSIガイドライン」においては，太極拳を含む陸上での運動療法，水中運動療法，筋力増強運動が疼痛と機能改善に対して勧められている[3]．一方で，「NICEガイドライン」では，局所的な筋力増強運動および有酸素運動が推奨されており[4]，「AAOSガイドライン」では，筋力増強運動，低負荷の有酸素運動，神経筋再教育練習が勧められている[5]．ガイドラインにおいては，それぞれ具体的な運動方法や運動負荷は明確にされていないが，それは治療者が患者個々の必要性や環境に応じて決定すべきとされている[4]．最近のシステマティックレビューでは，筋力増強運動と有酸素運動はそれぞれ膝OAの疼痛改善に有効であると示されており[26]，また，最近のRCTにおいて，バランス練習やステップ動作を含む神経筋再教育練習は疼痛や機能改善に大腿四頭筋筋力増強運動と同等の効果が認められたと報告されている[27]．

≫ ③ 日常の臨床で行われている標準的な方法，経験的に有用と思われる方法

膝OA患者に対しては複合的な治療が重要であり，一人の患者に対して単一の運動療法のみが行われることはほとんどない．多くの場合において，筋力増強運動，有酸素運動，協調性運動が取り入れられ，またはそれらの準備としてストレッチングやROM運動が行われる．ただし，治療においてはすべての種類の運動療法を行わなければならないというわけではなく，あくまでも状態・時期に応じて治療のポイントを変更することが重要である．たとえば，肥満傾向にある患者の場合は筋力増強運動よりも有酸素運動を重視して行う．これは膝関節の炎症状態や耐久性を考慮してその順番を検討する必要がある．また，活動的な患者の場合は，有酸素運動よりも筋力増強運動やバランス運動を中心に行うほうがよい場合もある．膝OAが加齢をもとにした疾患であり緩徐に進行していくことを考慮すると，継続した運動プログラムの実施が必要である．ホームエクササイズを指導する場合は最も重要かつ簡便であり，受け入れられやすい運動プログラムに絞るのがよいと考えている．

3 膝 OA の筋力強化に有効な方法はありますか？

≫ ① 関連ガイドライン

　筋力増強運動はほとんどのガイドラインにおいてその効果が認められ，膝 OA 患者の治療として推奨されている（「理学療法診療ガイドライン第 I 版（2011）」で推奨グレード A）[3-6]．しかしながら，どの方法が最も有効であるかは未だ明らかになってはおらず，具体的な方法を推奨するまでには至っていない．

≫ ② リサーチエビデンス

　非荷重下と荷重下における筋力増強運動においては，その両者ともに疼痛，運動機能，歩行速度などの改善効果が報告されている[26, 28]．どちらがより有効であるかは明確ではないが，最近のメタアナリシスを用いたシステマティックレビューにおいて，疼痛改善に対しては非荷重下の筋力増強運動のほうが荷重下よりも効果量（Effect size）が大きかったと報告されている[26]．また別のシステマティックレビューにおいては，高負荷の抵抗運動のほうが低負荷の抵抗運動よりも筋力向上に有効であるとしている[29]．物理療法との併用では，RCT 研究において筋力増強運動に超音波療法を併用した場合[30]，また TENS とホットパックを併用した場合において[31]，膝関節の筋力改善が大きくなるという報告がある．

≫ ③ 日常の臨床で行われている標準的な方法，経験的に有用と思われる方法

　臨床における筋力増強運動では，患者の膝関節の状態に応じて運動方法を変更することが多い．たとえば，炎症や疼痛が強い場合は非荷重下での筋力増強運動を行い，徐々に荷重下での運動に移行していく．移行の際には，壁などを利用した semi-closed な状態で運動を行うこともある．また，術直後や強い疼痛によって筋収縮が抑制されている場合は，電気刺激を用いて筋力増強運動を行うことも有用と考えている．炎症症状が落ち着いている場合は，単純な筋力増強運動だけではなく，バランス運動などと複合させたエクササイズも有用である（不安定板上でのスクワットなど）．いずれの場合においても，エクササイズによって膝関節の状態を悪化させないように注意深く観察・評価しながら進めるべきである．

4 膝 OA の治療としてホットパックは有効ですか？

≫ ① 関連ガイドライン

　「理学療法診療ガイドライン第 I 版（2011）」において，ホットパックは行うよう勧められる根拠がないものとして推奨グレード C とされている[6]．一方で，ホットパックに言及してはいないものの，「NICE ガイドライン」においては，Core Treatment と併用して局所的な温熱または寒冷療法の使用を考慮すべきとしている[4]．

② リサーチエビデンス

膝 OA 患者に対するホットパックの効果を検討した質の高い研究はあまり多くはない．コクランのシステマティックレビューでは，ホットパックは膝 OA の浮腫に対してコントロール群や寒冷療法に比較して改善効果はないとしている[32]．一編の RCT では，筋力増強運動に加えてホットパックを併用した場合，筋力増強運動のみよりも疼痛の改善が有意に大きかったと報告されている[31]．また，RCT ではないものの，膝 OA 患者にホットパックを用いた研究では，介入前と比較して疼痛と WOMAC スコアにおいて改善が認められたと報告している[33]．

③ 日常の臨床で行われている標準的な方法，経験的に有用と思われる方法

臨床においてホットパックは簡便な温熱療法として使用しやすいものであるが，その有効性は不明確である．膝 OA 患者に関しては，疼痛の改善を目的とするよりも，主には温熱効果による精神的リラクセーションを期待して使用する場合が多い．特に，痛みが慢性化し，身体的・精神的緊張が強い患者には有用なことがある．また，そのリラクセーション効果からストレッチなどと併用することで，筋の緊張を整えやすくなる場合もある．ホットパックに対する反応は患者間でも異なることがあり，その効果を評価しつつ，明確な目的をもって使用すべきである．

5 術後の関節可動域の改善にはどのような介入方法が効果的ですか？

① 関連ガイドライン

「理学療法診療ガイドライン第 1 版（2011）」においては，術後の ROM 改善に関して自動 ROM 運動，スライダーボード運動が推奨グレード A としてあげられている[6]．反対に他動 ROM 運動は推奨グレード D とされ，その効果は認められていない．また Continue passive movement（CPM）装置の使用においては，術後の短期的な使用は推奨グレード B，長期的な使用は推奨グレード D とされている．

② リサーチエビデンス

TKA 術後において自動 ROM 運動と理学療法士による他動 ROM 運動の効果を比較した RCT では，ROM や疼痛の改善などに両者の違いを認めなかったとし，理学療法士は日常生活復帰を目指した機能的なリハビリテーションに集中するべきとしている[34]．術後の CPM 装置の使用に関しては意見が分かれているが，最近のコクランのシステマティックレビューによれば，短期・長期効果にかかわらず，CPM は関節可動域の改善にほとんど影響を与えないことが示されている[35]．また，クライオセラピーの効果を検討したシステマティックレビューにおいては，ROM の早期改善と血流の現象に多少の効果がみられるが，疼痛や腫脹，入院日数などへの影響はほとんどないとし，その使用は勧められないとしている[36]．

▶ ③ 日常の臨床で行われている標準的な方法，経験的に有用と思われる方法

　術後の膝関節ROMにおいては機能的観点から自動ROMに重点がおかれることが多い．術直後には背臥位にてスライドボードやボールを利用して進めるが，立ち上がりなどの日常生活を考慮して，座位にて行うことも多い．開始初期には膝関節単独の屈曲とならず，足関節や股関節の代償運動を伴うことが多く，徒手的な介助（自動介助運動）や運動方法の変更が必要になることもある．徒手的な介助や他動運動は安心感をもたらし，術直後の恐怖心が強い場合において有効な場合もある．また，疼痛のコントロール目的にて，ROM運動に併用してアイスパックなどの寒冷療法を用いることもある．

6 術後のクリニカルパスの利用は有効ですか？

▶ ① 関連ガイドライン

　術後のクリティカルパス（またはクリニカルパス）の利用を勧めている関連ガイドラインはほとんど見当たらない．しかしながら，「理学療法診療ガイドライン第 I 版（2011）」においては多種専門職によるリハビリテーション介入は推奨グレードBとされており[6]，総合的なリハビリテーションが必要とされるなか，クリティカルパスの活用は職種間での連携を高め，良質で効率的な医療を提供するために有用と考えられる．

▶ ② リサーチエビデンス

　クリティカルパスの使用によりTKAなどの術後の入院日数の短縮，医療費の削減などが期待される[37]．コホート研究を含む22編の論文を統合したメタアナリシスでは，人工関節置換術の後療法にクリティカルパスを使用した場合，入院日数の短縮，入院費用の削減，術後合併症発症頻度の低下に有効であり，パスの使用によってケアの質が向上することが示されている[38]．

▶ ③ 日常の臨床で行われている標準的な方法，経験的に有用と思われる方法

　クリティカルパスは病院間または手術方法によって異なる．理学療法においては，一定の期間ごとに治療目標や活動範囲が示されていることが多く，それらは治療を進めるうえで有用となる．パスの内容は患者自身にも達成目標として伝えられるため，動機づけにもなる．しかしながら目標が達成されなかった場合には，考えられる要因の説明また必要に応じて修正後のプランを提示し，患者自身が責任を感じすぎないよう配慮することも必要である．また，他職種の治療・ケア内容も知ることができるため，連携をとりやすいという利点がある．

（坂本雅昭）

■ 文献

1) 吉村典子：一般住民における運動器障害の疫学―大規模疫学調査 ROAD より．THE BONE 23：39-42, 2010.
2) Mandelbaum B, Waddell D：Etiology and pathophysiology of osteoarthritis. Orthopedics 28：S207-S214, 2005.
3) McAlindon TE, Bannuru RR, et al：OARSI guidelines for the non-surgical management of knee osteoarthritis. Osteoarthritis Cartilage 22：363-388, 2014.
4) National Institute for Health and Care Excellence (NICE)：Osteoarthritis：care and management in adults. 2014. Available from：http://www.nice.org.uk/guidance/cg177.
5) American Academy of Orthopaedic Surgeons (AAOS)：Treatment of osteoarthritis of the knee-Evidence-based guideline 2nd edition. 2013. Available from：http://www.aaos.org/research/guidelines/GuidelineOAKnee.asp.
6) 日本理学療法士協会：理学療法診療ガイドライン，第1版 (2011)―変形性膝関節症―．2011. Available from：http://www.japanpt.or.jp/academics/establishment_guideline2011/.
7) Zhang W, Moskowitz RW, et al：OARSI recommendations for the management of hip and knee osteoarthritis, Part II：OARSI evidence-based, expert consensus guidelines. Osteoarthritis Cartilage 16：137-162, 2008.
8) 米本恭三，石神重信・他編：臨床リハ別冊／リハビリテーションにおける評価 Ver.2. 医歯薬出版，2000.
9) Akai M, Doi T, et al：An outcome measure for Japanese people with knee osteoarthritis. J Rheumatol 32：1524-1532, 2005.
10) Bellamy N, Buchanan WW, et al：Validation study of WOMAC：a health status instrument for measuring clinically important patient relevant outcomes to antirheumatic drug therapy in patients with osteoarthritis of the hip or knee. J Rheumatol 15：1833-1840, 1988.
11) Ware JE Jr, Sherbourne CD, et al：The MOS 36-item short-form health survey (SF-36)．I. Conceptual framework and item selection. Med Care 30：473-483, 1992.
12) Angst F, Aeschlimann A, et al：Smallest detectable and minimal clinically important differences of rehabilitation intervention with their implications for required sample sizes using WOMAC and SF-36 quality of life measurement instruments in patients with osteoarthritis of the lower extremities. Arthritis Rheum 45：384-391, 2001.
13) Øiestad BE, Engebretsen L, et al：Knee osteoarthritis after anterior cruciate ligament injury：a systematic review. Am J Sports Med 37：1434-1443, 2009.
14) Louboutin H, Debarge R, et al：Osteoarthritis in patients with anterior cruciate ligament rupture：a review of risk factors. Knee 16：239-244, 2009.
15) Andersson-Molina H, Karlsson H, et al：Arthroscopic partial and total meniscectomy：A long-term follow-up study with matched controls. Arthroscopy 18：183-189, 2002.
16) Zhou ZY, Liu YK, et al：Body mass index and knee osteoarthritis risk：A dose-response meta-analysis. Obesity (Silver Spring)，Forthcoming 2014.
17) Tanamas S, Hanna FS, et al：Does knee malalignment increase the risk of development and progression of knee osteoarthritis ? A systematic review. Arthritis Rheum 61：459-467, 2009.
18) Dekker J, van Dijk GM, et al：Risk factors for functional decline in osteoarthritis of the hip or knee. Curr Opin Rheumatol 21：520-524, 2009.
19) Chen CP, Chen MJ, et al：Sagittal plane loading response during gait in different age groups and in people with knee osteoarthritis. Am J Phys Med Rehabil 82：307-312, 2003.
20) Huang SC, Wei IP, et al：Effects of severity of degeneration on gait patterns in patients with medial knee osteoarthritis. Med Eng Phys 30：997-1003, 2008.
21) Hunt MA, Birmingham TB, et al：Lateral trunk lean explains variation in dynamic knee joint load in patients with medial compartment knee osteoarthritis. Osteoarthritis Cartilage 16：591-599, 2008.
22) Hinman RS, Hunt MA, et al：Hip muscle weakness in individuals with medial knee osteoarthritis. Arthritis Care Res 62：1190-1193, 2010.
23) Levinger P, Menz HB, et al：Foot posture in people with medial compartment knee osteoarthritis. J Foot Ankle Res 3：29, 2010.
24) Tubach F, Ravaud P, et al：Evaluation of clinically relevant changes in patient reported outcomes in knee and hip osteoarthritis：the minimal clinically important improvement. Ann Rheum Dis 64：29-33, 2005.
25) Zeng C, Li H, et al：Effectiveness of continuous and pulsed ultrasound for the management of knee osteoarthritis：a systematic review and network meta-analysis. Osteoarthritis Cartilage 22：1090-1099, 2014.
26) Tanaka R, Ozawa J, et al：Efficacy of strengthening or aerobic exercise on pain relief in people with knee osteoarthritis：a systematic review and meta-analysis of randomized controlled trials. Clin Rehabi 27：1059-1071, 2013.
27) Bennell KL, Kyriakides M, et al：Neuromuscular versus quadriceps strengthening exercise in patients with medial knee osteoarthritis and varus malalignment：a randomized controlled trial. Arthritis Rheumatol 66：950-959, 2014.
28) Jan MH, Lin CH, et al：Effects of weight-bearing versus nonweight-bearing exercise on function, walking speed, and position sense in participants with knee osteoarthritis：a randomized controlled trial. Arch Phys Med Rehabil 90：897-904, 2009.
29) Zacharias A, Green RA, et al：Efficacy of rehabilitation

programs for improving muscle strength in people with hip or knee osteoarthritis : a systematic review with meta-analysis. *Osteoarthritis Cartilage*, Forthcoming 2014.
30) Huang MH, Lin YS, et al : Use of ultrasound to increase effectiveness of isokinetic exercise for knee osteoarthritis. *Arch Phys Med Rehabil* **86** : 1545-1551, 2005.
31) Cetin N, Aytar A, et al : Comparing hot pack, shortwave diathermy, ultrasound, and TENS on isokinetic strength, pain, and functional status of women with osteoarthritic knees : a single-blind, randomized, controlled trial. *Am J Phys Med Rehabil* **87** : 443-451, 2008.
32) Brosseau L, Yonge KA, et al : Thermotherapy for treatment of osteoarthritis. *Cochrane Database Syst Rev*, 2003.
33) Evcik D, Kavuncu V, et al : The efficacy of balneotherapy and mud-pack therapy in patients with knee osteoarthritis. *Joint Bone Spine* **74** : 60-65, 2007.
34) Kim TK, Park KK, et al : Clinical value of regular passive ROM exercise by a physical therapist after total knee arthroplasty. *Knee Surg Sports Traumatol Arthrosc* **17** : 1152-1158, 2009.
35) Harvey LA, Brosseau L, et al : Continuous passive motion following total knee arthroplasty in people with arthritis. *Cochrane Database Syst Rev*, 2014.
36) Adie S, Naylor JM, et al : Cryotherapy after total knee arthroplasty a systematic review and meta-analysis of randomized controlled trials. *J Arthroplasty* **25** : 709-715, 2010.
37) Kim S, Losina E, et al : Effectiveness of clinical pathways for total knee and total hip arthroplasty : literature review. *J Arthroplasty* **18** : 69-74, 2003.
38) Barbieri A, Vanhaecht K, et al : Effects of clinical pathways in the joint replacement : a meta-analysis. *BMC Med* **7** : 32, 2009.

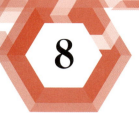

8 膝・足部靱帯損傷

評価，治療／介入のエビデンスポイント

Q0　標準的な評価指標には何がありますか？
→ 国際的に用いられている評価法として，IKDC form などがある．IKDC form は，8 つの項目を 4 段階で評価し 100 点満点で採点する．日本整形外科学会「ACL 損傷診療ガイドライン（2006）」では，この評価法の推奨グレードは C となっているが，最終得点の継時的変化をみるには感度が低い．

Q1　ACL 損傷に推奨される運動療法には何がありますか？
→ Shelbourne らが提唱した"加速的リハビリテーション"によって，術後すぐに膝関節伸展位を獲得する方法が広がった．早期の ROM 拡大に否定的な報告もあるが，従来の方法に比べて ROM は早期から有意に改善し，前方不安定性に差がないことが示されている．日本理学療法士協会「理学療法診療ガイドライン第 1 版（2011）」では，"加速的リハビリテーション"の推奨グレードは B となっている．

Q2　ACL 損傷後のスポーツ復帰の目安は何ですか？
→ スポーツ復帰の筋力指標は，患健比 80～90％が好ましいとされている．また，回旋不安定性の増大がない，疼痛がない，スポーツ関連動作が良好，恐怖感がないといった要因も重要である．

Q3　ACL 損傷の予防に有効な方法はありますか？
→ はい．ACL 損傷予防プログラムの代表例に，Olsen らの「外傷予防プログラム」がある．ACL 損傷だけでなく下肢外傷全体の発生率が介入群で有意に減少したが，予防効果が認められなかった論文も散見され，プログラムの内容によっては効果に影響を及ぼすと考えられる．日本理学療法士協会「理学療法診療ガイドライン第 1 版（2011）」では，予防効果の推奨グレードは C となっている．

Q4　足関節外側靱帯損傷に推奨される運動療法には何がありますか？
→ 足関節靱帯損傷に対する一般的な治療介入には，足関節背屈 ROM の改善を目的とした徒手的モビリゼーションと筋力増強や自転車エルゴメータなどの従来の方法に加えて，バランスボードなどを利用した神経筋トレーニングがある．

Q5　足関節外側靱帯損傷に対してテーピングは有効ですか？
→ 足関節外側靱帯損傷に対するテーピングは予防に効果があるといわれているが，エビデンスに乏しく精神的な安心感に対する効果のほうが大きいようである．しかし，臨床的には疼痛の軽減やアライメントコントロールに有効なテーピング方法は多い．

Q6　疼痛に有効な物理療法はありますか？
→ 寒冷療法は臨床的には疼痛軽減効果があると思われるが，実際の臨床研究では否定的な報告も多い．日本理学療法士協会「理学療法診療ガイドライン第 1 版（2011）」では，"寒冷療法"の推奨グレードは C1 となっている．

1 膝・足部靱帯損傷はどのような疾患ですか

靱帯は，生理学的可動範囲を超えて異常運動が生じないように関節を制動するだけでなく，関節の正しい運動を誘導する機能をもつ．膝関節には，前十字靱帯（ACL）や内側側副靱帯などがあり，足関節では外側靱帯や三角靱帯などが代表的である．これらの靱帯損傷はスポーツ活動中に多発し，主症状は関節不安定性や疼痛，腫脹などである．

ACL損傷の発生率は，1年間あたり1,000人に0.18〜0.36人で16〜18歳の若年層に多発する[1]．タックルなどで膝に直接的外力が加わる接触型と，ジャンプの着地や急な方向転換などで発生する非接触型損傷があり，バスケットボールにおいては非接触型損傷が約70％を占める[2]．また，男性に比べ女性が2〜9倍の発生率で[3]，受傷時の肢位は膝関節浅屈曲位の外反が問題視されている．

足関節外側靱帯損傷の受傷機転は，着地動作や方向転換における内がえし強制が大多数を占める[4]．これらの受傷メカニズムには，足部が固定された状態で下腿外旋が強制されて生じる場合が含まれ，内反捻挫は70〜77％と報告されている[5]．損傷部位は前距腓靱帯が65〜73％と最も多く[4,6]，前距腓靱帯と踵腓靱帯の複合損傷は20％とされている[6]．踵腓靱帯と後距腓靱帯の単独損傷が2％と少ない一方で[4]，前脛腓靱帯や腓骨筋腱・後脛骨筋腱などの損傷もみられる[7]．

2 膝・足部靱帯損傷はどのような経過をたどりますか

ACL損傷に対する治療法は，年齢やスポーツ活動レベル，合併損傷の有無などを考慮して決定される．骨端線閉鎖前の若年者に対する手術療法は，術後の骨変形や成長障害を引き起こすことが懸念される．しかし，成長期に対する保存療法の成績は必ずしも良好とはいえず，ACL損傷を放置すれば関節不安定性が残存し，半月板損傷や関節軟骨損傷などの二次的損傷をきたす確率が高くなる．手術方法の工夫などにより危惧される成長障害は生じないとの報告もあり[8]，その適応については一定の知見が得られていない．中高齢者の場合は，保存療法でもレクリエーションレベルのスポーツ活動でほとんどの患者が満足しているが，再建術のほうが保存療法に比べて成績が良好である[9]．コンタクトスポーツやハイレベルな競技スポーツ選手に対する保存療法の適応条件は限定的で[10]，再建術が望ましいとされている．再建術後に適切な管理下で理学療法を実施してもスポーツ復帰まで6カ月以上かかるため，モチベーションの維持も重要である．また，術後12カ月間は再建膝の再受傷リスクが高く[11]，再発予防を含めた取り組みが求められる．

足関節外側靱帯損傷はその程度にかかわらず保存療法の選択が勧められているが[12]，後遺症に苦しむ患者は多く，再受傷率も高いことが問題である．復帰後6カ月を経過しても40％に後遺症が残り[13]，年間3回以上の捻挫を繰り返す慢性的な足関節捻挫に移行した患者は11％と報告されている[14]．スポーツ復帰に要する日数はgrade Ⅰが8日（表1），Ⅱでは15日と報告されているが[15]，スポーツ復帰には関節可動域（ROM）や筋力，荷重能力や疼痛との関連も強いため，パフォーマンスの評価とあわせて復帰時期を決定する．手術療法は構造的不安定性を解消し再受傷率を減少させるが，急性期に対する手術適応は大量の血腫が存在するgrade Ⅲの複合靱帯損傷といわれている[12]．

表1 足関節外側靱帯損傷の程度の分類

Grade Ⅰ	靱帯の断裂はなく伸張された状態	腫脹・圧痛・機能低下はわずか 構造的な関節不安定性はない
Grade Ⅱ	靱帯の部分断裂	腫脹，中等度の疼痛，ROM制限がある 中等度の関節不安定性を有する
Grade Ⅲ	靱帯の完全断裂	強い腫脹，出血，圧痛，機能低下がある 異常運動と関節不安定性がある

3 標準的な評価指標には何がありますか

≫ ① 関連ガイドライン

　ACL損傷の再建術後評価法は，International Knee Documentation Committee（IKDC）form やCinecinnati knee rating system，Lysholm score などが主に用いられている．術後後期には，triple jump test や single hop test などの各種パフォーマンステストも用いられている．
　IKDC form は，ROM や靱帯評価など4つからなる評価領域とX線所見や functional test を含む4つの追加領域で構成される．各領域は4段階で評価し100点満点で採点する．Lysholm score は炎症症状や歩行などの機能評価を点数化し，95～100点を excellent，84～94点を good，65～83点を fair，64点以下を poor で評価する．
　日本整形外科学会の「ACL損傷診療ガイドライン（2006）」では，これらの評価法の推奨グレードはCとなっている．
　足関節の痛みや機能を評価する scoring system は数多く存在し，外側靱帯損傷に対しては，Foot and Ankle ability measure（FAAM）や American Orthopaedic Foot and Ankle Society's Score（AOFAS），Choronic Ankle Instability Scale（CAIS）などが用いられている[16]．FAAM は，日常生活活動やスポーツ活動に対する自己報告式の評価表を100点満点で点数化して用いる．

≫ ② リサーチエビデンス

　IKDC form の各変数（IKDC 1-4）は高い基準妥当性を有し（表2），術後成績を記録するには有効な手段であるが，final score の継時的変化を評価するには感度が低い[17]．Lysholm score は継時的変化の検出には感度が低く[17]，激しい運動における症状との関連がなかったことから，活動レベルが上がった時期の評価法としては適当でない[18]．Cinecinnati knee rating system は，継時的変化を記録するには感度の高い評価法である[17]．triple jump test などの各種パフォーマンステストは有効な評価法と報告されており[17]，筋力強化だけでなく各種動作の獲得が重要であることが示されている．

表2 International Knee Documentation Committee (IKDC) form (1-4)

GROUPS (PROBLEM AREA)	QUALIFICATION WITHIN GROUPS*[4] A: normal B: nearly C: abnormal D: sev. 　　　　　　norm.　　　　　　　abnorm.				GROUP QUALIFIC. A B C D*[4]
1. PATIENT SUBJECTIVE ASSESSMENT 　How does your knee function? 　On a scale of 0 to 3 how does 　your knee affect your activity level?	☐ normally ☐ 0	☐ nearly norm. ☐ 1	☐ abnormally ☐ 2	☐ sev. abnorm. ☐ 3	☐ ☐ ☐ ☐
2. SYMPTOMS (absence of significant symptoms, at highest activity level known by patient)*[5] 　No pain at activity level*[3] 　No swelling at activity level*[3] 　No partial giving way at activity level*[3] 　No complete giving way at activity level*[3]	☐ I ☐ I ☐ I ☐ I	☐ II ☐ II ☐ II ☐ II	☐ III ☐ III ☐ III ☐ III	☐ IV or worse ☐ IV or worse ☐ IV or worse ☐ IV or worse	☐ ☐ ☐ ☐
3. RANGE OF MOTION : Flex./ext. : documented side : ___/_/___ opposite side : ___/_/___*[6] 　Lack of extension (from zero anatomic) 　Δ*[7] lack of flexion	☐ <3° ☐ 0-5°	☐ 3-5° ☐ 6-15°	☐ 6-10° ☐ 16-25°	☐ >10° ☐ >25°	☐ ☐ ☐ ☐
4. LIGAMENT EXAMINATION*[8] 　　　　　　　　　　　　　3 to 5mm or 6 to 10mm 　Δ*[7] Lachman (in 25°. flex.)*[9] 　　idem (alternative measurement, optional) 　　　　　　Endpoint : ☐ firm ☐ soft 　Δ*[7] total a.p.transl. in 70° flex.*[9] 　　idem (alternative measurement, optional) 　Δ*[7] post. sag in 70° flex. 　Δ*[7] med. joint opening (valgus rotation) 　Δ*[7] lat. joint opening (varus rotation) 　Pivot shift*[11] 　Δ*[7] reversed pivot shift	☐ -1 to 2mm ☐ -1 to 2mm ☐ 0 to 2mm ☐ 0 to 2mm ☐ 0 to 2mm ☐ 0 to 2mm ☐ 0 to 2mm ☐ neg- 　equal(neg.) 　equal(pos.)	☐ -1 to-3mm[10] ☐ 3-5/-1 to-3mm ☐ 3 to 5mm ☐ 3 to 5mm ☐ 3 to 5mm ☐ 3 to 5mm ☐ 3 to 5mm ☐ + (glide) 　slight	☐ or <-3mm ☐ 6-10/<-3mm ☐ 6 to 10mm ☐ 6 to 10mm ☐ 6 to 10mm ☐ 6 to 10mm ☐ 6 to 10mm ☐ ++ (clunk) 　marked	☐ >10mm ☐ >10mm ☐ >10mm ☐ >10mm ☐ >10mm ☐ >10mm ☐ >10mm ☐ +++ (gross) 　gross	☐ ☐ ☐ ☐

(Hefti et al. 1993から一部抜粋)

③ 日常の臨床で行われている，経験的に有用と思われる評価指標

　ACL損傷に利用されているIKDC formやLysholm scoreなどは国際的に承認されている評価方法で，その評価時点での機能を客観的に示すことのできる指標ではある．しかし，臨床的には痛みや不安定性，ROMや筋機能，アライメントなどの測定結果から問題点を推論する思考過程が重要となる．

　靱帯損傷に対しては関節の動的安定性を獲得させることが重要課題である．ACL損傷では，ラックマンテストやNテスト（欧米ではPivot Shift Test）などを用いる．足関節外側靱帯損傷に対しては，前方引き出しテストや内反ストレステストで評価する．ラックマンテストの有効性に関しては，X線撮影下で膝20°屈曲位の脛骨前後方移動量が測定され，前方移動とACL損傷膝に高い相関があることが確認されている[19]．また，Pivot Shift Testは有用な評価手技として認識されているが，膝の動的不安定性を定量化する"gold standard"としては，臨床家の技術が不足していると指摘されている[20]．

　ROMはその制限因子を特定することが重要で，関節包内運動や筋スパズム，腫脹・痛みによる制限の有無などを確認する．特に，ACL損傷で下腿内旋が制限され外旋が過剰な例では，荷重位でtoe-outが強くなる．下腿外旋はACLが弛緩するためリスクとはならないが，Closed kinetic chain (CKC) 動作時の膝外反を惹起する可能性が高くなる．足関節外側靱帯損傷の場合は，背屈だけでなく距骨下関節の柔軟性が重要となる．正常な背屈運動を誘導するためには，背屈に伴って距骨頭内外側の後方への滑りが均等に生じているかを評価する．また，距骨下関節の回内制限があると足

関節内反を引き起こす可能性が高くなる．

　ACL損傷術後の筋力評価は，12週までの早期はグラフトへの過大な負荷が懸念されるためメリットが少ない．術後初期や受傷後早期は筋力低下が明らかなので，内側広筋筋機能テストなどを用いて筋機能を評価することが大切である．足関節外側靱帯損傷では，特に長腓骨筋の筋機能評価が重要である．短腓骨筋の徒手筋力検査（MMT）で正常に近い筋力に回復しても，母趾球を底屈・回内方向に押し出すことのできない患者は少なくない．このような症例は，片脚カーフレイズを実施した際に母趾球に体重がのらず内反が強くなることが多い．

　アライメントは，アーチ高や反張膝，Q-angleなどの静的アライメントだけでなく，動的アライメントを的確に評価することが重要となる．筆者らは，膝外反量の評価にはKnee in distance（KID）とHip out distance（HOD）を用いている．また，股関節機能はDynamic Trendelenburg Test（DTT），後足部機能はDynamic Heel Floor Test（HFT）で評価している（図1）．片脚スクワット時のDTTおよびHFT陽性率は約30％で，股関節外転筋機能の低下しているDTT陽性群はKIDおよびHODともに大きくなるのに対し，後足部機能が低下しているHFT陽性群は，KIDは大きくなるがHODは差がないことを報告した[21]．

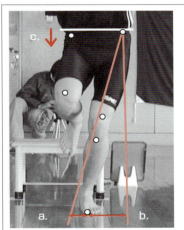
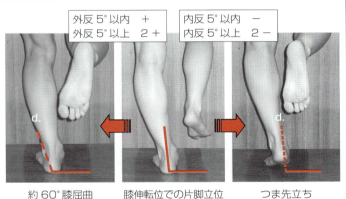

a. Knee in distance（KID）
　上前腸骨棘と膝蓋骨中央を結んだ延長線と母趾中央部との距離
b. Hip out distance（HOD）
　上前腸骨棘を通る床への垂線と母趾中央部との距離
c. Dynamic Trendelenburg Test（DTT）
　片脚スクワット時に対側骨盤が水平位より下降するものを陽性（＋）と判定する
d. Dynamic Heel Floor Test（HFT）

図1　動的アライメントの評価法

4 推奨される治療／介入の方法にはどのようなものがありますか

1 ACL損傷に推奨される運動療法には何がありますか？

≫ ① 関連ガイドライン

　1980年代，再建術後の安静固定期間は骨付き膝蓋腱（BTB）で6週間，半腱様筋・薄筋腱（STG）は12週間とされていたが，Shelbourneら[22]が提唱した"加速的リハビリテーション"によって，術後すぐに膝関節伸展位を獲得する方法が広がった．現在も早期のROM拡大に否定的な報告もあり，手術方法やグラフトのリモデリング，固定による拘縮の影響などを総合的に判断する必要がある．早期荷重の影響に関しては，大腿四頭筋の機能を向上させ不安定性にも影響がないとされているが[23]，疼痛や炎症の増大には注意が必要である．
　日本理学療法士協会「理学療法診療ガイドライン第1版（2011）」では，"加速的リハビリテーション"の推奨グレードはBとなっている．

≫ ② リサーチエビデンス

　BTBによるACL再建術直後から"加速的リハビリテーション"を実施した結果，従来の方法に比べてROMは早期から有意に改善し，前方不安定性には差がないことが示された[22]．BTBとSTGの比較では，ROMに差はないものの膝関節不安定性の患健差はSTG群で大きいという報告もある[23]．早期荷重に関してはグラフトに悪影響を与えるほどの過負荷ではなく，疼痛の軽減や瘢痕組織の減少に有益とされている．しかし，"加速的リハビリテーション"は大腿四頭筋筋力も早期に回復するが，関節浸出液が有意に増加するという指摘や[24]，装具を使用しない場合には骨孔が拡大したという報告もあり注意が必要である[25]．

≫ ③ 日常の臨床で行われている標準的な方法，経験的に有用と思われる方法

　ACL損傷に対して運動療法を実施する際には，リスク管理を徹底することが重要である．ACLは脛骨の前方剪断力と内旋で緊張し，外反によっても張力は高まる．大腿四頭筋の収縮は，完全伸展位から膝屈曲45°においてACL張力を高めるが，ハムストリングスの収縮によって張力は減少する．
　筋力エクササイズは，筋が効率的に活動できる環境を整えることが重要である．腫脹や疼痛があれば筋活動に抑制が働くため，この状況で筋力増強エクササイズを実施しても効果は少ない．Open kinetic chain（OKC）のエクササイズは，大腿四頭筋セッティング，二重チューブ法によるレッグエクステンション，レッグカールなどが効果的である（図2）．大腿四頭筋セッティングを実施する際，クッションの位置が脛骨側になると脛骨を前方に押し出す運動となるため注意が必要である．二重チューブ法によるレッグエクステンションは，脛骨近位のゴムチューブが膝伸展に伴い脛骨を後方に押し込むため，ACL損傷にとっては安全に大腿四頭筋の強化ができる．レッグカールは，

下腿外旋位で大腿二頭筋を優位に収縮させないよう配慮する．外旋位はリスクではないが，誤った筋活動が早期に学習されると荷重をかけた際に膝外反を引き起こす要因の一つとなる．Semi-closed kinetic chain（SKC）のエクササイズは，片脚ヒップリフトや自転車エルゴメータが効果的である．片脚ヒップリフトは対側骨盤を水平位に保持することで，大殿筋やハムストリングスだけでなく，同側の中殿筋が強化できる．腫脹や痛みが軽減し全荷重が可能になった時期からは，積極的にスクワットなどのCKCエクササイズを開始する．また，ACLは関節固有感覚をフィードバックする感覚器官として重要で，Barrett[26]はACL再建術の成果は再建靱帯の強度には依存せず，関節固有感覚の回復に左右されると報告している．バランスエクササイズやスポーツ関連動作を取り入れながら，膝外反を制動できるスキルを高めることが求められる．

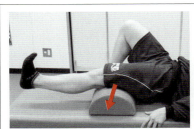
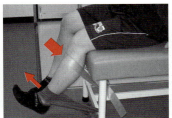
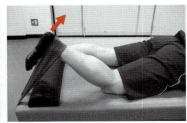

a．大腿四頭筋セッティング
　大腿後面にクッションを置き，そのクッションを押し潰すように大腿四頭筋に力を入れる．

b．二重チューブ法によるレッグエクステンション
　近位抵抗で脛骨前方偏位を制動しつつ，遠位に抵抗をかける．

c．レッグカール
　下腿外旋位になることで，大腿二頭筋が優位に収縮しないよう注意する．

図2　ACL損傷に対する臨床的に有用なOKCエクササイズ例

2 ACL損傷後のスポーツ復帰の目安は何ですか？

≫ ① 関連ガイドライン

　スポーツ復帰は6カ月以降としている医療機関は多いが，再建ACLが成熟するには1年以上かかる．術後5年間で再断裂した39膝（6.4％）中，16膝（2.6％）は12カ月以内であったとの報告もあり[11]，術後12カ月間はグラフトの成熟不足のため再受傷のリスクが高い．
　スポーツ復帰の目安となる基準は，「回旋不安定性の増大がないこと」，「疼痛がないこと」，「スポーツ関連動作が良好なこと」があげられ，「恐怖感がない」といった心理的な要因も大きく影響している．客観的な指標としては，患側筋力は健側の80～90％が好ましいとされている[27]．
　日本整形外科学会「ACL損傷診療ガイドライン（2006）」，日本理学療法士協会「理学療法診療ガイドライン第1版（2011）」ともに，スポーツ復帰の推奨グレードはCとなっている．

② リサーチエビデンス

　Wells ら[28]は ACL 再建術を実施した 55 例の筋力を継時的に評価し，6 カ月で約 60％の患者が患健比 85％以上に達し，そのうち 50％が 6 カ月以内に復帰したと報告した．Kocher ら[29]は不安定性と動作不良の関連性について調査し，前方不安定性と動作に関連はみられなかったが，回旋不安定性の増大に伴いカッティングとツイスティングの横への動作が困難な者の割合が増えることを示した．また，Lee ら[30]は ACL 再建術後にスポーツ復帰をした 45 名のうち 62.2％が同レベルのスポーツに復帰したが，20％が再受傷の恐怖により，17.8％が膝関節の不安定性と疼痛により，同レベルのスポーツには復帰できなかったことを報告した．

③ 日常の臨床で行われている標準的な方法，経験的に有用と思われる方法

　ACL 損傷術後の理学療法は，スポーツ復帰の際に動作時の膝外反を制動できるスキルを習得することを目標に，それに関連する身体機能を段階的に改善していくことが重要である．不安定性や疼痛がなく競技に支障のない ROM が獲得されていることは復帰の目安ではあるが，実際には筋力が 80％以上あっても動作不良や心理的要因によって不安感を訴える選手もいる．これらに関しては今後の研究が待たれるが，関節固有感覚の回復の影響も否定できない．客観的な指標に欠けるとはいえ，ジャンプ着地やカッティング動作で膝外反が制動できているかを評価し，実際のスポーツ活動で不安感がなく，危険肢位を回避できる十分なスキルが獲得できていることが復帰の目安となる．

3 ACL 損傷の予防に有効な方法はありますか？

① 関連ガイドライン

　ACL 損傷予防プログラムの報告は多いが，その内容は筋力，柔軟性，バランス，アジリティ，ジャンプなどの動作指導で構成される．Cinecinnati Sportsmetrics プログラムは，6 週間のトレーニング期間に週 3 回のプログラムを実施する．最初の 2 週は正しいジャンプ技術の習得，次の 2 週で筋力と敏捷性の向上，最後の 2 週ではジャンプ距離の増大を目標に進める[31]．Olsen ら[32]はハンドボール選手を対象に，ウォームアップエクササイズ，テクニック，バランス，筋力からなる約 20 分の外傷予防プログラムを実施している．Warm-up exercise はジョギングやサイドステップを交えたバックランニングなど 8 種目，Technique は着地からのカッティング動作とジャンプシュートからの着地を行う．Balance は，バランスボード上でボールパスなど 5 種目，Strength and power は大腿四頭筋エクササイズとノルディックハムストリングスを実施する（**表 3**）．
　日本理学療法士協会「理学療法診療ガイドライン第 I 版（2011）」では，予防効果の推奨グレードは C となっている．

表3　外傷予防プログラム　　　　　　　　　　　（文献32より引用）

ウォームアップ・エクササイズ（30秒ずつ） 　ジョギング 　サイドステップを交えたバックラン 　ニーリフトとヒールキックを交えたランニング 　クロスオーバーを交えたサイドランニング（カリオカ） 　腕を上げてのサイドランニング 　体幹を捻りながらのランニング 　ストップ動作を交えたランニング 　スピードランニング
テクニック（1回のトレーニングに1種目；30秒×5セット） 　着地からのカッティング動作 　ジャンプシュートからの着地
バランス（バランスボードを使用し1回のトレーニングに1種目；90秒×2セット） 　ボールパス（両脚立位） 　スクワット（片脚または両脚立位） 　ボールパス（片脚立位） 　目を閉じてのドリブル 　お互いに押し合うバランスエクササイズ
筋力（10回×3セット） 　大腿四頭筋エクササイズ（1つを選択）： 　　膝80°屈曲位までのスクワット 　　バウンディング 　　前方へのジャンプ 　　ジャンプショット—両脚着地 　ノルディックハムストリングス

② リサーチエビデンス

　Hewettら[31]はサッカー，バレーボール，バスケットボール選手を対象にCincinnati Sportsmetricsプログラムを実施し，女子介入群のACL損傷発生率は0.12件/1,000athlete-exposure（AE）と，非介入群の0.43件/1,000AEに比べて有意に発生率が低下することを示した．Olsenら[32]は，ハンドボール選手を対象に「外傷予防プログラム」を1シーズン実施し，ACL損傷は介入群で3件で非介入群の10件に比べて有意に減少することを報告した．また，下肢外傷全体の発生率も介入群6.9％，非介入群13.1％と介入群が有意に低下した．しかし，予防効果が認められなかった論文も散見され，予防プログラムの内容によって効果に影響を及ぼすと考えられる．

③ 日常の臨床で行われている標準的な方法，経験的に有用と思われる方法

　ACL損傷予防プログラムは筋力や柔軟性だけでなく，ジャンプなどの動作指導を含んだ構成が効果的である．しかし，諸家のプログラムは内容が多くfundamentalトレーニングも含んでおり，どこまでが予防に貢献しているか定かではない．予防を考えるうえで重要なのは"動作時の膝外反を制動できるスキルを習得すること"である．膝外反を惹起する要因をスクリーニングテストで特定し，必要に応じて体幹や股関節外転筋，足部機能の向上を目的とした筋力エクササイズも実施する．そのうえで，不安定な路面でのバランス能力向上や着地動作，カッティング動作などで膝外反制動を意識させることが重要となる．

4 足関節外側靭帯損傷に推奨される運動療法には何がありますか？

① 関連ガイドライン

　Kerkhoffsら[33]のメタ解析によると，足関節外側靭帯損傷に対しては，4〜6週に及ぶ長期安静固定よりも機能的治療が有効とされている．受傷後4〜5日は痛みと腫脹を軽減させるためRICE（安静，冷却，圧迫，挙上）を実施し，安静固定期間は5〜7日，最大でも10日とする[12]．その後の運動療法と徒手的モビリゼーションは，足関節靭帯損傷に対する一般的な治療介入として認知されており[34]，運動療法のなかには筋力エクササイズや自転車エルゴメータなどの従来の方法に加えて，バランスボードなどを利用した神経筋トレーニングが含まれている．しかし，足関節外側靭帯損傷の急性期に対して，神経筋トレーニングが有効であるというエビデンスに乏しく，バランストレーニングは再発予防や機能的不安定性に対して効果的と考えられている[12]．

② リサーチエビデンス

　Va der Weesら[34]のシスティマティックレビューによると，足関節捻挫後の徒手的モビリゼーションはプラセボ群やコントロール群と比較して，足関節背屈の改善に効果的であることが示された．またROM改善だけでなく，歩行スピードやステップ幅の改善にも有効であると報告した．Freemanら[35]は，足関節捻挫と診断された患者85名を固定群，従来の理学療法群，協調性エクササイズを加えた理学療法群の3群に分けて協調性エクササイズの効果を検討した．その結果，協調性エクササイズを加えた理学療法群の機能的不安定性と固有受容感覚障害に改善が認められた．Bahrら[36]は，バレーボール選手819名を対象に足関節捻挫の予防の介入研究を行った．足関節捻挫後の理学療法，バランストレーニング，技術練習といった介入プログラムを実践したことで，介入前と比較して足関節捻挫の発生率が有意に減少した．

③ 日常の臨床で行われている標準的な方法，経験的に有用と思われる方法

　足関節外側靭帯損傷に対しては，早期に足関節は背屈ROMを獲得させることが重要である．正常な背屈運動を実現するためには，背屈に伴って距骨頭内外側の後方への滑りが均等に生じているかを確認し，後方への滑りが不良な症例に対しては徒手的に誘導する．また，距骨下関節の回内制限があると荷重時に足関節内反を引き起こすため，この部位のROM制限に対しても徒手的にアプローチする．筋機能に関しては長腓骨筋の筋機能が重要で，短腓骨筋の活動だけでは足部は外転する．長腓骨筋を使い母趾球を底屈・回内方向に押し出す動作を学習させる．また，タオルギャザーの際には母趾側でタオルを手繰りよせ，片脚カーフレイズの際には母趾球への荷重も意識させる（図3）．

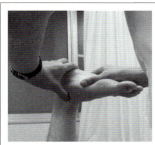 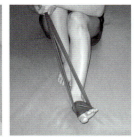 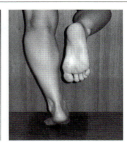

a. 距骨内側後方滑りの誘導
　距骨を後方に押し込むよう，徒手操作を加えながら他動的に足関節背屈を繰り返す．

b. 長腓骨筋エクササイズ
　母趾球を底屈・回内方向に押し出す．

c. 片脚カーフレイズ
　外側荷重にならないよう，母趾球への荷重も意識させる．

図3　足関節外側靱帯損傷に対する臨床的に有用なエクササイズ例

5 足関節外側靱帯損傷に対してテーピングは有効ですか？

≫ ① 関連ガイドライン

　足関節装具やテーピングは，足関節捻挫後の治療だけでなく，スポーツによって発生する捻挫のリスクを減らすために用いられる．足関節外側靱帯損傷の治療に際し，靱帯修復期の足関節内反制限は，線維芽細胞の修復や膠原線維の配列にとって重要となる．この時期に最も有効な装具やサポーターは，総合的にsemi-rigid typeの硬性装具とされている[12]．スポーツ復帰に向けて用いられるテーピングに関しては，足関節捻挫の予防に効果があるといわれているが，エビデンスに乏しく精神的な安心感に対する効果のほうが大きいようである[37]．

≫ ② リサーチエビデンス

　Kerkhoffsら[33]のメタ解析によると，弾性包帯はテーピングより合併症が少ないがスポーツ復帰が遅くなり，semi-rigid typeの硬性装具よりも不安定性が大きい．また，Lace-up typeのサポータは，semi-rigid typeの硬性装具や弾性包帯，テーピングと比較して腫脹の軽減に効果的である．しかし，短期成績や皮膚の合併症，歩行や階段昇降の獲得までの時間などでsemi-rigid typeの硬性装具が有効であるという報告が多い．テーピングの予防効果に関して，Roverら[38]は大学アメリカンフットボール選手297名に対しテーピングと軟性装具による足関節捻挫の発生率を調査し，軟性装具の使用により捻挫の予防効果が認められたことを報告した．また，Simonら[37]は，テーピングはプラセボ群や非テープ群と比較して，ホッピングテストやStar Excursion Balance Test（SEBT）の結果に有意差はないものの，被検者が感じる安定感や安心感は大きいことを示した．

③ 日常の臨床で行われている標準的な方法，経験的に有用と思われる方法

　テーピングの効果は，テーピングの種類や方法，技術に左右される．諸家の報告ではその効果に関するエビデンスは乏しいものの，臨床的には疼痛の軽減やアライメントコントロールに有効なテーピング方法は多い．ホースシューやヒールロックといった方法は足関節底屈を制限することで内反を制動しているため，スポーツ活動による底屈の繰り返しでテーピングがゆるむと内反の制動効果もなくなる．その点，川野[39]が考案した扇型スパイラル法は踵骨からアライメントをコントロールするため，ゆるみも少なく内反の制動効果は長時間持続する（図4）．

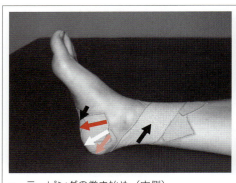

a. テーピングの巻き始め（内側）　　b. テーピングの走行（外側）

図4　足関節外側靱帯損傷に対する扇型スパイラル法　　　　（文献39より引用）

6 疼痛に有効な物理療法はありますか？

① 関連ガイドライン

　寒冷療法は，神経伝導速度が遅くなることで感覚受容器の閾値が上昇するため，疼痛の軽減効果があるとされている．しかし，実際の臨床研究では否定的な報告も多い．
　日本理学療法士協会「理学療法診療ガイドライン第1版（2011）」では，"寒冷療法"の推奨グレードはC1となっている．

② リサーチエビデンス

　寒冷療法の至適温度は10〜15℃の範囲で，持続冷却よりは間欠的方法が推奨されている[40]．また，局所の鎮痛を目的とする場合には13.6℃以下にする必要がある[41]．Ohkoshiら[42]はACL再建術後48時間の寒冷療法を行い，10℃で冷却した群はコントロール群より，疼痛スコアと鎮痛剤投与回数は有意に少ないことを報告した．Raynorら[43]も，寒冷療法はACL再建術後の疼痛軽減に有効であることを示した．しかし，実際の臨床研究ではアイシングの方法や温度，時間などに統一性がなく否定的な報告も多い．

③ 日常の臨床で行われている標準的な方法，経験的に有用と思われる方法

疼痛に対して否定的な報告が多いとはいえ，臨床的に寒冷療法は，ACL損傷や足関節外側靱帯損傷に有用な物理療法である．冷却の至適温度や時間，方法などを考慮しつつ，疼痛をコントロールすることが理学療法の結果を左右する．

（加賀谷善教）

■ 文献

1) de Loes M, et al : A 7-year study on risks and costs of knee injuries in male and female youth participants in 12 sports. Scand J Med Sci Sports 10 : 90-97, 2000.
2) Agel J, et al : Anterior cruciate ligament injury in national collegiate athletic association basketball and soccer : a 13-year review. Am J Sports Med 33(4) : 524-530, 2005.
3) Gray J, et al : A survey of injuries to the anterior cruciate ligament of the knee in female basketball players. Int J Sports Med 6(6) : 314-316, 1985.
4) Woods C, et al : The football association medical research programme : an audit of injuries in professional football : an analysis of ankle sprains. Br J Sports Med 37 : 233-238, 2003.
5) Hertel J : Functional anatomy, pathomechanics, and pathophysiology of lateral ankle instability. J Athl Train 37 : 364-375, 2002.
6) Brostroem L : Sprained ankles. Ⅰ.Anatomic lesions in recent sprains. Acta Chir Scand 128 : 483-495, 1964.
7) Frey C, et al : A comparison of MRI and clinical examination of acute lateral ankle sprains. Foot Ankle Int 17 : 533-537, 1996.
8) Matava MJ, Siegel MG : Arthroscopic reconstruction of the ACL with semitendinosus-gracillis autograft in skeletally immature adolescent patients. Am J Knee Surg 10(2) : 60-69, 1997.
9) Zysk SP, Refior HJ : Operative or conservative treatment of the acutely torn anterior cruciate ligament in middle-aged patients. A follow-up study of 133 patients between the ages of 40 and 59 years. Arch Orthop Trauma Surg 120(1-2) : 59-64, 2000.
10) Fitzgerald GK, et al : Proposed practice guidelines for nonoperative anterior cruciate ligament rehabilitation of physically active individuals. J Orthop Sports Phys Ther 30(4) : 194-203, 2000.
11) Salmon L, et al : Incidence and risk factors for graft rupture and contralateral rupture after anterior cruciate ligament reconstruction. Arthroscopy 21 : 948-957, 2005.
12) Petersen W, et al : Treatment of acute ankle ligament injuries : a systematic review. Arch Orthop Trauma Surg 133 : 1129-1141, 2013.
13) Gerber JP, et al : Persistent disability associated with ankle sprains : a prospective examination of athletic population. Foot Ankle Int 19 : 653-660,1998.
14) Konradsen L, et al : Seven years follow-up after ankle inversion trauma. Scand J Med Sci Sports 12 : 129-135, 2002.
15) Jackson DW, et al : Ankle sprains in young athletes. Relation of serverity and disability. Clin Orthop Relat Res 101 : 201-215, 1974.
16) Buerer Y, et al : Evaluation of a modified Brostrom-Gould procedure for treatment of choronic lateral ankle instability : A retrospective study with critical analysis of outcome scoring. Foot and Ankle Surg 19 : 36-41, 2013.
17) Risberg MA, et al : Sensitivity to changes over time for the IKDC form, the Lysholm score, and the Clinical knee score. A prospective study of 120 ACL reconstructed patients with a 2-year follow-up. Knee Surg Sports Traumatol Arthrosc 7(3) : 152-159, 1999.
18) Risberg MA, Ekeland A : Assessment of functional tests after anterior cruciate ligament surgery. J Orthop Knee Sports Phys Ther 19(4) : 212-217, 1994.
19) Lerat JL, et al : Knee instability after injury to the anterior cruciate ligament. Quantification of the Lachman test. Born Joint Surg Br 82 : 42-47, 2000.
20) Lopomo N, et al : Quantifying the pivot shift test : a systematic review. Knee Surg Sports Traumatol Arthrosc 21 : 767-783, 2013.
21) Kagaya Y, et al : Association between hip abductor function, rear-foot dynamic alignment and dynamic knee valgus during single-leg squats and drop landings. J Sports Health Sci, http://dx.doi.org/10.1016/j.jshs.2013.08.002（online), 1-6, 2013.
22) Shelbourne KD, Nitz P : Accelerated rehabilitation after anterior cruciate ligament reconstruction. Am J Sports Med 18 : 292-299, 1990.
23) van Grinsven S, et al : Evidence-based rehabilitation following anterior cruciate ligament reconstruction. Knee Surg Sports Traumatol Arthrosc 18 : 1128-1144, 2010.
24) Majima T, et al : Rehabilitation after hamstring anterior cruciate ligament reconstruction. Clin Orthop Relat Res 397 : 370-380, 2002.
25) Vadala A, et al, : The effect of accelerated, brace free,

rehabilitation on bone tunnel enlargement after ACL reconstruction using hamstring tendons : a CT study. *Knee Surg Sports Traumatol Arthrosc* **15** : 365-371, 2017.

26) Barett DS : Proprioception and function after anterior cruciate reconstruction. *J Bone Joint Surg* **73-B** : 833-837, 1991.

27) Lewek M, et al : The effect of insufficient quadriceps strength on gait after anterior cruciate ligament reconstruction. *Clin Biomech (Bristol, Avon)* **17**, 56-63, 2002.

28) Wells L, et al : Adolescent anterior cruciate ligament reconstruction : a retrospective analysis of quadriceps strength recovery and return to full activity after surgery. *J Pediatr Orthop* **29** : 486-489, 2009.

29) Kocher MS, et al : Relationship between objective assessment of ligament stability and subjective assessment of symptoms and function after anterior cruciate ligament reconstruction. *Am J Sports Med* **32** : 629-634, 2004.

30) Lee DY, et al : Return to sports after anterior cruciate ligament reconstruction. A review of patients with minimum 5-year follow-up. *Ann Acad Med Singapore* **37** : 273-278, 2008.

31) Hewett TE, et al : The effect of neuromuscular training on the incidence of knee injury in female athletes. A prospective study. *Am J Sports Med* **27** : 699-706, 1999.

32) Olsen OE, et al : Exercises to prevent lower limb injuries in youth sports : cluster randomised controlled trial. *BMJ* **330** : 449, 2005.

33) Kerkhoffs GMMJ, et al : Immobilisation and functional treatment for acute lateral ankle ligament injuries in adults (Review). *Cochrane Database Syst Rev* **3** : CD003762, 2002.

34) va der Wees PJ, et al : Effectiveness of exercise therapy and manual mobilisation in acute ankle sprain and functional instability : A systematic review. *Aust J Physiother* **52** : 27-37, 2006.

35) Freeman MAR, et al : The etiology and prevention of functional instability of the foot. *J Bone Joint Surg* **47-B** : 678-685, 1965.

36) Bahr R, et al : A twofold reduction in the incidence of acute ankle sprains in volleyball after the introduction of an injury prevention program : a prospective cohort study. *Scand J Med Sci Sports* **7** : 172-177, 1997.

37) Simon J, Donahue M : Effect of ankle taping or bracing on creating an increased sense of confidence, stability, and reassurance when performing a dynamic-balance task. *J Sports Rehabil* **22(3)** : 229-233, 2013.

38) Rover GD, et al : Retrospective comparison of taping and ankle stabilizers in preventing ankle injuries. *Am J Sports Med* **16** : 228-233, 1998.

39) 川野哲英：ファンクショナルテーピング．ブックハウスHD, 1988, pp41-43.

40) Mac Auley DC : Ice therapy : how good is the evidence?. *Int J Sports Med* **22(5)** : 379-384, 2001.

41) Bugaj R : The cooling, analgesic, and rewarming effects of ice massage on localized skin. *Phys Ther* **55(1)** : 11-19, 1975.

42) Ohkoshi Y, et al : The effect of cryotherapy on intraarticular temperature and postoperative care after anterior cruciate ligament reconstruction. *Am J Sports Med* **27** : 357-362, 1999.

43) Raynor MC, et al : ACL reconstruction : a meta-analysis. *J Knee Surg* **18** : 123-129, 2005.

9 外傷性頸髄損傷

評価，治療／介入のエビデンスポイント

Q0 標準的な評価指標には何がありますか？
➡ American Spinal Injury Association(ASIA)とInternational Spinal Cord Society(ISCoS)が定めたInternational Standards for Neurological Classification of Spinal Cord Injury(ISNCSCI)が国際標準の評価方法として広く使用されている．

Q1 実用的な歩行能力の獲得条件は何ですか？
➡ ASIA Impairment Scale CよりもDのほうが歩行を再獲得する割合が高い．
地域生活で必要とされる歩行能力であるcommunity ambulationが自立するためには，下肢の痙縮よりも筋力（LEMS）が重要であり，歩行補助具を使用したりするために上肢筋力（UEMS）も重要である．そのカットオフ値はUEMSが36.5，LEMSが41.5である．また，community ambulationの自立に必要とされる歩行能力のカットオフ値は10m歩行テストにおける快適速度1.00m/s，最大速度1.32m/s，6分間歩行距離472.5m，WISCI II 17.5である．

Q2 痙縮の軽減に有効な理学療法はありますか？
➡ ガイドラインに明確な記載はないが，経皮的電気刺激（transcutaneous electrical nerve stimulation：TENS）が痙縮の軽減に効果があるとするRCT論文がある．即時効果の報告が多いが，長期効果の報告もある．

Q3 筋力増強はADLを改善しますか？
➡ はい．ガイドラインには明確に記載されていないが，上肢の筋力増強はセルフケア，下肢の筋力増強は歩行能力を改善したとするRCT論文がある．

Q4 BWSTTは歩行障害の改善に有効ですか？
➡ いいえ．体重免荷トレッドミル歩行トレーニング（BWSTT）は，「理学療法診療ガイドライン第1版（2011）」において，推奨グレードCで「行うように勧められる科学的根拠がない」とされており，また，The Cochrane Systematic Reviewsにおいても，他の療法と比べて効果に有意な差はないとされているが，RCT論文が少なく，またサンプルサイズも少ないため，エビデンスを確立するためには不十分とされている．トレーニング方法を明確に定めると，歩行能力の改善に有効な可能性がある．

Q5 完全頸髄損傷の動作獲得は予測が可能ですか？
➡ はい．Zancolli分類を基にした機能レベルごとに予測が可能である．

Q6 車いす上での除圧姿勢のうち，最も効果がある姿勢は何ですか？
➡ 前屈位である．また，頸髄損傷者では側屈位も左右ともに行うことが望ましい．

Q7 腹帯・弾性ストッキングは起立性低血圧に対して有効ですか？
➡ はい．「失神の診断・治療ガイドライン（2012年改訂版）」において，クラスIIa（有益であるという意見が多い）に位置づけられており，近年のシステマティックレビューにおいても，下肢の弾性ストッキングと腹帯の併用が最も効果的であると報告されている．

外傷性頸髄損傷はどのような疾患ですか

　脊髄損傷は，損傷部以下に運動麻痺や知覚麻痺，そして膀胱直腸障害をはじめとする自律神経障害を呈する複合疾患である．病因として，脊椎の骨折，脱臼，過度の伸展・屈曲などによる外傷性のものと，循環障害，腫瘍，感染症，先天奇形などの非外傷性のものに分類される．

　わが国の新規脊髄損傷患者数は毎年約5,000人，発生率は概算で人口100万人当たり40.2人，男女比は4：1と推定される[1]．全国脊髄損傷データベース[2]によると，外傷性頸髄損傷は外傷性脊髄損傷全体の68.6%を占め，また，不全損傷「ASIA Impairment Scale（AIS）B～D」は68.1%と完全損傷（AIS A）よりも多く，近年増加傾向にある．受傷原因のうち，最も多いのは交通事故で，高所からの転落，起立歩行時の転倒，スポーツが続く．年齢分布は20歳代と50歳代にピークのある2峰性を示すが，近年では20歳代のピークが小さくなり，中高齢者にピークの50歳代から60歳代に移り，70歳代も増加している．わが国で中高年者に脊髄損傷が多い理由としては，欧米人に比べて日本人は脊柱管径が小さく，また頸椎症や頸椎後縦靱帯骨化症の頻度も高いといった脊髄損傷を受けやすい頸椎の構造や病態にあるためである．

　また，下肢よりも上肢に重度の運動障害がみられる中心性頸髄損傷は，頸椎の過伸展損傷により最も多く生じ，明らかな骨傷を伴わずに起こりうる．

外傷性頸髄損傷はどのような経過をたどりますか

　脊髄が損傷されると，損傷部以下の機能が一時的にすべて停止する脊髄ショックが生じる．

　脊髄ショックは一過性の現象でおよそ24時間から3週間くらい続くが，やがて損傷部以下の脊髄固有の反射（球海綿体反射，肛門反射）から回復してくることが多い．

　急性期の薬物療法としては，脊髄損傷後に進行する2次的破壊を防ぐ目的で，受傷直後にステロイド剤（メチルプレドニゾロン）が使用されている．この効果については，受傷後8時間以内に投与した場合に限って，運動と知覚機能に有意な回復がみられると報告されている[3]．また，急性期には呼吸器合併症が重篤になりやすいため，ベンチレーター管理が必要となる場合がある．損傷を受けた脊椎が不安定である場合には脊髄損傷を進行させる可能性があるため，脊椎の固定術を行う．手術により，リハビリテーションを早期に開始することができる．

　アメリカの脊髄損傷モデルシステムのデータベースとEuropean Multicenter Study About Spinal Cord Injuryのデータベースなど[4]によると，受傷後早期と1年後のASIA Impairment Scale（AIS）の改善については，AIS Aでは80%以上がAにとどまるのに対して，AIS BではBにとどまるのは20～40%で，30～40%がCとDに改善する．AIS CではCにとどまるのは20%で，60～80%がDに改善し，AIS Dでは90%以上がDにとどまると報告している．また，受傷後3カ月以内の改善が多数であったが，受傷後6カ月以上経過しても改善する例があると報告している．

　総合せき損センターの報告によると，初診時に完全麻痺であった例においては，不全麻痺へ移行する例は少なからずみられるが，受傷後1カ月を過ぎてはじめて回復がみられ，不全麻痺へ移行する例はほとんどなかった．不全麻痺では，ASIA motor scoreは受傷後1カ月間の回復が著しく，受傷後3カ月を過ぎるとプラトーになっていた．一方，改良Frankel分類の推移をみると，受傷後1～3カ月間の改善が目覚ましいが，その後も6カ月程度までは改善がみられているようであった．

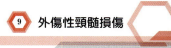

3 標準的な評価指標には何がありますか

≫ ① 関連ガイドライン

　脊髄損傷の機能障害の評価方法としては，Frankel 分類が長年使用されてきた．この分類法は判定が容易であり，脊髄損傷の概要を知るためには明確な評価方法である．しかし，定量化が困難であること，CとDの境界が曖昧で，変化に乏しいことが短所として指摘された．このため，わが国では総合せき損センターが頸髄損傷の予後予測を行う目的で，改良 Frankel 分類を 2001 年に発表した．これは，歩行能力や筋力をより細分化しており，原法よりも経時的な機能の推移判定において，より効果的な評価方法となっている．

　一方で，American Spinal Injury Association（ASIA）が治療効果の判定や予後を詳細に比較し，多施設間での前方視的な大規模調査や研究を行うために作成した評価基準が国際パラプレジア医学会で承認されてから，世界中にこの評価法が広まった．現在では，ASIA と International Spinal Cord Society（ISCoS）が定めた International Standards for Neurological Classification of Spinal Cord Injury（ISNCSCI）が国際標準の評価方法として広く使用されている．ASIA が 2003 年に改訂出版したマニュアルによってその内容や方法を詳細に知ることができ，日本においても ASIA 評価と称して，ISNCSCI による評価が行われている[5, 6]．2013 年に改訂されたものが最新版である．

　日本理学療法士協会「理学療法診療ガイドライン第 1 版（2011）」[7]における脊髄損傷の理学療法評価では，ASIA 評価の運動スコアは推奨グレード B となっている．

ASIA 評価（International Standards for Neurological Classification of Spinal Cord Injury：ISNCSCI）

　ASIA 評価は知覚スコア，運動スコア，神経学的損傷高位，機能障害スケールからなる．評価用紙や評価のマニュアルは ASIA の HP から無料でダウンロードが可能（URL：http://www.asia-spinalinjury.org/）．

　知覚スコアは体表を C2 から S4–5 髄節が支配する 28 領域を区分し，痛覚，触覚の順で検査する．0（消失），1（鈍麻），2（正常），NT（検査不能）で評価し，点数化する．不全損傷であるかを判別する場合に深部肛門知覚の有無は必須の評価項目であり，直腸周囲の感覚が消失している場合には注意深くテストを行う必要がある．このテストでは，直腸壁を指で強く圧迫したときの感覚を尋ね，有無について記載する方法が推奨されている．

　運動スコアは C5〜T1 と L2〜S1 の 10 髄節を代表する key muscle を決め，各 key muscle の筋力を 0 から 5 までの 6 段階で評価する．病期を問わず同一の評価ができるように肢位はすべて仰臥位とし，方法がマニュアルで決められている．

　神経学的損傷高位は知覚レベルと運動レベルのうちで最も頭側の髄節と定められている．

　最下位の仙髄節の知覚運動機能が消失している場合には完全損傷（AIS A）となり，必要に応じて部分的残存領域（ZPP）を記載する．仙髄節の知覚機能は残存しており，運動機能は運動レベルより下位に 3 レベルを超えては残存しない場合には感覚不全損傷（AIS B），仙髄節の知覚機能は残存し，神経損傷高位以下に運動機能が残存し，key muscle の半数以上が筋力 3 未満の場合は運動不全損傷（AIS C），key muscle の半数以上が筋力 3 以上の場合は運動不全損傷（AIS D）となる．

② リサーチエビデンス

【改良 Frankel 分類】

　Frankel 分類の B～D を細分化し，B は B1～B3 の 3 段階とし，仙髄領域の触覚の有無，痛覚を評価指標としている（図1）．C は C1 と C2 の 2 段階で，下肢筋力の残存程度を評価指標としている．また，D は D0～D3 の 4 段階とし，歩行の自立度および歩行補助具の使用程度を評価指標にしており，中心性損傷は D2 に分類される．本評価法では，肛門周囲の触覚，痛覚についても評価しており，急性期頸髄損傷の神経学的回復の予後予測に有用であると報告されている[8]．

【Zancolli 分類】

　完全頸髄損傷を評価する場合，Zancolli 分類は有用な評価指標である．Zancolli 分類は頸髄損傷の上肢機能再建術を行う場合に，腱移行術を受けた後に筋が期待通りの機能を発揮するかを判断することを目的に考案された指標である（図2）．C6 を中心に詳細な機能分類がなされており，頸髄損傷の麻痺高位を細分化し，上肢の障害を認識するには便利であるが，ASIA 評価基準の key muscle との整合性がない部分がある．

　わが国においては，水上らが残存機能レベルと移動や移乗などの動作能力が関連することに着目し，残存機能レベルごとの動作能力の到達率を報告している[9]．神奈川リハビリテーション病院も同様な報告をしており，対象者のゴール設定を行う際には，これらを利用する．

A		motor sensory complete　完全麻痺 仙髄の知覚（肛門周辺）脱失と運動（肛門括約筋）完全麻痺
B		motor complete, sensory only　運動完全（下肢自動運動なし），感覚不全
	B1	触覚残存（仙髄領域のみ）
	B2	触覚残存（仙髄だけでなく下肢にも残存）
	B3	痛覚残存（仙髄あるいは下肢）
C		motor useless　運動不全で有用でない（歩行できない）
	C1	下肢筋力 1，2（仰臥位で膝立てができない）
	C2	下肢筋力 3 程度（仰臥位で膝立てができる）
D		motor useful　運動不全で有用である（歩行できる）
	D0	急性期歩行テスト不能例 下肢筋力 4，5 あり歩行できそうだが，急性期のため正確な判断困難
	D1	車椅子併用例 屋内の平地であれば 10m 以上歩ける（歩行器，装具，杖を利用してよい）が，屋内，階段は困難で日常的には車椅子を併用する．＊10m 以下の歩行であれば C2 と判定
	D2	杖独歩例あるいは中心性損傷例 杖独歩例：杖，下肢装具など必要であるが屋外歩行も安定し車椅子不要． 中心性損傷例：杖，下肢装具など不要で歩行は安定しているが，上肢機能が悪いため，入浴や衣服着脱などに部分介助を必要とする．
	D3	独歩自立例 筋力低下，感覚低下はあるが独歩で上肢機能も含めて日常生活に介助不要．
E		nomal　正常 神経学的脱落所見なし（自覚的しびれ感，反射亢進はあってよい）

図1　改良 Frankel 分類

【Spinal Cord Independence Measure（SCIM）】

　日常生活活動（Activities of Daily Living：ADL）の評価指標としては，一般的に機能的自立度評価法（Functional Independence Measure：FIM）が用いられることが多いが，FIMでは脊髄損傷患者にとって重要な寝返り，起き上がり，プッシュアップ等のベッド上動作や除圧動作などの項目がなく，また車いすで移動する場合，電動であっても手動であっても同じスコアとなってしまうなど，機能的変化を十分に捉えることができない．このような理由から，近年，脊髄損傷独自の自立度評価指標としてSpinal Cord Independence Measure（SCIM）が開発され[10]，最新版のversion III[11]が報告されている．

　セルフケア，呼吸・排泄管理，移動の3領域から構成され，17項目100点満点である．セルフケアに関しては食事，入浴（上肢動作，下肢動作），更衣（上衣，下衣），整容の4項目，呼吸・排泄管理に関しては，呼吸管理，排尿管理，排便管理，トイレ動作の4項目，ベッド上動作・屋内移乗動作に関しては，ベッド上基本動作，ベッド・車いす間移乗，便器・車いす間移乗の3項目，移動と屋外での移乗に関しては屋内移動，屋外短距離移動（10～100m），屋外長距離移動（100m以上）階段昇降，自動車・車いす間移乗，床面・車いす以上の6項目で構成されている．

　評価尺度は，基本的にはその活動を遂行するのに必要な介助量と調整について段階づけした順序尺度（項目により2～9段階）である．

【Walking Index for Spinal Cord Injury II（WISCI II）】

　Walking Index for Spinal Cord Injury（WISCI）は2000年にDitunnoらによって考案され，杖などの歩行補助具使用，下肢装具使用，介助者と10m歩行が可能かどうかで1～19までの19レベルに分類する評価方法であったが，2001年に0～20までの21レベルに分類するWISCI II[12]に改訂され

臨床上のグループ	C髄節（下限）	基本となる機能筋	部分群			
I 肘関節屈曲	C5	上腕二頭筋 上腕筋	A	腕橈骨筋は作用しない		
			B	腕橈骨筋は作用する		
II 手関節背屈	C6	長橈側手根伸筋 短橈側手根伸筋	A	手関節背屈が弱い		
			B	手関節背屈が強い	I	円回内筋と橈側手根屈筋は作用しない
					II	円回内筋は作用するが，橈側手根屈筋は作用しない
					III	円回内筋・橈側手根屈筋・上腕三頭筋とも作用する
III 手外筋による手指伸展	C7	総指伸筋 小指伸筋 尺側手根伸筋	A	尺側の手指の伸展は完全であるが，母指と橈側の手指は麻痺している		
			B	手指の伸展は完全だが，母指の伸展は弱い		
IV 手外筋による手根屈曲と母指伸展	C8	深指屈筋 固有示指伸筋 長母指伸筋	A	尺側の手指の屈曲は完全で，橈側の手指と母指の屈曲は麻痺している 母指の伸展は完全である		
			B	手指の屈曲は完全だが，母指の屈曲は弱い 手掌の筋は弱く，手指の手内筋は麻痺している 浅指屈筋は作用しているかあるいはしていない		

図2　Zancolli分類

た（図3）．2人介助は中等度から最大の介助，1人介助は最小介助を意味する．装具は片側または両側，短下肢または長下肢にかかわらず，使用しているかどうかで判断する．歩行器は車輪がない一般的な物，クラッチはロフストランド杖または松葉杖，杖は普通のまっすぐな杖をさす．FIM との相関は良好で，国による大きな差は認めず，国際的に有効な評価手段であるとされている．

```
 0. 介助しても立てない　and/or　歩けない
 1. 平行棒内で，装具を付けて，2 名の介助で，10m 以下
 2. 平行棒内で，装具を付けて，2 名の介助で，10m
 3. 平行棒内で，装具を付けて，1 名の介助で，10m
 4. 平行棒内で，装具なしで，1 名の介助で，10m
 5. 平行棒内で，装具を付けて，介助なしで，10m
 6. 歩行器で，装具を付けて，1 名の介助で，10m
 7. 二本クラッチで，装具を付けて，1 名の介助で，10m
 8. 歩行器で，装具なしで，1 名の介助で，10m
 9. 歩行器で，装具を付けて，介助なしで，10m
10. 一本杖かクラッチで，装具を付けて，1 名の介助で，10m
11. 二本クラッチで，装具なしで，1 名の介助で，10m
12. 二本クラッチで，装具を付けて，介助なしで，10m
13. 歩行器で，装具なしで，介助なしで，10m
14. 一本杖かクラッチで，装具なしで，1 名の介助で，10m
15. 一本杖かクラッチで，装具付けて，介助なしで，10m
16. 二本クラッチで，介助なしで，10m
17. 何も使わず，1 名の介助で，10m
18. 装具を付けて，介助なしで，10m
19. 一本杖かクラッチで，装具なしで，介助なしで，10m
20. 何も使わず，介助なしで，10m
```

図3　WISCI II

③ 日常の臨床で行われている，経験的に有用と思われる評価指標

Frankel 分類（図4）

脊髄損傷の機能評価指標として最も古くから使用されてきた指標であり，運動および感覚機能と歩行能力を尺度として A～E の 5 段階に分類する．神経症状のおおまかな推移を把握するのには簡便であり，世界各国に普及したが，他施設間で大規模な利用成績の判定を行うには十分ではなく，Frankel C と D の境界が明瞭でない．

Grade	程度	運動	知覚
A	complete	完全麻痺	完全麻痺
B	sensory only	完全麻痺	ある程度（＋）
C	motor useless	ある程度（＋）（実用にならず）	（＋）
D	motor useful	実用になる[歩行可（介助可）]	（＋）
E	recovery	正常（反射異常はあってもよい）	正常

図4 Frankel 分類

4 推奨される治療／介入の方法にはどのようなものがありますか

1 実用的な歩行能力の獲得条件は何ですか？

>> ① 関連ガイドライン

明記されているものはない．

>> ② リサーチエビデンス

不全頸髄損傷者のなかでも神経損傷高位以下に運動機能が残存する者（AIS C-D）では歩行能力を再獲得する可能性が高く[13]，理学療法の大きな目標の一つとなる．不全頸髄損傷者は不全胸腰髄損傷者と比べて，ASIA motor score の改善率が高い[14]が，不全頸髄損傷者のほうが歩行を再獲得する割合が低いと報告されている[15]．これは，下肢筋力だけでなく，歩行補助具を使用するための上肢筋力も歩行の獲得には重要となるためだと考えられている．不全頸髄損傷者の歩行は健常人に比べて歩行速度や持久性が低下するため，屋内歩行は自立するが，"地域社会で必要とされる歩行（community ambulation）"が自立に至らない場合もある[16]．community ambulation は社会参加の確立や QOL の改善に関連するため，その重要性が強調されている[17]．

これまでに不全頸髄損傷者が実用的な歩行能力の獲得条件については，身体機能（主に上下肢の筋力）と歩行能力に関する報告が散見される．

【身体機能】
Waters ら[15]は不全頸髄損傷者50名の発症後1年における上肢筋力（UEMS）と下肢筋力（LEMS）を歩行不可能群，屋内歩行群，community ambulation 群の3つに分けて報告している．歩行不可能群，屋内歩行群，community ambulation 群の UEMS はそれぞれ，16.1±9.6，22.3±9.6，30.3±10.8，LEMS はそれぞれ，9.7±8.2，25.6±5.1，36.9±7.8 であった．

van Middendorp ら[18]は，欧州19施設の外傷性脊髄損傷者1,442名を対象として，発症後15日以内の ASIA 評価基準に基づく神経学的機能（各髄節の筋力と感覚）と年齢のうち，受傷後1年後

の屋内歩行自立に関連する因子を多重ロジスティック回帰分析よって検証した結果，年齢（65歳未満），大腿四頭筋（L3）と腓腹筋（S1）の筋力，L3とS1の触覚が予測因子であったと報告している．なお，当該研究における歩行の自立の定義はSCIMの屋内移動（項目12）において4点以上としており，独立変数として使用した各髄節の筋力と感覚スコアは左右のうちで高い側を使用した．

　Scivolettoら[19]は，脊髄損傷者65名を対象としてTimed Up and Go test（TUG），6分間歩行テスト（6MWT），10m歩行テスト（10MWT），WISCIに関連する身体機能因子を重回帰分析により明らかにしている．結果，TUGには下肢の痙縮（Composite Modified Ashworth Scale：CMAS）と近位LEMS，6MWTにはBerg Balance Scale（BBS），CMAS，年齢，UEMS，10MWTには近位LEMS，CMAS，WISCIにVAS（疼痛），BBSが有意に関連したと報告している．

【歩行能力】
　Brothertonら[20]は少なくとも10m歩行が可能な外傷性脊髄損傷者429名を対象として，歩行可能な距離によって使用する歩行補助具に差異があるのかを調査した．結果，community ambulationが自立している者は，1本杖かロフストランド杖を使用しており，短距離の歩行が自立している者では，歩行器を使用していた．

　van Hedelら[21]は，欧州18施設の外傷性脊髄損傷者886名を対象として，SCIM IIの移動項目のうち，屋内移動（＜10m）と屋外移動（≧100m）を統合し，①車いすを主体として移動，②屋内歩行には監視が必要（屋外は車いす使用），③屋内歩行は自立（屋外は車いす使用），④屋外歩行は自立しているが，歩行補助具が必要，⑤屋外歩行が独歩で自立の5段階に分類し，各段階の対象者の10m歩行テストを快適速度で測定した．結果，各段階の対象者の歩行速度はそれぞれ，① 0.02±0.01m/s，② 0.34±0.10m/s，③ 0.57±0.17m/s，④ 0.88±0.04m/s，⑤ 1.46±0.04m/sであった．

　Hasegawaら[22]は10m歩行が可能なAIS Dの不全頸髄損傷者40名を対象としてcommunity ambulationの自立に関連する身体機能を検討した結果，ASIA評価基準の上肢筋力（Upper Extremity Motor Scores：UEMS）と下肢筋力（Lower Extremity Motor Score：LEMS）が有意に関連し，そのカットオフ値はUEMSが36.5，LEMSが41.5であった．また，community ambulationの自立に必要とされる歩行能力は10m歩行テストにおける快適速度1.00m/s，最大速度1.32m/s，6分間歩行距離472.5m，WISCI II 17.5であった．

≫ ③ 日常の臨床で行われている標準的な方法，経験的に有用と思われる方法

　道路を横断可能な歩行能力は，屋外を制限なく移動するために必要な歩行能力の一つである．わが国において，9割以上の横断歩道を渡るためには，1.0m/sの速さが必要であった[23]．このため，1.0m/s以上の歩行速度を有することが，実用的な屋外歩行を獲得するためには必要とされている．また，屋外の段差や不整地を考えると歩行様式が杖歩行もしくは独歩であることも条件となる．

2 痙縮の軽減に有効な理学療法はありますか？

≫ ① 関連ガイドライン

> 明記されているものはない．

≫ ② リサーチエビデンス

> 「脳卒中治療ガイドライン2009」[24]の痙縮に対するリハビリテーションにおいて，高頻度の経皮的電気刺激（transcutaneous electrical nerve stimulation：TENS）は施行することが勧められる，推奨グレードBとされている．脳卒中ほど多くはないが，脊髄損傷者を対象とした報告も多い（表1）．
>
> 痙縮抑制のために周波数は重要なパラメーターの一つである．Hanら[25]は，脊髄損傷患者32名を対象として，2Hzと100HzのTENSを実施し，比較検討を行った．結果，100Hzにおいて有意にAshworth Scaleとクローヌススコアが減少し，刺激後10分間は効果が持続していたと報告している．周波数は100Hzを用いた際に良好な痙縮抑制の効果があったという報告が多い．それに対して1.7～2Hzの周波数を用いた際には痙縮抑制に効果的ではないという報告が多い[26]．Ping Ho Chungら[27]は脊髄損傷者18名を周波数100Hz，60分を1セッション行うTENS群とプラセボTENS群にランダム割付を行い，短期効果の比較検討を行った．結果，TENS群のみで，足クローヌス，Composite Spasticity Score，他動足背屈時の抵抗力が有意に低下したと報告している．Ooら[28]は，外傷性脊髄損傷者16名を理学療法を30分実施する前に周波数100HzのTENSを30分実施するTENS群と理学療法のみを30分実施するコントロール群にランダム割付を行い，初回実施後の即時効果と15回実施後の長期効果の比較検討を行った．結果，初回，15回実施後ともにTENS群のcomposite spasticity scoreがコントロール群よりも有意に低下したと報告している．
>
> 刺激強度に関しては多くの研究で感覚閾値以上，運動閾値以下の強度を用いて良好な結果を得ているが，結論には至っていない．
>
> 電極の設置方法には痙縮筋の領域，デルマトーム，拮抗筋，経穴，神経への直接の刺激などがあり，多くの研究では病変部位に設置していることが多いが，どのような設置方法が効果的かは明らかでない．Salmら[29]は脊髄損傷者の下腿三頭筋の痙縮抑制のために痙縮筋，拮抗筋，デルマトーム（S1領域）の3種類の電気刺激の効果を比較検討した結果，いずれの刺激によってもMASの軽減はみられたが，下腿三頭筋を刺激した際に有意にMASの減少を認めた．
>
> これまでの報告ではTENSの痙縮抑制効果は即時的であるとするものが多いが，Aydinら[30]は脊髄損傷者21名をbaclofen群と両側の脛骨神経に周波数100Hz，刺激強度は筋収縮を起こさせない程度で15分を15セッション行うTENS群とにランダム割付を行い，長期効果の比較検討を行った．結果，介入後において，Ashworth scoreは両群ともに有意に改善したが，H反射はTENS群のみで有意に改善したと報告されている．このことから反復的なTENSを行うと痙縮抑制効果が持続する可能性が示唆された．

≫ ③ 日常の臨床で行われている標準的な方法，経験的に有用と思われる方法

> 日常の臨床では，スタティック・ストレッチングが痙縮の軽減を目的とした標準的な方法として行われている．主にスタティック・ストレッチングは理学療法開始時に行い，1回の施行時間は少なくとも20～30秒前後を数回繰り返し行うことが推奨される．また，スタティック・ストレッチングには関節可動域の維持・改善の目的も含まれている．

表1 脊髄損傷に対するTENSの効果

No.	著者/年	デザイン	N	対象	治療時間	周波数	電極設置部位	評価指標	結果
1	Oo WM[28] 2014	RCT ① TENS：8 ② Control：8	16	・AIS A：6，B：5，C：2，D：3 ・四肢麻痺：8　対麻痺：8 ・受傷後6カ月未満	30分/日 (15日)	100Hz	腓骨神経	Composite Spasticity Score	初回，介入後ともにTENS群のComposite Spasticity ScoreはControl群よりも有意に低下
2	Aydin G[30] 2005	RCT ① TENS：11 ② baclofen：10 control：20	41	・AIS A：10，B-D：11 ・四肢麻痺：5 ・対麻痺：16 ・受傷後2〜49週	15分/日 (15日)	100Hz	脛骨神経	H反射，spasm frequency scale, Ashworth score, clonus score, functional disability score	TENSのみでH反射が有意に改善．両群ともにAshworth scoreは有意に改善
3	Ping Ho Chung B[27] 2010	RCT ① TENS：10 ② Placebo TENS：8	18	・AIS A：4，B-D：14 ・損傷高位C4-Th12 ・24-77歳 ・受傷後4-364週	60分	100Hz	腓骨神経	Composite Spasticity Score 他動足背屈時の抵抗力 足クローヌス	TENSのみで足クローヌスComposite Spasticity Score他動足背屈時の抵抗力が有意に低下
4	van der Salm A[29] 2006	プラセボ比較対象	10	・AIS A：9，C：1 ・損傷高位C3-Th11 ・21-42歳 ・受傷後28-275カ月	45分	30Hz	①前脛骨筋 ②下腿三頭筋 ③S1髄節領域	MAS H/M比 ヒラメ筋をストレッチした際の筋電図反応	①において筋電図反応の有意な低下 ②においてMASの有意な改善
5	Goulet C[31] 1996	横断研究	14	・AIS A-D ・損傷高位C4-Th12 ・21-54歳 ・受傷後2-194カ月	30分	99Hz	腓骨神経	MAS，アキレス腱反射，クローヌス，H反射の振幅と潜時，H/M比	MAS，アキレス腱反射は有意に低下
6	Han JS[25] 1994	比較対象 (2つの同波数)	32	・21-74歳 ・痙縮がみられる	10分	100Hz 2Hz	上下肢の経穴	Ashworth Scale，クローヌス	100HzにおいてAshworth Scaleが有意に低下
7	Gregoric M[32] 1998	プラセボ比較対象	20	・AIS A-C ・損傷高位C4-Th12 ・17-59歳 ・受傷後4カ月以上	30分	100Hz	腓骨神経	屈曲反射	TENS直後に反射が有意に減少し，30分後にはさらに減少していた
8	Bajd T[33] 1985	横断研究	6	・完全4，不全2 ・損傷高位C5-Th9 ・11-52歳 ・受傷後5-48カ月	20分	100Hz	L3，L4髄節領域	Pendulum Test	6名のうち3名で有意な改善

3 筋力増強はADLを改善しますか？

》① 関連ガイドライン

明記されているものはない

》② リサーチエビデンス

　上肢筋力とADLとの関連についての報告は，主に完全損傷を主体として多数みられる[34-36]．下肢筋力については移動能力（歩行）との関連が多数報告されており，不全損傷が主体である[37]．
　筋力増強にはresistance training, Electrical Stimulation（ES），Functional Electrical Stimulation（FES）などを用いた方法が散見され[38, 39]，ADLの評価にはFIMやSCIMが多く用いられている．
　Luらの頸髄損傷者の上肢機能に対するトレーニング効果についてのシステマティックレビューによると，exercise therapy，ES，FESによる筋力増強は上肢の筋力や機能，ADL，QOLを改善すると報告されている[40-43]．
　「脳卒中治療ガイドライン2009」[24]の運動障害・ADLに対するリハビリテーションにおいて，下

肢麻痺筋に対する機能的電気刺激は，歩行能力の向上や筋再教育に有効であり，通常のリハビリテーションに加えて行うことが勧められる，推奨グレードBとされている．脳卒中と同様に脊髄損傷者を対象とした報告も散見される．

Labruyèreら[44]はランダム化クロスオーバーデザインを使用し，受傷後1年以上の歩行可能な不全脊髄損傷者9名（四肢麻痺5名，対麻痺4名）に対して，45分間のLokomatを用いた歩行トレーニングと45分間の筋力増強トレーニングを各16セッション実施し，効果の比較検討を行った．結果，10m快適歩行速度においては有意な差がみられなかったが，10m最大歩行速度においては筋力増強トレーニングが有意に増加したと報告している．Gregoryら[45]は，受傷後1年以上の歩行可能な不全脊髄損傷者3名（四肢麻痺2名，対麻痺1名）に12週間のプライオメトリックトレーニングを組み合わせた筋力増強トレーニングを実施したところ，膝関節伸展筋と足関節底屈筋の最大トルクが改善し，快適速度と最大速度における歩行速度が増加したと報告している．

筋力増強を目的とした電気療法において，刺激波形は二相性パルス波，パルス幅は200～300μsec程度が多く用いられており，電流強度は最大筋力の60％以上必要とされている．刺激強度はより大きいほうが，運動単位の動員の増加を通じて強い筋出力を発生させる．周波数は30～80Hzが多いが，周波数が高いほど疲労が生じやすいため対象者の疲労を考慮して調整する必要がある．

▶▶ ③ 日常の臨床で行われている標準的な方法，経験的に有用と思われる方法

完全損傷，不全損傷ともに急性期には過負荷にならないように自動介助運動や軽い抵抗運動からはじめ，必要に応じてリラクセーションも行う．完全損傷の回復期には，床上動作や移乗動作をはじめとしたADLの改善を目標に，肩関節や肩甲帯周囲を中心とした残存筋の開放運動連鎖や閉鎖運動連鎖での筋力増強を積極的に行うことが有用である．不全損傷の回復期には，麻痺が軽度の筋や反応しやすい痙縮筋を過剰に使い，麻痺が重度の筋は使われない傾向があるため，筋力増強を行う際には筋活動の不均衡が増強しないような軽い負荷量から開始することが有用である．

4 BWSTTは歩行障害の改善に有効ですか？

Body Weight Supported Treadmill Training（BWSTT）はトレッドミルと体重免荷装置を使用し，ハーネスで体を上方に牽引して体重を部分免荷しながらトレッドミル上を歩行するトレーニングである（図5）．1990年初頭に脊髄損傷[46]に対する歩行トレーニングとして考案され，その後，脳卒中[47]，パーキンソン病[48]，脳性麻痺[49]などの様々な疾患に応用されてきている．四足動物では脊髄より上位の中枢神経あるいは末梢感覚器からの周期的な信号の入力なしに，屈筋および伸筋の周期的放電を発生させるニューロン回路であるCentral Pattern Generator（CPG）[50]の存在が指摘されており，歩行運動は上位中枢からの入力がなくても可能である．現在のところ，人の脊髄にも歩行パターンを発生する能力があり，出力された歩行パターンはトレーニングによって改善することが四足動物と比べて程度の差はあるが，概ね支持されている[51]．この結果を理論的背景として神経疾患による歩行障害を有する患者を部分免荷しながらトレッドミル上を歩行させるトレーニングに発展させたのがBWSTTである．

交互の両脚ステッピングに伴って喚起される末梢感覚入力を残存する中枢神経に与えることが脊髄および脊髄より上位の中枢神経の再組織化を促すと考えられている．

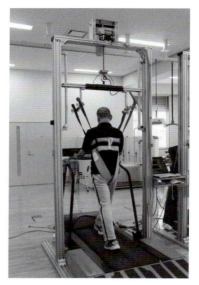

図5 BWSTT

≫ ① 関連ガイドライン

日本理学療法士協会「理学療法診療ガイドライン第1版（2011）」における脊髄損傷に対するBWSTTはグレードC エビデンスレベル4に位置づけられている．

≫ ② リサーチエビデンス

コクラン共同計画の脊髄損傷[52]に対するBWSTTの効果に関するメタアナリシスでは，他の治療法に比べて有意な差はないと報告されているが，RCTの数が少なく（n=5），またサンプルサイズも小さいため，エビデンスを構築するためには不十分だとされている．エビデンスを構築するためには，サンプルサイズの大きな他施設間のRCTが行われることが期待されるとまとめられている．

長谷川ら[53]は，エビデンスが確立していないのはBWSTTの対象者の発症からの期間や重症度，トレーニング方法（体重免荷量や歩行速度），トレーニング時間などが研究間でばらついており，標準化されていないことも要因ではないかと考えた（表2）．そこで，不全脊髄損傷者の最大歩行速度の制限因子は歩行率であるという報告に着目し，体重免荷が歩行率と歩幅に及ぼす影響について検討した．

結果，体重免荷によって最大歩行速度が増加し，その時の歩行率も増加していた．この結果を基にして，歩行率が改善しやすい設定（体重免荷量は体重の20～30％，歩行速度は最大歩行速度の110～120％）のBWSTTの効果を検証するために，平地歩行が可能なAIS Dの不全脊髄損傷者41名を対象として，介入期間が8週間（週5日）のRCTを行った．結果，介入前後でBWSTT群の最大歩行速度が有意に増加し（介入前 1.27±0.33m/s，介入後 1.55±0.45m/s），群による有意な交互作用を認めた（F=4.544, p=0.040）．その要因は歩行率の改善によるものであった[54]．

9 外傷性頸髄損傷

表2 脊髄損傷に対する BWSTT の効果

No.	著者/年	デザイン/介入方法	N	対象	期間	時間	BWS	歩行速度	評価指標	結果
1	Dobkin B[55] 2006	多施設間RCT (6施設) ①BWSTT：75 ②Control：71	146	・AIS：B-D (損傷高位C3-L3) ・16-69歳 ・受傷後8週以内 ・FIM≦3	12週 (週5日)	60分 (BWSTT：20-30分)	必要に応じて	0.72m/s以上	受傷後6カ月 (ASIA B-C) FIM-L (ASIA C-D) 10m歩行速度	有意差なし
2	Field-Fote EC[56] 2011	RCT ①BWSTT + manual assist (TM)：19 ②BWSTT+FES (TS)：22 ③平地BWS+FES (OG)：18 ④Lokomat (LR)：15	74	・AIS：C-D (損傷高位C-T10) ・受傷後1年以上	12週 (週5日)	60分	できる限り30%以下	最大速度	①10m最大歩行速度 ②2分間最大歩行距離 ③LEMS	速度において,群間に有意な差はないが,距離においてはOGが最も増加した
3	Lucareli PR[57] 2011	RCT ①BWSTT：15 ②Control：15	30	・AIS：C-D (損傷高位C4-L2) ・18-59歳 ・受傷後8～11カ月	16週 (週2日)	30分	40%から10セッション毎に10%減少	快適速度	①快適歩行速度 ②時間的空間的因子 (3次元解析) ③MAS	BWSTT群のみが歩行速度,距離,歩幅,歩行率,遊脚相,歩行周期が有意に増加し,立脚相が有意に減少. CONT群では,立脚相の最大股関節伸展,底屈角度が有意に改善.
4	Alexeeva N[58] 2011	RCT ①BWSTT (TM)：9 ②平地BWS (TRK)：14 ③Control (PT)：12	35	・AIS：C-D (損傷高位C2-T10) ・19-63歳 ・受傷後1年以上	13週 (週3日)	最大60分	30%	快適速度	①10m最大歩行速度 ②Tinetti test ③UEMS, LEMS ④SAWS, SF936	全てのグループとも歩行速度,筋力,QOLが有意に改善.バランスはTM以外が有意に改善.
5	Nooijen CF[59] (Field-Fote EC) 2009	RCT ①BWSTT + manual assist (TM)：19 ②BWSTT+FES (TS)：22 ③平地BWS + FES (OG)：18 ④Lokomat (LR)：15	51	・AIS：C-D (損傷高位C3-L2) ・19-65歳 ・受傷後1年以上	12週 (週5日)	60分	できる限り30%以下	最大速度	①歩行率 ②歩幅 ③ストライド長 ④Symmetry Index	群間に有意な差はないがLRでは歩幅とストライド幅が有意に改善.群間を問わず,トレーニング後には歩行様式が健常人の様式により近づいた.
6	Field-Fote EC[60] 2005	RCT ①BWSTT+manual assist：7 ②BWSTT+FES：7 ③平地BWS+FES：7 ④Lokomat：6	27	・AIS：C-D (損傷高位C3-T10) ・21-64歳 ・受傷後1年以上	12週 (週5日)	60分	できる限り30%以下	最大速度	①6m快適歩行速度 ②2分間快適歩行速度	群間に有意な差はないがFES使用群で改善が大きかった
7	Postans NJ[61] 2004	クロスオーバー ①BWSTT + FES ②Control	14	・AIS：C6名,D8名 (損傷高位C4-T9) ・19-71歳 ・受傷後12.2±5.9週 ・立ち上がりが可能	4週 (週5日)	60分 (BWSTT+FES：最大25分)	40%から徐々に減少	快適速度	6MD 6m歩行速度	BWSTT+FES期間の増加が大きかった
8	Wernig A 1995	2群比較 ①BWSTT：45 ②Control：40 (historical controls)	85	・受傷後期間が短い ・下肢の随意性あり ・筋の短縮,皮膚の問題がない	3-22週 (週5日)	BWSTT：30-60分	40%から徐々に減少	0.1-2.0km/h	Wering Scale of Ambulatory Capacity	(BWSTT群) 33/36名が自立歩行可能 (Control群) 12/24名が自立歩行可能
9	Wernig A 1995	2群比較 ①BWSTT：29 ②Control：24 (historical controls)	54	・四肢・対麻痺 (受傷後期間が長い) ・下肢の随意性と関節の動きがあり,筋の短縮と皮膚の問題がない	3-20週 (週5日)	BWSTT：30-60分	40%から徐々に減少	0.1-2.0km/h	Wering Scale of Ambulatory Capacity	(BWSTT群) 14/18名が自立歩行可能 (従来のリハ群) 1/14名が自立歩行可能
10	Hicks AL[62] 2005	BWSTT+manual assisit	14	・AIS：B 2名,D 12名 (損傷高位C4-L1) ・22-57歳 ・受傷後1.2-24年	12カ月 (週3日)	最大45分	60%から徐々に減少	快適速度	①Modified Wernig scale ②BWS量 ③歩行速度・距離 ④QOL	・6名が平地歩行能力向上 ・BWS量が54%へ減少 ・歩行速度は180%,距離は335%増加 ・QOL向上

表2 つづき

11	Thomas SL[63] 2005	BWSTT+manual assisit	6	・AIS：C 4名，D 2名（損傷高位C5-L1） ・29-78歳 ・受傷後0.6-28年	10-21週（週3-5日）	60分	44.3±25.2% ↓ 13.4±18.1%	1.5km/h未満	①10m歩行速度 ②6MD ③WISC-Ⅱ	有意に ①歩行速度増加 ②歩行距離増加 ③歩行レベル向上
12	Wirz M[64] 2005	Lokomat（ロボット）	20	・AIS：C 9名，D 11名（損傷高位C3-L1） ・16-64歳 ・受傷後2年以上 ・16名が10m歩行可能	8週（週3-5日）	最大45分	できるだけ少なく（平均37±17%）	快適速度（0.42-0.69 m/s）	①10m歩行速度 ②6MD ③TUG ④WISC-Ⅱ	有意に ①歩行速度増加 ②歩行距離増加 ③TUG減少 ④歩行レベル変化なし
13	Field-Fote EC[66] 2001	BWSTT+FES	14	・AIS：C（損傷高位C4-T7） ・18-50歳 ・受傷後平均70カ月	12週（週3日）	90分	必要に応じて	最大速度	①2分間最大歩行速度 ②treadmill歩行速度	対象者全て ①平地歩行速度増加 ②treadmill歩行速度増加
14	Field-Fote EC[66] 2001	BWSTT+FES	19	・AIS：C（損傷高位C3-T10） ・平均31.7±9.4歳 ・受傷後1年以上	12週（週3日）	90分	30%以下	最大速度	①2分間最大歩行速度 ②LEMS	有意に ①歩行速度増加 ②LEMS増加
15	Wernig A[67] 1998	BWSTT+manual assisit	35	・四肢・対麻痺（受傷後期間が長い） ・下肢の随意性，関節の動きがある ・筋の短縮，皮膚の問題がない	8-20週（週5日）	BWSTT：30-60分	40%から徐々に減少	0.1-2.0km/h	Wering Scale of Ambulatory Capacity	（トレッドミル後）20/25名が歩行補助具を使用することにより歩行可能（Follow-up）全員が歩行能力を維持
16	Wernig A[67] 1998	BWSTT	41	・受傷後：3-16週 ・下肢の随意性あり ・筋の短縮，皮膚の問題がない	3-22週（週5日）	BWSTT：30-60分	40%から徐々に減少	0.1-2.0km/h	Wering Scale of Ambulatory Capacity	29/37名が歩行可能（Follow-up）15名が能力向上，26名が維持

▶▶ ③ 日常の臨床で行われている標準的な方法，経験的に有用と思われる方法

　日常の臨床で行われている標準的な方法がないのが現状である．体重が重い，重度の麻痺などによって介助量が大きい対象者の早期からの歩行練習が可能であり，体重免荷することによって身体的な負担を減少させることができるため，平行棒内歩行などの平地歩行よりも長い歩行時間を容易に担保できるため有用である．また，転倒の危険がないため，平地歩行よりも速い歩行速度に設定したり，高い歩行様式（例えば平地歩行は杖歩行だが，BWSTTでは独歩など）の練習にも有用である．

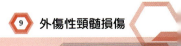

5 完全頸髄損傷の動作獲得は予測が可能ですか？

≫ ① 関連ガイドライン

明記されているものはない．

≫ ② リサーチエビデンス

Mizukamiら[9]は完全頸髄損傷者109名を対象として，Zancolli分類における機能レベルと移動や移乗能力との関連に着目し，機能レベルの達成率を調査した．C4レベルでは，チンコントロールなどの電動車いす操作が可能であり，食事もスプリングバランサーなどを用いて一部可能となる．C5レベルでは，屋内車いす駆動が可能（屋外は不可）．C5Bでは一部にベッド柵を用いた寝返りが可能となる者もある．食事，整容などの机上動作はほぼ自立．C6Aでは一部の例でベッド上寝返り・起き上がりが可能となる．C6B1ではベッド上寝返り・起き上がりがほぼ自立し，ベッドと車いす間の移乗動作も約70％の例で自立する．一部の条件のよい者では自動車運転まで到達できる者も存在する．C6B2では寝返り・起き上がり動作はベッド柵がなくとも完全に可能となり，ベッド車いす間の移乗動作もほぼ全例が獲得できる．車いすトイレ間の移乗動作も80％を超える例で達成し，自動車の移乗や車いすの積み込み動作も60％以上の例で可能となる．ベッド車いす間の移乗動作方法も側方アプローチによる方法を獲得する例も約40％程度存在する．C6B3では，自動車への移乗動作，車いすの積み込み動作とも60％以上の例が自立する．また，床面から車いすへの垂直方向の移乗動作を獲得する例が約20％存在する．C7〜C8レベルではほとんどの例で移乗動作において側方アプローチによる方法が可能となる．床面から車いすへの移乗動作はC8Aまでは20〜40％の例でしか獲得できておらず，C8Bになると80％の例で獲得できる動作であった．

≫ ③ 日常の臨床で行われている標準的な方法，経験的に有用と思われる方法

日常の臨床においても，年齢や性別を考慮に入れながら，Mizukamiらなどの予後予測を使用しているが，昨今の医療制度改革によって脊髄損傷者の入院期間が年々短縮傾向にあるため，水上らの報告の上限よりも下のレベルに設定し，年々進化する福祉用具を導入することによって在宅復帰する症例も散見されるようになった．

6 車いす上での除圧姿勢のうち，最も効果がある姿勢は何ですか？

≫ ① 関連ガイドライン

明記されているものはない．

>> ② リサーチエビデンス

　脊髄損傷者において，褥瘡はリハビリテーションの遂行を阻害する重大な合併症である．全国脊髄損傷データベースによると，褥瘡発生率は23〜32％に達するとされており，坐骨部の割合は41％と高い数値を示した報告もある．坐骨部の褥瘡は，発生すると治療のために座位を禁止する必要があり，日常生活やリハビリテーションに多大な支障をきたす．このため，車いすを常用する脊髄損傷者に対しては，車いす上で適切な除圧・減圧を指導し，褥瘡を予防することは患者教育の一環として重要である．

　武田ら[68]は，慢性期の脊髄損傷者43名（頸髄損傷16名，胸腰髄損傷27名）を対象に，車いす上の安楽な4種類の除圧姿勢（前屈位，側屈位，後側方位，後方傾斜位）について坐骨部圧力値を計測し，比較検討を行った．結果，頸髄損傷者では，前屈位が両側にて，側屈位が片側にて坐骨部圧力が有意に減少した．一方，胸・腰髄損傷者では，前屈位，側屈位ともに両側の坐骨部圧力値が有意に減少した．その他の姿勢では圧力値の減少はみられなかった．

>> ③ 日常の臨床で行われている標準的な方法，経験的に有用と思われる方法

　車いす上での殿部の除圧は，上腕三頭筋による肘伸展が可能な対象者では，30分に1回，アームサポートやフレームを把持しての30秒程度のプッシュアップ動作を行うように指導することが有用である．上腕三頭筋が機能しない対象者では，体幹の側屈や伸展により殿部を除圧するように指導する．

7 腹帯・弾性ストッキングは起立性低血圧に対して有効ですか？

>> ① 関連ガイドライン

　起立性低血圧に対する腹帯・弾性ストッキングの装着は，「失神の診断・治療ガイドライン（2012年改訂版）」において，クラスⅡa（有益であるという意見が多い）に位置づけられている[69]．

>> ② リサーチエビデンス

　近年のシステマティックレビュー[70]においても，他の介入による起立性低血圧の改善が思わしくない時には，腹帯・弾性ストッキングの装着は考慮される治療方法であり，最大の効果を発揮するためには下肢のみではなく，腹帯も装着すべきであると報告している．

>> ③ 日常の臨床で行われている標準的な方法，経験的に有用と思われる方法

　当院での理学療法開始当初（離床練習開始時）は，標準的に弾性ストッキングを使用している．起立性低血圧の訴えが強い対象者には，軟性コルセットなどの腹帯を追加で使用する．

（長谷川隆史）

■ 文献

1) Shingu H, Ikata T, et al：Spinal-cord injuries in Japan - a nationwide epidemiologic survey in 1990. *Paraplegia* 32(1)：3-8, 1994.
2) 古澤一成，徳弘昭博：不全型脊髄損傷者の疫学と病態．理学療法ジャーナル 43(3)：187-93，2009.
3) Bracken MB：Steroids for acute spinal cord injury. Cochrane database of systematic reviews (Online) 1：CD001046, 2012.
4) Fawcett JW, Curt A, et al：Guidelines for the conduct of clinical trials for spinal cord injury as developed by the ICCP panel：spontaneous recovery after spinal cord injury and statistical power needed for therapeutic clinical trials. *Spinal Cord* 45(3)：190-205, 2007.
5) Marino RJ：Reference Manual for the International Standards for Neurological Classification of Spinal Cord Injury. *American Spinal Cord Injury Association* 2003.
6) Kirshblum SC, Burns SP, et al：International standards for neurological classification of spinal cord injury (revised 2011). *J Spinal Cord Med* 34(6)：535-546, 2011.
7) Protas EJ, Holmes SA, et al：Supported treadmill ambulation training after spinal cord injury：a pilot study. *Arch Phys Med Rehabil* 82(6)：825-831, 2001.
8) 福田文雄，植田尊善：改良 Frankel 分類による頸髄損傷の予後予測．*Jpn J Rehabil Med* 38(1)：29-33, 2001.
9) Mizukami M, Iwasaki Y, et al：Relationship between functional levels and movement in tetraplegic patients. A retrospective study. *Paraplegia* 33(4)：189-194, 1995.
10) Catz A, Itzkovich M, et al：SCIM-spinal cord independence measure：a new disability scale for patients with spinal cord lesions. *Spinal Cord* 35(12)：850-856, 1997.
11) Catz A, Itzkovich M, et al：A multicenter international study on the Spinal Cord Independence Measure, version III：Rasch psychometric validation. *Spinal Cord* 45(4)：275-291, 2007.
12) Dittuno PL, Dittunno JF, Jr：Walking index for spinal cord injury (WISCI II)：scale revision. *Spinal Cord* 39(12)：654-656, 2001.
13) Scivoletto G, Di Donna V：Prediction of walking recovery after spinal cord injury. *Brain Res Bull* 78(1)：43-51, 2009.
14) Burns AS, Ditunno JF：Establishing prognosis and maximizing functional outcomes after spinal cord injury -A review of current and future directions in rehabilitation management. *Spine* 26(24)：137-145, 2001.
15) Waters RL, Adkins RH, et al：Motor and sensory recovery following incomplete tetraplegia. *Arch Phys Med Rehabil* 75(3)：306-311, 1994.
16) Lapointe R, Lajoie Y, et al：Functional community ambulation requirements in incomplete spinal cord injured subjects. *Spinal Cord* 39(6)：327-335, 2001.
17) Lord SE, Weatherall M, et al：Community Ambulation in Older Adults：Which Internal Characteristics Are Important？*Arch Phys Med and Rehabil* 91(3)：378-383, 2010.
18) van Middendorp JJ, Hosman AJF, et al：A clinical prediction rule for ambulation outcomes after traumatic spinal cord injury：a longitudinal cohort study. *Lancet* 377(9770)：1004-1010, 2011.
19) Scivoletto G, Romanelli A, et al：Clinical factors that affect walking level and performance in chronic spinal cord lesion patients. *Spine* 33(3)：259-264, 2008.
20) Brotherton SS, Saunders LL, et al：Association between reliance on devices and people for walking and ability to walk community distances among persons with spinal cord injury. *spinal cord medicine* 35(3)：156-161, 2012.
21) van Hedel HJ, Grp ES：Gait Speed in Relation to Categories of Functional Ambulation After Spinal Cord Injury. *Neurorehabil Neural Repair* 23(4)：343-350, 2009.
22) Hasegawa T, Uchiyama Y, et al：Physical impairment and walking function required for community ambulation in patients with cervical incomplete spinal cord injury. *Spinal Cord* 52(5)：396-399, 2014.
23) 高橋精一郎：歩行評価基準の一考察 ―横断歩道の実地調査より―．理学療法学 16(4)：261-266，1989.
24) 篠原幸人，小川 彰・他：脳卒中治療ガイドライン 2009, 協和企画，2009.
25) Han JS, Chen XH, et al：Transcutaneous electrical nerve stimulation for treatment of spinal spasticity. *Chin Med J (Engl)* 107(1)：6-11, 1994.
26) Levin MF, Hui-Chan CW：Relief of hemiparetic spasticity by TENS is associated with improvement in reflex and voluntary motor functions. *Electroencephalography clin neurophysiol* 85(2)：131-142, 1992.
27) Ping Ho Chung B, Kam Kwan Cheng B：Immediate effect of transcutaneous electrical nerve stimulation on spasticity in patients with spinal cord injury. *Clin Rehabil* 24(3)：202-210, 2010.
28) Oo WM：Efficacy of addition of transcutaneous electrical nerve stimulation to standardized physical therapy in subacute spinal spasticity：a randomized controlled trial. *Arch Phys Med Rehabil* 95(11)：2013-2020, 2014.
29) van der Salm A, Veltink PH, et al：Comparison of electric stimulation methods for reduction of triceps surae spasticity in spinal cord injury. *Arch Phys Med Rehabil* 87(2)：222-228, 2006.
30) Aydin G, Tomruk S, et al：Transcutaneous electrical

nerve stimulation versus baclofen in spasticity : clinical and electrophysiologic comparison. *Am J Phys Med Rehabil* **84**(8) : 584-592, 2005.

31) Goulet C, Arsenault AB, et al : Effects of transcutaneous electrical nerve stimulation on H-reflex and spinal spasticity. *Scand J Rehabil Med* **28**(3) : 169-176, 1996.

32) Gregoric M : Suppression of flexor reflex by transcutaneous electrical nerve stimulation in spinal cord injured patients. *Muscle Nerve* **21**(2) : 166-172, 1998.

33) Bajd T, Gregoric M, et al : Electrical stimulation in treating spasticity resulting from spinal cord injury. *Arch Phys Med Rehabil* **66**(8) : 515-517, 1985.

34) Beninato M, O'Kane KS, et al : Relationship between motor FIM and muscle strength in lower cervical-level spinal cord injuries. *Spinal Cord* **42**(9) : 533-540, 2004.

35) de Vargas Ferreira VM, Varoto R, et al : Relationship between function, strength and electromyography of upper extremities of persons with tetraplegia. *Spinal cord* **50**(1) : 28-32, 2012.

36) van Tuijl JH, Janssen-Potten YJ, et al : Evaluation of upper extremity motor function tests in tetraplegics. *Spinal Cord* **40**(2) : 51-64, 2002.

37) Marinho AR, Flett HM, et al : Walking-related outcomes for individuals with traumatic and non-traumatic spinal cord injury inform physical therapy practice. *J Spinal Cord Med* **35**(5) : 371-381, 2012.

38) Jayaraman A, Thompson CK, et al : Short-term maximal-intensity resistance training increases volitional function and strength in chronic incomplete spinal cord injury : a pilot study. *J Neurol Phys Ther* **37**(3) : 112-117, 2013.

39) Jones ML, Evans N, et al : Activity-based therapy for recovery of walking in individuals with chronic spinal cord injury : results from a randomized clinical trial. *Arch Phys Med Rehabil* **95**(12) : 2239-46.e2, 2014.

40) Lu X, Battistuzzo CR, et al : Effects of training on upper limb function after cervical spinal cord injury : a systematic review. *Clin Rehabil* **29**(1) : 3-13, 2015.

41) Kapadia NM, Zivanovic V, et al : Functional electrical stimulation therapy for grasping in traumatic incomplete spinal cord injury : randomized control trial. *Artif Organs* **35**(3) : 212-216, 2011.

42) Popovic MR, Kapadia N, et al : Functional electrical stimulation therapy of voluntary grasping versus only conventional rehabilitation for patients with subacute incomplete tetraplegia : a randomized clinical trial. *Neurorehabil Neural Repair* **25**(5) : 433-442, 2011.

43) Popovic MR, Thrasher TA, et al : Functional electrical therapy : retraining grasping in spinal cord injury. *Spinal Cord* **44**(3) : 143-151, 2006.

44) Labruyère R, van Hedel HJ : Strength training versus robot-assisted gait training after incomplete spinal cord injury : a randomized pilot study in patients depending on walking assistance. *J Neuroeng Rehabil* **11** : 4, 2014.

45) Gregory CM, Bowden MG, et al : Resistance training and locomotor recovery after incomplete spinal cord injury : a case series. *Spinal Cord* **45**(7) : 522-530, 2007.

46) Wernig A, Phys SM : Laufband locomotion with body weight support improved walking in persons with severe spinal cord injuries. *Paraplegia* **30**(4) : 229-238, 1992.

47) Hesse S, Bertelt C, et al : Restoration of gait in nonambulatory hemiparetic patients by treadmill training with partial body-weight support. *Arch Phys Med Rehabil* **75**(10) : 1087-1093, 1994.

48) Miyai I, Fujimoto Y et al : Treadmill training with body weight support : its effect on Parkinson's disease. *Arch Phys Med Rehabil* **81**(7) : 849-852, 2000.

49) Schindl MR, Forstner C, et al : Treadmill training with partial body weight support in nonambulatory patients with cerebral palsy. *Arch Phys Med Rehabil* **81**(3) : 301-306, 2000.

50) Grillner S, Wallen P : Central pattern generators for locomotion, with special reference to vertebrates. *Annu Rev Neurosci* **8** : 233-261, 1985.

51) Dietz V, Colombo G, et al : Locomotor activity in spinal man. *Lancet* **344**(8932) : 1260-1263, 1994.

52) Mehrholz J, Kugler J, et al : Locomotor training for walking after spinal cord injury. *Cochrane database of systematic reviews* (Online) **11** : CD006676, 2012.

53) 長谷川隆史, 内山 靖・他：不全脊髄損傷者に対する体重免荷トレッドミル歩行では体重免荷によってケイデンスを増加することができる. 理学療法学 **36**(Suppl.2)：342, 2009.

54) 長谷川隆史, 原田康隆・他：体重免荷トレッドミル歩行トレーニングは不全脊髄損傷者の歩行率を改善して最大歩行速度を増加させる. *Jap J Reha Med* **51**(suppl)：5419, 2014.

55) Dobkin B, Apple D, et al : Weight-supported treadmill vs over-ground training for walking after acute incomplete SCI. *Neurology* **66**(4) : 484-493, 2006.

56) Field-Fote EC, Roach KE : Influence of a locomotor training approach on walking speed and distance in people with chronic spinal cord injury : a randomized clinical trial. *Phys Ther* **91**(1) : 48-60, 2011.

57) Lucareli PR, Lima MO, et al : Gait analysis following treadmill training with body weight support versus conventional physical therapy : a prospective randomized controlled single blind study. *Spinal Cord* **49**(9) : 1001-1007, 2011.

58) Alexeeva N, Sames C, et al. Comparison of training methods to improve walking in persons with chronic spinal cord injury : a randomized clinical trial. *J Spinal Cord Med* **34**(4) : 362-379, 2011.

59) Nooijen CF, Ter Hoeve N, et al : Gait quality is improved by locomotor training in individuals with SCI regardless of training approach. *J Neuroeng Rehabil* **6** : 36, 2009.
60) Field-Fote EC, Lindley SD, et al : Locomotor training approaches for individuals with spinal cord injury : a preliminary report of walking-related outcomes. *J Neurol Phys Ther* **29**(3) : 127-137, 2005.
61) Postans NJ, Hasler JP, et al : Functional electric stimulation to augment partial weight-bearing supported treadmill training for patients with acute incomplete spinal cord injury : A pilot study. *Arch Phys Med Rehabil* **85**(4) : 604-610, 2004.
62) Hicks AL, Adams MM, et al : Long-term body-weight-supported treadmill training and subsequent follow-up in persons with chronic SCI : effects on functional walking ability and measures of subjective well-being. *Spinal Cord* **43**(5) : 291-298, 2005.
63) Thomas SL, Gorassini MA : Increases in corticospinal tract function by treadmill training after incomplete spinal cord injury. *J Neurophysiol* **94**(4) : 2844-2855, 2005.
64) Wirz M, Zemon DH, et al : Effectiveness of automated locomotor training in patients with chronic incomplete spinal cord injury : a multicenter trial. *Arch Phys Med Rehabil* **86**(4) : 672-680, 2005.
65) Hase T, Kawaguchi S, et al : Locomotor performance of the rat after neonatal repairing of spinal cord injuries : quantitative assessment and electromyographic study. *J Neurotrauma* **19**(2) : 267-277, 2002.
66) Field-Fote EC : Combined use of body weight support, functional electric stimulation, and treadmill training to improve walking ability in individuals with chronic incomplete spinal cord injury. *Arch Phys Med Rehabil* **82**(6) : 818-824, 2001.
67) Wernig A, Nanassy A, et al : Maintenance of locomotor abilities following Laufband (treadmill) therapy in para- and tetraplegic persons : follow-up studies. *Spinal Cord* **36**(11) : 744-749, 1998.
68) 武田正則, 古澤一成・他：脊髄損傷者における車いす上除圧・減圧姿勢の検討. 総合リハ **38**(6)：563-569, 2010.
69) Smit AA, Wieling W, et al : Use of lower abdominal compression to combat orthostatic hypotension in patients with autonomic dysfunction. Clinical autonomic research : *Clin Autonomic Research Society* **14**(3) : 167-175, 2004.
70) Smeenk HE, Koster MJ, et al : Compression therapy in patients with orthostatic hypotension : a systematic review. *Neth J Med* **72**(2) : 80-85, 2014.

10 頸髄症

> 評価，治療／介入のエビデンスポイント

Q0 標準的な評価指標には何がありますか？

➡ 臨床症状の重症度を評価するための指標としては従来の JOA スコアと 2012 年に発表された比較的新しい日本整形外科学会頸部脊髄症評価質問票（JOACMEQ）がある．JOA スコアが医療者による一次元的な評価であるのに対して，JOACMEQ は患者自身による多次元的な評価である点が大きく異なる．そのほか，脊柱管前後径，パブロフ比，脊柱管狭窄率，magnetic resonance imaging（MRI）の T2 強調画像における髄内高信号変化は発症や予後を予測するうえで重要な画像所見であるとされている．

Q1 非手術例での理学療法効果はどのような点ですか？

➡ 保存療法の具体的方法として有効とされているのは頸椎持続牽引療法である．そのほか，頸椎カラーによる装具療法，薬物療法，運動療法，生活指導が実践されている．なお，頸椎そのものへの徒手的介入については推奨されていない．これらの保存療法により，頸部痛や四肢の疼痛（しびれを含む）の軽減あるいはコントロール，ならびに全身持久力の向上，頸髄症の悪化予防などが期待でき，その効果は軽度頸髄症者に限れば手術と遜色ない．

Q2 痙性歩行に対する効果的な理学療法は何ですか？

➡ 痙性歩行に対する理学療法はガイドライン化されていないが，深部感覚障害や痙縮が強い場合には，ステップ練習や深部感覚再教育練習が臨床上行われている．頸髄症者においては歩行速度，歩幅，歩調の低下や，片脚支持期の安定性の低下が報告されていることから，「早歩き」や「片脚支持期を強調したゆっくり歩き」，「大股歩き」などの課題が考えられる．なお，歩行練習を行う際には筋力低下などの陰性徴候に目を向けることが重要である．

Q3 巧緻性障害に対する有効な介入方法は何ですか？

➡ 巧緻性障害に対する理学療法はガイドライン化されていないが，箸操作練習のほかボタンかけ練習や書字練習が臨床上行われている．そのほか，素早い物品の移動練習も行われることがあるが，頸髄症者は一定の軽い握力の維持が困難となりやすいため，柔らかく，強く握ってしまうと形が崩れてしまうようなものを操作してもらうことは難易度が高い．

Q4 手術後の理学療法にはどんな方法が効果的ですか？

➡ ガイドラインでは，後療法によって脊髄症状の予後が変わるというエビデンスはないとされる一方で，装具装着期間の短縮により可動域制限が改善されることが認定されている（推奨グレード B）．術後には相当の範囲で運動機能および膀胱機能が改善することが示されている（推奨グレード C）ため，術後の理学療法では，手術によって即時的に生じた機能障害の回復をいかに機能的制限の改善，活動制限あるいは参加制約の改善に結びつけていくことが求められる．

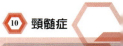

1 頸髄症はどのような疾患ですか

　頸髄症は，頸髄が非外傷性に障害されることによって生じる症候群ともいうべきものである．頸髄症をきたす原疾患としては，変形性頸椎症や後縦靱帯・黄色靱帯骨化，椎間板ヘルニア，髄外腫瘍などがあり，いずれの原疾患であっても頸髄が外的に圧迫されることが基盤となっている．C5／6（47％），C6／7（27％），C4／5（20％）の順で狭窄されやすいとされる[1]．

　代表的な臨床症状としては，痙縮による歩行障害や手指巧緻運動障害，疼痛やしびれ，違和感などといった感覚障害，膀胱直腸障害があげられる．また呼吸機能障害の存在も報告されている[2]．ときとして神経根症も併存することがある．神経根症は神経根の圧迫によって生じるため，筋髄節（ミオトーム）に一致した筋力低下や筋萎縮，皮膚髄節（デルマトーム）に一致した感覚障害が特徴的である．基本的には一側上肢に生じる．

　服部の病型分類[3]では，Ⅰ型（灰白質の障害：上肢の障害のみを示し，下肢腱反射は正常であるもの），Ⅱ型（Ⅰ型＋後側索部の障害：Ⅰ型の症状に加え，下肢腱反射は亢進しているが，下肢・体幹の温・痛覚障害は呈していないもの），Ⅲ型（Ⅱ型＋前側索部の障害：Ⅱ型の症状に加え，下肢・体幹の温・痛覚障害を呈しているもの）の3病型に整理されている．Crandallの病型分類[4]は服部の病型分類との類似性を示すが，頸椎症性筋萎縮症や神経根症との合併例に対応する病型も設定されている．

2 頸髄症はどのような経過をたどりますか

　頸髄症の自然経過について一定のコンセンサスは得られていない．Leesら[5]は，44人の頸髄症者を最長で32年にわたって追跡し，①いったん発症しても症状は概ね安定しており，悪化する時期はあっても再び安定すること，②活動制限が時間経過とともに進展することは少なく，就労困難な人は少数であること，③無治療であっても活動制限が重度になることは少ないことを明らかにした．一方で，砂金ら[6]は，42人を最長で17年にわたって追跡したところ，改善が26％，不変が26％，悪化が48％であったことから，寛解と悪化を繰り返して緩徐に進行しているものが多いと結論付けた．また，日本整形外科学会頸髄症治療成績判定基準〔JOA（Japanese Orthopaedic Association）スコア〕13点以下（または未満），歩行能力の低いⅡ型とⅢ型，単純X線画像で脊柱管前後径12mm以下（または未満）がリスクファクターとして考えられていることから[6]，臨床症状や病型，画像所見によって経過が異なる可能性もある．なお，頸髄症そのものが原因で死に至ることはほとんどないが[5]，手術例の平均余命は国民平均と比較して9年短縮しており，特に下肢の運動機能障害が強い場合に，その傾向がより顕著であったと報告されている[7]．

　頸髄症は服部の病型分類のⅠ型からⅡ・Ⅲ型へと進展していくと考えられることもあるが，異論もある．小野[8]は病理解剖の経験から，頸椎症性脊髄症の病変は，①側索の脱髄や軸索・髄鞘のスポンジ状脱失およびグリオーシスが最も一般的で著名であったこと，②前索はよく温存されていたこと，③後索の脱髄は解剖例によって一定していなかったことを示すとともに，灰白質を中心に同心円型に変性・脱落が生じる姿は証明されなかったことから，服部の病型分類に従った進展様式に疑義を呈している．他方，索路障害の進展は上肢の後索，側索，下肢・体幹の後索の順であるとの報告もある[9]．

標準的な評価指標には何がありますか

≫ ① 関連ガイドライン

　本稿では，日本整形外科学会が定めた「頚椎症性脊髄症診療ガイドライン」と「頚椎後縦靱帯骨化症診療ガイドライン2011」を関連ガイドラインとして採用し，それぞれをcervical spondylotic myelopathy（CSM）-GL, ossification of posterior longitudinal ligament（OPLL）-GLと略することとする．両GLでは推奨グレードの定義が若干異なるものの，大意は同じである．以下では，より新しいOPLL-GLの定義を採用する．

　臨床症状の重症度を評価するための指標としては，従来のJOAスコア（図1）[10]と，2012年に発表された比較的新しい日本整形外科学会頚部脊髄症評価質問票［JOA cervical myelopathy evaluation questionnaire（JOACMEQ）］（図2）[11]がある．

　JOAスコアは運動機能，知覚機能，膀胱機能からなる医療者立脚型の評価表である．運動機能は上肢と下肢に分かれ，さらに上肢運動機能は手指と肩・肘機能に細分化される．知覚機能は上肢，体幹，下肢でそれぞれ評価する．得点は上肢運動機能に－2～4点，下肢運動機能に0～4点，知覚機能に上肢，体幹，下肢各0～2点，膀胱機能に0～3点が配され，17点満点となる．JOAスコアには，各症状ごとの得点の総和を全体的な重症度とみなすことには方法論上無理がある，頚椎そのものの機能が評価されていない，医療者による評価は対象者の満足度と必ずしも一致しないといった指摘がなされている．

　そのような指摘を受けてJOACMEQが開発された．JOACMEQは多次元評価とするとともに，患者立脚型質問紙となっている点が特徴である．24の質問から頚椎機能，上肢機能，下肢機能，膀胱機能，quality of life（QOL）それぞれの得点が100点満点で算出される．各項目の得点は合計することができない．さらに，頚や肩の痛み，胸の締め付け，腕や手の痛みやしびれ，胸から足先にかけての痛みやしびれの強度をそれぞれvisual analogue scale（VAS）にて確認できるようにもなっている．

　CSM-GLでは「頚椎症性脊髄症の重症度を表す評価法はあるか」とのリサーチクエスチョンに対して「術前のJOAスコアが術後の改善度と相関するとの報告がある」と回答されているものの，推奨グレードはIに留まっている．JOACMEQについては同ガイドライン策定時には公開されていなかったため記述されていない．

　そのほか，単純X線画像にて用いる評価指標として脊柱管前後径，パブロフ比，脊柱管狭窄率などがしばしば用いられている（図3）．しかし脊柱管前後径については「脊髄症状の発症のリスクとして有効脊柱管前後径の絶対値を参考にするのは，撮影条件の問題や症例のバラツキがあるため適切ではない（後略）」とやや否定的であり，推奨グレードCとなっている．そこで，撮影条件の違いをなくすために脊柱管前後径を椎体前後径で除すことがある（パブロフ比）．パブロフ比については「（前略）疾患発症の予測に役立つという報告がある」として，脊柱管前後径よりも上位の推奨グレードBとなっている．また，脊柱管狭窄率とは脊柱管における占拠病変（骨化靱帯など）の占める割合であり，「（前略）脊柱管狭窄率が60％以上では脊髄症状が必発であったとする報告もあり，靱帯骨化による脊柱管狭窄が50％を超える症例の脊髄症状発症リスクは高いといえる」として推奨グレードBとなっている．

10 頸髄症

第2章 疾患・病態からみたエビデンスに基づく理学療法の実際

					年月日	年月日
運動機能	上肢	手指	0 ［不　　　　能］ 1 ［高 度 障 害］ 2 ［中 等 度 障 害］ 3 ［軽 度 障 害］ 4 ［正　　　　常］	自力では不能(箸, スプーン・フォーク, ボタンかけすべて不能) 箸, 書字, 不能, スプーン・フォークで辛うじて可能 箸で大きな物はつまめる, 書字, 辛うじて可能, 大きなボタンかけ可能 箸, 書字ぎこちない, ワイシャツの袖のボタンかけ可能 正常		
		肩・肘機能	－2 ［高 度 障 害］ －1 ［中 等 度 障 害］ (－0.5 ［軽 度 障 害］ －0 ［正　　　　常］	三角筋または上腕二頭筋≦2 〃　　　　　　＝3 〃　　　　　　＝4) 〃　　　　　　＝5		
	下肢		0 ［不　　　　能］ (0.5 1 ［高 度 障 害］ (1.5 2 ［中 等 度 障 害］ (2.5 3 ［軽 度 障 害］ 4 ［正　　　　常］	独立, 独歩不能 立位は可能) 平地でも支持が必要 平地では支持なしで歩けるが, 不安定) 平地では支持不要, 階段の昇降に手すり必要 〃　　　　　　, 階段の降りのみ手すり必要) ぎこちないが, 速歩可能 正常		
知覚機能	上肢		0 ［高 度 障 害］ (0.5 1 ［中 等 度 障 害］ (1.5 ［軽 度 障 害］ 2 ［正　　　　常］	知覚脱失(触覚, 痛覚) 5/10以下の鈍麻(触覚, 痛覚), 耐えがたいほどの痛み, しびれ) 6/10以上の鈍麻(触覚, 痛覚), しびれ, 過敏 軽いしびれのみ(知覚正常)) 正常		
	体幹		0 ［高 度 障 害］ (0.5 1 ［中 等 度 障 害］ (1.5 ［軽 度 障 害］ 2 ［正　　　　常］	知覚脱失(触覚, 痛覚) 5/10以下の鈍麻(触覚, 痛覚), 耐えがたいほどの痛み, しびれ) 6/10以上の鈍麻(触覚, 痛覚), 絞扼感, しびれ, 過敏 軽いしびれのみ(知覚正常)) 正常		
	下肢		0 ［高 度 障 害］ (0.5 1 ［中 等 度 障 害］ (1.5 ［軽 度 障 害］ 2 ［正　　　　常］	知覚脱失(触覚, 痛覚) 5/10以下の鈍麻(触覚, 痛覚), 耐えがたいほどの痛み, しびれ) 6/10以上の鈍麻(触覚, 痛覚), しびれ, 過敏 軽いしびれのみ(知覚正常)) 正常		
膀胱機能			0 ［高 度 障 害］ 1 ［中 等 度 障 害］ 2 ［軽 度 障 害］ 3 ［正　　　　常］	尿閉, 失禁 残尿感, 怒責, 尿切れ不良, 排尿時間延長, 尿もれ 開始遅延, 頻尿 正常		
合　計　17				計 (改善率)		

図1　日本整形外科学会頸髄症治療成績判定基準（改定17（－2）点法）（JOAスコア）（文献10より転載）

図2 日本整形外科学会 頚部脊髄症評価質問票（JOACMEQ）（文献11より転載）

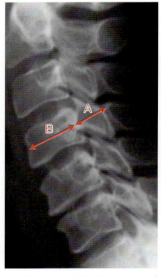
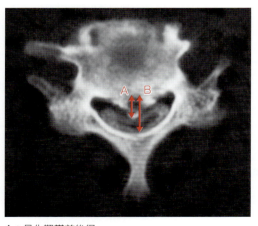

A：椎体中央後壁からもっとも近い椎弓，棘突起の接面までの距離＝「脊柱管前後径」
B：椎体中央前後壁間の距離
「パブロフ比」＝A／B

A：骨化靱帯前後径
B：脊柱管前後径
「脊柱管狭窄率」＝A／B×100

図3 単純X線画像における評価指標

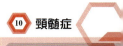

② リサーチエビデンス

　JOA スコアはわが国発の国際指標であり，英訳版は modified JOA score として頸髄症に関する研究で頻用されている．JOACMEQ が公表されたとはいえ，JOA スコアはいまだに他言語に翻訳されており，世界的に用いられている評価指標といえる．

　JOACMEQ は科学的手法を用い，質問項目の決定，信頼性の検証，得点の重み付けが行われた質問紙である．Fukui ら[12]は，症状が安定していた 201 人の頸髄症者を対象に再テスト法（4 週間隔）を実施したところ，各質問項目のκ係数の 95% 信頼区間の下限値が 0.4 以上であったことから，JOACMEQ の信頼性は acceptable（容認できる）と評価している．Tanaka ら[13]は 1,629 人の健常成人に JOACMEQ に回答してもらい，頸椎機能および上肢機能においては中央値が男女とも 70 歳代まで 100 点，すなわち満点であったこと，下肢機能においては男性で 70 歳代，女性で 60 歳代まで，膀胱機能においては男女とも 40 歳代まで満点であったことを示している．

　CSM-GL および OPLL-GL で取り上げられている脊柱管前後径，パブロフ比，脊柱管狭窄率のほか，magnetic resonance imaging（MRI）の T2 強調画像における髄内高信号変化（いわゆる高輝度変化）も重要な画像所見である．Suda ら[14]は 114 人の頸髄症者の椎弓形成術後の機能予後を調査したところ，頸椎後弯の存在とともに髄内高信号変化が予後不良因子であったことを明らかにしている．Park ら[15]も手術成績の予測のために 80 人の手術適応の頸髄症者を対象に術後の機能的重症度を従属変数とした重回帰式を求めたところ，年齢，罹病期間，圧迫椎間数，術前の機能的重症度，髄内高信号変化数が独立して関連していたことを確認している．一方で，髄内高信号変化が不可逆性病変だけでなく可逆性病変も含めて捉えている可能性も指摘されている[16]．Matsumoto ら[17]は軽度頸髄症において髄内高信号変化が保存療法の不良な帰結あるいは頸髄症の重症度と関連しなかったことを示している．

③ 日常の臨床で行われている，経験的に有用と思われる評価指標

　頸髄症による歩行能力や手指巧緻性は徐々に進行していくことが多いため，自立しているかどうかの 2 者で評価するのではなく，どれくらい円滑に動作や活動が遂行可能であるのかを評価することが重要である．歩行の円滑さを定量的に評価する指標としては，歩行条件を最大速度とした 10m 歩行テストや timed "up and go" test などがある．10m 歩行テストでは最大歩行速度だけではなく歩幅や歩行率（ケイデンス）といった複数のパラメータが得られる．Timed "up and go" test では所要時間を計測するとともに，起立・着座や加・減速，方向転換の遂行状況を観察して記録することも有用である．また，手指巧緻性の評価指標としては簡易上肢機能検査（simple test for evaluating hand function：STEF）などがある．STEF を構成する 1～10 番の課題をすべて行ってもよいが，頸髄症者の場合は細かな作業が不得手になりやすいという特徴から，8～10 番のサブテストに絞ってその所要時間を計測してもよいかもしれない[18]．ただし，上肢近位筋の運動麻痺が顕著である人（神経根症を合併している場合や長索路症状[注1]よりも髄節症状[注2]が主体である場合）について

注1：Long tract sign．錐体路症状ともいう．白質の障害．圧迫高位以下の腱反射の亢進，病的反射の出現，痙性麻痺，排尿障害など．

注2：Segmental sign．灰白質の障害．圧迫高位の腱反射の減弱，上肢の脱力（弛緩性麻痺），筋萎縮など．圧迫高位と髄節高位には 1.5 椎体のずれがある点に注意を要する（たとえば，C4／5 レベルの圧迫で生じる髄節症状は C6 レベルである）．

はSTEFによって得られる所要時間が必ずしも手指巧緻性を反映しているとは限らないので，慎重に結果を解釈しなくてはならなくなる．

　以上のような定量的な評価指標を用いることは，生活機能あるいは理学療法効果の客観化の観点から大切であることはいうまでもないが，得られた数値にだけ頼ることは理学療法士と対象者からみた生活機能や介入効果に乖離を生じさせかねない．対象者の言動やその変化を聴取し記録しておくこともまた理学療法効果を多角的に検証するうえで欠かせない．

推奨される治療／介入の方法にはどのようなものがありますか

1 非手術例での理学療法効果はどのような点ですか？

>> ① 関連ガイドライン

　CSM-GLにおいて「各種保存療法は有効な治療であるか」とのリサーチクエスチョン［research question（RQ）］に対して，「頚椎持続牽引療法は軽症例に対し短期的には有効な治療法である（推奨グレードC）」，「頚椎間欠牽引療法についてはエビデンスがなく，その意義については今のところ不明であり今後検証する必要がある（推奨グレードI）」，「装具療法は軽症例に対し短期的には有効である（推奨グレードB）」と回答されている．「保存療法と手術療法の予後に差があるか」とのRQには「軽度の頚椎症性脊髄症については保存療法と手術療法の成績は3年の経過で有意差はみられない（推奨グレードB）」および「重度の症例を含めた群では手術例は良好に改善したのに対し，保存療法群では悪化傾向がみられた（推奨グレードC）」とある．

　OPLL-GLにおいて「保存的治療（頚椎牽引，固定など）は脊髄症に有効か」とのRQに対して「保存療法は，疼痛が主症状の神経根症と軽症の脊髄症において有効である可能性があるが，それを支持する中等度の質のエビデンスはない．JOAスコア12〜11点以下で保存療法により1ヵ月経過しても症状が改善しない場合には手術を考慮する（推奨グレードI）」，「骨化占拠率が高く脊柱管狭窄が高度な症例や，頚椎可動性の大きい分節型や混合型の症例は手術を考慮するほうがよいと思われるが，それを支持する中等度の質のエビデンスはない（推奨グレードI）」と回答されている．頚椎そのものへの徒手的介入（spinal manipulation）については「（前略）合併症の報告が散見され，生じる障害の重症度や回復性を考えると，これを行うことを勧めない（推奨グレードD）」とある．

>> ② リサーチエビデンス

　松本ら[19]は初診時JOAスコア10点以上の軽度から中等度の頚髄症者において，JOAスコアが1点以上改善した場合，またはJOAスコアを15点以上で維持した場合を保存療法有効として平均3年の追跡調査を行ったところ，頚椎症の72％（29人中21人），椎間板ヘルニアの83％（12人中10人）で保存療法が有効であったことを明らかにしている．保存療法の具体的方法として，頚椎カラーによる装具療法や薬物療法のほかに，生活指導（重量物挙上，重労働，スポーツ，過度の頚部後屈，アルコール摂取の回避）や入院によるグリソン牽引とグッド・サマリタン牽引（図4）をあげている[19]．なお，Yoshimatsuら[20]は罹病期間と厳格な保存療法（入院での3〜4時間／日のグッド・

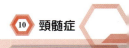

サマリタン牽引ならびに薬物療法，運動療法を1～3ヵ月）の実施が保存療法の成否を左右する因子としている．

≫ ③ 日常の臨床で行われている標準的な方法，経験的に有用と思われる方法

　頸髄症は骨棘や骨化靱帯，脱出椎間板によって静的に圧迫されることだけでなく，頸椎の運動によって頸椎のすべりが生じ，それによって圧迫されることもあるとされている（動的圧迫）．したがって，頸髄症による疼痛やしびれといった異常感覚は不変であるのか，あるいは，頸部の運動を伴う動作や活動に関連して変化するのかを確認する．もし変化するということであれば，増悪・緩解因子を探っていくことになる．そうすることで，増悪因子を極力回避した動作・活動や異常感覚が悪化した場合の効果的な対処方法の指導が可能となるだろう．

　保存療法が適応となるような軽度頸髄症者に対する運動療法は，対象者の全身持久力を維持・改善させることを目的とした有酸素運動が有用である．また，装具療法のコンプライアンスを高めるべく，その意義や必要性を頻回に丁寧に説明することも大切である．特に夏場の長時間の装具装着は不快であるため対象者は好まないことが多い．そのため，最低装着時間や装具を外してもよい条件を医師に確認するなど，患者との橋渡し役を担うことがしばしばある．

　以上のように，保存療法における理学療法効果は頸部痛や四肢の疼痛（しびれを含む）の軽減あるいはコントロール，ならびに，運動療法による全身持久力の向上，対象者教育による頸髄症の悪化予防にみることができると考えられる．

2 痙性歩行に対する効果的な理学療法は何ですか？

≫ ① 関連ガイドライン

　CSM-GL および OPLL-GL には明記されていない．浅海[21]は頸髄症に対する術後理学療法をベッド上安静期，離床期，歩行期，応用動作期に分類したうえで，歩行期において深部感覚障害や痙縮が強い場合には，ステップ練習や深部感覚再教育練習を先行して行うことを推奨している．

≫ ② リサーチエビデンス

　山田ら[22]は19人（頸髄症者9人，健常者10人）を歩行解析したところ，頸髄症者の歩行は，①重症になるほど歩行速度，歩幅，歩調が低下したこと，②健常者と比較して全体に関節運動が小さくなり，下肢は股関節，膝関節屈曲位傾向になったことを明らかにしている．また，鈴木ら[23]も21人（頸髄症者12人，健常者9人）の歩行解析を通じて健常者は立脚時に反対側（遊脚側）に骨盤が傾斜したのに対して頸髄症者は同側（立脚側）に骨盤が傾斜したことを明らかにしている．

≫ ③ 日常の臨床で行われている標準的な方法，経験的に有用と思われる方法

　痙縮などの陽性徴候にとらわれ過ぎず，筋力低下などの陰性徴候にも目を向け，痙縮筋であっても筋力増強運動を取り入れながら歩行練習を進めていくことが重要である．

　また，頸髄症者は痙性歩行に起因する歩行効率の低下から疲労を感じやすく，活動性（活動頻度

や範囲）が低下しやすい．その結果として，二次的な筋力ならびに全身持久力の低下を引き起こしていることがある．そこで，歩行練習では歩行効率を高める工夫（一時的な歩行補助具の使用など）とともに，距離を漸増させることで全身持久力の増進を図っていく．山田ら[22]，鈴木らの報告[23]を援用すれば，歩行練習時には「早歩き」や「片脚支持期を強調したゆっくり歩き」，「大股歩き」などの課題を与えることも有効かもしれない．

3 巧緻性障害に対する有効な介入方法は何ですか？

≫ ① 関連ガイドライン

CSM-GL および OPLL-GL には明記されていない．

≫ ② リサーチエビデンス

酒井ら[24]は STEF を主に用いて頸髄症者の上肢機能の術後経過を追跡し，①手の協調性を含む神経学的所見は術後1ヵ月の間に改善したが，その後は改善しなかったこと，②粗大筋力は術後1ヵ月の間にはあまり改善しなかったが，術後1～3ヵ月の間に改善したこと，③表在感覚障害については術後6ヵ月の間に緩徐かつ継続的に改善したことを示している．さらに，手の機能をつかみ要素，つまみ要素，巧緻要素に大別した場合，①「つかみ要素」は右手に選択的に術後1ヵ月の間で改善したこと，②巧緻要素は左右ともに術後1ヵ月の間の改善がもっとも大きかったが，術後6ヵ月まで持続的に改善したことも示している．橋本ら[18]も STEF を用いて術後追跡調査を行い，① STEF の総合得点は術後に有意に改善したこと，②なかでも，母指と示指でのつまみ動作が主体である8～10番のサブテストで大きな改善を認めたことを明らかにした．

≫ ③ 日常の臨床で行われている標準的な方法，経験的に有用と思われる方法

食事を想定して，箸で小豆などをつまんで移動してもらうなどといった細かいものの取り扱いの練習のほか，ボタンかけ練習や書字練習が臨床的には行われている．また，素早い物品の移動練習も行われることがあるが，大小はもとより，硬度もふまえて対象者に適した物品を選択するとよい．頸髄症者は一定の軽い握力の維持が困難となりやすいため，柔らかく，強く握ってしまうと形が崩れてしまうようなものを操作してもらうことは難易度が高いといえる．なお，練習課題の主体がつかみ，つまみ，巧緻のいずれの要素であるのかを意識することが望ましい．特に巧緻課題は退院後も改善の見込みが高いため，自宅にてひとりで行うことができるトレーニング方法をあらかじめ十分に指導しておく必要がある．

巧緻動作は手元で行うことが多いために机上課題を選択することがしばしばであるが，日常生活活動のなかでは一要素に過ぎない．したがって，上肢の粗大筋力の強化運動も含めることが望ましい．上肢の粗大筋力は即時的には改善しないかもしれないが，一定の時間をかければ改善する可能性が高い．

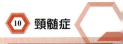

4 術後の理学療法にはどんな方法が効果的ですか？

>> ① 関連ガイドライン

＜後療法について＞

CSM-GLにおいて「手術療法の後療法で予後が変わるか」とのRQに対して「脊髄症状の予後が変わるというエビデンスはなかった（推奨グレードI）」，「しかし，椎弓形成術後の装具装着期間を短縮することで可動域制限が改善された（推奨グレードB）」と回答されている．

＜術後経過について＞

OPLL-GLにおいて「手術によりどのような症状（しびれ感など）が改善するか」とのRQに対し「手術によりどのような症状が改善するかは明らかではないが，上肢機能，下肢機能，膀胱機能はそれぞれ相当の範囲で改善する（推奨グレードC）」と回答されている．また，「術後の職業復帰は」とのRQに対しては「術後の職業復帰に焦点を絞った論文は少ないが，職業復帰率は脊髄症の改善率と相関するとの報告が多く，坐位軽作業，立位軽作業，立位重労働（高所作業，運転手を含む）の順に復帰率がよいと報告されている（推奨グレードC）」としている．

＜術後合併症について＞

CSM-GLおよびOPLL-GLにおいて，前方除圧固定術の術後合併症として移植骨脱転（発生率5～10％），骨癒合不全（同4～19％），採骨部痛，軸性疼痛（同10～20％），第5頸神経（C5）麻痺（同5～10％）などがあげられており，後方除圧術のそれとしてC5麻痺，軸性疼痛があげられている．

>> ② リサーチエビデンス

＜術後経過について＞

樋口ら[25]は椎弓形成術が適応された37人の頸髄症者の術後短期経過を追跡した結果，多くの機能障害が主に術前から離床時にかけて回復し，機能的制限および活動制限が主に離床時から術後1ヵ月にかけて改善するという時間的な術後回復過程を明らかにした．

＜術後合併症について＞

長谷川ら[26]は頸椎カラー使用（6週以内）群31人と頸椎カラー非使用励行群42人の単純X線所見を比較し，頸椎カラー使用群において第2～7頸椎前方オフセット（いわゆる顎が突き出ている姿勢）が大きく，かつ，軸性疼痛が強かったことを示している．

Sakuradaら[27]はC5麻痺について1986年から2002年までの間に発行された論文のレビューを行い，①発生率は平均4.6％であったこと，②術式や原疾患の間で有意な差はなかったこと，③発症機序として神経根損傷説と脊髄髄節障害説が示されているが，一貫して支持されている仮説やそれぞれの仮説を否定するような科学的根拠については見出せなかったこと，④C5麻痺は一般的に良好な予後を示していたが，重篤な麻痺を有する患者は軽症例と比較して有意に長い回復期間を要したことを示している．

＜心理学的状態について＞

しびれを含む神経障害性疼痛を有する術後頸髄症者の心理学的状態についての調査は十分に行われていないが，Bouhassiraら[28]はニューロパチー（神経障害性疼痛）を有する糖尿病患者において睡眠障害ならびに不安・抑うつが強かったことを報告している．

③ 日常の臨床で行われている標準的な方法，経験的に有用と思われる方法

　病院間でクリニカルパスの標準的在院日数は異なるが，椎弓形成術では2～3週となっている．体系化された標準的な術後理学療法はないが，頸髄症に対する術後理学療法を行う際には，手術によって即時的に生じた機能障害の回復をいかに機能的制限の改善，活動制限あるいは参加制約の改善に結びつけるかという臨床的思考を重視するべきである[25]．入院期間は長くないので，退院後の家庭や地域での対象者の役割などを想定し，早期に対応していくことが大切である．就労については OPLL-GL にて職務によって復職率が異なることが示されているので，どのような職務であるのかを十分に把握しておく．

　頸髄症者はしびれを含む神経障害性疼痛を有していることが多いため，疼痛による情動や主観的健康感などの心理学的状態への悪影響を考慮しつつ，疼痛に対する望ましい対処方法を個別的に検討していくことになる．その際，日常生活活動を極度に回避する方法や破滅的思考に陥るような方法を避け，疼痛がありながらも可能な範囲で活動性を高めていく方向に導いていくことが原則になる．近年は集学的疼痛治療というかたちで，さまざまな分野の専門家がひとりの対象者に多角的に介入している．除痛にこだわらず，いかに活動性や主観的健康感を高く保ち生活してもらうかに重きがおかれている．

　術後理学療法においては術後合併症に対応することも少なくない．軸性疼痛に対しては頸椎カラー解除後，医師の許可のもと，速やかに頸部関節可動域運動ならびに筋力強化運動を開始するとともに，頸椎の前方オフセットの程度[26]を確認する．オフセットが大きい場合には対象者に壁面で立ってもらうことでオフセットがない状態の頭部の位置を実感してもらう方法などがある．

　術後C5麻痺によって上肢の抗重力運動ができないうちは，肩関節の関節可動域の維持と三角巾および上腕二頭筋の筋力回復の促進が基本的な理学療法の介入方針となる．関節可動域運動は注意深く愛護的に行う．可能であれば，抗重力方向での自動介助運動や除重力方向での自動（介助）運動によって筋収縮を促していく．また電気的筋刺激（electrical muscle stimulation：EMS）を利用することもある．回復には長期間を要することが多いため，麻痺肢の自己管理方法やセルフケアの代償的遂行方法，ホームエクササイズの習得を図る．抗重力運動が可能になってきたら，関節可動域運動よりも筋力強化運動に重点をおく．

（樋口大輔）

■ 参考文献

1) 里見和彦・他：頸椎症性脊髄症診療ガイドライン（日本整形外科学会診療ガイドライン委員会頸椎症性脊髄症ガイドライン策定委員会編），南江堂，2005．

2) 米延策雄・他：頸椎後縦靱帯骨化症診療ガイドライン2011　改訂第2版（日本整形外科学会診療ガイドライン委員会頸椎後縦靱帯骨化症ガイドライン策定委員会編），南江堂，2011．

■ 引用文献

1) 国分正一・他：頸椎症の症候学．脊椎脊髄 1(6)：447-453，1988．
2) Yanaka K, et al：Laminoplasty improves respiratory function in elderly patients with cervical spondylotic myelopathy. Neurol Med Chir (Tokyo) 41(10)：488-493, 2001.
3) 鎌田修博・他：頸髄症の病型分類．MB Orthop 10(6)：1-6, 1997．
4) Crandall PH, et al：Cervical spondylotic myelopathy. J Neursurg 25(1)：57-66, 1966.
5) Lees F, et al：Natural history and prognosis of cervical spondylosis. Br Med J 2(5373)：1607-1610, 1963.
6) 砂金光蔵・他：頸椎症の自然経過．臨床 VISUAL MOOK No.11（酒匂崇編），第1版，金原出版，1987，pp106-

111.
7) 小川清吾：頚椎症性脊髄症の手術例における生命予後に関する検討. 中部整災誌 42(6)：1313-1319, 1999.
8) 小野敬郎：圧迫性頚髄症の臨床と病理. 日整会誌 60(1)：103-118, 1986.
9) 金子和生・他：C3-4頚椎症性脊髄症モデルにおける索路症状の進展様式について. 臨整外 41(4)：349-353, 2006.
10) 山内裕雄・他：日本整形外科学会頚髄症治療成績判定基準. 日整会誌 68(5)：490-503, 1994.
11) 川上 守・他：日本整形外科学会腰痛評価質問票 JOA Back Pain Evaluation Questionnaire（JOABPEQ）日本整形外科学会頚部脊髄症評価質問票 JOA Cervical Myelopathy Evaluation Questionnaire（JOACMEQ）作成報告書（平成19年4月16日）. 日整会誌 82(1)：62-85, 2008.
12) Fukui M, et al：Japanese Orthopaedic Association Cervical Myelopathy Evaluation Questionnaire：part 3. Determination of reliability. *J Orthop Sci* 12(4)：321-326, 2007.
13) Tanaka N, et al：An outcome measure for patients with cervical myelopathy：the Japanese Orthopaedic Association Cervical Myelopathy Evaluation Questionnaire（JOACMEQ）：an average score of healthy volunteers. *J Orthop Sci* 19(1)：33-48, 2014.
14) Suda K, et al：Local kyphosis reduces surgical outcome of expansive open-door laminoplasty for cervical spondylotic myelopahty. *Spine* 28(12)：1258-1262, 2003.
15) Park YS, et al：Predictors of outcome of surgery for cervical compressive myelopathy：retrospective analysis and prospective study. *Neurol Med Chir* 46(5)：231-239, 2006.
16) Bucciero A, et al：MR signal enhancement in cervical spondylotic myelopathy correlation with surgical results in 35 cases. *J Neurosurg Sci* 37(4)：217-222, 1993.
17) Matsumoto M, et al：Increased signal intensity of the spinal cord on magnetic resonance images in cervical compressive myelopathy. Does it predict the outcome of conservative treatment? *Spine* 25(6)：677-682, 2000.
18) 橋本光宏・他：簡易上肢機能検査（STEF）を用いた頚髄症術前後の上肢運動機能評価. リハ医学 38(11)：912-919, 2001.
19) 松本守雄・他：頚椎症および頚椎椎間板ヘルニアに対する保存療法―脊髄症例を中心に―. 脊椎脊髄 15(6)：538-542, 2002.
20) Yoshimatsu H, et al：Conservative treatment for cervical spondylotic myelopathy：prediction of treatment effects by multivariate analysis. *Spine J* 1(4)：269-273, 2001.
21) 浅海岩雄：頚部脊椎症に対する手術療法と理学療法. 理学療法 19(6)：678-683, 2002.
22) 山田博之・他：頚髄症の歩行分析. 関節外科 22(2)：94-100, 2003.
23) 鈴木英介・他：頚椎症性痙性歩行に対する歩行解析の試み. 中部整災誌 45(3)：461-462, 2002.
24) 酒井 浩・他：頚髄症における上肢操作能力の経時変化 術前から術後6ヵ月までの変化. 健康科学：京都大学医学部保健学科紀要 (2)：21-27, 2006.
25) 樋口大輔・他：椎弓形成術が適応された頚髄症における機能障害・機能的制限・活動制限の術後1か月の回復過程. 理学療法学 35(5)：245-253, 2008.
26) 長谷川匡一・他：頚部脊髄症に対する椎弓形成術―術後可動域制限と軸性疼痛の軽減の試み―. 整・災外 46(5)：503-508, 2003.
27) Sakurada H, et al：C5 palsy after decompression surgery for cervical myelopathy；review of the literature. *Spine* 28(21)：2447-2451, 2003.
28) Bouhassira D, et al：Chronic pain with neuropathic characteristics in diabetic patients：a French cross-sectional study. *PLoS One* 8(9)：e74195, 2013.

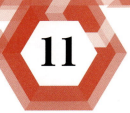

11 関節リウマチ

評価，治療／介入のエビデンスポイント

Q0 標準的な評価指標には何がありますか？

➡ 関節リウマチと診断された患者に対して最初にすべきことは，疾患活動性を適切に把握することである．X線による関節破壊の確認や患者自身および医師による疾患活動性の評価やVASによる疼痛の量的な評価，種々の方法によるQOLの客観的評価などがその後の経過観察に重要である．DASはEULAR（ヨーロッパリウマチ連盟）が推奨する評価法で，疾患の活動性の絶対値が算出できるためRA患者の活動性と治療法の有効性を評価し，目標達成に向けた治療の考え方では，主要な目標として寛解の達成を掲げている．

Q1 疼痛に有効な物理療法は何ですか？

➡ 関節リウマチに対する物理療法は，消炎（鎮痛）目的で利用する場合と運動療法の補助として局所循環の改善，軟部組織拘縮除去，運動療法時の除痛として利用する場合があるが，わが国の「関節リウマチ診療ガイドライン2014」において，リハビリテーションの項目に物理療法に関する掲載はなかった．疼痛評価に基づき，TENS，レーザー療法，超音波療法の試みは症状の改善がみられる場合がある．

Q2 関節リウマチに推奨される運動療法はありますか？

➡ はい．わが国の「関節リウマチ診療ガイドライン2014」において，運動療法は「RA患者に対する運動療法を推奨する」と強い推奨度である．短期（3カ月未満）の有酸素運動は有酸素能力向上効果が，短期の有酸素運動と筋力トレーニングは有酸素能力と筋力向上効果と痛みの軽減効果が，いずれも中等度なエビデンスレベルで認められた．長期の有酸素運動と筋力トレーニングについても，有酸素能力および筋力向上効果が中等度なエビデンスレベルで認められた．

Q3 患者教育／ホームエクササイズの指導は有効ですか？

➡ はい．わが国の「関節リウマチ診療ガイドライン2014」では，「RA患者に対する患者教育を推奨する」と強い推奨度であり，有用と思われるアウトカムとして，疼痛，患者評価，心理的評価，疾患活動性，障害程度のうち1つ以上を含むものを選出しレビューすると，初回観察時の効果については，身体障害，疼痛関節数，患者全般評価，心理状況，抑うつ，いずれも中等度のエビデンスレベルが認められた．

Q4 関節リウマチの装具療法は有効ですか？

➡ はい．わが国の「関節リウマチ診療ガイドライン2014」では，「RA患者に対する作業療法を推奨する」（「強い」）とし，そのなかで装具療法については，疼痛に対する効果が示唆された．しかし，固定装具は発症早期患者においてはかえって悪影響があり，注意を要するものと思われる．

関節リウマチはどのような疾患ですか

わが国における関節リウマチ（Rheumatoid Arthritis；RA）の有病率は 0.33％で全国患者数は約 60 万人と推計されている．30～50 歳代で発病する人が多く，男女比 1 対 3～4 で女性に多く，人口構造の高齢化なども影響し，患者数は年々増加する傾向にあるとされる．

RA の発症は，複数の遺伝的要因と環境要因が複雑に絡み合っており，免疫系が異常活動を起こす結果として滑膜組織に血管新生と滑膜が増殖する．増殖滑膜の実態は，滑膜線維芽細胞の増殖，マクロファージ，マスト細胞，T 細胞，NK 細胞，B 細胞，形質細胞などの炎症細胞浸潤である．炎症性の増殖滑膜はパンヌスと呼ばれ，骨との境界に存在する破骨細胞を活性化しながらマトリックスメタロプロテアーゼ（matrix metalloproteinage：MMP）などの蛋白分解酵素を分泌し，関節軟骨や骨を破壊しながらさらに増殖を続ける．このような破壊をもたらす炎症プロセスに，低分子の糖蛋白質で，その主な機能が免疫系における細胞間情報伝達をするサイトカイン（TNF-α，IL-6 など）が関与していることが明らかとなった．

RA 症状には，関節症状と関節以外の症状がある．関節症状は，滑膜炎に関連した可逆的徴候および症状（安静時疼痛，腫脹，発赤，熱感）と，滑膜炎による不可逆的な構造障害（変形，運動時痛）に分けることができる．朝のこわばりが特徴的な症状であり，全身症状（易疲労性，体重減少，脱力感，食欲低下），皮下結節，胸水，肺線維症，シェーグレン症候群，血管炎といった関節外症状も出現する場合がある．

関節リウマチはどのような経過をたどりますか

RA の関節症状は，滑膜炎に関連した可逆的徴候および症状と，滑膜炎による不可逆的な構造的障害に分けられ，滑膜炎は変動しながら経過するが，構造的障害は先行した滑膜炎の総和に比例して進行すると考えられる．近年，RA 診療は，3 つの大きな進歩を遂げた．1 つめは，RA 発症 1～3 年での関節破壊の出現[1,2]と薬物療法が著明に反応する時期である "window of therapeutic opportunity"（治療機会の扉）[3]の出現による早期診断を目指した RA 分類基準の改訂[4]，2 つめは，目標達成に向けた治療[5]（Treat to Target：T2T）による寛解の概念を定義づける治療戦略の進歩，3 つめは，生物学的製剤の導入とメトトレキサート（methotrexate：MTX）などの疾患修飾性抗リウマチ薬（disease-modifying anti-rheumatic drugs：DMARDs）の十分量の使用可能な内科的治療薬の進歩である．

3 標準的な評価指標には何がありますか

≫ ① 関連ガイドライン

　わが国における最初の RA の治療ガイドラインは，2004 年の日本リウマチ財団による「関節リウマチの診療マニュアル（改訂版）診断のマニュアルと EBM に基づく治療ガイドライン」であったが，昨今の急速に進歩した RA 診療の実態を反映したものとはいえなかった．2010 年代のエビデンスに基づき，2014 年に日本リウマチ学会から「関節リウマチ診療ガイドライン 2014」[6]（表 1）が出版された．

　RA と診断された患者に対して最初にすべきことは，疾患活動性を適切に把握することである（表 2）[7]．X 線による関節破壊（Steinbroker stage 分類，Larsen 法）の確認や患者自身および医師による疾患活動性の評価や VAS（visual analog scale）による疼痛の量的な評価，種々の方法による QOL の客観的評価などがその後の経過観察に重要であるが，これらは必ずしも全例に施行できるわけではない[8, 9]．経過観察時の診察に際して，医師は RA 患者の疾患活動性を評価しなくてはならない[7]．身体的機能評価には AIMS や HAQ などの質問票を用いてもよい[10, 11]．簡略化された AIMS（Arthritis Impact Measurement Scale）2-SF，mHAQ（modified Health Assessment Questionnaire）などもある．また，手術療法における推奨度 A に該当するものは表 3 の通りであり，生物学的製剤使用下での手術治療の検討も論じられている[12, 13]．

　欧米では 2010 年に RA の新分類基準（表 4）[4]や，治療マネジメントの世界標準として世界中からリウマトロジストや患者代表が集まり，目標達成に向けた治療（Treat to Target：T2T）が発表され，日本語訳にもなっている[14]．

　表 5-1，5-2 は，各国における RA に対する薬物学的または非薬物学的介入におけるガイドライン[15]を示す．

表1 「関節リウマチ診療ガイドライン 2014」における治療方針

治療目標 　臨床症状の改善のみならず，関節破壊の抑制を介して長期予後の改善，特に身体機能障害の防止と生命予後の改善を目指す． **治療方針** ・関節炎をできるだけ速やかに鎮静化させて寛解に導入し，寛解を長期間維持する． ・合併病態の適切な管理と薬剤の適正使用によって有害事象の発現を予防あるいは低減し，もしも生じた場合には適切に対応する． ・関節破壊に起因する機能障害を生じた場合には，適切な外科的処置を検討する． ・最新の医療情報の習得に努め，日常診療に最大限適用する． ・治療法の選択には患者と情報を共有し，協働的意思決定（shared decision making）を行う． **治療原則** ・RA 診療は最善のケアを目指すものであり，患者とリウマチ専門医の協働的意思決定に基づく． ・リウマチ専門医は RA 患者のケアを行うスペシャリストである． ・RA 治療は，個人的，社会的，医療費的に大きな負担を生ずるものであり，リウマチ専門医はこれらすべてを勘案して治療に当たらねばならない．

（文献 6 より引用）

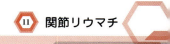

表2 RA患者の初期の評価に必要な項目

1. 自覚的所見
    1）関節痛の程度
    2）朝のこわばりの時間
    3）疲労を覚える時間
    4）生活上の機能評価
2. 診察による所見
    1）炎症関節の把握（圧痛関節，腫脹関節数）
    2）関節機能評価
        （可動域制限，不安定性，変形など）
    3）関節外症状
3. 臨床検査
    1）赤沈またはCRP
    2）リウマイド因子
    3）血算
    4）電解質，クレアチニン，肝機能，尿検査，便潜血
        （治療前の臓器障害の程度把握のため）
    5）関節液分析（他の疾患の鑑別のため）
4. X線所見
    1）手，足の正面とその他の罹患関節，胸部
        可能なら頸椎
5. 可能であればAIMSやHAQなどを用いた身体的機能評価
6. 患者および医師による疾患活動性全般評価

（文献7より引用）

表3 RA上下肢に対する手術療法（推奨度A）

肩関節	滑膜切除術（関節鏡視下）
肘関節	滑膜切除術，人工肘関節置換術
手関節	関節形成術，関節固定術
母指	ボタン穴変形：関節固定術 スワンネック変形：切除関節形成術
第2〜5指	尺側偏位：人工関節置換術 ボタン穴変形：関節固定術 スワンネック変形：関節固定術
腱断裂・腱鞘炎	屈筋腱：滑膜切除術，腱移行・腱移植術，関節固定術 伸筋腱：滑膜切除術，腱移行・腱移植術
股関節	人工股関節置換術
膝関節	滑膜切除術，人工膝関節置換術
足関節	滑膜切除術，関節固定術，人工足関節置換術
足趾関節	関節形成術

（文献7をもとに作成）

表4 ACR/EULARによる新しい診断基準（2010）

検査を受けるべき基準	
1）少なくとも関節1カ所に臨床上明らかな滑膜炎（腫脹）が認められる場合	
2）滑膜炎が他疾患による要因では説明できない場合	

RA 診断基準 （カテゴリー A～D のスコアを加算して，6点以上で RA と診断）	スコア
A．関節病変[1]	
大関節　1カ所	0
大関節　2～10カ所	1
小関節　1～3カ所（大関節病変の有無にかかわらず）	2
小関節　4～10カ所（大関節病変の有無にかかわらず）	3
関節　10カ所以上（少なくとも小関節1カ所）	5
B．血清学的検査[2]（少なくとも検査1項目は必須）	
RF，抗 CCP 抗体（ACPA）ともに陰性	0
RF，ACPA のいずれかが軽度陽性	2
RF，ACPA のいずれかが強度陽性	3
C．急性期反応物質（少なくとも検査1項目は必須）	
C 反応性蛋白（CRP），赤沈ともに正常	0
C 反応性蛋白（CRP）異常または赤沈正常	1
D．症状持続期間[3]	
＜6週間	0
＞6週間	1

[1] 大関節：肩関節，肘関節，股関節，膝関節，足関節
　小関節：中手指節関節，近位指節間関節，第2～5中足指節関節，第1指足関節，手関節
[2] 陰性：正常上限値以下
　軽度陽性：正常値の3倍まで
　強度陽性：正常値の3倍より大
[3] 評価時に患者の自己評価に基づく症状（疼痛，腫脹，圧痛）の持続時間

（文献4より引用）

　日本の「関節リウマチ診療ガイドライン 2014」[6]は，最も新しいガイドライン作成法である GRADE（Grading of Recommendations Assessment, Development and Evaluation）システムを用いている．今回のガイドラインでは，治療方針として治療目標，治療方針，治療原則と推奨さらに個々の治療法と注意点として，「MTX」「MTX以外のcsDMARD（従来型抗リウマチ薬）」「NSAID」「ステロイド」「bDMARD（生物学的製剤）」「手術」「リハビリテーション」「その他の治療」「合併症・妊娠・授乳」の計9項目88個の臨床的疑問（Clinical Question：CQ）とその解説，また推奨文より構成されている．表6は，9項目88個のカテゴリーのうち推奨の強さ「強い」，同意度（5点満点）平均，推奨文案を列挙する．

表5-1 薬学的および非薬学的介入に基づくRAガイドライン

薬学的＋非薬学的介入		
CPG 1	ACR	・American College of Rheumatology (2002) Guidelines for the management of rheumatoid arthritis. Arthritis Rheum 46 (2)：328-346
2	BSR	・Luqmani R, Hennel S, Estrach C et al (2006) British Society for Rheumatology and British Health Professionals in Rheumatology guideline for the management of rheumatoid arthritis (the first 2 years). Rheumatology 45 (9)：1167-1169
3	BSR & BHP	・Luqmani R, Hennel S, Estrach C, et al (2009) British Society for Rheumatology and British Health Professionals in Rheumatology guideline for the management of rheumatoid arthritis (after the first 2 years). Rheumatology 48 (4)：436-439
4	EULAR	・Combe B, Landewe R, Lukus C, et al (2007) EULAR recommendations for the management of early arthritis：Report of a task force of the European standing committee for international clinical studies including therapeutics (ESCISIT). Ann Rheum Dis 66 (1)：34-45
5	NICE	・The National Institute for Health and Clinical Excellence (NICE) (2009). Rheumatoid Arthritis：National Clinical Guideline for Management and Treatment in Adults. (NICE Clinical guidelines, No. 79) London Royal College of Physicians.
6	RACGP	・The Royal Australian College of General Practitioners (2009) Clinical guideline for diagnosis and management of early rheumatoid arthritis. Melbourne.
7	SIGN	・Scottish Intercollegiate Guidelines Network (SIGN) (2011)：The management of early rheumatoid arthritis. Edinburgh.

ACR：American College of Rheumatology, BSR：British society of rheumatology, EULAR：The European League against rheumatism, NICE：National Institute for health and Clinical Excellence, RACGP：The Royal Australian College of General Practitioners, SIGN：Scottish Intercollegiate Guidelines Network

（文献15より引用）

表5-2 非薬学的介入単独に基づくRAガイドライン

非薬学的介入単独		
CPG 8	Forrestier et al	・Forestier R, Andre-Vert J, Guillez P, et al (2009) Non-drag treatment (excluding surgery) in Rheumatoid arthritis：Clinical practice guidelines. Joint Bone Spine 76 (6)：691-698
9	Gossec et al	・Gossec L, Pavy S, Pham T, et al (2006) Nonpharmacological treatment in early rheumatoid arthritis：Clinical practice guidelines based on published evidence and expert opinion. Joint Bone Spine 73 (4)：396-402
10	Hurkman et al	・Hurkmans FJ, van den Giesen FJ, Bloo H, et al (2011). Physiotherapy in rheumatoid arthritis：Development of a practice guideline. Acta Reumatologica Portuguesa 36 (2)：146-158
11	Ottawa Panel	・Brosseau L, Wells G, Tugwell P, et al (2004) Ottawa Panel evidence clinical practice guidelines for therapeutic exercises and manual therapy in the treatment of rheumatoid arthritis. Physical Therapy 84：934-981 ・Brosseau L, Wells G, Tugwell P, et al (2004) Ottawa Panel evidence clinical practice guidelines for electrotherapy and thermotherapy interventions in the treatment of rheumatoid arthritis. Physical Therapy 84：1016-1043 ・Brosseau L, Wells G, Tugwell P, et al (2011) Ottawa Panel evidence-based clinical practice guidelines for patient education programs in the management of rheumatoid arthritis (RA). Health Educ J 71 (4) 397-451
12		・People Getting a Grip on Arthritis Program (PGRIP). Available：www.arthritis.ca/peoplegettinggrip.
13		・Brosseau L, Lineker S, Bell M, et al (2012) People getting a grip on arthritis：A Knowledge transfer strategy to empower patients with rheumatoid arthritis and osteoarthritis. Health Education Journal 71 (3)：255-267

（文献15より引用）

表6 関節リウマチ診療ガイドライン 2014：推奨の強さの分類「強い」と推奨文案の内容

推奨	臨床的疑問(CQ)番号	カテゴリー	推奨文案	同意度(5点満点)平均
1〜5	1〜8	MTX	MTX以外のcsDMARD（従来型抗リウマチ薬）不応RA患者にはMTXの投与を推奨する（推奨1）	5.00
6〜11	9〜14	MTX以外のcsDMARD	RA患者の疾患活動性改善を目的としてのサラゾスルファピリジン投与を推奨する（推奨8）	4.50
12	15	NSAID	臨床症状改善を目的としてのNSAID投与を推奨する（推奨12）	4.83
13	16	ステロイド	低用量ステロイドの全身投与は有害事象の発現リスクを検討した上での投与を推奨する（推奨13）	4.56
14〜21	17〜66	bDMARD	疾患活動性を有するRA患者に対して，インフリキシマブ，エタネルセプト，アダリムマブ，ゴリムマブ，セルトリズマブ，トシリズマブ，アバタセプト投与を推奨する．ただし個々の患者のリスクとベネフィットを勘案して適応を決めるべきである（推奨14〜20）	4.79〜4.95
22〜31	67〜76	手術	RA患者に対する人工膝関節置換術は推奨する（推奨25） RA患者の股関節障害に対する人工股関節置換術は推奨する（推奨26）	4.84 4.79
32〜34	77〜79	リハビリテーション	RA患者に対する運動療法，患者指導，作業療法を推奨する（推奨32〜34）	4.94　4.95
36〜37	81〜88	合併症・妊娠・授乳	合併症を有するまたは妊娠中・授乳中のRA患者に対するcsDMARD（従来型抗リウマチ薬）やbDMARD（生物学的製剤）の投与は，リスクとベネフィットを考慮することを推奨する（推奨36，37）	4.72　4.78

（文献6より引用）

② リサーチエビデンス

　RAの疾患評価項目は，米国リウマチ学会（American College of Rheumatology：ACR）コアセット[16]（圧痛関節痛，腫脹関節痛，患者による疼痛全般評価，患者による活動性全般評価，医師による活動性全般評価，患者による運動機能評価，赤沈または血清CRP値の活動性評価項目，ならびに関節X線評価）によって，1990年代の後半からわが国においても承認されている．
　DAS（disease activity score）はEULAR（European League Against Rheumatism：ヨーロッパリウマチ連盟）が推奨する評価法で，疾患の活動性の絶対値が算出できるためRA患者の活動性と治療法の有効性を評価する．DASは，①Ritchie Articular Index（RAI：53関節において圧痛の程度を分類して合計点数で評価），②腫脹関節数，③患者による全般的健康状態（VASによる），④血沈（ESR）の4項目を測定し，公式により算出する．従来のDASは煩雑であるため，日常の診療で用いやすいように評価する関節を28関節に絞り込んだのがDAS28（図1）である[17, 18]．DAS28では，圧痛は有無だけを評価する．
　EULARの改善基準は，このDASが基本となっている．治療前に対する治療後のDAS値の二つを組み合わせて，治療効果をgood，moderate，no responseの3段階で評価している．
　目標達成に向けた治療（Treat to Target：T2T）の考え方（図2）では，主要な目標として寛解の達成を掲げており，寛解の達成が困難な患者については，当面の目標として低疾患活動性を達成することをあげているが，目標を達成するまでのアプローチは寛解の場合と同様である．治療方針の決定・見直しは罹患関節数の評価を含む適切な頻度の総合的疾患活動性指標の評価（表7）によってなされるべきである．さらに寛解を臨床的寛解（clinical remission），構造的寛解（radiographic remission），機能的寛解（functional remission）の3つに定義されている．それぞれに基準の設定がなされ，臨床的寛解はSDAI[19]（simplified disease activity index）3.3未満，構造学的寛解は

mTSS[20]（modified total Sharp Score）0.5以下，機能的寛解はHAQ法もしくは簡易なものにしたHAQ変法（mHAQ）のいずれの方法でも0.5以下で寛解とみなす．

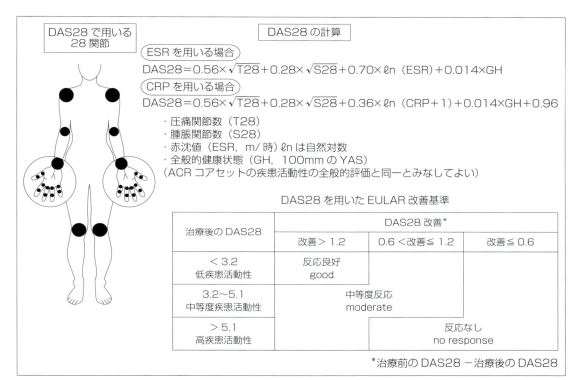

図1 Disease activity score（DAS）28　　　　　　　　　　　　　　（文献17, 18より引用）
※ DASの計算式などはホームページからダウンロード可能．http://www.das-score.nl/

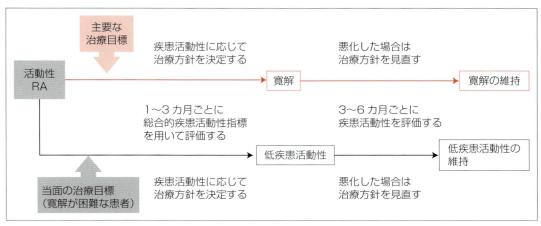

図2 T2Tリコメンデーションにおける治療アルゴリズム

（文献5より引用）

表7 総合的疾患活動性指標（composite Disease Activity Score）

	腫脹関節数	圧痛関節数	医師全般評価	患者全般評価	身体機能	患者疼痛	急性期反応物質
ACR	○	○	○	○	○	○	○
DAS/DAS28	○	○		○			○
SDAI	○	○	○	○			○
CDAI	○	○	○	○			
RAPID3				○	○	○	

SDAI（Simplified Disease Activity Index）2005年
圧痛関節数（28関節）＋腫脹関節数（28関節）＋CRP（mg/dL）＋患者VAS（cm）＋医師VAS（cm）
CDAI（Clinical Disease Activity Index）2005年
圧痛関節数（28関節）＋腫脹関節数（28関節）＋患者VAS（cm）＋医師VAS（cm）
DAS28-CRPの場合，CRPはg/dLで計算するが，SDAIではCRPはmg/dLのまま計算する．
VASはDAS28ではmmで計算するが，SDAIおよびCDAIではcmに換算して計算する．

③ 日常の臨床で行われている，経験的に有用と思われる評価指標

　ADLを指標とした評価法としては，日本リウマチ協会薬効検定委員会の評価表が，広く使われている．これは上肢，下肢の日常生活動作5項目について5段階に評価し，身体障害度を推定する方法である[21]．拡大ADL評価表としてFrenchay Activities Index（FAI）があり，蜂須賀らが作成した日本語版FAI自己評価表[22]として利用している．日常生活における応用的な活動や社会生活に関する15項目（食事の用意，食事の後片付け，洗濯，掃除や整頓，力仕事，買い物，外出，屋外歩行，趣味，交通手段の利用，旅行，庭仕事，家や車の手入れ，読書，就労）から構成され，各項目の頻度（月，週に何回など）により4段階で評価している点が他の評価表と異なる．

推奨される治療／介入の方法にはどのようなものがありますか

1 疼痛に有効な物理療法は何ですか？

① 関連ガイドライン

　2004年，日本リウマチ財団より「関節リウマチの診療マニュアル（改訂版）診療マニュアルとEBMに基づく治療ガイドライン」において，温泉，水治療法における温泉療法は温熱療法の一環として臨床症状の改善がみられる（推奨グレードB）が，泉質に関しては推奨Cである．レーザー療法[23]においても推奨グレードCであったが，最近低出力レーザー治療に対して組織学的研究[24]もされ，推奨度は強い．わが国の「関節リウマチ診療ガイドライン（2014）」において「リハビリテーション」の項目に物理療法に関する掲載はされなかった．
　RAの痛み[25-27]は，滑膜炎症，腫脹，関節変形と荷重時の痛みなどの運動器侵害受容性疼痛と関節破壊の高度な場合は，中枢・末梢神経系の圧迫と絞扼による神経障害性痛の併発により両者の混合痛として起こる．また関節外科的手術後の創部およびその周辺部における痛みの出現や，炎症性

サイトカインにより滑膜細胞における神経成長因子（nerve growth factor：NGF）の産生亢進を起こし，神経終末では神経成長因子 NGF 受容体チロキシンキナーゼ（Trk A）と結合，疼痛閾値低下に働き慢性疼痛を呈する場合もある．まず RA 痛みの評価しその対策を講じることが大切である．

＞＞ ② リサーチエビデンス（表 5-1, 5-2）

RA に対する電気療法を考慮する臨床的手法ガイドライン（CPGs）は，筋への電気刺激 TENS, Low Intensity Lasar Therapy（LILT）と超音波療法に着目した．推奨の強さにおいて多く紹介されたものが，TENS, LILT そして超音波療法であり，これらの特別な電気治療的手法においての推奨度は，不明瞭なエビデンスから強い推奨まで幅広かった．13 の CPG において，4 つの CPG（10～13）は筋への電気刺激を推奨するためには不明瞭なエビデンスと示した．高および低周波数の TENS のいずれも NICE（5）によって推奨され，Ottawa Panel（12）によっては強く推奨された．Ottawa Panel ガイドラインは，TENS, Low Level Laser therapy 低出力レーザー治療と超音波療法を強く推奨する唯一の非薬物療法 CPG である．残りの 9 の CPG は，電気療法における 4 つの物理療法のいずれかを処方するためには，不明瞭なエビデンスであるかまたはこれらの物理療法が CPG の適応でないかのいずれかであった．

＞＞ ③ 日常の臨床で行われている標準的な方法，経験的に有用と思われる方法

RA に対する物理療法は，消炎（鎮痛）目的で利用する場合と運動療法の補助として局所循環の改善，軟部組織拘縮除去，運動療法時の除痛として利用する場合がある．具体的にはホットパックやパラフィン浴を用いた温熱療法，渦流浴・気泡浴や温泉を利用した温泉療法で血流を得たり，その後の運動療法につなげる．

2 関節リウマチに推奨される運動療法はありますか？
＞＞ ① 関連ガイドライン

わが国の「関節リウマチ診療ガイドライン 2014」[6] において，運動療法は推奨文「RA 患者に対する運動療法を推奨する」，推奨の強さ「強い」，同意度「4.95」である．

1997～2008 年 12 月に報告された RA 患者における運動療法の効果に関する RCT から，介入方法は，指導者のもとでの週 2 回以上，20 分以上，6 週間以上，最大心拍の 55% 以上の有酸素運動もしくは最大反復回数 30～50% の筋力トレーニングによる運動療法とした[28]．

短期（3 カ月未満）の有酸素運動は有酸素能力向上効果が，短期の有酸素運動と筋力トレーニングは有酸素能力と筋力向上効果と痛みの軽減効果が，いずれも中等度なエビデンスレベルで認められた．長期の有酸素運動と筋力トレーニングについても有酸素能力および筋力向上効果が中等度なエビデンスレベルで認められた．

2009 年から 2012 年 7 月 31 日までの PubMed（299 論文）を検索し，コクランレビューで選定されたアウトカムのいずれかを評価した 4 論文を採用した．

Baillet らの論文[29] で，抵抗運動による有意な筋力および HAQ の改善が中等度のエビデンスレベ

ルで認められたが，Silvaら[30]のバランス運動に関するシステマティックレビューでは該当文献なし，Breedlandら[31]やStrasserら[32]の中等度から低疾患活動性の患者群を対象とした小規模なRCTでは，risk of biasの評価はいずれもHighであった．

≫ ② リサーチエビデンス（表5-1，5-2）

　有酸素運動は13のCPGのうちの12のCPG（1～5, 7～13）によって「推奨される」か，あるいは「強い推奨」であり，動的エクササイズは，13すべてのCPG（1～13）によって「強い推奨」あるいは「推奨される」であった．

　筋力増強運動ならびに全身運動（whole body exercise）は，12のCPG（1～5, 7～13）にて「推奨される」であった．ストレッチングは，唯一CPG（5）によって「推奨される」であった．2つのCPG（7, 11）では，RA管理における個別的低負荷エクササイズが「強い推奨」であった．

　英国の17施設490例登録RA患者に対してSARAH試験に伴う手指の運動プログラム（6回の理学療法士または作業療法士による対面セッション後，7種のROM運動と4種の筋力強化あるいは持久力運動を含む）を自宅で毎日12週以上行い，12カ月時のミシガン手の質問表（MHQ）の手指機能スコア，ADLスコア，作業スコアにおいて優位な改善効果がみられ，また費用効果として低費用の介入方法であることが報告された[33]．

≫ ③ 日常の臨床で行われている標準的な方法，経験的に有用と思われる方法

　RA患者に対する運動療法の目的は，関節可動域，筋力，有酸素能力や特定活動・能力のパフォーマンスの回復，維持，改善である．実施に際しては，関節保護や疼痛の影響を十分に加味して行い，患者自らも運動療法の内容を十分に理解できるようセラピストも注意すべきである．上肢関節における関節可動域は，末梢関節の炎症および不可逆的破壊に伴う中枢関節への影響，また各関節における臨界関節角度により様々な可動域訓練（愛護的，維持的，積極的な伸張）へと選択すべきである．また抗重力筋としての下肢関節における筋力においては，炎症関節や関節破壊の認められた関節においても関節の負担の少ない等尺性筋力訓練は重要で，継続すべき運動療法である．全身運動（特に全荷重を求める場合）や歩行訓練に際しては，左右差（筋力や関節の不安定性）の理解のうえで運動療法を施行しないと関節破壊の進行や転倒のリスクが増加するため，患者を取り巻く環境が許されるなら長期（半年以上）にわたる水中歩行訓練が効果を生む場合がある．

3 患者教育／ホームエクササイズの指導は有効ですか？

≫ ① 関連ガイドライン

　わが国の「関節リウマチ診療ガイドライン2014」では，推奨文「RA患者に対する患者教育を推奨する」推奨の強さ「強い」，同意度「4.95」となっている．

　2004年に発表されたコクランレビューにおいて，1996～2002年9月に報告されたRA患者における患者教育の効果に関するRCTから50論文が選ばれ，本ガイドライン作成において有用と思われるアウトカムとして，疼痛，患者評価，心理的評価，疾患活動性，障害程度のうち1つ以上を含

むものを選出し32論文をレビューした．

初回観察時の効果については，身体障害，疼痛関節数，患者全般評価，心理状況，抑うつのいずれにも中等度のエビデンスレベルが認められた．最終観察時においては身体障害についてのみ改善傾向がみられた．

2003年10月～2012年7月31日までに発表された文献についてPubmedを検索した．120論文より今回重要とされたアウトカムのいずれかを評価した5論文を選出した．

Freemanら[34)]による対象患者について早期患者というグループでは介入効果が明らかでないことが示された．一方，疲労感の高いグループに焦点を当てたHewlettらの介入研究では疲労感とともにHAQにおいても介入効果があったという報告[35)]や，介入方法についての検討では，集中講義のみでは機能改善には結びつかなかったという報告[36)]がある．

>> ② リサーチエビデンス（表5-1，5-2）

患者教育／自己管理は，10のCPG（1～5，8，10～13）では，強く推奨あるいは推奨で，残りの3のCPG（6，7，9）では，弱く不明瞭なエビデンスが認められた．

RA管理におけるMultidisciplinaryチームアプローチを評価したCPG（1～5，7，8）のすべてにおいて，その利用は多種多様であった．これらのCPGは，多くの専門職がチームのパーツ（たとえば栄養士，医師，看護士，作業療法士，足病医，薬剤師，理学療法士，心理士，ソーシャルワーカーら）として再指導をすることで，わずかな推奨もしくは推奨であった．

発症早期（5年以下）RA患者に対する患者教育，自己管理指導のもとの上肢機能プログラムの効果は上肢機能維持については12週，自己満足度と痛みにおいては少なくとも36週の改善を含めて疾患活動性に悪影響を及ぼさないという報告[37)]がある．

>> ③ 日常の臨床で行われている標準的な方法，経験的に有用と思われる方法

RA患者の生涯にわたる症状，治療，身体および心理的状態ならびに生活スタイルの変化を把握し理解する個人の能力をself-management（自己管理）と呼び，その方略は関節保護，エネルギー保存，運動，あるいは自助具の利用に対する見識が含まれる．一方的にRA病態，炎症が関節機能を低下させうる機序，薬物療法，ホームエクサイズ，物理療法の説明を口頭や書面で指導することが患者教育ではなく，十分に患者とのコミュニケーションをとり，患者教育の前に関節所見と患者背景徴収の重要性を自ら認識することが大切である．RA患者は，現在RA治療が進歩していることは理解できても，膝関節などの大関節の症状が改善しない．また高齢者における変形性関節症の合併に基づく歩行を中心としたADLの低下があり，痛みが改善しない患者が多いこともセラピストは認識すべきである．多種職におけるチームケアとして患者教育が必要で，主治医を中心に焦らず進めることが重要である．

4 関節リウマチの装具療法は有効ですか？

≫ ① 関連ガイドライン

わが国の「関節リウマチ診療ガイドライン2014」では，推奨文「RA患者に対する作業療法を推奨する」（「強い」）同意度「4.95」となっている．2008年に発表されたコクランレビューにおいては，1966～2003年11月に報告されたRA患者における作業療法の効果に関するRCT，比較試験から，介入方法，アウトカムに関する基準により38論文が選ばれている．このうち本ガイドラインで注目すべきアウトカムとして，身体機能，疼痛，包括的作業療法，運動機能訓練療法，関節保護プログラムに注目し，38論文のなかから15論文を抽出しレビューした．装具療法については，疼痛に対する効果が示唆された（1.0, 19%）．その後の2012年7月31日までに発表された論文についてPubMedを検索した．283論文からタイトル，アブストラクトにより18論文を抽出，さらに本文を精査し，13論文を抽出して構造化抄録を作成した．同様に医学中央雑誌も検索したが該当する論文はなかった．固定装具は発症早期の患者においてはかえって悪影響があり[38]，注意を要するものと思われる．自助具の有用性についてのみに焦点を当てた有用な論文は抽出されなかった．

≫ ② リサーチエビデンス （表5-1, 5-2）

13のCPGのうち6つのCPG（1, 3, 5, 6, 10, 11）は，関節保護とスプリントに関して推奨かあるいは強く推奨で，足部装具とインソールは4つのCPG（2, 7, 9, 11）で推奨である．関節保護では7つのCPG（1～3, 6, 11～13）によって推奨かあるいは強く推奨であった．

治療用足部装具処方された平均罹病期間10年のRA患者において，下肢関連痛および活動制限に対する評価となるThe Western Ontario and McMaster Universities Osteoarthritis Index（WOMAC）とThe Health Assessment Questionnaire（HAQ）において有意な改善が認められた[39]．

≫ ③ 日常の臨床で行われている標準的な方法，経験的に有用と思われる方法

RA患者において装具は，関節への応力や負荷の減少や動きの制限により局所の痛みや炎症を除去することに重点的に利用される．さらに装具は，不安定な関節に対して支持性を与えることにより動きのパターンや機能を改善したり，変形を予防するために使われる．手関節における装具についてはADLや家事動作の種類に応じた装着が可能であったり，足趾を含めた足部ならびに足底に対して靴の処方を早期に患者の理解のもと作成することは大切である．

RAの装具は軽量で耐久性のあるものが望まれ，装具自体の重量による患者への負担やADLを阻害してはいけない．

（阿部敏彦）

■ 文献

1) Fuchs HA, Kaye JJ, et al : Evidence of significant radiographic damage in rheumatoid arthritis within the first 2 years of disease. *J Rheumatol* **16** : 585-591, 1989.
2) Machold KP, Stamm TA, et al : Very recent onset rheumatoid arthritis : Clinical and serological patient characteristics associated with radiographic progression over the first years of disease. *Rheumatology* **46** : 342-349, 2007.
3) Nell VP, et al : Benefit of very early referral and very early therapy with disease-modifying anti-rheumatic drugs in patients with early rheumatoid arthritis. *Rheumatology* **43** : 906-914, 2004.
4) Aletaha D, Neogi T, et al : 2010 Rheumatoid arthritis classification criteria : An American College of Rheumatology / European League Against Rheumatism collaborative initiative. *Arthritis Rheum* **62(9)** : 2569-2581, 2010.
5) Smolen JS, Aletaha D, et al : Treating rheumatoid arthritis to target : recommendations of an international task force. *Ann Rheum Dis* **69** : 631-637, 2010.
6) 日本リウマチ学会：関節リウマチ診療ガイドライン 2014, メディカルレビュー, 2014.
7) 越智隆弘・他編：関節リウマチの診療マニュアル（改訂版）診療マニュアルと EBM に基づく治療ガイドライン, 日本リウマチ財団, 2004.
8) Felson DT, et al : The American College of Rheumatology preliminary core set of disease activity measures for rheumatoid arthritis clinical trials. The Committee on Outcome Measures in Rheumatoid Arthritis Clinical Trials. *Arthritis Rheum* **36(6)** : 729-740, 1993.
9) Goldsmith CH, et al : Criteria for Clinically Important Changes in Outcomes : Development, Scoring and Evaluation of Rheumatoid Arthritis Patient and Trial Profiles. *J Rheumatol* **20(3)** : 561-565, 1993.
10) Meenan RF, et al : Measuring health status in arthritis. The arthritis impact measurement scales. *Arthritis Rheum* **23(2)** : 146-152, 1980.
11) Fries JF, et al : Measurement of patient outcome in arthritis. *Arthritis Rheum* **23(2)** : 137-145, 1980.
12) 伊藤 宣：生物学的製剤使用下の手術. 臨床リウマチ **25** : 237-241, 2013.
13) 斉藤知行・他：関節リウマチの外科治療. 日医誌 **142(10)** : 2231-2235, 2014.
14) 竹内 勤：関節リウマチ治療における患者版 T2T リコメンデーション. リウマチ科, **46** : 297-302, 2011.
15) Lucie Brosseau, et al : A systematic Critical Appraisal of Non-Pharmacological Management of Rheumatoid Arthritis with Appraisal of Guidelines for Research and Evaluation II. *PLOS ONE* **9(5)** : e95369, 2014.
16) Felson DT, Anderson JJ, et al : The American College of Rheumatology preliminary core set of disease activity measures for rheumatoid arthritis clinical trials. The Committee on Outcome Measures in Rheumatoid Arthritis Clinical Trials. *Arthritis Rheum* **36** : 729-740, 1993.
17) van der Heidje, DMFM et al : Judging disease activity in clinical practice in rheumatoid arthritis : First step in the development of a disease activity score. Ann Rheum Dis 49 : 916-920,1990.
18) Prevoo MLL, et al : Modified disease activity scores that include twenty-eight-joint counts. Development and validation in a prospective longitudinal study of patients with rheumatoid arthritis. Arthritis Rheum 38 : 44-48, 1995.
19) Aletaha D, Smolen J : The simplified disease activity index (SDAI) and clinical disease activity index (CDAI) : A review of their usefulness and validity in rheumatoid arthritis. Clin Exp. *Rheumatol* **23(39)** : S100-S108, 2005.
20) van der Heidje DMFM : Plain X-rays in rheumatoid arthritis : overview of scoring methods, their reliability and applicability. *Bailliere's Clin Rheumatol* **10** : 435-451, 1996.
21) 日本リウマチ協会, リウマチダイジェスト委員会：リウマチの診断と治療, 日本リウマチ協会, 1987, pp48-55.
22) 蜂須賀研二・他：応用的日常生活動作と無作為抽出法を用いて定めた在宅中高齢者の Frenchay Activities Index 標準値. リハ医学 **38** : 287-295, 2001.
23) Brosseau L, Robinson V, et al : Low level laser therapy (Classes I, II and III) for treating rheumatoid arthritis. *Cochrane Database Syst Rev* **19(4)** : CD002049, 2005.
24) Alves AC, de Carvalho PT : Low-level laser therapy in different stages of rheumatoid arthritis : a histological study. *Lasers Med Sci* **28(2)** : 529-536, 2013.
25) 益田律子：関節リウマチにおける疼痛の治療. *Bone* **27(1)** : 71-77, 2013.
26) Ahlstrand I, Björk M, et al : Pain and daily activities in rheumatoid arthritis. *Disabil Rehabil* **34(15)** : 1245-1253, 2012.
27) Parlar S, Fadiloglu C, et al : The effects of self-pain management on the intensity of pain and pain management methods in arthritic patients. *Pain Manag Nurs* **14(3)** : 133-142, 2013.
28) Hurkmans E, van der Giesen FJ : Dynamic exercise programs (aerobic capacity and/ or muscle strength training) in patients with rheumatoid aethritis. *Cochrane Database Syst Rev* **4** : CD006853, 2009.
29) Baillet A, Vaillant M : Efficacy of resistance exercises in rheumatoid arthritis : meta-analysis of randomized controlled trials. *Rheumatology* **51(3)** : 519-527, 2012.

30) Silva KN, Mizusaki IA , et al : Balance training (proprioceptive training) for patients with rheumatioid arthritis. *Cochrane Datebase Syst Rev* **12(5)** : CD007648, 2010.
31) Breedland I, van Scheppingen C, et al : Effects of a group-based exercise and educational program on physical performance and disease self-management in rheumatoid arthritis : a randomized controlled study. *Phys Ther* **91(6)** : 879-893, 2011.
32) Strasser S, James M.Thomas, et al : Resistance Exercise Reduces Skeletal Muscle Cachexia and Improves Muscle Function in Rheumatoid Arthritis Clin Rheumatol. *Case Rep Med* **30** : 623-632, 2011.
33) Lamb SE, et al : Exercises to improve function of the rheumatoid hand (SARAH) : a randomised controlled trial. *Lancet* S0140-6736(14)60998-3, 2014.
34) Freeman K, Hammond A, et al : Use of cognitive-behavioural arthritis education programmes in newly diagnosed rheumatoid arthritis. *Clin Rehabil* **16(8)** : 828-836, 2002.
35) Sarah H, Nick A , et al : Self-management of fatigue in rheumatoid arthritis : a randomised controlled trial of group cognitive-behavioural therapy. *Ann Rheum Dis* **70** : 1060-1067, 2011.
36) Giraudet Le Quintrec JS, Mayoux-Benhamou A, et al : Effect of a collective educational program for patients with rheumatoid arthritis : a prospective 12-month randomized controlled trial. *J Rheumatol* **34(8)** : 1684-1691, 2007.
37) Victoria LM, Michael VH, et al : Education, Self-Manamgement, and Upper Extremity Exercise Ttaining in People With Rheumatoid Arthritis : A Randomized Controlled Trial : *Arthritis Care Research* **66(2)** : 217-227, 2014.
38) Adam J,Burridge J, et al : The clinical effectiveness of static resting splints in early rheumatoid arthritis : a randomized controlled trial. *Rheumatology* **47(10)** : 1548-1553, 2008.
39) Rutger D, Saskia B, et al : Use and Effects of Custom-made Therapeutic Footwear on Lower-extremity-related pain and Activity Limitations in patients with Rheumatoid Arthritis : A prospective observational study on a cohort. *J Rehabil Med* **46** : 561-567, 2014.

12 腰痛症

評価，治療／介入のエビデンスポイント

Q0 標準的評価には何がありますか？

→ 痛みの評価として，VAS や PD がある．安静時のみならず，痛みが増強する動作や姿勢，痛みが楽になる動作や姿勢もあわせて評価する．柔軟性は，ROM のみならず各種疼痛誘発テストも併用して評価する．腰痛関連 QOL 評価として，ODI や RDQ など腰痛特異的検査を行う．また，特に慢性期には CES-D などにより心理的状態も把握する．

Q1 腰痛への安静は有効ですか？

→ いいえ．従来から腰痛治療の第一選択とされてきた安静は，痛みに応じた活動維持よりも疼痛と機能の面で劣るというエビデンスが認められている．むしろ回復を妨げるとされる．3 日以外の安静を避け，無理のない生活様式や再発の予防法の指導，症状が長引く場合の危険性やその対応のための知識など，患者に正確な情報を提供することが重要となる．

Q2 筋力強化は症状の軽減，活動の向上に有効ですか？

→ はい．慢性期に対する柔軟性の拡大や体幹筋力強化を中心とした運動療法は，痛みや機能障害の改善に効果的で，欠勤日数を軽減して職場復帰率を増やす．
日本での RCT の結果，体幹筋力強化とストレッチングにより，腰痛関連 QOL の向上が示されている．また，フィットネス運動の長期間にわたる効果も示されている．しかし，運動の種類，頻度，期間などに関しては今後さらなる検討が必要であり，認知運動療法および認知運動療法と運動療法の併用治療で機能障害や痛みの改善を示すとする報告もある．

Q3 患者教育／ホームエクササイズの指導は有効ですか？

→ はい．急性期に対する患者教育やアドバイスの効果に対しては，十分なエビデンスが示されていない．しかし，慢性腰痛に対してパンフレットやビデオ，さらに腰痛学級による患者教育は有効とされる．また，その際のホームエクササイズの実施には，理学療法士が管理することで運動コンプライアンスが向上し，長期にわたる効果にもつながることが示されている．

Q4 腰痛の（再発）予防は可能ですか？

→ はい．運動療法は，発症前の一次予防には十分なエビデンスは示されていないが，発症後重症化させないための二次予防，再発を防止するための三次予防には効果的とされる．発症後は 4 日以上の安静を避け，活動性維持や休業期間の短縮での早期職場復帰により，再発率は減少することが示されている．

1 腰痛症はどのような疾患ですか

これまでの疫学調査の結果では，人類の80％以上が一生に一度は腰痛を経験し，多くの国で医療費はもちろん，休業などに関わる経済損失を含めて国民病ともいわれ，問題視されている．わが国でも，厚生労働省国民生活基礎調査のデータでは，有訴受診率（症状を訴え健康保険を使用して整形外科などの医療機関を受診した数）で15年以上連続して第1位となっている．

本来，腰痛とは"腰が痛い"という症状の総称であり特定の疾患名ではない．現在，画像診断の有効性は15％程度であり，いわゆるRed Flagsと呼ばれる腫瘍や骨折，さらに脊髄損傷による麻痺などの重篤な脊椎脊髄疾患がある特異的な腰痛の場合を除いて，85％では画像では診断不可能な非特異的腰痛とされている[1,2]．非特異的腰痛の原因は，構築学的や器質的に問題のある整形外科的疾患から，心理・社会面まで影響している精神神経科的疾患まで極めて多岐にわたる．前者では，各種整形外科的検査や理学療法評価により症状や状態を把握できる場合が多いのに対して，後者では，心理・社会的検査や鬱（うつ）状態の評価なども加えて対応していくことが推奨されている[1-3]．

いずれにしても，85％の対象では保存療法が第一選択となり理学療法の対象であるということが重要となる．

2 腰痛症はどのような経過をたどりますか

一般に発症後2～4週間以内を急性腰痛，4～12週間以内を亜急性腰痛，3カ月以上症状が続く場合を慢性腰痛と分類している[2]．

ガイドラインでは，自然経過も含めて40～50％は2～4週間で，80～90％は3～4カ月以内に腰痛は改善するとされている．また，急性腰痛から慢性腰痛に移行する者は10～20％程度とされる．特に80～90％は3～4カ月以内に改善するというエビデンスの情報提供と，その改善に向けて目標を明らかにして患者と治療者が一体となって治療にあたることは，治療効果を高める[1-3]．

しかし，いったん腰痛が改善しても60％以上が再発を経験するとされ，急性腰痛を何度も繰り返す慢性再発性腰痛と，器質的な治療があまり著効を示さない心理・社会要因の影響が強いとされる慢性持続性腰痛に分けるべきとの考えも示されている．また，腰痛既往と再発率は相関することが示されており，初回発生時の病態を把握・理解することが重要となる[1]．

いずれの状態でも，安静は3日以内としてできるだけ早期に活動を再開させることが重要とされる．また，特に慢性腰痛では痛みのある対象に対して傾聴と共感をもって問診にあたることで疼痛の閾値が変化することも示されており，心理・社会的状況の把握も必要とされる[3]．

3 標準的な評価指標には何がありますか

≫ ① 関連ガイドライン

ヨーロッパのガイドライン（2004）[1]，米国のガイドライン（2007）[3]，日本整形外科学会／日本腰痛学会監修の腰痛診療ガイドライン（2012）[2]で，痛み，柔軟性，QOLの評価項目に関して，推奨グレードB以上の高い評価が示されている．

≫ ② リサーチエビデンス

visual analog scale（VAS）や疼痛描画（pain drawing：PD）による痛みの評価により，安静時，運動痛の特定，さらに痛みが楽になる姿位および動作を把握する[25]．
関節可動域テストや指床間距離（finger floor distance：FFD）などによる柔軟性の評価だけでなく，straight leg raising（SLR）テストやブラガードテスト（Bragard test）などの各種疼痛誘発テストにより痛みによる制限や原因を特定する．
痛みと日常生活の関係や腰痛関連QOLに対する客観的な特異評価として，Oswestry Disability Index（ODI）やRoland Morris Disability Questionnaire（RDQ）は重要な評価となる[26]．
さらに，特に慢性期では痛みに対するストレス状態の影響が大きいため，腰痛に限らず抑うつ状態自己評価尺度（The Center for Epidemiologic Studies Depression Scale：CES-D）も実施するべきである[1-3, 27, 28]．

≫ ③ 日常の臨床で行われている，経験的に有用と思われる評価指標

身体機能面の評価としては，①身体（脊柱）アライメント評価（腰椎前弯・後弯，骨盤の前後傾および高位や可動性，仙骨の前後傾や可動性など），②最長筋や腸肋筋など腰部伸展筋群の触診，③坐骨神経痛などでの神経伸張性を鑑別するためのSlumpテストでの鑑別，④梨状筋徴候および坐骨神経痛でのFAIR（hip flexion-adduction-internal rotation）テストでの鑑別，⑤徒手筋力テスト以外の体幹筋力測定器や徒手筋力計による体幹筋力評価，⑥Krus-Weberテストなどによる体幹筋持久力評価などの評価を加えて総合的に身体機能を判断すべきである．また，メジャーや徒手筋力計なども計測機器を利用して，できるだけ客観的に柔軟性や体幹筋力を捉え，そのデータの経時的変化や目標を提示することは評価精度を向上させる．

精神心理面の評価としては，腰痛における精神医学的問題をみつけるための簡易問診票（BS-POP）がインターネット上にチェック用としてサイトが公開されており，簡便に精神心理的影響の有無を把握することができる（https://ds-pharma.jp/product/prorenal/knowledge/bs-pop/）．この評価により，精神心理的な影響が大きいと判断された場合は，直ちに精神科や心療内科を受診させるということではなく，心理的影響が大きく痛みに反映している患者であることを把握するためのツールの一つとして解釈する．

また，運動継続や自己管理に対する意思を評価する指標として，自己効力感尺度（General

Self-Efficacy Scale；GSES）は近年では欠かせない評価の一つとなっている（http://www.kokor-onet.ne.jp/fukui/gses/）．

4 推奨される治療／介入の方法にはどのようなものがありますか

1 安静は有効ですか？

≫ ① 関連ガイドライン

初期治療を目的としたヨーロッパのガイドライン（2004）[1]，診断と治療のための米国のガイドライン（2007）[3]では推奨グレードB，日本整形外科学会／日本腰痛学会監修の腰痛診療ガイドライン（2012）[2]では，エビデンスレベルⅠおよびⅡの論文があげられているが，推奨グレードDとしている．

≫ ② リサーチエビデンス

従来から，急性腰痛において安静は腰痛治療の第一選択とされてきた．しかし，近年では特に非特異的腰痛患者において，むしろ4日以上の安静は痛みに応じた活動維持よりも疼痛と機能の面で劣るという質の高いエビデンスが認められている[1-4]．また，安静臥床は関節を硬化させ，筋肉を減弱させ，骨密度を低下し，床ずれや血栓塞栓症といった合併症を引き起こす危険性も高まるとしている[5]．急性腰痛患者を対象としたRCTでも，安静臥床群，ストレッチ群，日常生活再開群のうち，最も早く回復したのは日常生活再開群で，最も回復が遅かったのは安静臥床群だった．腰痛に安静第一は間違いであり，むしろ回復を妨げる[6]．
職業性腰痛に関しては系統的レビューによりガイドラインが報告されており，特に非特異的腰痛においては痛みがあっても活動を維持することは，痛みの改善と休業期間の短縮にも有効であり，復職の可能性も高くなるとしている[7]．したがって，急性腰痛に対する安静は必ずしも有効な治療法とはいえず，痛みの程度に応じた活動性の維持は機能回復に有用である．

≫ ③ 日常の臨床で行われている標準的な方法，経験的に有用と思われる方法

痛みの軽減なしにエビデンスを根拠に活動を促しても，実際に活動を再開することは不可能である．安静期間を可能な限り短縮するため，急性期に有効性の示されているNSAIDsやアセトアミノフェンなどの薬物療法[8]やエビデンスが示されている物理療法を活用して痛みを軽減し，運動療法へ移行させていくべきである．なかでも，近年の系統的レビューでは急性期に対して従来の炎症期に対する寒冷療法のみならず，ホットパックによる温熱療法の効果も示されている[3, 9]．最近の日本腰痛学会などでもこの効果に関する報告が散見されるようになったが，温度や施行時間などの治療基準に関してはコンセンサスには至っていない．また，痛みのコントロール目的で急性期に実施される頻度の高い筋ストレッチングに関しては，Cochraneでその有用性が示されている．しかし，どのような対象に，どのような方法で，どの時期まで行うのかなどは明らかでないとされている．

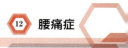

臨床的には，当初は筋収縮の伴わないスタティックストレッチングから開始して，段階的に筋収縮を伴うダイナミックストレッチングへ漸増していくことで，早期からの活動再開にも有用である．

2 筋力強化は症状の軽減・活動の向上に有効ですか？
≫ ① 関連ガイドライン

日本理学療法士協会編の「理学療法診療ガイドライン第Ⅰ版（2011）」および日本整形外科学会／日本腰痛学会監修の「腰痛診療ガイドライン（2012）」[2]では，急性期のエクササイズに関する効果は統一見解となっていない．慢性期の筋力強化は推奨グレードB以上で，有用性が示されている．

≫ ② リサーチエビデンス

腰痛症での体幹筋力低下に関しては多くの報告があり，体幹筋力強化は腰痛治療に対する理学療法の中心の一つとなってきた．古くは，体幹屈筋強化がより有効なのか体幹伸展筋強化がより有効なのかを比較する検討が行われてきたが，近年では体幹伸展筋力の機能低下を示す報告が大多数である[3, 10]．また，急性期に対して，近年理学療法分野で治療の中心となっている腰部脊柱安定化（深部筋強化）トレーニングのエビデンスは依然十分には示されていない[2, 3, 11]．

4週までは週2回，以降は週1回の10週間にわたる体幹伸展筋力強化エクササイズの結果，体幹伸展筋力，痛みの程度，心理社会的因子の改善を認めた[12]．一方，体幹伸展に特化した週1〜2回，10週間にわたる筋力強化運動の効果について運動療法と比較した結果では，どちらの群も6ヵ月，12ヵ月後も体幹伸展筋力強化の効果を認めたが，体幹伸展筋力強化が運動療法と比較して痛みの軽減や活動向上に有用であるという結論は得られなかったとしている報告もある[13]．

一般に骨格筋の強化を行って生理的変化を期待する場合には，少なくとも10〜12週間のトレーニングが必要とされ，アウトカムでの比較が違っていること，どちらの研究も最低限の10週間のトレーニング期間での検討であることなど，今後より詳細な検討は必要であるが，10週間以上の体幹伸展筋力強化は症状の軽減や活動性の向上に有効である[12, 13]．

日本におけるランダム化比較試験（RCT）の結果，体幹筋力強化と腰背筋ストレッチングにより，腰痛関連QOLの向上が示されている[14]．また，フィットネス運動の長期間にわたる効果も示されている[2, 3]．しかし，運動の種類，頻度，期間などに関しては今後さらなる検討が必要であり，認知運動療法および認知運動療法と運動療法の併用治療が機能障害や痛みの改善により有効とされている[3, 15]．

≫ ③ 日常の臨床で行われている標準的な方法，経験的に有用と思われる方法

腰部安定化エクササイズは，近年の腰痛に対する体幹筋力強化としては最もポピュラーな治療法である．この効果に関するエビデンスが高くない理由は，多くの比較研究では段階的アプローチではなく，この治療を急性期から慢性期まで続けた結果で他の治療法と比較していくからに他ならない．痛みのある腰部や体幹そのものに過負荷（日本における研究では負荷量が40% MVC以下での報告が多い）とならないこと，四肢運動と体幹運動を協調させることなどから，今後負荷量の高い体幹筋力強化に切り替える時期や条件の検討は必要であるものの，むしろ急性期や慢性期の再発例の初期治療として有用である．

3 患者教育／ホームエクササイズの指導は有効ですか？

》》① 関連ガイドライン

> ヨーロッパのガイドライン（2004）[1]，米国のガイドライン（2007）[3]，日本整形外科学会/日本腰痛学会監修の「腰痛診療ガイドライン（2012）」[2]のすべてで，推奨グレードAと示されている．

》》② リサーチエビデンス

> 患者教育やホームエクササイズの指導に関しては，その性質上，慢性期に関する報告がほとんどである．
> 慢性腰痛に対する患者教育として腰痛学級を用いた系統的レビューでは，他の治療よりも痛みと身体機能を改善し，また職場における腰痛学級の効果により休業が減少して職場復帰率が向上し，脊椎固定術に代わるものとしても評価している[16]．また，腰痛による長期欠勤者を3年間追跡したRCTでは，200日後の復職率は従来からの標準的治療群ではわずか40％であり，従来の「常識はすべて忘れて怖がるな」とする教育プログラム指導群が70％上昇したことが示されている[17]．一方，他の系統的レビューでは，慢性腰痛に対して腰痛学級は推奨できないとの報告[18]もあり，むしろ集学的アプローチの重要性を指摘するものが多い[1,3]．集学的アプローチは，医師，看護師，理学療法士，作業療法士，臨床心理士などによるチームアプローチであり，腰痛の改善に対する遷延や職場復帰率の低下につながるため，心理社会状態の把握とその改善は現在の腰痛治療には不可欠とされる[1-3]．したがって，集学的治療チームの構成とその治療方針や治療内容，治療期間（頻度），実施国での国民性なども関与している可能性もあるが，痛みや身体機能の改善率の高さ，休業率の低下，職場復帰率の向上，さらに患者の知識を増やし後述する再発予防にも寄与することが可能なことから有用である．また，腰痛学級ほどシステマティックに行われてはいないものの，一般に広く普及しているパンフレットやビデオなどによる患者教育，さらに必要に応じた電話やメールでのサポートもコストパフォーマンスの高いアプローチとして有用である[19,20]．
> ホームエクササイズの実施には，理学療法士が管理することで，運動コンプライアンスが向上し，長期にわたる効果につながることも示されている[21]．

》》③ 日常の臨床で行われている標準的な方法，経験的に有用と思われる方法

患者教育やホームエクササイズの指導は腰痛に限らず必須と考えられるが，継続性をより向上させるために重要なことは個別性とされている．たとえ一般に普及したパンフレットを使用する場合でも，個々の状態に合わせた注意点や実施法の変更点などを丁寧に説明・指導すべきである．

また，指導上の注意点は1度の指導では90％近い患者が実施法そのものや回数などに間違えがあり，数週後に思った効果が得られていないことがある[22]．可能ならば，1度目の指導から2～3日以内に再確認（再指導）を行うことが肝要となる．

4 腰痛の（再発）予防は可能ですか？

≫ ① 関連ガイドライン

ヨーロッパのガイドライン（2004）[1]，米国のガイドライン（2007）[3]，日本整形外科学会/日本腰痛学会監修の「腰痛診療ガイドライン（2012）」[2]のすべてで，運動療法は推奨グレードB以上と示されている．また，職業性腰痛の予防に関しても活動維持や環境に対する指導により長期休業を防止する効果が推奨グレードA–Bと示されている．

≫ ② リサーチエビデンス

職場における腰痛予防に関して，コルセット，患者教育，運動療法のRCTでの比較結果では，体幹屈曲・伸展筋の筋力増強，ストレッチング，心肺持久力強化によるフィットネス能力の向上は腰痛予防に有効とする限定的なエビデンスが示されている[23]．また，活動性維持や休業期間の短縮による早期職場復帰により再発率は減少することが示されている[7, 23]．さらに系統的レビューの結果では，柔軟体操，ウイリアム体操，マッケンジー法などの運動（体操）療法では，筋力・持久力・柔軟性向上以上の利点があり，動作や活動に対する自信をもたせ，損傷に対する恐怖心を軽減し，痛みの捉え方を変化させる可能性も示されている[24]．

≫ ③ 日常の臨床で行われている標準的な方法，経験的に有用と思われる方法

現在，一次予防（現在腰痛がない人に対して腰痛を新たに起こさせない対策）は十分にはできていないとされているが，二次予防（軽い腰痛の人に対して重症化させない対策）や三次予防（支障度の高い腰痛の再発を予防する対策）には運動療法は効果的とされている．具体的には，筋ストレッチング，体幹筋力強化，フィットネス能力の向上となっている．

近年では，活動・運動日誌の内容や回数を定期的にチェックすることで，セルフエクササイズの継続率や痛みに対する認知が向上し，再発予防に対しても有用とされる．

おわりに

腰痛症に限らず，痛みを有する対象では問診時から"傾聴と共感"という姿勢を忘れてはならない．また，最終的には，①患者を安心させる（情報を提供する），②活動を維持するように助言する，③安静臥床は勧めない．さらに④（特に複数回のオペを行っている例やドクターショッピングを繰り返している例では）問診に30分程度の時間をかけることで痛みの閾値が変化し，患者満足度が向上することを念頭におくことなども，その後の治療成績を左右すると示されている[29]．

（伊藤俊一）

文献

1) van Tulder M, Becker A, et al：European guidelines for the management of acute nonspecific low back pain in primary care. *Eur Spine J* **15**(2)：S169-191, 2006.
2) 日本整形外科学会／日本腰痛学会監修：腰痛診療ガイドライン 2012, 南江堂, 2012, pp49-51.
3) Chou R, Qaseem A, et al：Diagnosis and treatment of low back pain：a joint clinical practice guideline from the American College of Physicians and the American Pain Society. *Ann Intern Med* **147**(7)：478-491, 2007.
4) Spitzer WO, Skovron ML, et al：Scientific monograph of the Quebec Task Force on Whiplash-Associated Disorders：redefining "whiplash" and its management. *Spine* **20**(8)：1S-73S, 1995.
5) Pal B, Mangion P, et al：A controlled trial of continuous lumbar traction in the treatment of back pain and sciatica. *Br J Rheumatol* **25**(2)：181-183, 1986.
6) Koes BW, Bouter LM, et al：Randomised clinical trial of manipulative therapy and physiotherapy fooihvr persistent back and neck complaints：results of one year follow up. *BMJ* **304**(6827)：601-605, 1992.
7) Waddell G, Burton AK：Occupational health guidelines for the management of low back pain at work：evidence review. *Occup Med* **51**(2)：124-135, 2001.
8) Roelofs PD, Deyo RA, et al：Nonsteroidal anti-inflammatory drugs for low back pain：an updated Cochrane review. *Spine* **33**(16)：1766-1774, 2008.
9) French SD, Cameron M, et al：Superficial heat or cold for low back pain. *Cochrane Database Syst Rev* **25**(1)：CD004750, 2006.
10) Chou R, Shekelle P：Will this patient develop persistent disabling low back pain? *JAMA* **303**(13)：1295-302, 2010.
11) Hagen KB, Jamtvedt G, et al：The updated cochrane review of bed rest for low back pain and sciatica. *Spine* **30**(5)：542-546, 2005.
12) Mayer J, Mooney V, et al：Evidence-informed management of chronic low back pain with lumbar extensor strengthening exercises. *Spine J* **8**(1)：96-113, 2008.
13) Helmhout PH, Harts CC, et al：Isolated lumbar extensor strengthening versus regular physical therapy in an army working population with nonacute low back pain：a randomized controlled trial. *Arch Phys Med Rehabil* **89**(9)：1675-1685, 2008.
14) Shirado O, Doi T, et al：Multicenter randomized controlled trial to evaluate the effect of home-based exercise on patients with chronic low back pain：the Japan low back pain exercise therapy study. *Spine* **35**(17)：E811-819, 2010.
15) Smeets RJ, Vlaeyen JW, et al：Active rehabilitation for chronic low back pain：cognitive-behavioral, physical, or both？ First direct post-treatment results from a randomized controlled trial [ISRCTN22714229]．*BMC Musculoskelet Disord* **20**(7)：5, 2006.
16) Heymans MW, van Tulder, et al：Back schools for non-specific low-back pain. *Cochrane Database Syst Rev* **18**(4)：CD000261, 2004.
17) Indahl A, Velund L, et al：Good prognosis for low back pain when left untampered. A randomized clinical trial. *Spine* **20**(4)：473-477, 1995.
18) Brox JI, Storheim K, et al：Systematic review of back schools, brief education, and fear-avoidance training for chronic low back pain. *Spine J* **8**(6)：948-958, 2008.
19) Henrotin YE, Cedraschi C, et al：Information and low back pain management：a systematic review. *Spine* **31**(11)：E326-334, 2006.
20) Liddle SD, Gracey JH, et al：Advice for the management of low back pain：a systematic review of randomised controlled trials. *Man Ther* **12**(4)：310-327, 2007.
21) Liddle SD, Baxter GD, et al：Exercise and chronic low back pain：what works？ *Pain* **107**(1-2)：176-190, 2004.
22) Shirado O, Ito T, et al：A novel back school using a multidisciplinary team approach featuring quantitative functional evaluation and therapeutic exercises for patients with chronic low back pain：the Japanese experience in the general setting. *Spine* **30**(10)：1219-1225, 2005.
23) van Poppel MN, Hooftman WE, et al：An update of a systematic review of controlled clinical trials on the primary prevention of back pain at the workplace. *Occup Med* **54**(5)：345-352, 2004.
24) Bigos SJ, Holland J, et al：High-quality controlled trials on preventing episodes of back problems：systematic literature review in working-age adults. *Spine J* **9**(2)：147-168, 2009.
25) Sheldon EA, Bird SR, et al：Correlation of measures of pain, function, and overall response：results pooled from two identical studies of etoricoxib in chronic low back pain. *Spine* **33**(5)：533-538, 2008.
26) Bombardier C, Hayden J, et al：Minimal clinically important difference. Low back pain：outcome measures. *J Rheumatol* **28**(2)：431-438, 2001.
27) Simon GE, VonKorff M, et al：An international study of the relation between somatic symptoms and depression. *N Engl J Med* **341**(18)：1329-1335, 1999.
28) Chen Z, Williams KD, et al：When hurt will not heal：exploring the capacity to relive social and physical pain. *Psychol Sci* **19**(8)：789-795, 2008.
29) Campbell P, Jordan KP, et al：The role of relationship quality and perceived partner responses with pain and disability in those with back pain. *Pain Med* **13**(2)：204-214, 2012.

13 心筋梗塞

評価，治療／介入のエビデンスポイント

Q0 標準的な評価指標には何がありますか？
→ 標準的な運動耐容能の指標には最高酸素摂取量（peak $\dot{V}O_2$），嫌気性代償閾値，運動耐容時間がある（理学療法診療ガイドラインで推奨グレード A）．

Q1 心筋梗塞に対して有酸素運動は有効ですか？
→ はい．有効である．多くのエビデンスがサポートしている．日本循環器学会の「心血管疾患におけるリハビリテーションに関するガイドライン」[11]では，有酸素運動は，「AT レベル，最大酸素摂取量（peak oxygen uptake: peak $\dot{V}O_2$）の 40〜60％，最高心拍数の 40〜60％または Borg 指数 12〜13 相当の運動」が推奨されている（クラスⅠ，エビデンスレベル A）．また，「運動負荷試験によるリスク評価と運動処方に基づき，15〜60 分の運動を最低週 3 回（できれば毎日）行い，日常生活での身体活動を増加させること」が推奨されている（クラスⅠ，エビデンスレベル B）．

Q2 レジスタンストレーニングは有効ですか？
→ はい．ただし，LV リモデリングにどのような影響があるのかまだ十分に確認されていないので，広範囲前壁梗塞のような心筋梗塞症例には，心機能低下に十分配慮が必要である．
米 ACC/AHA ガイドライン「ST 上昇急性心筋梗塞ガイドライン（2007）」では，心筋梗塞後のレジスタンストレーニングはクラス IIb，「冠動脈疾患の二次予防ガイドライン（2011）」では有酸素運動に追加するレジスタンストレーニングはクラス IIa とされている．

Q3 患者教育／ホームエクササイズに有効な指導は何ですか？
→ 患者本人およびその家族に対する教育は再発予防のためにも重要である．ただし，教育だけでなく，①運動負荷試験による予後リスク評価，②運動処方に基づく積極的な運動療法，③生活習慣改善を含む二次予防教育，④復職・心理カウンセリングなどを包括的かつ体系的に実施することが重要．

Q4 再発予防に理学療法（士）は寄与できますか？
→ はい．運動療法の効果はすでにユニバーサルに認められており，当然理学療法が再発予防に寄与できると思われるが，だからこそ，より客観的で科学的な運動療法の実践が必要である．

心筋梗塞はどのような疾患ですか

　心筋梗塞は，「病理学的に遷延する心筋虚血に起因する心筋細胞の壊死」と定義される．心筋細胞壊死の原因は，主に冠動脈粥腫（プラーク）の破綻とそれに伴う血栓形成により冠動脈内腔が急速に閉塞することにより，心筋への血液供給が絶たれることによるものである．1992年以降，冠動脈プラークの破綻とそれに伴う血栓形成により冠動脈内腔が急速に狭窄または閉塞し，心筋が虚血または壊死に陥る病態を示す症候群を急性冠症候群（acute coronary syndrome：ACS）と呼ばれるようになった[1]．このACSには，ST上昇型急性心筋梗塞症，非ST上昇型急性冠症候群，心臓突然死の3つの病態が含まれる[2]．

　ST上昇型急性心筋梗塞症の主訴の多くは，左胸の激しい痛み，胸部不快感や強い圧迫感，絞扼感である．痛みは左肩や背部，頸部などに痛みを感じることもある（放散痛）．悶絶顔貌となり，冷や汗や吐き気を伴うこともある．胸痛は安静にしていても20分以上持続し，硝酸薬はきかないことが多い．急性心筋梗塞症患者の14%以上が，発症超早期に心室細動などの致死性不整脈によって病院到達前に亡くなる[3,4]とされることから，市民による迅速な119番通報と迅速な心肺蘇生（cardio pulmonary resuscitation：CPR），自動体外式除細動器（automated external defibrillator：AED）の運用が重要である．

心筋梗塞はどのような経過をたどりますか

　加齢や性差，遺伝的要因などに加えて，脂質異常症，高血圧，糖尿病，肥満，喫煙などの動脈硬化の危険因子により，血管の拡張と収縮のバランスが崩れ，血管内皮の傷害が急速に進行する．血管内皮が傷害される

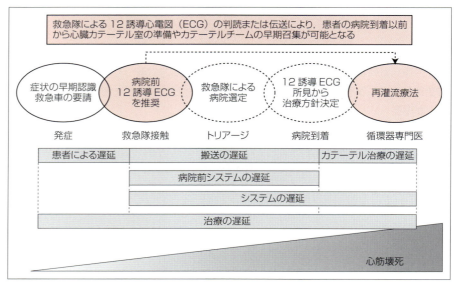

図1　STEMI患者に対する再灌流までの時間目標　　　　　　　　　　　　　　　　　（文献9より引用）
　　再灌流療法の目標：発症から再灌流達成＜120分
　　　　　　　　　　救急隊接触から血栓溶解薬静脈内投与＜30分
　　　　　　　　　　救急隊接触からPCI＜90分

と，傷ついた部分を補修するために，血液を凝固させる働きの単球（白血球）が血管内皮に付着して，内膜が肥厚する．さらにこの単球は内皮の間から潜り込み，体の掃除役を担うマクロファージと呼ばれる状態に変化する．マクロファージは，活性酸素によって酸化されたLDLコレステロール（酸化LDL）を認識し取り込んで膨れ上がり泡沫細胞となり，時間の経過とともに，しだいにアテロームプラーク（粥状硬化巣）を作る．粥状硬化巣が大きくなると表面の膜が薄くなって破れることもある[5, 6]．このプラークの破綻とそれに伴う血栓形成により冠動脈内腔が急速に閉塞することにより生じるのが，心筋梗塞である．

心筋梗塞発症後は，可能な限り早く冠動脈内腔の閉塞部を解除する必要がある．閉塞した血管を再び開通させる治療法を再灌流療法と呼び，血栓溶解療法やバルーンカテーテルやステントを用いた経皮的冠動脈形成術（percutaneous coronary intervention：PCI）が行われる．血栓溶解療法を選択した場合には患者到着後30分以内に血栓溶解薬の投与，PCIを選択した場合にはfirst medical contactから90分以内に初回バルーンを拡張することが目標とされる[7, 8]（図1）．

近年，日本では救急搬送システムの進歩や，再灌流療法普及などにより，急性心筋梗塞の院内死亡率は東京都CCUネットワークのデータでは，1982年の20.5%が2000年代には6%台に減少したと報告されている[10]．

3 標準的な評価指標には何がありますか

≫ ① 関連ガイドライン

日本理学療法士協会「心大血管疾患 理学療法診療ガイドライン第1版（2011）」[11]における，理学療法士が測定または調査，評価し得る理学療法評価（指標）には，**表1**のものがあげられている．このなかでも，推奨グレードAに属する「運動耐容能に関する指標」には，ⅰ）最高酸素摂取量，ⅱ）嫌気性代謝閾値の酸素摂取量，ⅲ）運動耐容時間がある．

ⅰ）最高酸素摂取量

外呼吸（肺呼吸）によって，肺胞内で毛細血管中に取り込まれた酸素量が酸素摂取量であり，内呼吸（組織呼吸）によって毛細血管から組織に取り込まれた酸素量が酸素消費量である．ヒトは身体に取り込まれた酸素を利用して糖や脂肪を分解して運動するためのエネルギーであるATPを再合成している．通常，運動するためのエネルギー獲得のために利用した酸素の量は，外呼吸によって体内に取り込まれた酸素の量と同等といえるため（酸素消費量＝酸素摂取量），最高酸素摂取量を評価する際には，漸増運動負荷試験中に呼気ガス分析を行い，酸素摂取量を求める．

日本循環器学会のガイドライン「心血管疾患におけるリハビリテーションに関するガイドライン」[12]では，心筋梗塞発症4日目以降に，予後予測・運動処方・治療評価のために行う最大下負荷試験の実施は妥当である（エビデンスレベルB）．また，発症14〜21日に，予後予測・運動処方・治療評価・心リハのために行う症候限界性負荷試験の実施は妥当である（エビデンスレベルB）とされている．

漸増運動負荷試験を行い，運動強度が増加しているにもかかわらず，酸素摂取量が増加しなくなった時点の酸素摂取量を最大酸素摂取量（$\dot{V}O_{2\,max}$）という[13]．運動強度を増加させても酸素摂取量が増加しない現象を，$\dot{V}O_2$の頭打ち現象（leveling off）というが，臨床的には必ずしも$\dot{V}O_2$のlev-

表1 心筋梗塞に対して，理学療法士が測定または調査，評価し得る理学療法評価（指標）と推奨グレード

理学療法評価（指標）	推奨グレード
1）体格	A
2）心拍数	A
3）血圧	A
4）運動耐容能に関する指標	
ⅰ）最高酸素摂取量	A
ⅱ）嫌気性代謝閾値の酸素摂取量	A
ⅲ）運動耐容時間	A
ⅳ）6分間歩行距離	B
5）身体機能に関する指標	
ⅰ）骨格筋筋力	
a）膝伸展筋力	A
b）握力	A
ⅱ）バランス機能	
a）ファンクショナルリーチ	B
b）片足立ち（片脚立位）	B
ⅲ）柔軟性	
a）立位体前屈	B
6）日常生活活動（ADL）に関する指標	
ⅰ）基本的ADL	B
a）バーセルインデックス（BI）	B
b）機能的自立度評価（FIM）	B
ⅱ）手段的ADL	B
a）老研式活動能力指標	B
b）Frenchay activities index	B
ⅲ）運動能力 最大歩行速度やTimed up and go test	B
ⅳ）身体活動量	B
ⅴ）運動習慣	B
7）健康関連QOL，抑うつ・不安に関する指標	
ⅰ）健康関連QOL	A
a）包括的尺度	A
b）疾患特異的尺度	A
ⅱ）抑うつ・不安	A
抑うつの評価尺度	
a）Beck depression inventory（BDI）	A
b）Zung self-rating depression scale（SDS）	A
c）center for epidemiologic studies depression scale（CES-D）	A
d）Hospital anxiety and depression scale（HADS）	A
不安の評価尺度	
a）spielberger state-trait anxiety inventory（STAI）	A
b）manifest anxiety scale（MAS）	A
8）予後に関する指標	
ⅰ）死亡（率）または生存（率）（期間）	A
ⅱ）再入院率または再入院回避率（期間）	A
ⅲ）心事故発生率または回避率（期間）	A

表2 Weberの心機能分類

クラス	重症度	$\dot{V}O_{2\ max}$ (ml/kg/min)
A	None-mild	20以上
B	Mild-moderate	20〜16
C	Moderate-severe	16〜10
D	Severe	10〜6
E	Very severe	6以下

eling offが認められる強度まで運動することができない症例も少なくない．その場合，ある運動負荷試験で得られた最高の酸素摂取量を最高酸素摂取量（peak $\dot{V}O_2$）と表現し，$\dot{V}O_{2\ max}$と区別して使用されている（最大酸素摂取量≧最高酸素摂取量）．最大（最高）酸素摂取量は，全身持久力の指標として広く使用されている．

peak $\dot{V}O_2$は，最高心拍出量（最高酸素輸送能）×最高動静脈酸素含量格差（最高酸素利用能）で求められる．最高酸素輸送能は，心拍出予備力，血管拡張能，骨格筋への灌流圧に依存し，最高酸素利用能は活動筋の量や活動筋の有酸素的代謝能に依存する．急性心筋梗塞になるとpeak $\dot{V}O_2$は低下するが，そのメカニズムは，最高心拍出量（最高心拍数や最高1回拍出量）の減少，血圧低下，血管内皮機能障害による血管拡張不全，廃用性筋萎縮による筋肉量の減少，骨格筋ミトコンドリア数の減少，酸化酵素活性の低下などが考えられる．このように，peak $\dot{V}O_2$は単に運動耐容能に関する指標という側面だけでなく，末梢血管の調節系の異常や末梢骨格筋の異常という側面をもち，鋭敏な生命予後の指標としても汎用されている．

古くはWeberら[14]が，$\dot{V}O_{2\ max}$を使用して慢性心不全の心機能障害の分類をまとめている（表2）．また，1991年にはMachiniら[15]がpeak $\dot{V}O_2$が14mℓ/kg/min以上の心不全患者は心移植せずに内科的治療で延命効果が図れるので，心移植はpeak $\dot{V}O_2$が14mℓ/kg/min未満の患者にすべきと報告し，これ以降米国ではpeak $\dot{V}O_2$が心移植の適応基準のひとつとして使用されている．peak $\dot{V}O_2$と予後の検討について，多くの場合，急性心筋梗塞後の患者を含んだ慢性心不全患者としてまとめられているので，急性心筋梗塞のみの患者での検討はない．

ii) 嫌気性代謝閾値の酸素摂取量

嫌気性代謝閾値（anaerobic threshold：AT）の基本概念は，米国カリフォルニア大学ロサンゼルス校（UCLA）名誉教授のKarlman Wassermanによって提唱された[16]．WassermanはATを「有気的代謝に無気的代謝が加わり，それに起因するガス交換の変化が生じる直前の運動強度（酸素摂取量）」と定義した．臨床では，最大運動負荷で求めるpeak $\dot{V}O_2$を実測することは，患者に最大努力を求めることで不整脈や心筋虚血などのリスクを伴うこともあり，理学療法士が行う評価としては問題がある．ATの測定は必ずしも最大運動負荷は必要なく，再現性よく個別に運動強度が設定できることから，わが国ではATによる運動処方が推奨されている[17]．ATを基準にした運動強度は，無酸素運度によって生じる疲労物質の蓄積もなく長時間持続することが可能であり，アシドーシスが起こらず，血中カテコラミンの著明な増加もないことから不整脈の出現や血圧や心拍数の過剰な上昇が起こらないため安全に運動療法を施行できる利点がある．

② リサーチエビデンス

2013年，日本人のpeak $\dot{V}O_2$ とATの基準値が公表された[18]．以前から，トレッドミルより自転車エルゴメータを用いて行われる運動負荷試験で得られる酸素摂取量が低くなることが示されていたが，この報告でもそれを支持していた．また，運動耐容能は年齢とともに直線的に低下し，男性は女性より高いことがあらためて明らかになった．

③ 日常の臨床で行われている，経験的に有用と思われる評価指標

peak $\dot{V}O_2$ やATは再現性もよく，客観的な運動耐容能評価であるが，呼気ガス分析装置を用いなければ評価できないという欠点もある．日本理学療法士協会「心大血管疾患 理学療法診療ガイドライン第Ⅰ版（2011）」[11]における，理学療法士が測定または調査，評価し得る理学療法評価（指標）の推奨グレードAに属する「運動耐容能に関する指標」のひとつにⅲ）運動耐容時間というものがあるが，ほぼ同一の指標として，最大運動強度（最大仕事率）がある．酸素摂取量は運動負荷強度（仕事率）に比例することが知られていることから，運動強度を漸増させていき最大運動強度（最大仕事率）を測定することも臨床的には有用である．その際に重要なのは，運動時の血圧，心拍数，心電図，自覚症状の評価であり，運動中に異常反応がないことを評価することより臨床的で重要である．最大仕事率を測定し，その40〜60％で運動処方することもできる．

推奨される治療／介入の方法にはどのようなものがありますか

1 心筋梗塞に対して有酸素運動は有効ですか？

① 関連ガイドライン

心筋梗塞に対する運動療法の各種身体効果は広く認められ，日本循環器学会のガイドライン「心血管疾患におけるリハビリテーションに関するガイドライン」[12]ではエビデンスレベルAからCの効果がまとめられている（表3）．この運動療法の中心は有酸素運動で，ウォーキング，トレッドミル上での歩行や自転車エルゴメータを使用した自転車駆動などで行われている．有酸素運動の運動処方の内容について，最新のAmerican Heart Associationによる最新のステートメント[19]では，予測最大心拍数の55〜90％または最高酸素摂取量（peak $\dot{V}O_2$）の40〜80％，主観的運動強度（ボルグ指数）12〜16の運動強度が採用されている（表4）．この強度の有酸素運動を1日30〜60分間行い，週5回以上の頻度で12週間以上継続した場合に最も安定した効果が得られるとされている．日本循環器学会のガイドライン「心血管疾患のリハビリテーションに関するガイドライン」[12]では，有酸素運動は，「ATレベル，最大酸素摂取量（peak oxygen uptake: peak $\dot{V}O_2$）の40〜60％，最高心拍数の40〜60％またはBorg指数12〜13相当の運動」が推奨されている（クラスⅠ，エビデンスレベルA）．また，「運動負荷試験によるリスク評価と運動処方に基づき，15〜60分の運動を最低週3回（できれば毎日）行い，日常生活での身体活動を増加させること」が推奨されている（クラスⅠ，エビデンスレベルB）．

② リサーチエビデンス

心筋梗塞患者に対する有酸素運動の効果については，運動耐容能の改善はもとより，生命予後を改善させるとのエビデンスは確立している．有名な論文は，Taylorらの冠動脈疾患患者を対象にした48編の無作為割り付け試験（全8,940例，32編が心筋梗塞患者のみを対象）のメタアナリシスである[20]．平均3カ月間の運動療法介入で，平均15カ月間追跡したところ，通常治療と比較して総死亡率を20％（p＝0.005），心死亡率を26％（p＝0002）有意に減少させると報告している．この結果のインパクトは大きく，米国心臓病学会／米国心臓協会（American College of Cardiology

表3 運動療法の身体的効果

項目	内容	ランク
運動耐容能	最高酸素摂取量増加	A
	嫌気性代謝閾値増加	A
症状	心筋虚血閾値の上昇による狭心症発作の軽減	A
	同一労作時の心不全症状の軽減	A
呼吸	最大下同一負荷強度での換気量減少	A
心臓	最大下同一負荷強度での心拍数減少	A
	最大下同一負荷強度での心仕事量（心臓二重積）減少	A
	左室リモデリングの抑制	A
	左室収縮機能を増悪せず	A
	左室拡張機能改善	B
	心筋代謝改善	B
冠動脈	冠狭窄病変の進展抑制	A
	心筋灌流の改善	B
	冠動脈血管内皮依存性，非依存性拡張反応の改善	B
中心循環	最大動静脈酸素較差の増大	B
末梢循環	安静時，運動時の総末梢血管抵抗減少	B
	末梢動脈血管内皮機能の改善	B
炎症性指標	CRP，炎症性サイトカインの減少	B
骨格筋	ミトコンドリアの増加	B
	骨格筋酸化酵素活性の増大	B
	骨格筋毛細管密度の増加	B
	Ⅱ型からⅠ型への筋線維型の変換	B
冠危険因子	収縮期血圧の低下	A
	HDLコレステロール増加，中性脂肪減少	A
	喫煙率減少	A
自律神経	交感神経緊張の低下	A
	副交感神経緊張亢進	B
	圧受容体反射感受性の改善	B
血液	血小板凝集能低下	B
	血液凝固能低下	B
予後	冠動脈性事故発生率の減少	A
	心不全増悪による入院の減少	A（CAD）
	生命予後の改善（全死亡，心臓死の減少）	A（CAD）

A：証拠が十分であるもの，B：報告の質は高いが報告数が十分でないもの，CAD：冠動脈疾患

Foundation /American Heart Association: ACCF/AHA）では「ST上昇急性心筋梗塞ガイドライン（2007）」[21]，「不安定狭心症／非ST上昇急性心筋梗塞ガイドライン（2007）」[22]，日本循環器学会ガイドライン「ST上昇型急性心筋梗塞の診療に関するガイドライン（2013年改訂版）」[23]でいずれもクラスIとして運動療法を推奨している．

③ 日常の臨床で行われている標準的な方法，経験的に有用と思われる方法

心筋梗塞患者に対する有酸素運動は日常的に最も多く使用されている．有酸素運度は，長時間持続することが可能で，交感神経の緊張が高まりすぎることなく，不整脈の発生や血小板凝集能の亢進が起こらない．また，運動強度の増加に対する心収縮能の応答も保たれ，安全に運動療法を行うことができるため有用である．一方，有酸素運動の強度を意識するあまり，すべての日常生活を有酸素運動強度以下にしなければならないという勘違いも生まれるため，持続的に一定時間以上行う運動療法の指導と，持続時間が短い日常生活活動とは分けて指導すべきである．

また，心肺運動負荷試験が実施できない施設では，脈拍や自覚的運動強度を基準にした運動強度の決定方法が実用的である（表5）．

表4 有酸素運動とレジスタンストレーニングの一般指針

```
有酸素運動（Endurance training）
　頻度：≧5日/週
　強度：予測最大心拍数（220－年齢）の55%〜90%
　　　　最大酸素摂取量（$\dot{V}O_{2max}$）の40%〜80%
　　　　心拍数予備能（Heart rate reserve）の40%〜80%
　　　　RPE 12〜16
　様式：歩行，トレッドミル，自転車エルゴメータ，その他
　時間：30〜60分
　心拍数を指標にする場合はβ遮断薬を服用していないこと

レジスタンストレーニング（Resistance training）
　頻度：2〜3日/週
　強度：1回持ち上げられる最大の重さ（1-RM）の50%〜80%
　　　　RPE 12〜16
　　　　1つの運動を8〜15回反復を1セットとし1〜3セット
　様式：下肢　下肢伸展（leg extensions），下肢屈曲（leg curls），レッグプレス（leg press）
　　　　上肢　ベンチプレス（bench press），側方引下げ（lateral pulldowns）
　　　　　　　肘屈曲（biceps curl），肘伸展（triceps extension）
　時間：30〜45分
```

表5 急性心筋梗塞　後期第Ⅱ相以降の運動強度決定方法

```
A. 心拍数予備能（＝最高HR－安静時HR）の40〜60%のレベル
　 Karvonenの式：［最高HR－安静時HR］×k＋安静時HR
　 k：通常（合併症のない若年AMIなど）0.6，高リスク例では0.4〜0.5，心不全は0.3〜0.5
B. ATレベルまたはpeak $\dot{V}O_2$の40%〜60%の心拍数
C. 自覚的運動強度：「ややつらいかその手前」（Borg指数：12〜13）のレベル
D. 簡便法：安静時HR＋30bpm（β遮断薬投与例は安静時＋20bpm）
```

ただし，高リスク患者［①低左心機能（左室駆出率：LVEF＜40%），左前下行枝の閉塞持続（再灌流療法不成功例），③重症3枝病変，④高齢者（70歳以上）］では低強度とする．

2 レジスタンストレーニングは有効ですか？
≫ ① 関連ガイドライン

　レジスタンストレーニングは有酸素運動と同様の効果が期待できるとして（**表6**），近年注目されている．2007年，AHAがレジスタンストレーニングのステートメントを更新した[24]．レジスタンストレーニングの絶対禁忌（**表7**）には，不安定な冠動脈疾患（unstable CHD）とあり，不安定狭心症を指しているものと思われる．また，冠動脈疾患の主要な危険因子をもつものが相対禁忌とされていることからも，心筋梗塞患者にレジスタンストレーニングを開始前には医師の判断を仰ぐことが必要である．特に，本格的なレジスタンストレーニングを開始する前には，数週間の有酸素運動療法プログラムに参加して，問題がないか確認した後に参加すべきであるとの指針がAmerican Association of Cardiovascular & Pulmonary Rehabilitationから出されている（**表8**）[25]．

　レジスタンストレーニングは，中程度からゆっくりとしたコントロールされたスピードでリズミカルに行うことを基本とする．運動の全可動域を通じて息止めをせず，バルサルバ効果を避ける．上肢と下肢の運動の合間には充分な休息をおく．さらに心疾患患者には10～15回繰り返しできる

表6　有酸素運動とレジスタンストレーニングの効果の比較

	有酸素運動	レジスタンストレーニング
体組成		
骨ミネラル密度	↑↑	↑↑
脂肪量	↓↓	↓
骨格筋量	⇔	↑↑
筋力	⇔↑	↑↑↑
糖代謝		
インスリン反応	↓↓	↓↓
インスリンレベル	↓	↓
インスリン感受性	↑↑	↑↑
血清脂質		
HDL	↑⇔	↑⇔
LDL	↓⇔	↓⇔
中性脂肪	↓↓	↓⇔
心血管動態		
安静時心拍数	↓↓	⇔
1回拍出量	↑↑	⇔
安静時心拍出量	⇔	⇔
最大心拍出量	↑↑	⇔
安静時収縮期血圧	↓⇔	⇔
安静時拡張期血圧	↓⇔	⇔
最大酸素摂取量	↑↑↑	↑⇔
亜最大・最大持久時間	↑↑↑	↑↑
亜最大・最大二十積	↓↓↓	↓↓
基礎代謝	↑⇔	↑
健康関連QOL	↑⇔	↑⇔

表7　レジスタンストレーニングの絶対禁忌と相対禁忌

絶対禁忌
・不安定な冠動脈疾患
・非代償性心不全
・コントロールされていない不整脈
・重篤な肺高血圧（平均肺動脈圧＞55mmHg）
・高度で症状のある大動脈弁狭窄症
・急性心筋炎，心内膜炎，心膜炎
・コントロールされていない高血圧（＞180/110mmHg）
・大動脈解離
・マルファン症候群
・中程度以上の糖尿病性腎障害患者に対する高強度のレジスタンストレーニング（80～100% 1-RM）

相対禁忌（始める前に医師の相談すること）
・冠動脈疾患の主要な危険因子をもつもの
・すべての年代の糖尿病
・コントロールされていない高血圧（＞160/100mmHg）
・低運動耐容能（＜4METs）
・筋骨格系の障害
・ペースメーカーやICD挿入患者

表8　レジスタンストレーニングの開始時期

・心筋梗塞発症または心臓外科手術後，最低でも5週間経過していること
　（特に監視型運動療法への4週間継続して参加した経験があること）
・PTCAなどの治療の後，2～3週間は経過していること
　（特に監視型運動療法への2週間継続して参加した経験があること）

ような低めの抵抗（1-RMの40%程度）から開始し，週2回の各1セットから開始することが推奨されている[24]．レジスタンストレーニングは上下肢の大きな筋肉で行われる（たとえば，チェストプレス，ショルダープレス，上腕三頭等エクステンション，バイセプスカール，プルダウン，ローワーバックエクステンション，アブドミナルクランチ，クアドリセプスエクステンション，レッグプレス，レッグカール，カーフレイズ）．

レジスタンストレーニングの最も重要な目的は，筋力や筋持久力を向上させることで，運動能力を改善するとともに，制限されていた日常生活活動を拡大し，社会参加を増やすことである．

② リサーチエビデンス

日本理学療法士協会「心大血管疾患 理学療法診療ガイドライン第1版（2011）」[11]におけるレジスタンストレーニングの推奨グレードはA，エビデンスレベル1～3とされている．一方，これらエビデンス構築のための分析に採用されている論文のほとんどが，慢性心不全患者を対象にした検討である．

ACC/AHAガイドライン「ST上昇急性心筋梗塞ガイドライン（2007）」[21]では，心筋梗塞後のレジスタンストレーニングはクラスIIb，「冠動脈疾患の二次予防ガイドライン（2011）」[26]では有酸素運動に追加するレジスタンストレーニングはクラスIIaとされている．

Adesら[27]の報告は唯一，冠動脈疾患のみを対象にレジスタンストレーニングの効果を検討している．一方，心不全患者に対するレジスタンストレーニングが左室リモデリングに及ぼす影響を検討したHaykowskyら[28]メタアナリシスであるが，有酸素運動は有意に左室拡張末期容量（EDV）と左室収縮末期容量（ESV）を改善したが（EDV，患者371人：加重平均差11.49ml；95% CI 19.95～3.02ml，ESV，患者371名；加重平均差12.87ml；95% CI 17.80～7.93ml），有酸素運動＋レジスタンストレーニングではEDVとESVは改善しなかったと報告されている．この結果，有酸素運動はLVリモデリングを逆転させたが，有酸素運動＋レジスタンストレーニングやレジスタンストレーニングのみでは，LVリモデリングにどのような影響があるのかまだ十分に確認されていない．したがって，広範囲前壁梗塞のような心筋梗塞症例には，心機能低下に十分な配慮が必要である．

③ 日常の臨床で行われている標準的な方法，経験的に有用と思われる方法

ヨーロッパ心臓病学会（European Society of Cardiology：ESC）はPosition Statement「Exercise training in heart failure」[29]のなかで，心疾患患者のレジスタンストレーニングについて，強度や目的毎にレジスタンストレーニングを3つのステップに分けた．これらは，レジスタンストレーニングの導入に大変有用である．このPosition Statementでは，正しい方法や感触を覚えるStep1（プレトレーニング Pre-training），局所有酸素持久力や筋のコーディネーションの改善を目的とした

表9 心不全患者のレジスタンストレーニングの分類

Step	目的	タイプ	強度	回数	量
Step 1 プレトレーニング Pre-training	・正しい方法を学ぶ ・感触を覚える ・筋のコーディネーションを改善	ダイナミック	30% 1RM RPE＜12	5〜10	2〜3セッション/週 1〜3サーキット/セッション
Step 2 レジスタンス／エンデュランストレーニング Resistance/ endurance training	・局所有酸素持久力 ・筋のコーディネーションを改善	ダイナミック	30〜40% 1RM RPE＜12-13	12〜25	2〜3セッション/週 1サーキット/セッション
Step3 ストレングストレーニング Strength training 筋ビルドアップトレーニング Muscle build up training	・筋量増加（筋肥大） ・筋のコーディネーションを改善	ダイナミック	40〜60% 1RM RPE＜15	8〜15	2〜3セッション/週 1サーキット/セッション

Step2（レジスタンス/エンデュランストレーニング Resistance/endurance training），筋肥大を目的とした Step3（ストレングス，筋ビルドアップトレーニング Strength training. Muscle build up training）と表現して分類している（表9）．

3 患者教育／ホームエクササイズに有効な指導は何ですか？
❯❯ ① 関連ガイドライン

日本循環器学会ガイドライン「ST上昇型急性心筋梗塞の診療に関するガイドライン（2013年改訂版）」[23]によると，患者教育はクラスⅠレベルAからCで推奨されている．

クラスⅠ
- 心筋梗塞患者は，退院までに生活習慣の修正，服薬方法などの再発予防のための十分な知識を学ぶ必要がある．レベルB
- 患者本人およびその家族は，心筋梗塞，狭心症などの急性症状について理解し，それに対する適切な対処をとれるように教育を受ける必要がある．レベルC
- 患者の家族には，BLS（一次救命法）とAEDの心肺蘇生訓練プログラムが重要であることを紹介し，積極的に参加するよう勧める．レベルC
- 包括的な心臓リハビリテーションプログラムに積極的に参加するよう勧める．レベルA

昨今の医療の進歩と入院期間の短縮化の傾向により，発症後の急性期に入院中の患者教育の時間を十分に確保できない現実がある．短い時間で何とかしようとするよりも，入院中は最重要事項のみ伝えて，その後の見通しや流れを理解させ，外来での心臓リハプログラムに参加を促すことが重要である．急性期は二次予防の動機付けこそが重要である．

日本循環器学会のガイドライン「心血管疾患におけるリハビリテーションに関するガイドライン（2011）」[12]では，急性期に実施すべき患者教育の最小限の事項として以下の項目があげられている．
　①胸痛が生じた際の対処方法と連絡方法
　②ニトログリセリン舌下錠またはスプレーの使用方法

③家族を含む心肺蘇生法講習
④患者の有する冠危険因子についての説明
⑤二次予防のための心臓リハビリテーション参加と生活習慣改善への動機付け
⑥禁煙(すべての患者は入院中禁煙しているのでこれを継続させる)

② リサーチエビデンス

　心筋梗塞の急性期における，患者に対する早期の病状説明や生活指導は，不安や抑うつを防止，治療するためにも重要[30]とされている(クラスⅠレベルC)．また配偶者の病気の理解もその後の患者の回復に影響するとの報告もあり，指導は慎重かつ確実に行われる必要がある[31]．また，Squiresらの疾病管理プログラムの試みは興味深い．心臓リハビリテーションに関与するスタッフが，3カ月ごとに面接を行って，医学的評価・患者教育・生活指導を包括的に行ったところ，3年後の平均の収縮期血圧126mmHg，LDL-C 90mg/dℓ，中性脂肪145mg/dℓ，運動時間139分/週と極めて良好にコントロールされたことを報告している．ただ単に運動させるだけでなく，患者の問題点に合わせて定期的に介入する重要性を示している．

③ 日常の臨床で行われている標準的な方法，経験的に有用と思われる方法

　患者教育は誰がやるか？　という議論をしばしば耳にするが，心臓リハビリテーションに関与するスタッフであれば，職種にこだわらず，いろいろな職種が協働することが重要である．心臓リハビリテーションは「長期にわたる包括的なプログラムで，医学的な評価，処方された運動，冠危険因子の是正，教育，カウンセリングなどを含む(米国公衆衛生局)」と定義され，典型的なチーム医療実践の場である．「心臓リハビリテーションは誰がやる」というような議論よりも「患者さんの問題点に対して何をやる」というような問題解決指向型の成熟したチーム医療の実践が重要である．

4 再発予防に理学療法(士)は寄与できますか？
① 関連ガイドライン

　再発予防に理学療法(士)が寄与するという職種固有の記述は見当たらない．

② リサーチエビデンス

　運動療法が再発予防に寄与することは知られているが，理学療法士という単独の職種の介入が再発予防に寄与するという十分なエビデンスはない．

❯❯ ③ 日常の臨床で行われている標準的な方法，経験的に有用と思われる方法

　わが国の心大血管疾患リハビリテーション診療報酬制度は，1988年（昭和63年）に「心疾患理学療法料」として，急性心筋梗塞のみではあったが，3カ月間，335点の診療報酬がついたことに始まる．現在でも，施設基準上，専従の理学療法士の配置はほぼ必須で，心臓リハビリテーション学会の約半数の会員は理学療法士であり，その社会的使命も大きい．すなわち，再発予防に理学療法（士）は当然寄与できるものと思われている．しかし，施設基準上も配置義務があるからといって，再発予防に理学療法（士）は寄与できるかどうかはイコールでなく，個人の研鑽や能力，積極性に強く左右される．先述したように心臓リハビリテーションは典型的なチーム医療実践の場であり，理学療法士のみが活躍すればよいというものではない．日本循環器学会のガイドライン「心血管疾患のリハビリテーションに関するガイドライン」[12]では，心血管疾患リハビリテーションに必要な職種として，クラスIエビデンスレベルCで，看護師，理学療法士，その他も含めた多職種の心リハの参加が推奨される，との記述がある．

　理学療法士の主たる治療手段である運動療法が多くのエビデンスに支持されていることからも，理学療法（士）は再発予防に当然寄与できるものであるが，だからこそ，より客観的で科学的な運動療法の実践が必要である．

（高橋哲也）

■ 文献

1) Fuster V : The pathogenesis of coronary artery disease and the acute coronary syndromes. N Eng J Med 326 : 242-250, 310-318, 1992.
2) 日本循環器学会ガイドライン：ST上昇型急性心筋梗塞の診療に関するガイドライン，2013年改訂版，2013.
3) 長尾 建，林 成之・他：虚血性突然死．日内会誌 93：94-99, 2004.
4) SOS-KANTO Committee : Incidence of ventricular fibrillation in patients with out-of-hospital cardiac arrest in Japan. Survivors after out-of-hospital cardiac arrest in Kanto Area (SOS-KANTO). Circ J 69 : 1157-1162, 2005.
5) Ross R : Atherosclerosis - an inflammatory disease. N Engl J Med 340 : 115-126, 1999.
6) Libby P : Inflammation in atherosclerosis, Nature 420 (6917) : 868-874, 2002.
7) Shiomi H, Nakagawa Y, et al : CREDO-Kyoto AMI investigators. Association of onset to balloon and door to balloon time with long term clinical outcome in patients with ST elevation acute myocardial infarction having primary percutaneous coronary intervention : observational study. BMJ 344 : e3257, 2012.
8) De Luca G, Suryapranata H, et al : Time delay to treatment and mortality in primary angioplasty for acute myocardial infarction : every minute of delay counts. Circulation 109 : 1223-1225, 2004.
9) 日本救急医療財団：第5章 急性冠症候群．JRC（日本版）ガイドライン2010．(www.qqzaidan.jp/pdf_5/guideline5_ACS_kakutei.pdf)
10) 佐藤直樹，吉田伸子・他 東京都CCUネットワーク活動状況報告．ICUとCCU 35：827-829, 2011.
11) 日本理学療法士協会：心大血管疾患 理学療法診療ガイドライン 第1版，2011.
12) 日本循環器学会ガイドライン：心血管疾患のリハビリテーションに関するガイドライン，2013年改訂版，2013.
13) 伊東春樹：第2部第I章心肺運動負荷テストの方法4各種呼気ガス分析指標．心肺運動負荷テストと運動療法（谷口興一，伊東春樹編集），南江堂，2004, 103-117.
14) Weber KT, Janicki JS, et al : Cardiopulmonary exercise (CPX) testing. Cardiopulmonary Exercise Testing, (KT Weber, J.S. Janicki Eds), WB Saunders Co, Philadelphia, 1986, p153.
15) Mancini DM, Eisen H, et al : Value of peak exercise oxygen consumption for optimal timing of cardiac transplantation in ambulatory patients with heart failure. Circulation 83(3) : 778-786, 1991.
16) Wasserman K, Whipp BJ, et al : Anaerobic threshold and respiratory gas exchange during exercise. J Appl Physiol 35 (2) : 236-243, 1973.
17) 伊東春樹：ATを基準とした運動療法．呼吸と循環 40：1173-1182, 1992.
18) Itoh H, Ajisaka R, et al : Committee on Exercise Prescription for Patients (CEPP) Members. Heart rate and blood pressure response to ramp exercise and exercise capacity in relation to age, gender, and mode of exercise in a healthy population. J Cardiol 61(1) : 71-78, 2013.
19) Fletcher GF, Ades PA, et al : American Heart Association Exercise, Cardiac Rehabilitation, and Prevention Committee of the Council on Clinical Cardiology, Council on Nutrition, Physical Activity and Metabolism, Council on Cardiovascular and Stroke Nursing, and

Council on Epidemiology and Prevention. Exercise standards for testing and training : a scientific statement from the American Heart Association. *Circulation* **128** : 873-934, 2013.
20) Taylor RS, Brown A, et al : Exercise-based rehabilitation for patients with coronary heart disease : systematic review and meta-analysis of randomized controlled trials. *Am J Med* **116** : 682-692, 2004.
21) Antman EM, Hand M, et al : 2007 Focused Update of the ACC/AHA 2004 Guidelines for the Management of Patients with ST-Elevation Myocardial Infarction; A report of the American College of Cardiology/American Heart Association Task Force on Practice Guidelines; Developed in collaboration with the Canadian Cardiovascular Society endorsed by the American Academy of Family Physicians : 2007 Writing Group to review New Evidence and Updated the ACC/AHA 2004 Guidelines for the Management of Patients with ST-Elevation Myocardial Infarction Writing on Behalf of the 2004 Writing Committee. *Circulation* **117** : 296-329, 2008.
22) Anderson JL, Adams CD, et al : ACC/AHA 2007 Guidelines for the Management of Patients With Unstable Angina/Non-ST-Elevation Myocardial Infarction A Report of the American College of Cardiology/American Heart Association Task Force on Practice Guidelines (Writing Committee to Revise the 2002 Guidelines for the Management of Patients With Unstable Angina/Non-STElevation Myocardial Infarction) Developed in Collaboration with the American College of Emergency Physicians, the Society for Cardiovascular Angiography and Interventions, and the Society of Thoracic Surgeons Endorsed by the American Association of Cardiovascular and Pulmonary Rehabilitation and the Society for Academic Emergency Medicine. *Circulation* **116** : 803-877, 2007.
23) 日本循環器学会ガイドライン：ST 上昇型急性心筋梗塞の診療に関するガイドライン．2013 年改訂版，2013．
24) Williams MA, Haskell WL, et al : American Heart Association Council on Clinical Cardiology; American Heart Association Council on Nutrition, Physical Activity, and Metabolism. Resistance exercise in individuals with and without cardiovascular disease : 2007 update : a scientific statement from the American Heart Association Council on Clinical Cardiology and Council on Nutrition, Physical Activity, and Metabolism. *Circulation* **116(5)** : 572-584, 2007.
25) American Association of Cardiovascular & Pulmonary Rehabilitation : Guidelines for Cardiac Rehabilitation and Secondary Prevention Programs. 4th ed, Champain (IL) : Human Kinetics, 2004, p36, 119.
26) Smith SC, Benjamin EJ, et al : AHA/ACCF Secondary Prevention and Risk Reduction Therapy for Patients with Coronary and other Atherosclerotic Vascular Disease : 2011 update : a guideline from the American Heart Association and American College of Cardiology Foundation. *Circulation* **124** : 2458-2473, 2011.
27) Ades PA, Savage PD, et al : Resistance training increases total daily energy expenditure in disabled older women with coronary heart disease. *J Appl Physiol* **98** : 1280-1285, 2005.
28) Haykowsky MJ, et al : A meta-analysis of the effect of exercise training on left ventricular remodeling in heart failure patients : the benefit depends on the type of training performed. *J Am Coll Cardiol* **49(24)** : 2329-2336, 2007.
29) Piepoli MF, Conraads V, et al : Exercise training in heart failure : from theory to practice. A consensus document of the Heart Failure Association and the European Association for Cardiovascular Prevention and Rehabilitation. *Euro J Heart Fail* **13** : 347-357, 2011.
30) Broadbent E, Petrie KJ, et al : Patients with acute myocardial infarction have an inaccurate understanding of their risk of a future cardiac event. *Intern Med J* **36** : 643-647, 2006.
31) Arefjord K, Hallaraker E, et al : Illness understanding, causal attributions and emotional reactions in wives of myocardial infarction patients. *Psychol Psychother* **75** : 101-114, 2002.

14 慢性心不全

評価，治療／介入のエビデンスポイント

Q0 標準的な評価指標には何がありますか？
➡ 自覚症状，身体所見，画像検査とともに脳性ナトリウム利尿ペプチドが診断や経過観察に用いられる．これらに加えて，運動耐容能やQOL，再入院や死亡などのイベント発生率や発生までの期間が治療効果の判定に用いられる．

Q1 運動療法は慢性心不全の治療として有効ですか？
➡ はい．4,740名を対象とした33の無作為化比較対象試験のメタ解析では，運動療法は運動耐容能やQOLの向上に加え，心不全による再入院を39％低下させることが明らかとなっている．これらの結果をもとに，慢性心不全に対する有酸素運動を中心とした運動療法は，日本および欧米の診療ガイドラインにおいて，治療推奨度Class Iに位置づけられている．

Q2 運動療法の適応，禁忌，中止基準はありますか？
➡ はい．ただし，個々の症例の経過や重症度，治療方針によっては，禁忌に含まれる病態の患者に対しても，日常生活活動の獲得を目的とした理学療法を遂行しなければならないこともある．

Q3 予測最大心拍数（220－年齢）を用いた運動処方は適応できますか？
➡ いいえ．多くの心不全患者はβ遮断薬の内服や自律神経機能低下により運動時の心拍応答が低下していることから，予測最大心拍数に基づく運動処方は困難である．

Q4 安定した慢性心不全に高強度の運動負荷は禁忌ですか？
➡ いいえ．監視下の高強度インターバル運動も選択肢の一つになると考えられている．ただし，安全性のデータが十分でないため，ルーチンに適応することは推奨されていない．

Q5 吸気筋トレーニングは有効ですか？
➡ はい．特に，吸気筋力が一定以上低下した患者に有効性が高いと考えられている．

Q6 神経筋電気刺激療法の併用は有効ですか？
➡ その可能性がある．ガイドラインでの推奨には至っていないが，筋力や運動耐容能の向上に有効である可能性がある．

Q7 患者指導／ホームエクササイズの指導はどのような内容を行いますか？
➡ 多職種による自己管理能力を高めるための教育，体重測定と増悪症状のモニタリング，薬物治療の継続および副作用のモニタリング，禁煙，症状安定時の運動療法，ナトリウム制限食，節酒，感染予防などを中心に，患者および家族に対して指導を行う．

1 慢性心不全はどのような疾患ですか

慢性心不全は，慢性の心筋障害により心臓のポンプ機能が低下し，末梢主要臓器の酸素需要量に見合うだけの血液量を絶対的に，また相対的に拍出できない状態であり，肺，体静脈系または両系にうっ血をきたし日常生活に障害を生じた病態と定義される[1]．従来，心不全というと左室駆出率（LVEF）が低下した心不全（heart failure with reduced ejection fraction：HFrEF）が主体であると考えられていたが，LVEFが保たれた心不全（heart failure with preserved ejection fraction：HFpEF）も多く存在することがわかってきた．2013年のACCF/AHAガイドラインでは，HFrEFをLVEF≦40％の心不全，HFpEFをLVEF≧50％の心不全とし，LVEF40〜49％の心不全は「HFpEF, borderline」，以前はLVEF≦40％であったが，＞40％に改善した心不全を「HFpEF, improved」と定義している[2]．

心不全を引き起こす原因は多岐にわたるが，虚血性心疾患，高血圧，弁膜症がその大半を占めている．心不全になると，心拍出量の低下を代償するために生体のバックアップ機構が作動する．その主体は交感神経およびレニン・アンジオテンシン・アルドステロン（RAA）系の亢進であり，神経体液性因子の亢進という言葉で表現される．神経体液性因子の亢進は，弱った心臓を代償しようとして活性化し，血圧の維持や循環血液量の保持に貢献するため，緊急事態の際には生命維持のために重要な役割を果たす．しかし，緊急事態を脱した後においても慢性的に神経体液性因子の過剰な亢進が持続すると，病態の悪化に寄与する．

心不全患者の平均年齢は約70歳と高齢である[3]．加齢とともに心不全の発症率は増加し，80歳代の発症率は10％にのぼる[4]．人口の高齢化，生活習慣の欧米化に伴う虚血性心疾患の増加，急性期治療の進歩によりわが国の慢性心不全患者は今後もますます増加していくことが予測されている[5]．

2 慢性心不全はどのような経過をたどりますか

慢性心不全は長期的には慢性かつ進行性に心機能が低下し入退院を繰り返す．日本人を対象とした前向きの登録観察研究であるJCARE-CARDの報告では，心不全の増悪によって入院した患者の1年以内の再入院率はHFrEFでは23.7％，HFpEFでは25.7％，全死亡率はそれぞれ8.9％，11.6％と報告されている[3]．本データからわかるように4人に1人はLVEFの高低にかかわらず1年以内に再入院し，特に，退院後3〜4カ月間は再入院リスクが高い．

慢性心不全に対する治療の概要を図1[1]に示す．HFrEFの予後を改善する治療は多くエビデンスがあるが，HFpEFの予後を改善させる治療のエビデンスは現在のところ存在しない．薬物療法では神経体液性因子の過剰な亢進を抑制するβ遮断薬，アンジオテンシン変換酵素（ACE）阻害薬，アンジオテンシンⅡ受容体拮抗薬（ARB），抗アルドステロン薬が主体となり，状態に応じて利尿薬や降圧薬が処方される．また，新たな薬物療法としてアンジオテンシン受容体ネプリライシン阻害薬（ARNI）という新しいクラスの薬が，HFrEF患者の予後を20％改善することが最近報告された[6]．本結果をふまえ，多くの研究者が近い将来ARNIがACE阻害薬やARBにとって代わる薬になると述べている．

薬物療法によっても症状が改善しない場合，心臓再同期療法（CRT）の適応が検討される．CRTは，ペースメーカーの一種で，心室の収縮を同期させてポンプ機能を改善させるデバイス治療のひとつである．CRTの最もよい適応は，最適の薬物治療でもNYHAⅢ度または一時的にⅣ度の慢性心不全を呈し，LVEF35％以下，QRS幅120msec以上で洞調律を有する場合である[1]．

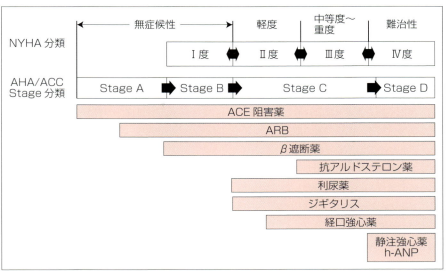

図1　心不全の重症度からみた薬物治療指針　　　（文献1より引用）

標準的な評価指標には何がありますか

≫ ① 関連ガイドライン

(1) 自覚症状や身体所見
　①問診と身体所見：様々な画像診断装置やバイオマーカーの有用性が明らかとなった現在でも，問診や身体診察は心不全患者の評価においてもっとも重要な要素の一つである．表1には，ACCF/AHA ガイドラインに記載されている身体所見のポイントを示した[2]．
　② New York Heart Association（NYHA）心機能分類（図2a）：心不全の現在の状態を示す．心不全の急性増悪時に NYHA Ⅳ度であっても治療によってⅢ度やⅡ度に改善しうる．
　③ Nohria-Stevenson 分類（図2b）：うっ血所見と低灌流所見の有無で4群に分類される[7]．

(2) 画像検査で評価される指標
　①胸部単純 X 線：肺うっ血所見，胸水，気管分岐角，心胸郭比
　②心臓超音波検査：左室駆出率，三尖弁逆流圧較差（肺動脈圧の推定に用いられる），左房径，下大静脈径，左室拡張機能（E/A，E'，E/E'），弁膜症の有無と重症度，左室壁運動異常の有無と局在

(3) 血液検査で評価される指標
　①脳性ナトリウム利尿ペプチド（BNP），NT-pro BNP：心不全の存在診断，重症度診断，予後診断に用いられる[1]．BNP が 100pg/mℓ 未満または，NT-proBNP が 400pg/mℓ 未満である場合，心不全のコントロール状態が良好であると考えられる．前述の ARNI は BNP を上昇させるため，

表1　心不全患者における問診と身体診察の要点

問診	身体診察
家族歴	BMIと体重減少の有無
罹患期間	血圧（臥位と座位）
呼吸困難や疲労，胸痛などの症状とその出現状況	脈（強さや不整の有無）
食欲不振や体重増減の有無とそのペース	起立性低血圧の有無
動悸，失神，ICD作動の既往	頸静脈圧（安静時，腹部圧迫時）
TIAやその他の塞栓症の既往	心雑音と過剰心音
末梢の浮腫や腹水増加の有無	心尖拍動の位置と広がり
睡眠時無呼吸や睡眠障害	右室（傍胸骨）拍動の有無
最近の心不全入院の有無と頻度	呼吸状態（呼吸数，ラ音，胸水）
抗心不全薬中断の既往	肝腫大・腹水
心不全を増悪させる可能性のある薬の服用歴	下腿浮腫
食習慣	末梢皮膚温
治療に対するアドヒアランス	

ICD：植え込み型除細動器，TIA：一過性脳虚血発作　　（文献2より一部改変）

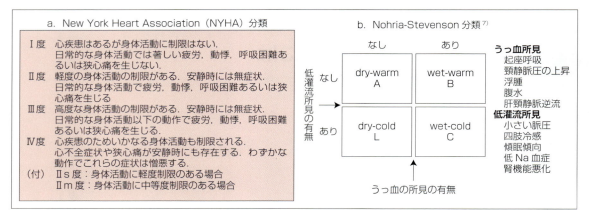

図2　NYHA分類およびNohria-Stevenson分類

表2　心肺運動負荷試験によって得られる指標

分類・指標 重症度		Weber Class[8]		Ventilatory Class[12] VE/$\dot{V}CO_2$ slope		運動時 周期性呼吸変動 (EOV)[9]
		peak $\dot{V}O_2$ (mL/kg/min)	AT (mL/kg/min)			
軽度	A	>20	>14	Ⅰ	≦29.9	
軽度から中等度	B	16-20	11-14	Ⅱ	30.0-35.9	
中等度から重度	C	10-15	8-11	Ⅲ	36.0-44.9	あり
重度	D	<10	<8	Ⅳ	≧45.0	

AT：嫌気性代謝閾値，EOV：運動時周期性呼吸変動．
*運動中に分時換気量（VE）が周期的に変動するパターンを示す．EOV有無の決定方法はいくつかあり，安静時VEの15%以上の変動幅を有するVEの周期的変化が，ランプ負荷試験全体の60%以上で認められる場合を，EOVありと判定することが多い

今後は NT-proBNP が主要な心不全マーカーになることが予測されている．

(4) 心肺運動負荷試験で評価される指標（表2）

① 最高酸素摂取量（peak $\dot{V}O_2$）：運動耐容能の標準的な指標．特定の運動負荷試験中に記録された最高の酸素摂取量（$\dot{V}O_2$）．通常，運動終了直前の10〜60秒間の $\dot{V}O_2$ を平均して求める．心不全の重症度判定[8]，予後予測，治療効果判定に用いられる．最高ガス交換比（peak RER）が1.10〜1.20を超えるような負荷試験で求めた peak $\dot{V}O_2$ が望ましい[9〜11]．

② 嫌気性代謝閾値（anaerobic threshold：AT）は，有酸素的なエネルギー産生に無酸素的なエネルギー産生機構が加わる直前の運動強度（$\dot{V}O_2$）として定義される．臨床的には呼気ガス分析装置を用いた心肺運動負荷試験によって測定される換気性作業閾値（ventilatory threshold：VT）をATの指標とすることが多い．ATの決定方法は，① $\dot{V}CO_2$ の $\dot{V}O_2$ に対する上昇点（V slope 法），② $VE/\dot{V}CO_2$ が増加せずに $VE/\dot{V}O_2$ が増加する点，③終末呼気二酸化炭素分圧（$PETCO_2$）が変化せずに終末呼気酸素分圧（$PETO_2$）が増加する点である．通常，ATは peak $\dot{V}O_2$ の50〜65%に相当し，加齢とともにその比は上昇する[9]．

③ $VE/\dot{V}CO_2$ slope：換気効率の指標．ランプ負荷試験における安静時から呼吸性代償点（RC point）または運動終了点までの VE と $\dot{V}CO_2$ を1次回帰して求める[9]．肺での換気血流比不均衡と死腔換気量の増加が関与していると考えられている．心不全の重症度，予後予測に用いられる[12]．

④ 運動時周期性呼吸変動（exercise oscillatory ventilation：EOV）：運動中に分時換気量が周期的に変動するパターンを示す．安静時 VE の15%以上の変動幅を有する VE の周期的変化が，ランプ負荷試験中の60%以上で認められる場合を，EOVありと判定することが多い[9]．EOVの存在は，心不全の予後不良因子の一つである．

(5) 6分間歩行距離

片道30mの直線歩行路を6分間往復し，その歩行距離を求める．心不全患者の運動耐容能の指標の一つとして用いられ300m未満が予後不良のカットオフ値として知られている．6分間歩行距離と最高酸素摂取量との相関は中等度である（r≈0.5）[13]．安定期の心不全患者における臨床的に有意な最小変化量（minimally important difference）は36mと報告されている[14]．

(6) 予後予測やリスク層別化のためのスコア

大規模な疫学研究や介入研究から明らかとなった予後予測因子をもとに，さまざまなリスクスコアが開発されており，死亡や再入院リスクの予測に有用であることがガイドラインにも記載されている[2]．代表的なものとして，急性心不全では ESCAPE Risk Model and Discharge Score[15] などが，慢性心不全では，Seattle Heart Failure Model[16]，Heart Failure Survival Score[17] などがある．

≫ ② リサーチエビデンス

(1) 健康関連 QOL の指標

① ミネソタ心不全質問票（Minnesota Living with Heart Failure Questionnaire：MLHFQ）[18]：21項目の質問で構成される疾患特異的 QOL 指標である．Physical function と emotional scale の2つのドメインから構成され，多くの臨床試験でも用いられている．日本語版もあり，使用にあたってはライセンス登録を行う必要がある．

② カンザス市心筋症質問票（Kansas City Cardiomyopathy Questionnaire：KCCQ）[19]：23項目の質問で

構成される疾患特異的QOL指標である．Physical limitation, symptoms, QOL, social interference, self-efficacy のサブスケールから構成される．上記のMLHFQより患者の状態の変化を鋭敏に反映するとされ[19]，近年の臨床試験において汎用されている．日本語版もあり，使用にあたってはライセンス登録を行う必要がある．

③慢性心不全質問票（Chronic Heart Failure Questionnaire：CHQ）[20]：原著では15項目の質問で構成されていたが，現在は20項目の質問で構成される自己記入式の質問票となっている．呼吸困難，疲労，精神機能の3つのドメインで構成されている．上記の指標と異なる点は，呼吸困難のサブスケールを算出できる点である．呼吸困難は慢性心不全における主要な症状であり，それを1つのスケールで評価できる点が優れている．使用にあたってはライセンス登録を行う必要がある．日本語版はなく，現在筆者らがMcMaster大学と日本語版を作成し，信頼性と妥当性の検証を行っている．

(2) フレイルの指標

フレイルは「老化に伴う種々の機能低下（予備能力の低下）を基盤とし，さまざまな健康障害に対する脆弱性が増加している状態」と概念的に定義される．評価方法に関しては統一されていないが，Friedらの基準が汎用される[21]．これは，①体重減少，②易疲労性，③活動性低下，④歩行速度低下，⑤握力低下の5項目のうち3つ以上を併せもつ場合はフレイル，1～2つの場合はプレフレイルとするものである．フレイルは心不全や冠動脈疾患，心臓外科術後患者の予後不良因子である[22]．

(3) 筋力や身体活動量の指標

下肢筋力や握力低下[23]，身体活動量[24]，日常生活機能の低下[25]は心不全の予後不良因子であり，理学療法における重要な効果判定指標のひとつである．

❯❯ ③ 日常の臨床で行われている，経験的に有用と思われる評価指標

上記の指標に加えて，以下のような指標も組み入れながら評価を行い，目標設定を行う必要がある．

【入院前の日常生活活動，手段的日常生活活動，身体活動量】
理学療法の目標設定に必要である．長期にわたり労作時呼吸困難を有し，身体活動量の低下をきたしていた症例では，それだけ運動機能の低下も強く，回復にも時間を要する．

運動機能：心疾患患者の運動耐容能や歩行能力は，心機能だけでなく，筋力やバランス機能などの問題により制限されていることが少なくない[26, 27]．

運動時のバイタルサイン，血行動態の評価：心不全に対する運動療法の成否は，日々の心不全徴候のモニタリングにかかっている（図3）．安静時には心不全徴候が明らかでなくても，運動負荷に対する応答をモニタリングすることによって増悪徴候を早期に発見し，早期受診につなげる．

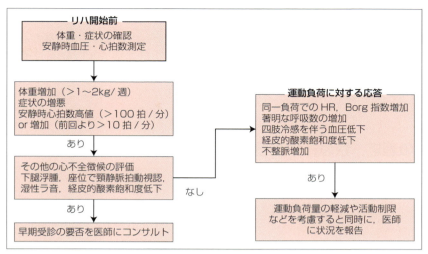

図3 運動療法時の心不全増悪スクリーニング

4 推奨される治療／介入の方法にはどのようなものがありますか

1 運動療法は慢性心不全の治療として有効ですか？

>> ① 関連ガイドライン

慢性心不全に対する運動療法は，日本循環器学会[1]，ヨーロッパ心臓病学会[28]，アメリカ心臓協会[2]における慢性心不全の診断および治療のガイドラインにおいて，治療推奨度ClassⅠ（エビデンスから通常適応され，常に容認される）に位置づけられている．

>> ② リサーチエビデンス

NYHA分類Ⅱ～Ⅲ度のLVEFが低下した心不全患者4,740名を対象に含む33の無作為化比較対象試験（RCT）をメタ解析したコクランレビューによると，運動療法は心不全患者の死亡率には影響を及ぼさないが，すべての原因による再入院を25％，心不全による再入院を39％低下させ，ミネソタ心不全質問票で評価したQOLを5.8ポイント改善させることが明らかとなっている[29]．また，1,126名を対象とした2004年のコクランレビューにおいて，運動療法がpeak $\dot{V}O_2$ を2.16mℓ/kg/min，6分間歩行距離を40.9m改善させることがわかっている[30]．

運動療法の介入試験における主要な対象患者は，心不全が8～12週間安定している虚血性心筋症および拡張型心筋症を中心としたHFrEF患者である．近年，HFpEFに対する運動療法の効果についてもしだいに明らかになってきており，中強度の有酸素運動を主体とした監視型運動療法が運動耐容能，血管内皮機能や身体的QOLの改善に有効であることが報告されている[31～33]．

③ 日常の臨床で行われている標準的な方法，経験的に有用と思われる方法

上記のように，関連ガイドライン，リサーチエビデンスともに運動療法が重要な心不全治療であることを示しているが，日常臨床への普及率は低い[34]．2013年のACCF/AHAガイドラインではguideline-directed medical therapy（GDMT）という表現でガイドラインに基づく至適薬物療法をいかに臨床に普及するかというメッセージが強調されているが[2]，運動療法においても同様の取り組みが必要である．

2 運動療法の適応，禁忌，中止基準はありますか？
① 関連ガイドライン

> 表3に，ガイドラインに基づく心不全運動療法の適応，禁忌，中止基準，運動負荷量が過大であることを示唆する指標を示した[34]．

表3 心不全運動療法の適応，禁忌，中止基準，運動負荷量が過大であることを示唆する指標

適応	安定期にあるコントロールされた心不全で，NYHA Ⅱ～Ⅲ度の症例＊ ＊「安定期にある」とは，少なくとも過去1週間において心不全の自覚症状（呼吸困難，易疲労性など）および身体所見（浮腫，肺うっ血など）の増悪がないことを指す．「コントロールされた心不全」とは体液量が適正に管理されていること（"euvolemic"），具体的には，中等度以上の下肢浮腫がないこと，および中等度以上の肺うっ血がないことなどを指す 注：NYHA Ⅳ度に関しては，全身的な運動療法の適応にはならないが，局所的個別的な骨格筋トレーニングの適応となる可能性はある
絶対禁忌	1）過去1週間以内における心不全の自覚症状（呼吸困難，易疲労性など）の増悪 2）不安定狭心症または閾値の低い［平地ゆっくり歩行（2METs）で誘発される］心筋虚血 3）手術適応のある重症弁膜症，特に大動脈弁狭窄症 4）重症の左室流出路狭窄（閉塞性肥大型心筋症） 5）未治療の運動誘発性重症不整脈（心室細動，持続性心室頻拍） 6）活動性の心筋炎 7）急性全身性疾患または発熱 8）運動療法が禁忌となるその他の疾患（中等症以上の大動脈瘤，重症高血圧，血栓性静脈炎，2週間以内の塞栓症，重篤な他臓器障害など）
相対禁忌	1）NYHA Ⅳ度または静注強心薬投与中の心不全 2）過去1週間以内に体重が2kg以上増加した心不全 3）運動により収縮期血圧が低下する例 4）中等症の左室流出路狭窄 5）運動誘発性の中等症不整脈（非持続性心室頻拍，頻脈性心房細動など） 6）高度房室ブロック 7）運動による自覚症状の悪化（疲労，めまい，発汗多量，呼吸困難など）
中止基準	1）症状：狭心痛，呼吸困難，失神，めまい，ふらつき，下肢疼痛（跛行） 2）兆候：チアノーゼ，顔面蒼白，冷汗，運動失調 3）血圧：収縮期血圧の上昇不良ないし進行性低下，異常な血圧上昇 4）心電図明らかな虚血性ST-T変化，調律異常，Ⅱ～Ⅲ度の房室ブロック
運動負荷量が過大であることを示唆する指標	1）自覚症状（倦怠感持続，前日の疲労感の残存，同一負荷量におけるBorg指数の2以上の上昇） 2）体重増加傾向（1週間で2kg以上増加） 3）心拍数増加傾向（安静時または同一負荷量における心拍数の10bpm以上の上昇） 4）血中BNP上昇傾向（前回よりも100pg/mℓ以上の上昇）

（文献34を参考に作成）

② リサーチエビデンス

多くのリサーチエビデンスでは，対象の取り込み基準に最低6〜12週間心不全が安定していることと明記されている．

③ 日常の臨床で行われている標準的な方法，経験的に有用と思われる方法

高齢心不全患者の増加を背景に，心不全急性増悪早期から理学療法介入が必要な患者が増加している．ガイドライン上では禁忌とされる対象患者でも，経過や重症度，治療方針によっては，禁忌に含まれる病態の患者に対しても，日常生活活動の獲得を目的とした理学療法を遂行しなければならないこともある．このような対象者に理学療法を開始する際には，対象者と家族に十分な説明と同意がなされていること，理学療法の介入目標および中止の目安が主治医と共通認識できていることが重要である．

3 予測最大心拍数（220−年齢）を用いた運動処方は適応できますか？

① 関連ガイドライン

表4に心不全の運動療法における標準的な運動処方を示した[34]．近年，多くの心不全患者はβ遮断薬を服用しており，また，自律神経機能低下により運動時の心拍応答が低下していることもあり，実際に運動負荷試験を行っても推定した予測最大心拍数（220−年齢）に到達することは稀である．その結果，予測最大心拍数を用いた運動処方は多くの心不全患者において過負荷になる．Karvonen法で処方する場合は，実際の症候限界性運動負荷試験で到達した最高心拍数を用いる．

② リサーチエビデンス

様々な有酸素運動の処方条件によるpeak $\dot{V}O_2$ 改善に対する効果の違いをメタ解析した報告によれば，高強度の運動で高い運動耐容能の改善が認められ，運動療法の頻度（週3日以上or未満）および1回あたりの運動時間（35分以上or未満）で差は認めなかったとされている[35]．

③ 日常の臨床で行われている標準的な方法，経験的に有用と思われる方法

運動強度や時間は，低強度，短時間から開始し，図3に示した指標をもとに心不全の増悪がないことを確認しながら徐々に漸増していく．初期は，Borg指数，血圧の応答，過剰な換気の有無，不整脈増加の有無に注意して運動強度や時間を漸増する．漸増のペースは，初発の安定した心不全と入退院を繰り返す重症心不全では当然異なる．開始時にBNPが400pg/ml以上を示す症例では，極めて低強度とし，運動療法開始後の心不全の推移に関して注意深い観察が必要である．心肺運動負荷試験は，心不全が安定化し日々の心拍数の変化が落ち着いてきたころに行うことが多い．

表 4　心不全に対する標準的な運動処方

運動の種類	・歩行（初期は屋内監視下），自転車エルゴメータ，軽いエアロビクス体操，低強度レジスタンス運動 ・心不全患者には，ジョギング，水泳，激しいエアロビクスダンスは推奨されない．
運動強度	【開始初期】 ・屋内歩行 50～80m/分 × 5～10 分間または自転車エルゴメータ 10～20W × 5～10 分間程度から開始する． ・自覚症状や身体所見をめやすにして 1 カ月程度をかけて時間と強度を徐々に増量する． ・簡便法として，安静時 HR + 30 拍/分（β遮断薬投与例では安静時 HR + 20 拍/分）を目標 HR とする方法もある．
	【安定期到達目標】 a）最高酵素摂取量（peak $\dot{V}O_2$）の 40～60% のレベルまたは嫌気性代謝閾値（AT）レベルの HR b）心拍数予備能（HR reserve）の 30～50%，または最大 HR の 50～70% ・Karvonen の式（［最高 HR*－安静時 HR］× k ＋安静時 HR）において，軽症（NYHA Ⅰ～Ⅱ）では k = 0.4～0.5，中等症～重症（NYHA Ⅲ）では k = 0.3～0.4 c）自覚的運動強度（RPE または Borg 指数）：11（"楽である"）～13（"ややきつい"）のレベル
運動持続時間	・1 回 5～10 回 × 1 日 2 回程度から開始，1 日 30～60 分（1 回 20～30 分 × 1 日 2 回）まで徐々に増加させる．
頻度	・週 3～5 回（重症例では週 3 回，軽症例では週 5 回まで増加させてもよい） ・週 2～3 回程度，低強度レジスタンス運動を併用してもよい．
注意事項	・開始初期 1 カ月間は特に低強度とし，心不全の憎悪に注意する． ・原則として開始初期は監視型，安定期では監視型と非監視型（在宅運動療法）との併用とする． ・経過中は，常に自覚症状，体重，血中 BNP の変化に留意する．

* Karvonen の式を用いる場合，最高心拍数は（220－年齢）の予測式ではなく，実際に症候限界性運動負荷試験で到達した最高心拍数を用いる．

（文献 34 を参考に作成）

4　安定した慢性心不全に高強度の運動負荷は禁忌ですか？

≫ ① 関連ガイドライン

　ヨーロッパ心臓病学会の position statement においては，peak $\dot{V}O_2$ > 18mℓ/kg/min の心不全患者には監視下の高強度インターバルトレーニングの適応を考慮するように記載されている[36]．ただし，日米欧いずれのガイドラインにおいても，未だ安全性に関する十分なデータがないため，ルーチンに日常臨床に適応することは推奨していない[13, 34]．

≫ ② リサーチエビデンス（表 5）

　168 名を対象とした安定した慢性心不全患者に対するインターバルトレーニングのメタ解析によれば，中～高強度インターバルトレーニングは，中強度の持続的有酸素運動と比較し peak $\dot{V}O_2$ を 2.14mℓ/kg/min 多く改善させることが報告されている[37]．一部の報告においては，インターバルトレーニングによって HFrEF 患者の左室駆出率が改善することが報告されているが，メタ解析においては有意な改善には至っていない．

③ 日常の臨床で行われている標準的な方法，経験的に有用と思われる方法

　日常の臨床で汎用されるインターバルトレーニングは，低運動耐容能または著明に筋力が低下した患者に運動と休息を交互に行う方法が頻用される．これに対して，高強度インターバルトレーニングは高強度相の運動強度が運動負荷試験で到達した最高心拍数の90〜95％に相当するため，運動負荷試験において虚血や重症な不整脈がないことを確認できていることが適応の最低条件となる．また，多くのリサーチエビデンスで示されているように，中強度で10分程度のウォームアップを行い，後負荷の軽減を図ることも重要である．

5 吸気筋トレーニングは有効ですか？

① 関連ガイドライン

　ヨーロッパ心臓病学会の position statement においては，peak $\dot{V}O_2 \leq 18$ mℓ/kg/min の心不全患者には吸気筋トレーニングの適応を考慮するように記載されている[36]．

② リサーチエビデンス（表5）

　NYHA Ⅱ〜Ⅲ度の HFrEF 患者287名を対象とした11の無作為化比較対象試験をメタ解析した報告によると，吸気筋トレーニングはコントロール群と比較して，peak $\dot{V}O_2$，6分間歩行距離，QOL，吸気筋力，VE/$\dot{V}CO_2$ slope を改善させることが示されている[38]．また，その後に報告された通常の運動療法に吸気筋トレーニングを追加した介入試験でも吸気筋力や呼吸困難スケール，QOL の改善に有効であったとされている[39,39]．本トレーニングは特に，吸気筋力が一定以上低下した患者（最大吸気圧<60cmH$_2$O or 年齢予測値の<70％）に有効性が高いと考えられている[40]．

③ 日常の臨床で行われている標準的な方法，経験的に有用と思われる方法

　慢性心不全患者で吸気筋力のみが特異的に低下している症例はまれであり，多くの場合は全身の筋力低下を認める場合が多い．高齢者や重症患者では一度に多くの運動療法を行うことが困難であるため，個々の患者の状態とその目標を加味したうえで，吸気筋力の低下が運動耐容能の低下に強く関与していると考えられる場合は，優先的に吸気筋トレーニングの導入を考慮する．

6 神経筋電気刺激療法の併用は有効ですか？

① 関連ガイドライン

　現在のところ，ガイドラインで紹介はされているが具体的な推奨にまでは至っていない．これまでの報告は，単施設かつ少数例での報告である．

表5 慢性心不全に対する各種運動療法

	高強度 インターバルトレーニング	吸気筋トレーニング	神経筋電気刺激療法
リサーチエビデンスの主な対象	50〜75歳 NYHA Ⅰ-Ⅲ 安定期のHFrEF	50〜70歳 NYHA Ⅱ-Ⅲ 安定期のHFrEF	50〜60歳 NYHA Ⅱ-Ⅳ 安定期のHFrEF
効果指標	peak $\dot{V}O_2$, QOL	最大吸気圧 peak $\dot{V}O_2$, QOL	下肢筋力, peak $\dot{V}O_2$, QOL
強度	Active phase： ・最高心拍数の90-95% ・心拍予備能の75-80% ・最大仕事率の70-100% Recovery phase： ・最高心拍数の50-70% ・心拍予備能の40-50% ・休息	最大吸気圧の30〜60%	痛みに耐えられる最大強度 その他の設定 周波数：10-50Hzの2相性パルス電流 パルス幅：200-700msec
時間	30〜40分 (ウォームアップ3〜10分, Active phase：30秒〜4分 Recovery phase：30秒〜3分)	15〜30分	30〜240分/日 (On時間：2〜20秒 Off時間：4〜50秒)
頻度	2〜3日/週	3〜7日/週	3〜7日/週
期間	4〜16週	6〜12週	5〜10週

HFrEF：左室駆出率の低下した心不全

② リサーチエビデンス（表5）

　NYHA Ⅱ〜Ⅳ度のHFrEF患者301名を対象とした10の無作為化比較対象試験をメタ解析した報告によると，神経筋電気刺激療法はコントロール群と比較して，peak $\dot{V}O_2$，6分間歩行距離，QOLを改善させることが示されている．一方，神経筋電気刺激療法と有酸素運動介入を比較したメタ解析では，peak $\dot{V}O_2$ は有酸素運動群で改善が大きく，6分間歩行距離およびQOLの改善には差がなかった．これらの結果から，従来の有酸素運動やレジスタンストレーニングが可能な患者では，神経筋電気刺激療法がそれらにとって代わる手段とはならないと考えられている．一方，NYHA Ⅳ度を含むより重症度の高い心不全患者に有効性が高いことも報告されており[41]，十分な運動療法が困難な症例に対する介入手段の一つになると考えられている[42]．

③ 日常の臨床で行われている標準的な方法，経験的に有用と思われる方法

　リサーチエビデンスに示されている通り，現在のところ長期カテコラミン依存の症例，補助人工心臓植え込み後の患者[43]や運動療法が困難な患者に対して優先的に導入している．現在，新たな電気刺激装置が数多く開発され，従来の機器より高い筋収縮が得られるようになってきている．有効な治療介入の一つとして日常臨床に広く普及することが予測される．

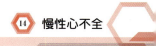

7 患者指導/ホームエクササイズの指導はどのような内容を行いますか？

≫ ① 関連ガイドライン

> 表6にガイドラインで推奨される患者指導の要点を示した．

≫ ② リサーチエビデンス（表5）

> 　1990年代から，欧米を中心として心不全に対する疾病管理が予後に及ぼす影響を検証した臨床試験が数多く実施され始めた．患者指導を含めた疾病管理プログラムは大きく，①退院前後の多職種による患者指導，②在宅訪問でのセルフケアや薬物・運動療法の指導，③電話による定期的な経過観察と症状悪化時の早期受診の促進，④デバイスモニタリングシステムを用いた心不全増悪の早期発見と早期受診に分けられる．これらの研究の効果を検証するメタアナリシスが多く行われている．①と②の効果を検証したメタアナリシスにおいて，これらの介入は生命予後には影響しないが，再入院を21％低下させることが示されている[44]．また，③のメタアナリシスでも同様に，生命予後には影響しないが，心不全による再入院を23％低下させることが示され，さらに，④の介入では全死亡を34％，心不全の再入院を21％低下させることが示されている[45]．
> 　在宅型運動療法の効果を検証したメタアナリシスでは，NYHA Ⅱ～Ⅳ度，平均年齢59歳の収縮不全患者に対して，40～400分/週，合計8～52週の歩行やレジスタンストレーニングを含む運動療法が行われ，運動療法を行わない通常治療群と比較してpeak $\dot{V}O_2$ 2.86mℓ/kg/min，6分間歩行距離30.41mの有意な改善が認められている[46]．ただし，本メタアナリシスには監視型運動療法中または完遂後に在宅型運動療法を併用した研究が多く含まれており，peak $\dot{V}O_2$ の改善は監視型運動療法を併用した患者において良好であったことがサブグループ解析で示されている．

≫ ③ 日常の臨床で行われている標準的な方法，経験的に有用と思われる方法

　表6に示したような疾病管理の指導は，急性期から家族への指導も含めて包括的に多職種で介入することが重要である．特に，退院後2週間以内に何らかのフォローアップをすることが再入院予防において重要であることが指摘されている．これは，退院後早期に再入院をしてくる患者が多いためで，米国では30-day readmissionをいかに低下させるかを重要なアウトカムとし，様々な研究が行われている[47]．
　退院後の体液管理指標の基本は早朝排尿後の体重であり，毎日測定し記録するよう指導する．早期に受診をすれば利尿剤の増量などで入院を防げる場合もあるため，心不全増悪徴候を十分に伝え，その理解状況を確認しておくことが重要である．そして，心不全の増悪を疑った場合にどのように対処をするのかについての具体的な行動指針を示しておくことも重要である．当院では，この行動指針を信号に例えて，赤信号は起座呼吸や夜間発作性呼吸困難など可及的早期に受診する必要がある状態，黄信号は短期間での体重増加や労作時呼吸困難の出現などの心不全増悪が疑われる場合で，生活習慣や薬物療法の徹底によっても改善が認められなければ電話相談を進める状態として説明している．運動療法については，極力監視型運動療法への参加を推奨し，どうしても通院が困難な場合には，医師の受診日に合わせて在宅での運動指導を行うようにしている．これは，退院後の急激な塩分増加によって初回の外来で心不全が増悪している患者が少なくないことから，退院時の状態のみで具体的な運動指導をすることが難しいためである．

表6 慢性心不全患者に対する疾病管理の推奨事項

Class I	多職種による自己管理能力を高めるための教育，相談支援：患者および家族，介護者に対して
	体重測定と増悪症状のモニタリング
	薬物治療の継続および副作用のモニタリング
	禁煙
	症状安定時の適度な運動
Class IIa	1日7g程度のナトリウム制限食
	節酒
	感染予防のためのワクチン接種
	精神症状のモニタリングと専門的治療：抑うつ，不安等に対して
	心不全増悪のハイリスク患者への支援と社会資源の活用：独居者，高齢者，認知症合併者等に対して
Class III	大量の飲酒
	ED治療としてのPDE5阻害薬と亜硝酸薬の併用：重症心不全患者に対して

(文献44を参考に作成)

Class分類の説明
Class I：エビデンスから通常適応され，常に容認される
Class IIa：エビデンスから有用であることが支持される
Class III：一般に適応とならない，あるいは禁忌である

おわりに

慢性心不全に対する運動療法のエビデンスと診療ガイドラインを中心にまとめた．運動療法は心不全治療の重要な柱として，日・米・欧の心不全治療ガイドラインにおいて治療推奨度ClassⅠに位置づけられており[1, 2, 28]，日常臨床へのさらなる普及が必要である．かつては，低～中強度の有酸素運動やレジスタンス運動が最適な運動処方と考えられていたが，リサーチエビデンスの蓄積によって，高強度インターバルトレーニングや吸気筋トレーニング，神経筋電気刺激療法も介入手段の一つになりうることが示されてきている．急増する高齢心不全患者への対応，中高年者の心不全予防はますます重要な課題となっている．

（神谷健太郎，松永篤彦）

■ 文献

1) 循環器疾患の診断と治療に関するガイドライン（2009年度合同研究班報告）．慢性心不全治療ガイドライン（2010年改訂版）（班長：松﨑益徳）．
2) Yancy CW, Jessup M, et al : 2013 ACCF/AHA guideline for the management of heart failure : a report of the American College of Cardiology Foundation/American Heart Association Task Force on practice guidelines. Circulation 128 : e240-327, 2013.
3) Tsuchihashi-Makaya M, Hamaguchi S, et al : Characteristics and outcomes of hospitalized patients with heart failure and reduced vs preserved ejection fraction. Report from the Japanese Cardiac Registry of Heart Failure in Cardiology (JCARE-CARD). Circ J 73 : 1893-1900, 2009.
4) McMurray JJ, Pfeffer MA : Heart failure. Lancet 365 : 1877-1889, 2005.
5) Okura Y, Ramadan MM, et al : Impending epidemic : future projection of heart failure in Japan to the year 2055. Circ J 72 : 489-491, 2008.
6) McMurray JJ, Packer M, et al : Angiotensin-neprilysin inhibition versus enalapril in heart failure. N Engl J Med 371 : 993-1004, 2014.
7) Nohria A, Tsang SW, et al : Clinical assessment identifies hemodynamic profiles that predict outcomes in patients admitted with heart failure. J Am Coll Cardiol 41 : 1797-1804, 2003.
8) Weber KT, Janicki JS, et al : Determination of aerobic capacity and the severity of chronic cardiac and circulatory failure. Circulation 76 : 40-45, 1987.
9) Guazzi M, Adams V, et al : Clinical Recommendations for Cardiopulmonary Exercise Testing Data Assessment in Specific Patient Populations. Circulation 126 : 2261-2274, 2012.
10) Corra U, Mezzani A, et al : Cardiopulmonary exercise testing and prognosis in chronic heart failure : a prognosticating algorithm for the individual patient. Chest 126 : 942-950, 2004.
11) Nakanishi M, Takaki H, et al : Targeting of high peak respiratory exchange ratio is safe and enhances the prognostic power of peak oxygen uptake for heart failure patients. Circ J 78 : 2268-2275, 2014.
12) Arena R, Myers J, et al : Development of a ventilatory classification system in patients with heart failure. Circulation 115 : 2410-2417, 2007.
13) Fletcher GF, Ades PA, et al : Exercise standards for testing and training : a scientific statement from the American Heart Association. Circulation 128 : 873-934, 2013.
14) Tager T, Hanholz W, et al : Minimal important difference for 6-minute walk test distances among patients with chronic heart failure. Int J Cardiol 176 : 94-98, 2014.
15) O'Connor CM, Hasselblad V, et al : Triage After Hospitalization With Advanced Heart FailureThe ESCAPE (Evaluation Study of Congestive Heart Failure and Pulmonary Artery Catheterization Effectiveness) Risk Model and Discharge Score. J Am Coll Cardiol 55 : 872-878, 2010.
16) Levy WC, Mozaffarian D, et al : The Seattle Heart Failure Model : prediction of survival in heart failure. Circulation 113 : 1424-1433, 2006.
17) Aaronson KD, Schwartz JS, et al : Development and prospective validation of a clinical index to predict survival in ambulatory patients referred for cardiac transplant evaluation. Circulation 95 : 2660-2667, 1997.
18) Rector TS, Cohn JN : Assessment of patient outcome with the Minnesota Living with Heart Failure questionnaire : reliability and validity during a randomized, double-blind, placebo-controlled trial of pimobendan. Pimobendan Multicenter Research Group. Am Heart J 124 : 1017-1025, 1992.
19) Green CP, Porter CB, et al : Development and evaluation of the Kansas City Cardiomyopathy Questionnaire : a new health status measure for heart failure. J Am Coll Cardiol 35 : 1245-1255, 2000.
20) Guyatt GH, Nogradi S, et al : Development and testing of a new measure of health status for clinical trials in heart failure. J Gen Intern Med 4 : 101-107, 1989.
21) Fried LP, Tangen CM, et al : Frailty in older adults : evidence for a phenotype. J Gerontol A Biol Sci Med Sci 56 : 146-156, 2001.
22) Afilalo J, Alexander KP, et al : Frailty assessment in the cardiovascular care of older adults. J Am Coll Cardiol 63 : 747-762, 2014.
23) Izawa KP, Watanabe S, et al : Handgrip strength as a predictor of prognosis in Japanese patients with congestive heart failure. Eur J Cardiovasc Prev Rehabil 16 : 21-27, 2009.
24) Izawa KP, Watanabe S, et al : Usefulness of Step Counts to Predict Mortality in Japanese Patients With Heart Failure. Am J Cardiol 111 : 1767-1771, 2013.
25) Yamada S, Shimizu Y, et al : Functional limitations predict the risk of rehospitalization among patients with chronic heart failure. Circ J 76 : 1654-1661, 2012.
26) Kamiya K, Mezzani A, et al : Quadriceps isometric strength as a predictor of exercise capacity in coronary artery disease patients. Eur J Prev Cardiol 21 : 1285-1291, 2014.
27) Yamamoto S, Matsunaga A, et al : Walking speed in patients with first acute myocardial infarction who participated in a supervised cardiac rehabilitation program after coronary intervention. Int Heart J 53 : 347-352, 2012.

28) Members ATF, McMurray JJV, et al : ESC Guidelines for the diagnosis and treatment of acute and chronic heart failure 2012. *Eur Heart J* **33** : 1787-1847, 2012.

29) Taylor RS, Sagar VA, et al : Exercise-based rehabilitation for heart failure. *Cochrane Database Syst Rev* **4** : CD003331, 2014.

30) Rees K, Taylor RS, et al : Exercise based rehabilitation for heart failure. *Cochrane Database Syst Rev* Cd003331, 2004.

31) Kitzman DW, Brubaker PH, et al : Exercise Training in Older Patients With Heart Failure and Preserved Ejection Fraction / Clinical Perspective. *Circ Heart Fail* **3** : 659-667, 2010.

32) Edelmann F, Gelbrich G, et al : Exercise Training Improves Exercise Capacity and Diastolic Function in Patients With Heart Failure With Preserved Ejection Fraction : Results of the Ex-DHF (Exercise training in Diastolic Heart Failure) Pilot Study. *J Am Coll Cardiol* **58** : 1780-1791, 2011.

33) Kitzman DW, Brubaker PH, et al : Effect of endurance exercise training on endothelial function and arterial stiffness in older patients with heart failure and preserved ejection fraction : a randomized, controlled, single-blind trial. *J Am Coll Cardiol* **62** : 584-592, 2013.

34) 循環器疾患の診断と治療に関するガイドライン（2011年度合同研究班報告）．心血管疾患におけるリハビリテーションに関するガイドライン（2012年改訂版）（班長：野原隆司）．

35) Ismail H, McFarlane JR, et al : Exercise training program characteristics and magnitude of change in functional capacity of heart failure patients. *Int J Cardiol* **171** : 62-65, 2014.

36) Piepoli MF, Conraads V, et al : Exercise training in heart failure : from theory to practice. A consensus document of the Heart Failure Association and the European Association for Cardiovascular Prevention and Rehabilitation. *Euro J Heart Fail* **13** : 347-357, 2011.

37) Haykowsky MJ, Timmons MP, et al : Meta-analysis of aerobic interval training on exercise capacity and systolic function in patients with heart failure and reduced ejection fractions. *Am J Cardiol* **111** : 1466-1469, 2013.

38) Smart NA, Giallauria F, et al : Efficacy of inspiratory muscle training in chronic heart failure patients : a systematic review and meta-analysis. *Int J Cardiol* **167** : 1502-1507, 2013.

39) Adamopoulos S, Schmid JP, et al : Combined aerobic/inspiratory muscle training vs. aerobic training in patients with chronic heart failure : The Vent-HeFT trial : a European prospective multicentre randomized trial. *Eur J Heart Fail* **16** : 574-582, 2014.

40) Montemezzo D, Fregonezi GA, et al : Influence of Inspiratory Muscle Weakness on Inspiratory Muscle Training Responses in Chronic Heart Failure Patients : A Systematic Review and Meta-Analysis. *Arch Phys Med Rehabil* **97** : 1398-1407, 2014.

41) Karavidas A, Parissis JT, et al : Functional electrical stimulation is more effective in severe symptomatic heart failure patients and improves their adherence to rehabilitation programs. *J Card Fail* **16** : 244-249, 2010.

42) Arena R, Cahalin LP, et al : Improving functional capacity in heart failure : the need for a multifaceted approach. *Curr Opin Cardiol* **29** : 467-474, 2014.

43) Kamiya K, Mezzani A, et al : Effects of electrical muscle stimulation in a left ventricular assist device patient. *Int J Cardiol* **160** : 44-45, 2012.

44) Gwadry-Sridhar FH, Flintoft V, et al : GH. A systematic review and meta-analysis of studies comparing readmission rates and mortality rates in patients with heart failure. *Arch Intern Med* **164** : 2315-2320, 2004.

45) Inglis SC, Clark RA, et al : Which components of heart failure programmes are effective ? A systematic review and meta-analysis of the outcomes of structured telephone support or telemonitoring as the primary component of chronic heart failure management in 8323 patients : Abridged Cochrane Review. *Eur J Heart Fail* **13** : 1028-1040, 2011.

46) Hwang R, Marwick T : Efficacy of home-based exercise programmes for people with chronic heart failure : a meta-analysis. *Eur J Cardiovasc Prev Rehabil* **16** : 527-535, 2009.

47) Kociol RD, Peterson ED, et al. National survey of hospital strategies to reduce heart failure readmissions : findings from the get with the guidelines-heart failure registry. *Circ Heart Fail* **5** : 680-687, 2012.

15 大血管疾患

> **評価，治療／介入のエビデンスポイント**

Q0 標準的な評価指標には何がありますか？
→ 造影CT検査によるStanford分類やDeBakey分類は，多職種でチーム医療を実施するためにも共通認識として必須項目である．また血栓開存型，血栓閉塞型，真性瘤の鑑別やULP（ulcer like projection）の有無も，心大血管疾患リハビリテーションの適応コースを判断するうえで重要項目である．

Q1 心大血管疾患リハビリテーションの適応コースはありますか？
→ はい．「大動脈瘤・大動脈解離診療ガイドライン（2011年改訂版）」には，標準リハビリコースや短期リハビリコースがガイドラインで紹介されている．また「心血管疾患におけるリハビリテーションに関するガイドライン（2012年改訂版）」には，外科治療後のガイドラインとして上行大動脈瘤から腹部大動脈瘤のコースと，腹部大動脈瘤の術後コースも提示されている．

Q2 血圧管理の具体的方法はありますか？
→ はい．血栓開存型では収縮期血圧を120mmHg以下，血栓閉塞型では130mmHg程度，真性瘤では140mmHg以下に管理することが推奨されている．また，病期によって急性期は収縮期血圧100～120mmHg以下，慢性期は140mmHg以下を目安に，大動脈最大短径が維持できる程度が現実的な血圧管理指標である．

Q3 有酸素運動や無酸素運動は有効ですか？
→ いいえ．関連ガイドラインでの推奨はない．これまでは不安定な病態を理由に対症療法が主体であったが，腹部大動脈瘤を中心として大動脈最大短径の減少を目的とした治療介入が増加しており，今後予防的な運動療法の導入が期待される．

Q4 回復期・維持期の理学療法介入は有効ですか？
→ はい．5年後生存率などの生命予後は改善されているが，復職などの社会復帰率には課題が残っている．予防介入とあわせて今後のエビデンス構築が必要である．

Q5 脳梗塞や脊髄梗塞を合併した場合のエビデンスはありますか？
→ いいえ．大血管疾患の病態が悪化しないように血圧の上限値を目安にして，脳梗塞や脊髄梗塞の運動麻痺およびADL障害に対する理学療法を実施する．

Q6 呼吸筋トレーニングは有効ですか？
→ はい．早期抜管や早期離床および無気肺や肺炎などの合併症予防を目的に，呼吸リハビリテーションを活用する．

Q7 患者教育／ホームエクササイズの指導は有効ですか？
→ はい．再発予防目的に高血圧症の管理が重要であり，減塩や減量などの患者教育は有効である．

Q8 理学療法は精神・情緒的要因に有効ですか？
→ いいえ．介入研究が不足しており，有効性は明らかではない．

1 大血管疾患はどのような疾患ですか

　大血管疾患は大動脈弁から両側鼠径靱帯に至る大動脈の疾患であり，大動脈瘤または大動脈解離が代表的な病名となる．大動脈瘤は大動脈の3層構造を保ったまま径が拡大するもので，大動脈解離は中膜レベルで2層に解離する偽腔を呈する特徴がある[1]．高齢発症する場合は動脈硬化性の病変部位に，過度な血圧上昇が加わると大動脈瘤の形成や大動脈解離が生ずる．マルファン症候群に代表される若年発症では，中膜の発生学的脆弱性に血圧上昇が加わることで大動脈解離を生ずると考えられている．

　大血管疾患の主症状は瘤および解離の発生した部位によって様々であり，生命危機の切迫を念頭に迅速な診断と適切な治療開始が必要である．瘤および解離の発生部位が上行大動脈にあれば，心タンポナーデ，大動脈弁閉鎖不全，狭心症，心筋梗塞など，主症状も切迫した状況となる．上行大動脈から弓部大動脈に発生した場合は，脳梗塞，上肢虚血など，可及的早期の虚血解除が望まれる．胸部下行大動脈に発生した場合の主症状は，運動障害有意の対麻痺が特徴的であり，腹部大動脈の場合は，腸管虚血による消化器症状，腎不全症状，下肢虚血症状に及ぶ[2]．万が一運動療法中に再発が起これば，当然，上記の症状が出現する．

　大血管疾患の全国規模の調査は実施されておらず，発症頻度などは不明な部分が多い．大動脈瘤は男性70代，女性80代がピークで，大動脈解離は男女とも70代にピークがある．夏場に少なく冬場に多い傾向や，日中活動中の発症が多いと報告されている[1]．

2 大血管疾患はどのような経過をたどりますか

　「大動脈瘤・大動脈解離診療ガイドライン（2011年改訂版）」[1]においても，病院到着前死亡が61.4%，病院到着後24時間以内の死亡を加えると93%に上り，急性期予後不良な疾患群であることに変わりない．一方で，心臓血管外科手術例は年々増加かつ低侵襲化が進み[3]，手術後24時間以内の院内死亡率は10%前後にまで改善している[1]．

　急性期治療は大動脈瘤の発生部位と病態で大別される．発生部位が上行大動脈にある場合は外科手術が第一選択であり，胸部下行大動脈にある場合は内科治療が選択される．病態としては血栓開存型である場合は外科手術が第一選択であり，血栓閉塞型である場合は内科治療が選択される．いずれにおいても降圧療法が基本であり，発生部位と病態を考慮しながら，血圧を管理して急性期心大血管疾患リハビリテーション[4]を実施する（図1）．

　機能予後において，5年後の全死亡回避率ではStanford A型の血栓開存型で23%にとどまるが，Stanford A型の血栓閉塞型では73%～86%，Stanford B型の血栓開存型で64%～79%，Stanford B型の血栓閉塞型で74%～97%と比較的良好な成績が報告されている[1]．しかし発症経過で脳梗塞や脊髄梗塞を合併した場合の機能予後は不良となる．

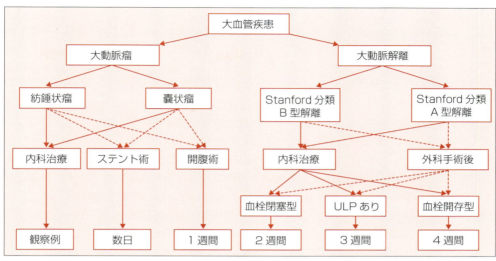

図1　大血管疾患の病態別重症度（急性期心大血管疾患リハビリテーションの実施期間）

標準的な評価指標には何がありますか

》① 関連ガイドライン

「大動脈瘤・大動脈解離診療ガイドライン（2011年改訂版）」には，内科治療および外科治療に関する総合的なガイドラインが示されている[1]．また，「心血管疾患におけるリハビリテーションに関するガイドライン（2012年改訂版）」には，主に外科治療後のガイドラインが示されている[3]．いずれのガイドラインでも画像診断による迅速な評価診断と，病態にあわせた治療手段の選択が重要であるとしている．病態管理や心大血管疾患リハビリテーションには，収縮期血圧値を評価指標とすることが推奨されている．大血管疾患はクラスⅠに該当するリサーチデザインを組みづらい背景があり，エビデンスレベルも推奨グレードCである場合が多いが，専門家諸氏の見解は一致している[1,3]．

》② リサーチエビデンス

病態の評価と診断には造影CT（Computed Tomography）検査によるStanford分類[5]やDeBakey分類[6]の評価がある（表1）．同分類は関連ガイドラインには必ず取り上げられており，多職種でチーム医療を実施するためにも共通認識として必須項目である．Stanford分類で考えればB型よりもA型のほうが心タンポナーデ，大動脈弁閉鎖不全，狭心症，心筋梗塞など，より切迫した症状を呈するため慎重な対応が必要である．DeBakey分類はⅠ型およびⅡ型がⅢ型に比べより慎重な対応が必要である．その理由はDeBakey分類のⅠ型およびⅡ型は，Stanford分類のA型に分類される病巣を有するからである．

さらに，大動脈解離は解離腔の状態で重症度や治療方針が決められるため，偽腔の状態を評価する必要がある（図2）．血栓開存型＞血栓閉塞型＞真性瘤の順に再解離や大動脈径の拡大が起こりやすくなるため慎重な対応が必要である．また，ULP（ulcer like projection）の有無で再解離の危険性が高まるため，血栓閉塞型であってもULPが判明すれば血栓開存型として対応することが推奨されている[1]．治療方針としては血栓閉塞型の安定した病態を目指すが，臓器主要分枝が偽腔から血流を受けている場合があり，血栓開存型のまま治療を継続する症例も存在する．

また，大動脈解離は大動脈最大短径に比例して破裂のリスクが高まる．したがって，急性期では大動脈最大短径によって内科治療と外科治療が選別され，大動脈最大短径50mm程度を判別基準としている[1]．中長期的評価としても大動脈最大短径の追跡評価が推奨されており，年単位で大動脈最大短径が5mm以上拡大した場合は，外科治療を選択することを推奨している[1]．

血圧の評価指標に関しては，偽腔の状態別に血栓開存型では収縮期血圧を120mmHg以下，血栓閉塞型では130mmHg程度，真性瘤では140mmHg以下に管理することが推奨されている[3]．また，病期によって急性期は収縮期血圧100〜120mmHg以下，慢性期は140mmHg以下を目安に，大動脈最大短径が維持できる程度が現実的な管理指標である．大動脈解離の発症契機には血圧の上昇を伴っており，血圧の管理が必要であるとする専門家諸氏の見解は一致している[1,3]．

表1　大血管疾患の病態評価指標

Stanford分類	病巣部位
A型	上行大動脈に解離があるもの
B型	左鎖骨下動脈より遠位に解離があるもの

Debakey分類	病巣部位
Ⅰ型	解離が上行大動脈に始まり腹部大動脈まで至るもの
Ⅱ型	解離が上行大動脈に限局するもの
Ⅲa型	解離が胸部下行大動脈に限局するもの
Ⅲb型	解離が左鎖骨下動脈分岐から腹部大動脈まで至るもの

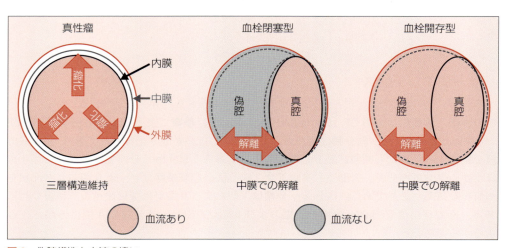

図2　偽腔構造と血流の違い

表2 ステントエンドリークの分類

タイプ	所見
Ⅰ	ステントの近位端または遠位端からの瘤内血流残存
Ⅱ	分岐血管からの逆流による瘤内血流残存
Ⅲ	グラフト破損部あるいは接合部での瘤内血流残存
Ⅳ	グラフト素材を介する瘤内血流残存

③ 日常の臨床で行われている，経験的に有用と思われる評価指標

　CRP（C reactive protein）は大動脈解離の発症と血栓化の経過に起こる，炎症としての病理学的変化を反映しており，病態の進行や治癒過程に連動して変動する[7]．日常の臨床でも発症後からのCRPの推移を評価しながら，心大血管疾患リハビリテーションの進行速度を調整している[2]．誤嚥性肺炎や尿路感染など感染徴候を伴わないCRPの再上昇は，大動脈解離の進展や瘤拡大を疑う所見であり，造影CTでの再評価で瘤の拡大や進展を観察したケースも多々ある．

　D-ダイマーも線溶現象を反映する指標であり血栓形成時は高値を呈するが，深部静脈血栓症などでも上昇し大動脈解離の診断特異性は低い[8]．しかし，急性期診断で500ng/mLを超えるD-ダイマーの上昇は，大動脈解離を疑う根拠になる[1]．

　CPX（Cardio Pulmonary Exercise test）は虚血性心疾患を中心にエビデンスが確立しているが，大動脈解離でのエビデンスは不明な点が多い．主な管理指標が血圧であり，運動負荷，精神的緊張，生活環境など，様々な要因で変動する血圧を，CPXなどの一義的評価で判断することは困難である．心大血管疾患リハビリテーションの一環としてCPXを実施している報告は散見され[9]，その目的と評価結果は客観的評価指標の少ない大血管疾患にとって有意義である．復職やQOL維持向上のため客観的評価指標を用いた臨床研究が必要な部分である．

　Endoleakはステント挿入術後の造影CTなどで評価される指標であり（表2），ステント挿入術の増加とともに治療方針の決定に必要な評価となっている[10]．ステント治療は低侵襲であり早期退院が可能となるが，Endoleakの存在は再解離や大動脈瘤の拡大を危惧する状態として注意が必要である．

推奨される治療／介入の方法にはどのようなものがありますか

1 心大血管疾患リハビリテーションの適応コースはありますか？

① 関連ガイドライン

　「大動脈瘤・大動脈解離診療ガイドライン（2011年改訂版）」には，標準リハビリコースと短期リハビリコースの2種類が提示されている[1]．

　標準リハビリコースの適応はStanford分類A型の血栓閉塞型とStanford分類B型解離，大動脈最大短径は50mm未満，臓器虚血がない，播種性血管内凝固症候群（disseminated intravascular coagulation：DIC）の合併がないことを条件としている．短期リハビリコースの適応はStanford分類B型，大動脈最大短径は40mm以下，血栓閉塞型ではULPを認めない，血栓開存型では真腔が1/4以上，DICの合併がないことを条件としている．標準リハビリコースの場合は22日前後の入院期間となり，短期リハビリコースの場合は16日前後の入院期間となる．

また，「心血管疾患におけるリハビリテーションに関するガイドライン（2012年改訂版）」には，主に外科治療後のガイドラインとして上行大動脈瘤から腹部大動脈瘤までのコースと，腹部大動脈瘤の術後コースが提示されている[3]．両者とも腹部大動脈瘤の術後の場合は，1週間から10日前後の入院期間を推奨している．

▶▶ ② リサーチエビデンス

大動脈解離の病態が一定の条件を満たせば関連ガイドラインの適応となり，Stanford分類B型の解離で大動脈最大短径50mm未満，かつ臓器虚血がなくDICの合併がない場合の標準リハビリコースは，クラスⅡa/エビデンスレベルBと推奨されている．前述以外の標準リハビリコースや短期リハビリコースは，クラスⅡb/エビデンスレベルCであり専門家諸氏の見解も分かれるところである[1]．血栓開存型と血栓閉塞型の混在するStanford分類B型の解離を対象に，早期ADL拡大群と発症後7日間をベッド安静とした群を比較した結果，大動脈瘤の形態やイベント発生率には差異がなく，対費用効果が得られたとする報告もある[11]．

▶▶ ③ 日常の臨床で行われている標準的な方法，経験的に有用と思われる方法

専門家諸氏の見解をまとめるとStanford分類やDeBakey分類，解離腔の状態およびULPの有無，大動脈最大短径[12]を考慮した重症度分類（図1）を行い，表3に示す進行基準を目安に心大血管疾患リハビリテーションコースを適応することが望ましい．ステージ進行の判断は画像所見と血圧評価値を参考に進め，適宜降圧薬の調整が必要である．CRPなどのバイオマーカーの増悪時には造影CT検査など再評価も考慮する．

表3 急性期心大血管疾患リハビリテーションの実施期間

ステージ	1週間コース 真性瘤 SBP≦140mmHg	2週間コース 血栓閉塞型 SBP≦130mmHg	3週間コース ULPあり SBP≦120mmHg	4週間コース 血栓開存型 SBP≦120mmHg
Ⅰ：端座位	1病日以内	1病日から	1病日から	7病日まで
Ⅱ：椅子座位	2病日以内	2病日から	3病日から	14病日まで
Ⅲ：廊下歩行	3病日以内	3病日から	7病日以降 ULPを評価しながら	14病日以降 血栓化を評価しながら
Ⅳ：廊下歩行	4病日以内	4病日から		
Ⅴ：棟内自由	5病日以内	5病日から		
Ⅵ：院内自由	6病日以内	6病日から	14病日以降 CTで判断	21病日以降 CTで判断
Ⅶ：施設内自由	7病日以内	7病日から		

（SBP：収縮期血圧）

2 血圧管理の具体的方法はありますか？

≫ ① 関連ガイドライン

「大動脈瘤・大動脈解離診療ガイドライン（2011年改訂版）」[1]や，「心血管疾患におけるリハビリテーションに関するガイドライン（2012年改訂版）」[3]には，血圧の管理指標について記載されている．超急性期では著しい高血圧，引き裂かれるような痛み，血圧の左右差などが重要な評価項目であるとされており[13]，血圧の左右差が新たに出現した場合は再解離を疑う．したがって収縮期血圧の絶対値だけではなく，上肢および下肢血圧の左右差を評価することは有意義である．

≫ ② リサーチエビデンス

大動脈解離の偽腔別の管理方法では，血栓部分閉塞型は収縮期血圧値ではなく平均血圧が再解離などを規定するとの報告[14]もあり，収縮期血圧を指標とする場合や平均血圧を指標とする場合など，解離腔のタイプと血圧評価に関しては今後も臨床研究が必要である．

≫ ③ 日常の臨床で行われている標準的な方法，経験的に有用と思われる方法

大動脈解離は基礎疾患として高血圧症がある場合が多く，心大血管疾患リハビリテーション実施中の血圧評価はもちろんのこと，日内変動や，排泄・入浴時の血圧上昇を抑える教育的指導が必要である[4]．平地歩行，階段昇降，荷物の運搬，布団の上げ下ろし，調理など日常生活活動での血圧値も確認することが望ましい．起床時の血圧が高くなる早朝高血圧や夜間睡眠時の血圧低下を認めない non-dipper 症例など，日常生活で血圧上昇が予測される時間帯を明確にすることも血圧管理の具体的方法である．

3 有酸素運動や無酸素運動は有効ですか？

≫ ① 関連ガイドライン

「大動脈瘤・大動脈解離診療ガイドライン（2011年改訂版）」[1]や，「心血管疾患におけるリハビリテーションに関するガイドライン（2012年改訂版）」[3]にも，有酸素運動や無酸素運動に関しては個別に取り上げられていない．

≫ ② リサーチエビデンス

大動脈瘤の形成には血行力学でいわれる「ずり応力」が関与しており，このずり応力の低下が動脈硬化および瘤形成を助長していると考えられる[15]．このずり応力は自転車エルゴメータを利用した下肢の運動で，増加することが確認されている[16]．さらにマウスを用いた実験では腹部大動脈瘤の大動脈最大短径が減少することも確認されている[17]．これらの報告は有酸素運動が大動脈瘤の予防・抑制効果があることの裏付けであり，積極的な運動療法導入が期待される．

▶ ③ 日常の臨床で行われている標準的な方法，経験的に有用と思われる方法

　　高齢者に好発する大血管疾患は，運動器疾患，感染症，精神機能障害などのADL障害を合併する場合が多い[18]．回復期から維持期のADL機能に着目すれば，無酸素運動（筋力増強）は有効であると考えられる．しかし，血圧の上昇は病態を悪化させるので，運動処方には留意が必要である．低強度かつ休止期を長くとるなど工夫をすれば，ADL維持向上につながる筋力強化が実施できる．

4 回復期・維持期の理学療法介入は有効ですか？

▶ ① 関連ガイドライン

> 「大動脈瘤・大動脈解離診療ガイドライン（2011年改訂版）」[1]には，5年後の全死亡回避率ではStanford分類A型の血栓開存型で23％にとどまるが，それ以外の病態では64％〜97％と比較的良好な成績が報告されている．しかしながら，復職などの社会復帰に関しては決して満足の得られる数値ではなく[19]，医療者側が就労の許可を出すエビデンスをもっていない現状である．

▶ ② リサーチエビデンス

> 　　回復期・維持期の研究報告は非常に少ない分野であるが，Stanford分類B型解離を対象とした投薬治療の予後に関する研究では，アンジオテンシン変換酵素阻害薬（angiotensin-converting enzyme inhibitor：ACEI）投与群でイベント発生率を下げたとの報告がある[20]．したがって，十分な降圧療法併用下での，心大血管疾患リハビリテーションに関するエビデンス報告も今後期待できる．

▶ ③ 日常の臨床で行われている標準的な方法，経験的に有用と思われる方法

　　24時間血圧測定やワークシュミレーションなど個々のADLレベルにあわせた血圧評価と生活指導などテーラーメードな対応を実施する．

5 脳梗塞や脊髄梗塞を合併した場合のエビデンスはありますか？

▶ ① 関連ガイドライン

> 脳梗塞や脊髄梗塞に関して個別に取り上げられていない．

▶ ② リサーチエビデンス

> 　　症例報告として散見される程度で，リサーチエビデンスを記載した項目は見当たらない．

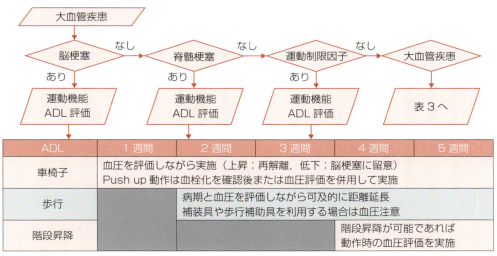

図3 合併症の有無と対応

③ 日常の臨床で行われている標準的な方法，経験的に有用と思われる方法

　脳梗塞や脊髄梗塞または運動器障害などの重複障害例の場合は，合併症の程度とADL到達レベルをまず評価する．ADL到達レベルが車椅子であれば大血管疾患発症後1週間程度を目安に，血圧反応を評価指標として実施する．ADL到達レベルが歩行であれば，大血管疾患の病態により歩行開始時期を判断する．血栓開存型であれば3週以降を目安に，血栓閉塞型であれば椅子座位獲得後から開始する．当然，補装具の有無や歩行補助具の使用状況によって，血圧反応は変わってくることが予測されるため，歩行の可否は血圧反応を評価指標として判断する．ADL到達レベルが階段昇降まで可能であれば，運動機能障害は軽度であると考えられるので，大血管疾患の病態を中心に進行状況を判断する（図3）．

6 呼吸筋トレーニングは有効ですか？

① 関連ガイドライン

呼吸筋トレーニングに関して個別に取り上げられていない．

② リサーチエビデンス

リサーチエビデンスを記載した項目は見当たらない．

▶▶ ③ 日常の臨床で行われている標準的な方法，経験的に有用と思われる方法

　　大血管疾患に特異的ではないが，急性発症にて ICU（Intensive Care Unit）に入院し全身管理が必要な症例においても，早期抜管や早期離床および無気肺や肺炎などの合併症予防は必須項目である[21]．したがって，急性期から呼吸リハの知識と技術の活用が有用であるが，大血管疾患にとって過度な血圧上昇は禁忌である．

7 患者教育 / ホームエクササイズの指導は有効ですか？

▶▶ ① 関連ガイドライン

患者教育 / ホームエクササイズに関して個別に取り上げられていない．

▶▶ ② リサーチエビデンス

リサーチエビデンスを記載した項目は見当たらない．

▶▶ ③ 日常の臨床で行われている標準的な方法，経験的に有用と思われる方法

　　高血圧症が発症の誘因となる大血管疾患にとっては再発予防が必要である．したがって，服薬の継続と減塩指導，減量と低強度の運動継続が有用であり，回復期や維持期の理学療法の主要項目である．

8 理学療法は精神・情緒的要因に有効ですか？

▶▶ ① 関連ガイドライン

精神・情緒的要因に関して個別に取り上げられていない．

▶▶ ② リサーチエビデンス

リサーチエビデンスを記載した項目は見当たらない．

▶▶ ③ 日常の臨床で行われている標準的な方法，経験的に有用と思われる方法

　　就労や日常活動における血圧上昇の不安など指摘はされているが，リサーチベースでの検討はなされていない[22]．

（渡辺　敏）

■ 文献

1) 高本眞一（班長）：大動脈瘤・大動脈解離診療ガイドライン，（2011年改訂版）．
   http://www.j-circ.or.jp/guideline/pdf/JCS2011_takamoto_h.pdf（2014.3.18）
2) 渡辺 敏：大血管．急性期リハビリテーションマニュアル増補版，三輪書店，2013，pp134-146.
3) 野原隆司（班長）：心血管疾患におけるリハビリテーションに関するガイドライン，（2012年改訂版）．
   http://www.j-circ.or.jp/guideline/pdf/JCS2012_nohara_h.pdf（2014.3.18）
4) 渡辺 敏：大動脈解離．理学療法リスク管理マニュアル，第3版，三輪書店，2012，pp111-138.
5) Daily PO, et al：Management of acute aoltic dissections. Ann Thorac Surg 10：237-247, 1970.
6) DeBakey ME, et al：Surgical management of dissecting aneurysms of the aorta. J Thorac Cardiovasc Surg 49：130-149, 1970.
7) Makita S, et al：Behavior of C-reactive protein levels in medically treated aortic dissection and intramural hematoma. Am J Cardiol 86：242-244, 2000.
8) Avi Shimony, et al：Meta-Analysis of Usefulness of D-Dimer to Diagnose Acute Aortic Dissection. Am J Cardiol 107：1227-1234, 2011.
9) 齊藤正和・他：急性大動脈解離術後患者に対する入院期および回復期心大血管疾患リハビリテーションの安全性と効果．JJCR 14：174-179, 2009.
10) 福井大祐：腹部大動脈瘤に対するステントグラフト治療．信州医誌 56：183-190, 2008.
11) Tetsuya Niino, et al：Optimal Clinical Pathway for the Patient With Type B Acute Aortic Dissection. Circ J 73：264-268, 2009.
12) Kenich Sakakura, Norifumi Kubo, et al：Determinants of In-Hospital Death and Rupture in Patients With Stanford B Aortic Dissection. Crculation 71：1521-1524, 2007.
13) 圷 宏一：急性大動脈解離 1．超急性期の診断と治療戦略．ICUとCCU 35：187-190, 2011.
14) Thomas T. Tsai, et al：Partial thrombosis of the false lumen in patients with acute type B aortic dissection. N ENGL J MED 357：349-359, 2007.
15) 深山紀之：大動脈瘤と血行力学．血管医学 10：265-271, 2009.
16) Taylor CA, et al：In vivo quantification of blood flow and wall shear stress in the human abdominal aorta during lower limb exercise. Ann Biomed Eng 30：402-408, 2002.
17) 松本泰治・他：定期的運動は実験的大動脈瘤マウスモデルにおいて腹部大動脈瘤形成を抑制する．JJCR 17：151-154, 2012.
18) 渡辺 敏・他：大動脈解離および大動脈瘤急性期リハビリテーションプログラム逸脱理由の検討．JJCR 15：165-168, 2010.
19) 田林晄一：心臓・大血管手術後患者の長期管理：社会復帰をどううながすか．循環器専門医 5：329-334, 1997.
20) Takeshita S, et al：Angiotensin-Converting Enzyme Inhibitors Reduce Long-Term Aortic Events in Patients With Acute Type B Aortic Dissection. Circ J 72：1758-1761, 2008.
21) 渡辺 敏：救命救急センター・ICUにおける病棟理学療法．理学療法ジャーナル 41：615-621, 2007.
22) 渡辺 敏・他：急性解離性大動脈瘤患者の退院後QOLの検討．心臓リハ 6：102-104, 2001.

16 末梢血管疾患

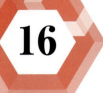

評価，治療／介入のエビデンスポイント

Q0 標準的な評価指標には何がありますか？

➡ PAD のすべての病期に共通する評価指標は，足関節上腕血圧比（ankle-brachial index：ABI）である（Class Ⅰ，エビデンスレベル B）．間歇性跛行に対してはトレッドミルを使用した歩行負荷試験（Class Ⅰ，エビデンスレベル B）もしくは 6 分間歩行（Class Ⅱ b，エビデンスレベル B）を用いて跛行出現距離，最大歩行距離，歩行前後の ABI を評価する．重症虚血肢では皮膚表在の虚血状態を確認する必要があるため，経皮的酸素分圧測定（transcutaneous oxygen pressure：$tcpO_2$），皮膚灌流圧（skin perfusion pressure：SPP）が指標となる．

Q1 PAD に有効な運動療法はありますか？

➡ はい．間歇性跛行の初期治療として監視下運動療法が推奨されている（Class Ⅰ，エビデンスレベル A）．運動の種類はトレッドミルなどを使用した歩行トレーニング，運動時間は 35～50 分 / 回，運動頻度は 3～5 回 / 週，治療期間は少なくとも 12 週間，中等度の疼痛に達するまでの歩行と休息を反復するプロトコルが推奨されている（ACC/AHA ガイドライン）．

Q2 血行再建術によって血流が改善すれば，運動療法を行う必要性はなくなりますか？

➡ いいえ．関連ガイドラインに血行再建術後の運動療法に関する推奨事項は記載されていないが，血行再建術後の監視下運動療法による歩行機能の改善が報告されている．また，心血管疾患危険因子の管理においても運動療法の必要性は高いと考えられる．

Q3 PAD に対してコンセンサスの得られている物理療法はありますか？

➡ はい．理学療法士が実施可能な物理療法として，間歇的空気圧迫の有効性に関する報告がある．わが国における関連ガイドラインでは重症虚血肢に対する人工炭酸泉足浴があげられている（推奨グレード B，エビデンスレベル 4b）が，エビデンスについては構築段階である．

Q4 ホームエクササイズの指導は有効ですか？

➡ はい．関連ガイドラインでは，間歇性跛行肢に対し監視下運動療法を行うことが困難な場合に内服薬併用在宅運動療法を推奨している（Class Ⅱ a，エビデンスレベル C）．

Q5 フットケアとして理学療法は何をしますか？

➡ 下肢虚血を有する糖尿病患者に対する治療の一環としてフットケアの必要性が述べられている（Class Ⅰ，エビデンスレベル B）（ACC/AHA ガイドライン）．フットケアのうち，理学療法と関連するケアの一つが，適切なフットウエアの使用に向けた介入である．

Q6 病態の進行予防に理学療法は寄与できますか？

➡ はい．PAD は動脈硬化性疾患であり，運動療法による降圧，脂質プロファイルの改善（Class Ⅰ，エビデンスレベル A）および患者教育による禁煙（Class Ⅱ，エビデンスレベル A）など，動脈硬化危険因子の是正効果が期待される．

16 末梢血管疾患

末梢血管疾患はどのような疾患ですか

末梢動脈疾患（peripheral arterial disease：PAD）は，冠動脈より末梢側の動脈閉塞または狭窄に伴い，四肢および臓器の虚血を呈する疾患である．PADの病態は多様であるが，大部分はアテローム性動脈硬化により末梢動脈に慢性の狭窄または閉塞をきたす閉塞性動脈硬化症（arteriosclerosis obliterans：ASO）であり，下肢動脈に好発する．本稿ではASOについて記述するが，近年，ASOとPADは同義語として使用されているため，以降の表記はPADで統一する．

PADの症状は虚血の程度によって異なる．血管病変が認められても完全に代償されていれば無症状（無症候性PAD）であり，運動時のみ虚血症状が顕在化する場合は間欠性跛行が主症状となる．さらに重篤な血管病変が存在する場合は，主症状として安静時疼痛や虚血性潰瘍／壊疽がみられる．表1に臨床症状に基づく重症度分類を示す．有病率は3～10%，70歳以上においては15～20%とされており，喫煙・糖尿病・異常脂質血症・高血圧・加齢などが危険因子である[1]．

末梢血管疾患はどのような経過をたどりますか

無症候性PADおよび間欠性跛行における5年後の転帰として，跛行症状の安定（70～80%），跛行症状の悪化（10～20%），重症下肢虚血（critical limb ischemia：CLI）（1～2%）が指摘されている．一方，CLIの予後は不良であり，1年後の転帰として下肢切断（25%），死亡（25%）が指摘されている．また，PADは全身の動脈硬化を反映した病態でもあり，死因の75%は心筋梗塞や脳血管疾患などの心血管イベントである[2,3]．

間欠性跛行の治療では運動療法と薬物療法が併用される．運動療法の詳細は後述するが，血管内皮機能の改善，筋代謝の改善などの効果が期待される．薬物療法では血管拡張作用を有するシロスタゾールの投与が有効である．運動療法，薬物療法，いずれも連続歩行距離の延長，QOL改善が報告されている[4,5]．一方，運動療法と薬物療法で症状の改善が得られず日常生活に支障をきたしている場合やCLIにおいては，血行再建術が選択される．血行再建術には血管内治療と外科的血行再建術があり，虚血の重症度，閉塞型などから総合的に適応を判断する．間欠性跛行症例では血行再建術により連続歩行距離の延長，QOL改善，CLIにおいては救肢率・生存率の改善が見込まれる[6]．また，CLIに対する補助療法とその効果については，高気圧酸素治療による潰瘍治癒促進[7]，硬膜外脊髄刺激

表1 ASOの重症度分類

Fontaine分類

度	臨床所見
Ⅰ	無症候
Ⅱa	軽度の跛行
b	中等度から重度の跛行
Ⅲ	安静時疼痛
Ⅳ	潰瘍・壊疽

Rutherford分類

度	群	臨床所見
0	0	無症候
Ⅰ	1	軽度の跛行
	2	中等度の跛行
	3	重度の跛行
Ⅱ	4	安静時疼痛
Ⅲ	5	限局した組織欠損
	6	広範な組織欠損

による疼痛緩和と救肢率改善[8]などが報告されている．PADの治療においては心血管疾患危険因子の管理も重視され，いずれの病期においても，血圧・血糖値・血清脂質値の是正や禁煙指導が行われる．

3 標準的な評価指標には何がありますか

① 関連ガイドライン

関連ガイドラインについて

国際的なPADの関連ガイドラインとして，「下肢閉塞性動脈硬化症の診断・治療指針Ⅱ（TASC Ⅱ）(2007)」[1]および「ACC/AHAガイドライン」[2,3]がある．また，わが国では日本循環器学会等の合同研究班による「末梢閉塞性動脈疾患の治療ガイドライン（JCS2009）」[9]があり，PADに対するリハビリテーションについては「心血管疾患におけるリハビリテーションに関するガイドライン（2012年改訂版）」[4]でもふれられている．なお，推奨事項は，「ACC/AHAガイドライン」[2,3]，「末梢閉塞性動脈疾患の治療ガイドライン（JCS2009）」[9]，「心血管疾患におけるリハビリテーションに関するガイドライン（2012年改訂版）」[4]ではクラス分類（Ⅰ～Ⅲ）およびエビデンスレベル（A～C），「下肢閉塞性動脈硬化症の診断・治療指針Ⅱ（TASC Ⅱ）」[1]では推奨グレード（A～C）として表記されている．

評価指標について

主要動脈の血行動態指標：PADが疑われる患者の初期評価として足関節上腕血圧比（ankle-brachial index：ABI）が推奨されている（Class Ⅰ，エビデンスレベル B）．ABIは足関節収縮期血圧を左右いずれか高いほうの上腕収縮期血圧で除した数値である．ABIの低下は末梢動脈に狭窄または閉塞が存在することを示唆する．しかし，脛骨動脈に高度の血管石灰化を有する場合，足関節収縮期血圧の測定が困難であり，ABIの異常高値や偽陰性を示す．血管壁の石灰化によりABIが1.4以上を示す症例においては，足趾動脈を用いて足趾上腕血圧比（toe-brachial index：TBI）から虚血の有無を判定する（Class Ⅰ，エビデンスレベル B）．特に，高度な血管石灰化を生じやすい糖尿病や腎不全を合併している症例においては，ABIの解釈に注意を要するとともに，TBIの測定を検討する必要がある．ABI，TBIの判定基準を**表2**に示す．

歩行障害の評価指標（間歇性跛行）：間歇性跛行の重症度および治療効果を判定する主要な客観

表2　ABI*・TBI**の判定基準

項目	算出値	判定
ABI	1.00 ≤ ABI ≤ 1.40	正常
	0.91 ≤ ABI ≤ 0.99	境界域
	ABI ≤ 0.90	末梢動脈の狭窄・閉塞を疑う
	1.40 < ABI	判定不能
TBI	TBI < 0.70	末梢動脈の狭窄・閉塞を疑う

＊ABI：ankle-brachial index（足関節上腕血圧比）
＊＊TBI：toe-brachial index（足趾上腕血圧比）

的評価項目は，トレッドミルを用いた歩行負荷試験である（Class I，エビデンスレベル B）．歩行負荷試験では最大歩行距離（maximal walking distance：MWD），無痛歩行距離（pain-free walking distance：PFWD）および歩行前後の ABI を評価する．TASC II では，安静時 ABI の測定後に，トレッドミル（3.2km/h，勾配 10〜12％）を用いて痛みが生じるまで（または最長 5 分間）歩行し，再び ABI を測定するプロトコルが明示されており，この際，安静時と比較して 15〜20％の ABI 低下を認めれば PAD と診断される．また，わが国では速度 2.4km/h にて PFWD，MWD，歩行前後の ABI を評価することが推奨されている[4]．

一方，重度の大動脈弁狭窄症，コントロール不良の高血圧，重度のうっ血性心不全，慢性閉塞性肺疾患，その他，運動制限のある併存症を有する対象者においては，歩行負荷試験は適応とならない[1]．また，高齢者やトレッドミル試験が困難な対象者では 6 分間歩行による評価が有用である（Class II b，エビデンスレベル B）．

一方，歩行障害質問票（Walking Impairment Questionnaire：WIQ）を用いて，階段昇降や歩行速度を含め，日常生活で感じる困難さを評価することも重要である（推奨グレード B）．

皮膚表在血行動態の評価指標（重症虚血肢）：関連ガイドラインには，皮膚微小循環の評価指標として経皮的酸素分圧，皮膚灌流圧，サーモグラフィーなどが提示されている[1, 9]．

PAD の診断および病態評価は，複数の生理学的検査，画像検査を組み合わせて行われる．下肢血行動態を反映する理学所見および症状の変化に留意して理学療法を実施する必要があるため，カルテに記載された検査結果を正しく解釈し，対象者の病態を把握する．「ACC/AHA ガイドライン」[2, 3]にて推奨されている生理学的検査および画像検査を表 3 に示す．

PAD の診療においては，病態の経過を日常的に把握するための評価事項として下記の理学所見や質問紙を用いた主観的評価も重要である．

視診：TASC II では，PAD の早期同定の重要性が指摘されており（推奨グレード C），視診と日常的な足の観察の必要性が明記されている．特に，足部潰瘍形成リスクの高い対象者において，足部の視診は異常の早期発見，早期治療を行ううえで重要である．視診では，潰瘍／壊疽，局所感染の徴候，皮膚の色（チアノーゼ，発赤，蒼白など），脱毛，下肢筋萎縮，変形などの有無を確認し，該当項目がある場合はその程度を観察する．

触診：PAD が疑われる場合，末梢の拍動を評価すべきである（Class I，エビデンスレベル C，推奨グレード B）．下肢動脈では，大腿動脈，膝窩動脈，後脛骨動脈，足背動脈の拍動を触診する．拍動は 0（消失），1（減弱），2（正常），3（境界）とグレード分けされる．また，触診にて冷感の

表 3　ACC/AHA ガイドラインで推奨される生理学的検査および画像検査

生理学的検査	足関節上腕血圧比（ankle-brachial index；ABI） 足趾上腕血圧比（toe-brachial index；TBI） 分節的下肢収縮期血圧測定 分節的プレチスモグラフィ（容積脈波記録）
画像検査	血管造影 　Digital subtraction angiography（DSA） 　Magnetic resonance angiography（MRA） 　Computed tomographic angiography（CTA） 超音波検査 　連続波ドプラ法 　Duplex 法

有無も評価する．

主観的評価：Medical Outcomes Short Form 36（SF-36）を用いて，対象者の主観から治療の成否を評価する（推奨グレード B）．

② リサーチエビデンス

間歇性跛行の評価指標

　間歇性跛行の重症度判定および治療方針決定の際，歩行負荷試験前後の ABI の変化または近赤外線分光法（near infrared spectroscopy：NIRS）により測定できる酸素化ヘモグロビンと脱酸素化ヘモグロビンの変化量および回復時間が評価指標となる．

　Ohta らは，間歇性跛行症例に対する監視下運動療法の適用に際し，速さ 2.4km/h，勾配 12％で 40m（1 分間）歩行した後の ABI が歩行前の数値まで回復する時間（ABI 回復時間）を測定し，ABI 回復時間が 12 分以内の場合は歩行トレーニングの適応があると報告している[10]．

　市来は，間歇性跛行症例において，速度 2.0km/h，傾斜 12％で 100m の歩行を実施した後に，NIRS により酸素化ヘモグロビンおよび脱酸素化ヘモグロビンが基線に回復するまでの時間（回復時間）が虚血の重症度を反映し，運動療法の効果判定に利用できることを報告している[11]．

QOL の評価指標

　PAD の疾患特異的な QOL 評価として，Vascu QOL（Vascular Quality of Life）の有用性が示され，日本語版でも信頼性と妥当性が検討されている[12]．Vascu QOL は，Activity（8 項目），Symptom（4 項目），Pain（4 項目），Emotional（7 項目），Social（2 項目）の 5 つのドメインから構成され，各項目 7 段階の選択肢から回答する．従来，PAD 患者の疾患特異的 QOL の評価に用いられてきた WIQ が間歇性跛行を対象としているのに対し，Vascu QOL は CLI を含め，PAD の幅広い病態を対象としている．また，Vascu QOL の項目を 6 つに限定し，より臨床で使用しやすいものに改変した Vascu QOL-6 も報告されており，その有用性についてさらなる報告が待たれる[13]．

重症虚血肢の評価指標

　足関節血圧の測定が困難な高度血管石灰化症例において足関節血圧を推定する手段として "Pole test" が報告されている．Pole test は，超音波ドプラ血流計を用いて仰臥位にて当該下腿動脈の拍動を確認し，下肢をゆっくり挙上して，拍動音が消失する高さを収縮期血圧とし，圧力単位の変換を行うことで足関節血圧を推定する方法である（10cmH_2O = 13mmHg）．Paraskevas らは Fontaine III 度，IV 度の PAD 患者を対象として Pole test を行い，感度 95％，特異度 73％にて重症下肢虚血の検出が可能であったことを報告した[14]．

③ 日常の臨床で行われている，経験的に有用と思われる評価指標

間歇性跛行の評価指標

　理学療法士が臨床で関わる Fontaine II 度の PAD 患者に対しては，MWD および PFWD を測定する．先述のように，通常であればトレッドミルによる評価を実施するが，PAD を有する対象者のなかには，加齢や慢性腎不全，脳血管疾患など複数の合併症を有するため歩行安定性を欠く者も多く，安全が確保されるよう，速度および傾斜を個人の能力に合わせて調整したり，平地での快適速度歩

行とすることも多い．速度および傾斜を調整したうえで治療前後の評価を実施する場合は評価条件を統一する．平地での快適速度歩行とした場合は，最大歩行時間および跛行出現時間も同時に計測し歩行速度を含めた評価を行う．

重症虚血肢の評価指標

皮膚微小循環の評価のうち，経皮的酸素分圧とサーモグラフィーは測定環境を整えることができれば，理学療法士も測定が可能という点で，理学療法介入時のCLIの評価指標として有用であると考えられる．しかし，測定機器が高価な点や，結果が測定環境に左右されやすいなどの点から，理学療法室で測定が行われる機会は少なく，Vascular-Labや生理検査室にて血管超音波検査・皮膚灌流圧測定とあわせて行われることが多い．したがって，臨床場面では，他部門で行われた血管検査結果を確認しながら，理学療法室では疼痛評価，潰瘍径および皮膚色などを経時的に評価することで治療効果を判断しているのが現状である．潰瘍の径・深さは治療方針を検討する際に有用な評価指標となるため定期的に医師の回診に同行して患部の写真撮影を行い，潰瘍形成部位や感染の有無，皮膚色の変化を直接確認するのが望ましい．

経皮的酸素分圧・皮膚灌流圧ともに，ガイドラインには基準値が明記されていないが，臨床的には潰瘍治癒の可否や切断高位の決定をする際の指標として活用されており，30〜40mmHgが目安とされる．病態識別値（カットオフ値）を示す複数の先行研究がみられるが，合併症や虚血の重症度などによって若干数値が異なる．

推奨される治療／介入の方法にはどのようなものがありますか

1 PADに有効な運動療法はありますか？

>> ① 関連ガイドライン

「ACC/AHAガイドライン」[2, 3]を始め，すべてのガイドラインで間歇性跛行肢の初期治療として監視下運動療法が推奨されている（Class I，エビデンスレベルA，推奨グレードA）．トレッドミルもしくはトラック歩行が推奨されており，運動プロトコル（歩行による下肢痛が中等度に達するまで歩行した後に休息し，下肢痛が消失したら再度歩行を開始する）も各ガイドラインで共通である．しかし，1回の運動時間やその頻度，治療期間はガイドラインごとに若干異なる（**表4**）．運動の前後にウォーミングアップおよびクールダウンを設ける．また，「ACC/AHAガイドライン」[2, 3]では運動療法のキーエレメントとして運動負荷試験の結果に基づいて内容を個別化する必要性を明示している．

②リサーチエビデンス

間歇性跛行に対する監視下運動療法については数々の運動手段が試みられている．以下に自転車エルゴメータ，上肢エルゴメータ，レジスタンストレーニングの有効性に関する報告をあげる．

村瀬らは，間歇性跛行症例に対し最大負荷強度の70％で1日30分，週3回，6週間の自転車エルゴメータを実施し，MWD，peak $\dot{V}O_2$，NIRSにおける腓腹筋のHb/MbO_2回復時間の改善を報告している[15]．

Treat-Jacobsonらは間歇性跛行症例に対し1週間あたり3時間の監視下上肢エルゴメーター運動を12週間にわたって実施したところ，MWDが53％，PFWDが82％増加し，いずれも対照群に比べ有意な改善であったことを報告している[16]．

McDermottらは，ABIが0.95未満のPAD症例に対し1週間に3回のレジスタンストレーニングを24週間にわたって実施したところ，歩行時間，QOL，階段昇降能力の向上を認めたことを報告している[17]．一方，関連ガイドライン[2,3]では，レジスタンストレーニングについて，筋力や筋持久力，代謝など，全般的健康への効果を認める一方，間歇性跛行患者の歩行能力を改善させるものではないと明示されており，運動療法実施時にはその目的とする効果を明確にし，適応を検討する必要がある．

表4 各ガイドラインにおいて推奨される監視下運動療法の詳細

推奨される運動内容	TASC II[1]	ACC/AHA ガイドライン[2,3]	末梢閉塞性動脈疾患の治療ガイドライン（JCS2009）[9]	心血管疾患におけるリハビリテーションに関するガイドライン（2012年改訂版）[4]
種類	トレッドミル歩行 トラック歩行			トレッドミル歩行 自転車エルゴメータ ペースメーカ付きのトラック
強度	跛行症状が3〜5分以内に生じる程度の速度と傾斜		跛行を生じるに十分な強度	初めは傾斜12％，速度2.4km/hで「ややつらい」程度（New Borg指数6〜8/10）の下肢疼痛が生じるまで．
プロトコル	歩行による疼痛が中等度に達したら休息する．運動−休息−運動のパターンを繰り返す．			同左．休息時間は1〜5分
持続時間	最初は35分，対象者が慣れるにつれ50分まで延長する．	最初は35分．5分ずつ延長し50分まで．	30分〜1時間/回	
頻度	3回/週	3〜5回/週	3回/週	1〜2回/日 3回以上/週
治療期間	3ヵ月	少なくとも12週	3ヵ月	3〜6ヵ月
強度増量の目安	10分以上歩ける場合，速度や勾配を増加する．3.2km/hで歩けるようであれば勾配を増加する．歩行速度4.8km/hを目標とする．			10分以上歩ける場合，速度を3.2km/hとするか，傾斜を強くする．歩行速度4.8km/hを目標とする．

③ 日常の臨床で行われている標準的な方法，経験的に有用と思われる方法

上記関連ガイドラインおよびリサーチエビデンス，施設設備の面などを考慮すると，日常の臨床においてはトレッドミルもしくは自転車エルゴメータによる運動療法が中心となることが多い．特に，自転車エルゴメータは転倒の危険が少なく安全面からも取り入れやすい．また，レジスタンストレーニングも併用するが，１RM を指標とした負荷強度の設定は，評価にあたり患者の身体的負担が大きいため，運動中の自覚的疲労感およびバイタルサインなどを参考に負荷強度を設定し，重錘やトレーニングチューブなどを用いて実施されているのが現状である．

また，運動療法開始前に心肺運動負荷試験を行うことで，運動中の心血管系イベントに対するリスク管理のみでなく，高血圧や脂質異常症，糖尿病など PAD のリスクファクターの管理として有効な運動量の把握も可能である．

2 血行再建術によって血流が改善すれば，運動療法を行う必要性はなくなりますか？

① 関連ガイドライン

関連ガイドラインの推奨事項には，血行再建術後の運動療法に関する記述はない．しかし，PAD 患者における心血管疾患危険因子の管理の必要性は明らかである．特に脂質および血圧コントロールの必要性についてはガイドラインの推奨事項にあげられているうえ，運動療法による効果も明白である[4]．

② リサーチエビデンス

歩行機能からみた運動療法の必要性

Kruidenier らは，PAD 患者において，血管内治療後に監視下運動療法を実施した者と血管内治療のみを実施した者の絶対的跛行距離（absolute claudication distance：ACD）を比較し，監視下運動療法を併用した者において有意に ACD が増加することを報告した[18]．ACD は MWD と同義語として使用されているが，本稿では引用元の表記を優先しており，2種類の表記法を採用している．Afaq らは血管内治療後に歩行または運動療法を開始することが歩行距離改善の予測因子であることを報告した[19]．これらの報告から，血行再建術後の運動療法の必要性は高いと考えられる．

下肢の予後および生命予後からみた運動療法の必要性

Flu らは血行再建術前に歩行が自立していない対象者では，血行再建術を施行しても長期的な歩行能力の改善が見込めないこと，下肢切断率および死亡率が高いことを報告した[20]．また，Chung らは，外科的血行再建術を施行した PAD 患者の歩行能力および生活自立度に着目し，屋外歩行が可能な者および社会生活が自立している者が術後1カ月で有意に減少することを報告した[21]．これらの報告から，下肢の転帰および生命予後，ADL を考慮すると，血行再建術後に歩行能力改善を目的とした理学療法介入を行う必要性は高いと考えられる．

≫ ③ 日常の臨床で行われている標準的な方法，経験的に有用と思われる方法

　上記関連ガイドラインおよびリサーチエビデンスを考慮し，血行再建術後は自立歩行獲得またはADL維持を目的とした理学療法を行う．周術期はリスク管理の視点から，全身状態，潰瘍・壊疽および局所感染の有無，残存虚血による安静時疼痛の有無を確認する．また，亜急性期においては心血管疾患およびその他の運動制限を必要とする併存症の管理が必要となる．潰瘍・壊疽および局所感染，虚血性安静時疼痛を認めない症例については自立歩行獲得後，歩行を中心とした監視下運動療法に移行し，潰瘍・壊疽および局所感染を認める症例では装具療法を併用しながらADL維持を目的とした介入を継続する．虚血性疼痛を有する症例においては筋活動に伴う血液需要の増加が疼痛増強を招く可能性がある点に配慮し，活動量を設定する必要がある．血行再建術後の運動療法と実施の際の注意点を図に示す．

3 PADに対してコンセンサスの得られている物理療法はありますか？
≫ ① 関連ガイドライン

　「末梢閉塞性動脈疾患の治療ガイドライン（JCS2009）」[9]では重症虚血肢に対する補助療法として炭酸泉足浴があげられている．また，「理学療法診療ガイドライン，第1版（2011）」[22]では，糖尿病足病変とPADの関連についてふれ，糖尿病足病変に対する理学療法として人工炭酸泉温浴が推奨されている（推奨グレードB，エビデンスレベル4b）．一方，「TASC II」[1]では，CLIに対する高圧酸素療法および硬膜外脊髄刺激が有用である可能性が示されているが，推奨グレードについては記載がない．また，脊髄刺激療法は外科的処置を要するため，理学療法士が実施できる物理療法ではない．

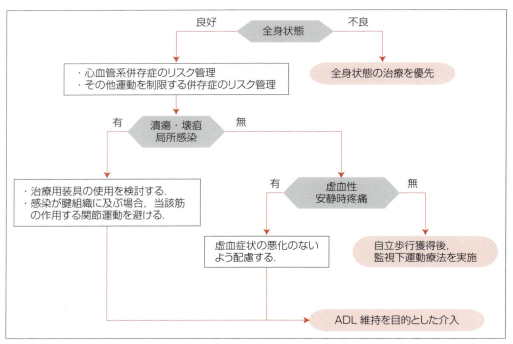

図　血行再建術後の運動療法と実施の際の注意点

>> ② リサーチエビデンス

間歇的空気圧迫

間歇的空気圧迫は足部，下腿部の空気圧迫を間歇的に行う治療である．一般的には1分間に3回，85〜120mmHg の圧迫を3秒ずつ負荷する．Delis らは間歇性跛行症例に対し薬物療法と併用して下腿部および足部の間歇的圧迫（加圧：120mmHg にて4秒，減圧：0mmHg にて16秒）を1日3時間行った結果，薬物療法のみの対象者と比較し，PFWD，ACD，安静時および運動後 ABI，QOL が有意に改善したことを報告した[23]．一方，PAD に対する間歇的空気圧迫に関するシステマティックレビューでは，治療効果として下肢血行動態の改善，安静時疼痛の軽減，歩行距離の改善，救肢の可能性が提示されているが，様々な方法，評価指標が用いられているため研究論文の比較が困難で，その最良の治療方法については大規模なランダム化試験を必要としている[24]．

人工炭酸泉足浴

炭酸泉足浴は高濃度の二酸化炭素が溶解した温水に下腿および足部を浸漬させる水治療法である．Hartmann らは間歇性跛行患者に対し二酸化炭素濃度 1000ppm，水温33度の足浴を1週間に5回，4週間にわたって実施し，PFWD の延長を確認した[25]．Toriyama らは虚血性潰瘍を有する CLI に対し，二酸化炭素濃度 1000ppm，水温 37℃にて1日2回 10 分ずつの人工炭酸泉足浴を実施し，非感染肢の 93.8％を救肢したと報告した[26]．また，Hayashi らは外科的血行再建術が施行された糖尿病患者の CLI に対し3カ月間人工炭酸泉足浴を実施した結果，97.1％の症例において虚血性潰瘍の悪化および新規形成が予防可能であり，経皮的酸素分圧の改善が確認されたことを報告した[27]．

>> ③ 日常の臨床で行われている標準的な方法，経験的に有用と思われる方法

PAD に対する物理療法はその多くがエビデンスの構築段階にある．また，間歇的空気圧迫は専用の装置が必要であり，治療の可否は診療環境に左右される．炭酸泉足浴は座位で実施でき，いずれの病期においても適応があるため汎用性が高く，運動耐容能の低下した維持透析患者にも広く実施することができる．一方，感染を伴う潰瘍や骨に達する潰瘍に対しては禁忌である．したがって，在宅で実施する場合には，実施前に足部の観察方法を含め慎重な指導を行うことに加えて，定期受診日に潰瘍径・創部感染有無・皮膚表在の血行動態評価を必ず行うことが条件となる．医療施設で炭酸泉足浴を行う際は，専用機器が使用されるが，足部潰瘍が形成されていない対象者に行う場合は，抗菌炭酸温浴剤を使用することで専用機器のない診療環境や在宅においても実施可能である．

ガイドラインには掲載されていないが，広義の物理療法として，足部創傷に対する局所陰圧閉鎖療法がある．局所陰圧閉鎖療法は潰瘍治癒期間の短縮，完治率の大幅な改善が得られることが多くの先行研究で報告されており[28]，わが国でも 2010 年に保険償還の対象となって以降，PAD 症例の足潰瘍に広く適応されるようになった．同療法は脊髄刺激療法同様，外科的処置を要するため理学療法士が実施できる治療ではないが，治療期間中（約3週間）に高率に出現する関節可動域制限を予防するための理学療法は重要である．

4 ホームエクササイズの指導は有効ですか？
≫ ① 関連ガイドライン

「末梢閉塞性動脈疾患の治療ガイドライン（JCS2009）」[9]および「心血管疾患におけるリハビリテーションに関するガイドライン（2012年改訂版）」[4]では、間歇性跛行症例に対し監視下運動療法を行うことが困難な場合に、内服薬併用在宅運動療法を推奨している（Class Ⅱ a, エビデンスレベル C）。

≫ ② リサーチエビデンス

近年，歩行指導，運動行動記録，歩数計などを用いて構造化された非監視下運動療法の有用性が報告されている[29]。Fakhryらは間歇性跛行を有するPAD患者に対し、歩行指導の掲載された情報シートとPADおよびリスクファクターに関する教育を組み合わせた在宅での歩行運動プログラムを実施し、MWD、PFWD、運動後ABI、QOLの改善を確認した[30]。また、McDermottらは間歇性跛行および無症候性PAD患者に対し在宅運動療法とグループ化認知行動療法を組み合わせた6カ月間の介入を行うことで、6分間歩行距離、最大歩行時間、身体活動量、WIQスコアの改善を確認した[31]。

一方で、監視下運動療法と非監視下運動療法を比較したシステマティックレビューでは、監視下運動療法のほうがMWDおよびPFWDの改善効果が高いことが報告されており[32]、運動療法を指導および実施する際にはそれらを念頭においたうえで適応を検討する必要があると考えられる。

≫ ③ 日常の臨床で行われている標準的な方法，経験的に有用と思われる方法

在宅運動療法においても、監視下運動療法で推奨されているように亜最大負荷（New Borg指数6〜8/10）での歩行と休息を30分間反復し、2回/日、5日/週の頻度を維持するよう指導する。

在宅運動療法を指導する際には、運動療法施行中の有害事象の発生を予防するため、運動療法の適応の有無および適切な運動量に関する評価を実施する。運動療法を禁忌とする全身疾患の有無を確認するとともに、心血管系合併症のリスク管理を行うため運動負荷心電図または心肺運動負荷試験にて安全に施行できる運動量を把握し、運動療法導入当初の数回は監視下で実施することが望ましい。

また、運動療法を継続するための動機付けも重要であり、行動記録や歩数計の活用、適切なフィードバックと運動処方の見直しを行うことのできる環境整備なども検討すべきである。

5 フットケアとして理学療法は何をしますか？
≫ ① 関連ガイドライン

潰瘍形成予防を目的としたフットケアの一環として、フットウエアの使用、日常的な足の観察、皮膚の洗浄などの必要性が指摘されている（Class Ⅰ, エビデンスレベル B）[2]。このなかで、フットウエアの使用に関しては、対象者の足の変形・足圧分布異常を考慮すること、フットウエアの正しい装着方法や着用下での日常生活動作の習得が課題となることから、理学療法の視点が必要である。

② リサーチエビデンス

　糖尿病性潰瘍など末梢神経障害が問題となる潰瘍に対しては，患部の除圧を目的とした様々な除圧装具（off-loading device）やフットウエアの使用が試みられており，対象者が着脱できない様式のものは，着脱可能なものと比較し治癒率が高いことが報告されている[33-35]．一方で，下肢虚血が問題となる症例についてはフットウエアの有効性に関する標準的な見解がなく，糖尿病性潰瘍に準じた対応がなされている．下肢虚血が併存する糖尿病性潰瘍は難治化することが指摘されており[36]，潰瘍治療を補助する観点からもフットウエアの検討が課題である．潰瘍形成予防を目的としてカスタムメイドのフットウエアが使用される機会も増えているが，その効果は患者のコンプライアンスによるところも大きいことが指摘されており[37]，理学療法介入としては着用率を高めるための指導をあわせて行う必要があると考えられる．

③ 日常の臨床で行われている標準的な方法，経験的に有用と思われる方法

　日常の臨床においては，足部潰瘍の有無により選択するフットウエアは異なる．Fontaine Ⅰ～Ⅲ度の症例については，フィッティングを確認したうえで市販靴を使用したり，足部の変形などに応じて足底板や整形靴を作製する．Fontaine Ⅳ度の症例については着脱可能な治療用サンダル（post-operative shoe など）や PTB 装具などを用いて潰瘍部の免荷を図る．なお，糖尿病足病変治療の際に用いられる total contact cast は患部の除圧が徹底されるよう該当箇所を開窓した硬性ギプス固定法で，対象者が自由に着脱できないため良好な潰瘍治癒率が確認されているが，下肢動脈血行再建術後や血液透析症例等，下肢の浮腫により周径が変化する場合や，運動や日常生活動作実施に伴う下肢血流の変化を評価する必要がある場合は適応とならない．

6 病態の進行予防に理学療法は寄与できますか？

① 関連ガイドライン

　「心血管疾患におけるリハビリテーションに関するガイドライン（2012年改訂版）」[4]では，運動療法による降圧，脂質プロファイルの改善（Class Ⅰ，エビデンスレベル A）および患者教育による禁煙（Class Ⅱ，エビデンスレベル A）など，動脈硬化危険因子の是正効果があげられている．PAD は動脈硬化性疾患であり，適切な負荷量の運動療法および患者教育が病態の進行予防に寄与する可能性が考えられる．

② リサーチエビデンス

　間歇性跛行に対する運動療法の効果として，血管内皮機能の改善，炎症改善，血管新生，血液レオロジーの改善等があげられ[38]，これらが病態の進行予防に寄与すると考えられる．一方，CLIにおいては，虚血および感染が重度で潰瘍・壊疽が深く大きい場合は下肢切断リスクが高く[39]，重症例においては積極的な運動療法の適応はない．物理療法についてもその適応は限られており，理学療法が病態の進行予防に寄与する可能性は低い．

③ 日常の臨床で行われている標準的な方法，経験的に有用と思われる方法

　PAD症例に処方される理学療法の多くは間歇性跛行が主症状であれば運動療法，CLIであればADL維持・向上を目的とした介入である．これらの症例に対しては，病態を考慮した日常生活指導やホームエクササイズの指導をあわせて行う（264頁 4 参照）．無症候性PADに対しては病態の進行予防に向けた理学療法が処方・実施される機会は極めて稀であり，スクリーニングによるPADの早期発見および予防的介入方策の立案が課題である．

（近藤恵理子，林　久恵）

■ 文献

1) 日本脈管学会編：下肢閉塞性動脈硬化症の診断・治療指針Ⅱ，メディカルトリビューン，2007．

2) Hirsch AT, et al：ACC/AHA 2005 practice guidelines for the management of patients with peripheral arterial disease (lower extremity, renal, mesenteric, and abdominal aortic)：a collaborative report from the American Association for Vascular Surgery/Society for Vascular Surgery, Society for Cardiovascular Angiography and Interventions, Society for Vascular Medicine and Biology, Society of Interventional Radiology, and the ACC/AHA Task Force on Practice Guidelines (Writing Committee to Develop Guidelines for the Management of Patients With PeripheralArterial Disease)：endorsed by the American Association of Cardiovascular and Pulmonary Rehabilitation：National Heart, Lung, and Blood Institute：Society for Vascular Nursing：Trans-Atlantic Inter-Society Consensus：and Vascular Disease Foundation. *Circulation* **113**：e463-e654, 2006．

3) Rooke TW, et al：2011 ACCF/AHA focused update of the guideline for the management of patients with peripheral artery disease (updating the 2005 guideline)：a report of the American College of Cardiology Foundation/American Heart Association Task Force on practice guidelines. *Circulation* **124**(18)：2020-2045, 2011．

4) 日本循環器学会・他：循環器病の診断と治療に関するガイドライン．心血管疾患におけるリハビリテーションに関するガイドライン（2012年改訂版）http://www.j-circ.or.jp/guideline/pdf/JCS2012_nohara_h.pdf（2014年4月閲覧）

5) Regensteiner JG, et al：Effect of cilostazol on treadmill walking, community-based walking ability, and health-related quality of life inpatients with intermittent claudication due to peripheral arterial disease：meta-analysis of six randomized controlled trials. *J Am Geratr Soc* **50**(12)：1939-1946, 2002．

6) Jones WS, et al：Treatment strategies for patients with peripheral artery disease. AHRQ comparative effectiveness reviews, Agency for Healthcare Research Quality (US), ES41-134, 2013．

7) Kronke P, et al：Hyperbaric oxygen therapy for chronic wounds. Cochrane Datebase Syst Rev, CD004123, 2012．

8) Ubbink DT, et al：Spinal cord stimulation for non-reconstractable chronic critical leg ischaemia. *Cochrane Database Syst Rev* CD004001, 2013．

9) 日本循環器学会・他：循環器病の診断と治療に関するガイドライン．末梢閉塞性動脈疾患の治療ガイドライン http://www.j-circ.or.jp/guideline/pdf/JCS2010_shigematsu_h.pdf（2014年4月閲覧）

10) Ohta T, et al：Indications for and limitations of exercise training in patients with intermittent claudication. *Vasa* **31**(1)：23-27, 2002．

11) 市来正隆：間歇性跛行肢に対する機能的評価と近赤外線分光法を利用した効率的な歩行運動療法．脈管学 **50**：449-454, 2010．

12) 山口拓洋・他：VascuQOL日本語版の信頼性と妥当性の検討．脈管学，**51**(3), 347-358, 2011．

13) Nordanstig J, et al：Vascular Quality of Life Questionnaire-6 facilitates health-related quality of life assessment in peripheral arterial disease. *J Vasc Surg* **59**(3)：700-770, 2014．

14) Paraskevas N, et al：'Pole test' measurements in clitical leg ischaemia. *Eur J Vasc Endocasc Surg* **31**(3)：253-257, 2006．

15) 村瀬訓生・他：閉塞性動脈硬化症患者に対する自転車エルゴメータによる通院型運動療法の効果．脈管学 **43**(8)：339-344, 2003．

16) Treat-Jacobson D, et al：Efficacy of arm-ergometry versus treadmill exercise training to improve wakling distance in patients with claudication. *Vasc Med* **14**(3)：203-213, 2009．

17) McDermott MM, et al：Treadmill exercise and resistance training in patients with peripheral arterial disease with and without intermittent claudication：a randomized controlled trial. *JAMA* **301**(2)：165-174, 2009．

18) Kruidenier LM, et al：Additional supervised exercise therapy after a percutaneous vascular intervention for peripheral arterial disease：a randomized clinical trial. *J Vasc Interv Radiol* **22**(7)：961-968, 2011．

19) Afaq A, et al：Predictors of change in walking distance in patients with peripheral arterial disease undergoing endovascular intervention. *Clin Caedipl* **32**(9)：E7-11,

2009.
20) Flu HC, et al：Functional status as a prognostic factor for primary revascularization for critical limb ischemia. *J Vasc Surg* 51(2)：360-371, 2010.
21) Chung J, et al：Wound healing and functional outcomes after infrainguinal bypass with reversed saphenous vein for critical limb iscgemia. *J Vasc Surg* 43(6)：1183-1190, 2006.
22) 日本理学療法士協会編：10. 糖尿病理学療法診療ガイドライン．理学療法診療ガイドライン第1版（2011），2011，pp731-856.
23) Delis KT, et al：Effect of intermittent pneumatic compression of foot and calf on walking distance, hemodynamics, and quality of life in patients with arterial claudication：a prospective randomized controlled study with 1-year follow up. *Ann Surg* 241(3)：431-441, 2005.
24) Labropoulos N, et al：Intermittent pneumatic compression for the treatment of lower extremity arterial disease：a systematic review. *Vasc Med* 7(2)：141-148, 2002.
25) Hartmann BR, et al：Effect of serial percutaneous application of carbon dioxide in intermittent claudication：results of a controlled trial. *Angiology* 48(11)：957-963, 1997.
26) Toriyama T, et al：Effect of artificial carbon dioxide foot bathing on critical limb ischemia (Fontaine Ⅳ) in peripheral arterial disease patients. *Int Angiol* 21(4)：367-373, 2002.
27) Hayashi H, et al：Immersing feet in carbon dioxide-enriched water prevents expansion and formation of ischemic ulcers after surgical revascularization in diabetic patients with critical limb ischemia. *Ann Vasc Dis* 1(2)：111-117, 2008.
28) Ubbink DT, Et al：Topical negative pressure for treating chronic wounds. *Cochrane Database Syst Rev* CD001898, 2008.
29) Makrins GC, et al：Availability of supervised exercise programs and the role of structured home-based exercise in peripheral arterial disease. *Eur J Vasc Endvasc Surg* 44(6)：569-575, 2012.
30) Fakhry F, et al：Long-term effects of structured home-based exercise program on functional capacity and quality of life in patients with intermittent claudication. *Arch Phys Med Rehabil* 92(7)：1066-1073, 2011.
31) McDermott MM, et al：Home-based walking exercise intervention in peripheral artery disease：a randomized clinical trial. *JAMA* 310(1)：57-65, 2013.
32) Fokkenrood HJ, et al：Supervised exercise therapy versus non-supervised exercise therapy for intermittent claudication. *Cochrane Database Syst Rev* CD005263, 2013.
33) Armstrong DG, et al：Off-loading the diabetic foot wound：a randomized clinical trial. *Diabetes Care* 24(6)：1019-1022, 2001.
34) Faglia E, et al：Effectiveness of removable walker cast versus nonremovable fiberglass off-brearing cast in the healing of diabetic planter foot ulcer：a randomized controlled trial. *Diabetes Care* 33(7)：1419-1423, 2010.
35) Cavanagh PR, et al：Off-loading the diabetic foot ulcer prevention and healing. *J Vasc Surg* 52(12S)：37S-43S, 2010.
36) Claesson K, et al：Role of endovascular intervention in patients with diabetic foot ulcer and concomitant peripheral arterial disease. *Int Angiol* 30(4)：349-358, 2011.
37) Bus SA, et al：Effect of custom-made footwear on foot ulcer recurrence in diabetes：a multicenter randomized controlled trial. *Diabetes Care* 36(12)：4109-4116, 2013.
38) Stewart KJ, et al：Exercise training for claudication. *N Engl J Med* 347(24)：1941-1951, 2002.
39) Schanzer A, et al：Risk strafication in critical limb ischemia：derivation and validation of a model to predict amputation-free survival using multicenter surgical outcomes data. *J Vasc Surg* 48(6)：1464-1471, 2008.

17 急性呼吸不全

評価，治療／介入のエビデンスポイント

Q0 標準的な評価指標には何がありますか？
→ 診療ガイドラインにおいて，標準的な評価指標は確立されていない．そのためリスク管理は不可欠であり，患者の状態把握が必須となる．

Q1 生存率の改善に呼吸理学療法は有効ですか？
→ いいえ．現時点では，急性呼吸不全に対する理学療法が生存率に影響を与えるというエビデンスは確立されていない．入院期間およびICU在室日数の短縮，人工呼吸器装着期間の短縮，ADL改善などの報告がされてきている．最近ではARDS患者に対する腹臥位により生存率が改善すると報告されており，さらに理学療法介入による生存率への影響を検討していく必要がある．

Q2 機能予後の改善に呼吸理学療法は有効ですか？
→ はい．理学療法の介入により，退院時のADL自立割合が改善するなど，機能改善に有効であるという報告が多くされている．2013年のsystematic reviewでは，長期的な機能予後改善をもたらすのは理学療法のみであり，より早期に介入したほうが効果は高いとされている．

Q3 呼吸機能の改善に理学療法は有効ですか？
→ はい．理学療法による早期介入により，広義に呼吸機能が改善するという報告がある．今後は，ポジショニングや早期離床などを合わせながら，呼吸機能の改善が生存予後にどのような影響を与えるかのエビデンスを確立していく必要がある．

Q4 ポジショニングは有効ですか？
→ はい．ALI/ARDS診療のためのガイドラインにおいても，急性呼吸不全に関するポジショニングの効果は，呼吸理学療法のエビデンスとして記載されている．頭部挙上や腹臥位に関する有効性は多く報告されている．特にARDS患者に対する腹臥位療法に関しては，1日10時間以上の実施により生存率を改善させるとメタアナリシスで報告されている．

Q5 急性期に筋力増強運動は必要ですか？
→ はい．急性呼吸不全患者は，人工呼吸管理による長期臥床傾向になりやすい．ICUで管理された重症患者に生じる全身的な筋力低下ICU-Acquired Weakness（ICU-AW）と呼ばれる概念もあり，早期からの筋力維持を目的にアプローチしていくべきである．

Q6 急性呼吸不全患者に対する早期離床は有効で安全ですか？
→ はい．最近の研究で，急性呼吸不全患者に対する理学療法は安全で運動生理学的効果が得られると報告されている．しかし，離床に伴うリスクを十分に理解し評価することが大前提である．

Q7 すべての急性呼吸不全患者に対し早期離床を行うべきですか？
→ いいえ．現時点では，すべての患者にルーティンに早期離床を行うべきであるとするエビデンスはない．早期離床という概念が広まっているが，研究には適応基準と除外基準が設定されており，離床に伴うリスクを十分に把握し，臨床的・客観的指標に基づいて行われるべきである．

17 急性呼吸不全

1 急性呼吸不全はどのような疾患ですか

呼吸不全とは，呼吸機能の低下により動脈血ガスが異常な値を示し，そのために正常な機能を営み得なくなった状態と定義される[1]．室内呼吸時の動脈血酸素分圧（PaO_2）が60mmHg以下となる呼吸障害，もしくはそれに相当する異常状態を基準とする．また，動脈血二酸化炭素分圧（$PaCO_2$）が45mmHg未満のⅠ型呼吸不全，$PaCO_2$が45mmHg以上のⅡ型呼吸不全に分類される．

急性呼吸不全は，急性の経過で生じた呼吸不全であるが，明確な期間の定義はない．原因として，直接的損傷である食物や唾液などの誤嚥による誤嚥性肺炎，溺水，間接的損傷である敗血症，外傷などがあげられる．また，無気肺，肺炎，肺水腫，血胸，胸水貯留，換気不全などを生じ，その多くが急性呼吸窮迫症候群（acute respiratory distress syndrome：ARDS）を発症する．

主要な症状として，換気不全や酸素化不全（拡散障害，換気血流比不均等分布，シャント）により，呼吸困難感や重篤な低酸素血症を呈する．重篤な低酸素血症に陥ることで，心臓，脳，腎臓などの重要な臓器への酸素供給が障害される結果，心機能低下，意識障害，急性腎不全などが引き起こされる．

急性呼吸不全は，急性期において臓器不全のなかでも最も頻度の高い病態とされる[2]．先行研究によると，集中治療室における患者の56％が入室時または入室後に急性呼吸不全を発症すると報告されている[3]．

2 急性呼吸不全はどのような経過をたどりますか

急性呼吸不全の多くは，ARDSを発症する．ARDSに関して，これまでは急性肺障害（acute lung injury：ALI）とARDSに分類されていた．これは，急性発症の呼吸不全で，胸部X線上の両側性の肺浸潤影を呈し，心原性肺水腫が否定できるもので，$PaO_2/FiO_2 \leq 300$mmHgをALI，$PaO_2/FiO_2 \leq 200$mmHgをARDSとして定義されてきた．しかし，急性の定義が明らかでない点や病態を正しく反映しない可能性などが議論され，2011年に欧州集中治療医学会の主導によるベルリン定義と呼ばれる新たな定義がなされた（図1）[4]．これまでのALIを廃し，ARDSの軽症・中等症・重症の3段階に分類された．この新たな定義により，急性の定義が定まったことや呼吸器以外の病態も考慮され，より詳細な予後予測が可能となった．

ARDSの経時的変化は，急性期（浸出期，発症から3〜7日以内），亜急性期（増殖期，発症から7〜21日），慢性期（線維化期，発症から21〜28日以内）に分類される[5]．

急性期の致死的要因は急性呼吸不全による重篤な低酸素血症であり，初期ARDS（early ARDS）と呼ばれる．急性期は透過性亢進に起因する肺水腫が病態の中心である．亜急性期から慢性期にかけては肺の器質化，線維化の時期であり，後期ARDS（late ARDS）と呼ばれる．亜急性期にはⅡ型肺胞上皮細胞や筋線維芽細胞の増殖，肺動脈内の器質化血栓の形成などが生じるため，この時期が病状の進行を止め，回復に向かうかどうかの分かれ目と考えられる．慢性期にはリモデリングが進行し，高度の肺線維化や気腫化などの非可逆的変化がみられる．

ARDSは，誘発因子の発症後6〜72時間後に急激に進行するため，理学療法が開始された時点で非常に状態が悪化している場合もある．

[標準的な治療方法]

ARDSに対する標準的な治療は，呼吸管理療法と薬物療法の2つに分けて考えることができる．呼吸管理については，低酸素血症を改善させるために酸素マスクや人工呼吸管理を行う．薬物療法に関しては，敗血症や肺炎など呼吸不全の原因が細菌感染症の場合は抗菌薬療法を行う．また，急性呼吸不全でステロイドパルス療法を行う場合や連日静注法でステロイドを使

	経過	酸素化	胸部X線	肺動脈楔入圧
ALI	急性	PaO$_2$/FiO$_2$≦300mmHg（PEEPレベルに無関係）	両側肺浸潤影（正面像）	測定時で≦18mmHgまたは左房圧上昇の臨床所見がない
ARDS		PaO$_2$/FiO$_2$≦200mmHg（PEEPレベルに無関係）		

	mild ARDS	moderate ARDS	severe ARDS
経過	既知の危険因子の侵襲もしくは呼吸症状の憎悪または新たな出現から1週間以内		
酸素化	PaO$_2$/FiO$_2$：201-300mmHg PEEP/CPAP≧5cmH2O	PaO$_2$/FiO$_2$：101-200mmHg PEEP/CPAP≧5cmH2O	PaO$_2$/FiO$_2$：≦101-200mmHg PEEP/CPAP≧10cmH2O
肺水腫	心不全や輸液過多で説明がつかない呼吸不全 危険因子が判然しない場合は客観的評価（心エコーなど）によって静水圧性肺水腫の否定が必要		
胸部X線	両側肺浸潤影：胸水，無気肺，結節などで説明がつかないもの		

図1 ARDSの新たな定義（ベルリン定義）　　　　　　　　　　　　　　　　　　　（文献4より引用）
これまでのALIは廃され，ARDSの重症度はmild・moderate・severeの3つに分類された．

用する場合もあるため，副作用に注意する必要がある．全身管理を行う目的での水分や栄養の輸液を行うため，輸液投与速度や尿量などIN/OUTバランスにも注意を向けることが大切である．しかし，ARDSを直接改善できる薬物療法はないのが現状である．

[治療への反応・効果]
　生命予後に関する詳細な報告は少ない．1980年代までは死亡率が約60％であったが，近年の人工呼吸管理や補助治療の進歩により31〜44.4％程度までに低下してきているが，依然として高い死亡率であることから，集中治療において克服すべき重要な課題である[3,6]．また，ARDSを発症することが多いが，発症率に関しては研究によって大きく異なる．わが国における全国レベルでの調査はないため，今後は疫学調査が必要であると考える．

 標準的な評価指標には何がありますか

>> ① 関連ガイドライン

　急性呼吸不全に関する診療ガイドラインで，理学療法の標準的な評価指標に関わるガイドラインは確立されていないのが現状である．

② リサーチエビデンス

　人工呼吸器患者に対する早期離床の安全性について，ICU における人工呼吸器患者に対し，椅子座位，立位，歩行などの介入時における生理学的指標が検討されている．除外基準の収縮期血圧 90mmHg 以下または昇圧剤が必要，呼吸数 35 回以上または P/F ratio が 200mmHg 以下の持続する呼吸不全などを満たした条件下で実施すれば，安全に可能であると報告されている[7]．また，人工呼吸器を装着した患者に対する座位や歩行，電動エルゴメーターによる他動的運動では，安全性が高く実施可能であることが報告されている[8]．

　このように，多くの報告で ICU 患者に対する early mobilization は実現の可能性があり，安全で運動生理学的効果が得られると結論づけられている．しかし，早期離床に関しては，離床に伴うリスクを十分に把握し，臨床的・客観的指標に基づいて行われるべきである．患者の急変に対する対応ができるような体制を作りながら，離床プロトコルを作成および検討していくべきである．

　一方，人工呼吸管理を必要とするような重症患者が，ICU 在室中に生じる全身が衰弱する神経筋合併症について，ICU-Acquired Weakness（ICU-AW）という概念がある．ICU-AW とは，ICU で管理された重症患者に生じる全身的な筋力低下であり，その原因が明らかでないものと定義される（表1）[9]．発生頻度として，7 日間以上人工呼吸管理下にある患者で 25〜47%[10,11]，敗血症患者では 60〜100% と高い確率で発生すると報告されている[12,13]．ICU-AW は，「人工呼吸器ウィーニングの遅延」「ICU 在室日数や在院日数の延長」「在院死亡率の増加」「長期的な機能障害の存続」などに影響を与える[13-16]．

　診断には，四肢筋力を指標とする．四肢筋力の判定には，medical research council sum score（MRC 筋力スケール）を適用する[17]．MRC 筋力スケールは，ベッドサイドで簡単に行える筋力評価方法であり，上肢 3 種類（手関節屈曲，肘関節屈曲，肩関節外転），下肢 3 種類（足関節背屈，膝関節伸展，股関節屈曲）の関節運動を左右実施する．スコア 0（筋収縮を認めない）〜5（最大抵抗に抗しうる自動運動）で，合計 12 検査におけるスコアの合計（0〜60 点）および平均（合計点/12）を求める．その合計点が 48 点未満，平均点 4 点未満を適用基準の 1 つとする．また，握力が MRC スコアと良好な相関関係を示すことから，握力測定値を指標の 1 つとすることも可能である[18,19]．

[臨床的な応用]

　急性呼吸不全の多くは，人工呼吸管理中であることが多い．したがって，後述の評価指標に加えて，人工呼吸器の設定の確認と，そのモニタリングが不可欠となる．本項では人工呼吸器の設定に関する詳細な解説は割愛するが，近年は鎮静が浅めで自発呼吸を残したうえでの各種設定が用いられる傾向にある．現時点での人工呼吸器の設定を，急性呼吸不全の病態に対応させて確認評価することが重要である．

表1　ICU-AW の診断基準

1	重症疾患発症後における全身的衰弱の発現
2	びまん性（近位筋・遠位筋），左右対称，弛緩性の筋力低下であり，一般的には脳神経機能は残存
3	MRC スコア：合計 48 点未満，平均 4 未満（検査可能な筋群において 24 時間以上隔てて 2 回以上実施）
4	人工呼吸器を装着している
5	既存の重症疾患が衰弱の原因として除外される

ICU-AW の必要最小限の基準：「1・2・3」もしくは「4・5」

（文献 9 より引用）

❯❯ ③ 日常の臨床で行われている，経験的に有用と思われる評価指標

　身体診察所見（フィジカルアセスメント）とは，視診，触診，聴診，打診の4つの方法により臨床徴候を把握する方法であり，簡便で非侵襲的かつリアルタイムでの評価が可能である．急性呼吸不全におけるそれぞれのチェックポイントを示す．

　視診では，胸郭の構造的特徴，胸郭運動の左右差および上下差，呼吸パターンの特徴，呼吸補助筋の収縮の有無などが重要である．触診では，呼吸運動に伴う胸郭拡張差，呼吸パターン，胸郭の柔軟性，呼吸筋の筋緊張などを確認し，さらに，気道分泌物の貯留に伴う振動の胸壁への伝達（rattling）により，気道分泌物の状態や部位の把握を行う．打診では，広範な無気肺，下側肺障害など含気の低下をきたすような病変の評価に有効である．聴診では，吸気呼気の区別，呼吸音の性質，左右差，副雑音の有無，さらに体位変換した際の違いも評価する．

　画像所見の評価では，病変部位や重症度，酸素化や換気の低下を生じる原因を視覚的に把握することができ，理学療法介入の選定や治療効果判定に有用である．

　ガス交換能力の評価においては，動脈血酸素飽和度（PaO_2）は吸入酸素濃度（F_IO_2）の影響を受けるため，PaO_2値のみでは酸素化能の変化は評価できない．PaO_2/F_IO_2（P/F比）を用いればF_IO_2が変化しても酸素化能の程度が比較できる．また，肺胞動脈血酸素分圧較差（$AaDO_2$）は，肺拡散能力の評価指標となる．

　嚥下機能に関し，急性呼吸不全患者は，経口摂取が中止されることが多く，唾液の分泌量が減少するために口腔内の自浄作用が障害され，口腔内常在菌の増殖により口腔内は汚染される．また，気管切開カニューレなどの人工気道の存在は，「嚥下反射時の喉頭挙上の制限」「咽頭・喉頭の感覚障害」「咽頭反射の障害」を引き起こすため，嚥下障害により不顕性誤嚥のリスクが上がることが報告されている[20]．さらに，仰臥位で管理される場面も多く，仰臥位は誤嚥を最も生じやすい体位である．したがって，体位などの姿勢評価に加え，義歯の有無，口腔内の状態（乾燥，唾液の粘性や量など），向精神薬の有無なども確認し，誤嚥のリスクを早期から把握しておくことも重要である．

　急性呼吸不全の栄養管理ガイドラインにおいて，「治療開始前に体重減少，栄養歴，病態の重症度，理学的所見，腸管機能などから栄養評価を行うべきである（グレードE）」とされている．特に血清アルブミン濃度の低下は，予後を左右する独立した危険因子であることが明らかになっている[21, 22]．しかし重症患者では，これらの栄養評価の信頼性は明らかになっておらず，血清アルブミン値などは血管透過性亢進や急性相蛋白合成の影響をうけ，栄養状態を正確には反映しない．また，身体計測法を栄養状態や栄養療法の評価に使用するには信頼性が低く適切でないとされる[23, 24]．また，栄養療法を必要とする患者には，静脈栄養よりも経腸栄養を推奨する（グレードB）とされている．さらに経管栄養実施中には，常に誤嚥の危険度を評価し，胃内停滞により逆流のリスクが疑われる症例では，リスクを減じる手段を考慮すべきである（グレードE）とされ，上述したように誤嚥への対策も必要である．

　せん妄に関し，その発症率は人工呼吸器患者の約80％，非人工呼吸器患者の20〜48％であることが報告されており[25-27]，急性呼吸不全患者を評価するうえで重要な評価となる．

　気管挿管された病態の不安定なICU患者では，従来，せん妄の評価は困難であったが，2001年にConfusion Assessment Method for the Intensive Care Unit（CAM-ICU）とIntensive Care Delirium Screening Checklist（ICDSC）が，新しい指標として発表された．ICDSCは，「①意識レベルの変化，②不注意，③失見当識，④幻覚・妄想，⑤精神的興奮・抑制，⑥不適当な気分・会話，⑦睡眠／覚醒のサイクルの障害，⑧1日の症状の変動」のうち4項目以上で陽性の場合にせん妄と診断する[28]．CAM-ICUで評価する前に，日本呼吸療法医学会の鎮静ガイドラインで推奨される鎮静スケー

ルの Richmond agitation-sedation scale（RASS）により（表2)[29]，鎮静レベルを評価することが必須である．

表2 鎮静深度の評価表（Richmond Agitation-Sedation Scale; RASS）

スコア	状態	説明	
+4	戦闘的	明らかに好戦的で暴力的な，スタッフに対する差し迫った危機	
+3	非常に興奮	チューブ類またはカテーテル類の自己抜去（攻撃的な）	
+2	興奮	頻繁な非意図的な運動，人工呼吸器ファイティング	
+1	落ち着きのない	不安で絶えずそわそわしている，しかし動きは攻撃的でも活発でもない	
0	意識清明な落ち着いている		
-1	傾眠状態	完全に清明ではないが，呼びかけに10秒以上の開眼およびアイコンタクトで応答する	呼びかけ刺激
-2	軽い鎮静状態	呼びかけに10秒未満のアイコンタクトで応答する	呼びかけ刺激
-3	中等度鎮静状態	呼びかけに動きまたは開眼で応答するがアイコンタクトなし	呼びかけ刺激
-4	深い鎮静状態	呼びかけに無反応，しかし，身体刺激で動きまたは開眼	身体刺激
-5	昏睡	呼びかけにも身体刺激にも無反応	身体刺激

評価方法
① 30秒間患者を観察（0～+4）
② 10秒以上アイコンタクトができなければ繰り返す
③ 動きがみられなければ，肩を揺するか胸骨を摩擦する

推奨される治療／介入の方法にはどのようなものがありますか

前述した評価指標と同様に，急性呼吸不全に関する診療ガイドラインで集中治療室（ICU）における呼吸理学療法を入室者全てにルーティンに実施することを支持するエビデンスは確立されていないのが現状である．「ALI/ARDS診療のためのガイドライン 第2版」，「ARDSに対するClinical Practice Guideline 第2版」において，呼吸理学療法の項目で体位変換と体位ドレナージに関して記載があるのみである．

急性呼吸不全患者は，人工呼吸管理されていることで安静を強いられている場合が多く，ICU-AWや肺合併症の助長など安静による弊害が考えられる．これらを予防するために，急性呼吸不全患者に対する理学療法の目的として，肺合併症の治療および予防，排痰の援助，人工呼吸器からの離脱援助，早期離床などがあげられる．現時点では，エビデンスは乏しいのが現状ではあるが，近年では体位管理であるポジショニング，早期離床として early mobilization や ABCDE バンドルの有効性に関する報告が多くなっており，今後のエビデンス構築が期待されている．

1 生存率の改善に呼吸理学療法は有効ですか？
❯❯ ① 関連ガイドライン

　急性呼吸不全に関する診療ガイドラインで，理学療法の標準的な評価指標に関わるガイドラインは確立されていないのが現状である．「ALI/ARDS 診療のためのガイドライン 第 2 版」，「ARDS に対する Clinical Practice Guideline 第 2 版」において，呼吸理学療法の項目で体位変換と体位ドレナージに関して記載があるのみである．

❯❯ ② リサーチエビデンス

　2013 年の ICU における理学療法に関する Systematic review によると，人工呼吸器装着中の患者に対するルーティンな多様な呼吸理学療法の有効性に関するエビデンスは明確でない．しかし，早期段階的運動（early progressive mobilization）を含む理学療法に関する RCT は，入院期間と ICU 滞在日数を短縮させ，身体機能を改善させるとともに，安全に実行可能であることを示している[30]．

❯❯ ③ 日常の臨床で行われている標準的な方法，経験的に有用と思われる方法

　ICU における早期段階的運動（early progressive mobilization）に関しては，後述する．

2 機能予後の改善に呼吸理学療法は有効ですか？
❯❯ ① 関連ガイドライン

　確立されておらず，記載がない．

❯❯ ② リサーチエビデンス

　クリティカルケアにおいて，「Progressive Mobility 」という概念がある[31]．これは，患者の目標とするベースラインへの回復に向けて，対象患者の活動レベルに応じて実施される逐次的方法による運動療法プランと定義され（図 2）[32]，ベッドでの頭部挙上，manual turning，自動および他動での関節可動域練習，持続的体位変換（continuous lateral rotational therapy；CLRT），腹臥位管理，抗重力運動，座位，歩行などの手段で構成される．これによりガス交換能改善，VAP 発生率の減少，人工呼吸器装着期間の短縮，長期における機能改善をさらに向上させる．これらの概念への意識が高まることで，合併症を予防し，治癒や回復をより早くすることが可能となる[33-35]．

17 急性呼吸不全

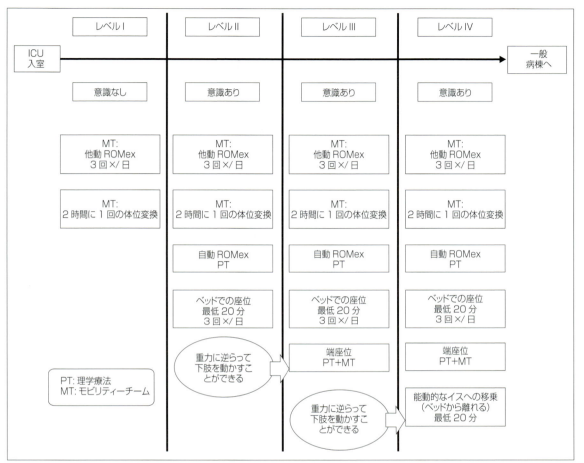

図2 progressive mobility 離床プロトコル　　　　　　　　　　　　　（文献32より改変引用）

③ 日常の臨床で行われている標準的な方法，経験的に有用と思われる方法

持続的体位変換は，全身状態の不安定な時期を除き，基本的にすべての症例で導入される．体位変換には，状況に応じて腹臥位，シムス位管理も含む．加えて，自動および他動での関節可動域練習を行い，徐々に抗重力運動，座位，歩行などの運動療法を実施する．

3 呼吸機能の改善に理学療法は有効ですか？
① 関連ガイドライン

確立されておらず，記載がない．

② リサーチエビデンス

急性呼吸不全に対する理学療法で，狭義の呼吸機能に関して単独のエビデンスは少ないが，広義には複数みられる．半座位（ファーラー位）の導入に関し，肺炎発症率についてのエビデンスには次のものがある．

2つの無作為化試験で挿管下呼吸管理患者における経管栄養時の体位（頭部挙上位と仰臥位）による肺炎発症率の比較をしている．頭部挙上群で，有意に肺炎発症率が低かった[36]．しかし，頭部挙上45°を目標としたが，実際には平均28°であり，コントロール群は10°挙上であったが，2群間では肺炎発症率に有意な差は認めなかった[37]．このことより，人工呼吸器関連肺炎（Ventilator associated pneumonia：VAP）に対する45°の頭部挙上位がVAP予防に有効であるかの結論は出ていないのが現状である（推奨度B，Level I）．

③ 日常の臨床で行われている標準的な方法，経験的に有用と思われる方法

呼吸介助手技などにより，一回換気量の改善など狭義の呼吸機能に関しては，多くの意味を有しない．肺炎発生率の低下など広義の呼吸機能の改善のため，ポジショニングや早期離床を導入することが重要である．

4 ポジショニングは有効ですか？
① 関連ガイドライン

「ALI/ARDS診療のためのガイドライン」[5]において，急性呼吸不全に関するポジショニングの効果は，呼吸理学療法のエビデンスとして記載されている．

② リサーチエビデンス

Kinetic Treatment Table（KTT）による持続的体位変換は，左右40°を1日に120回で行う．KTTに対するメタアナリシスでは，肺合併症を減少させ，挿管およびICU入室期間を短縮させたが，死亡率および入院日数には影響を及ぼさず，ARDSや敗血症の患者には無効であることが示された（推奨度C，Level I）．

腹臥位に関しては，これまで，腹臥位での呼吸管理によりARDS患者の酸素化能が改善するという報告が多くあったが，死亡率や在院日数などの予後に関する効果は明らかになっていなかったことから，ルーティンに行う必要はないとされていた（推奨度C，Level I）．

しかし，近年では重症ARDS患者に対して腹臥位により死亡率を改善させたという報告がある（図3）[38]．メタアナリシスで解析したところ，腹臥位療法は重症ARDSの死亡率を有意に低下させることが明らかになり[39]，腹臥位療法の有効性が見直されてきている．現在のところ，10時間以上の十分な腹臥位の時間が死亡率減少に寄与すると考えられているが，褥瘡や気道合併症のリスクを増加させる可能性があることも考慮しなければいけない．また，肥満患者に対してはより効果的であることも報告されている[40]．

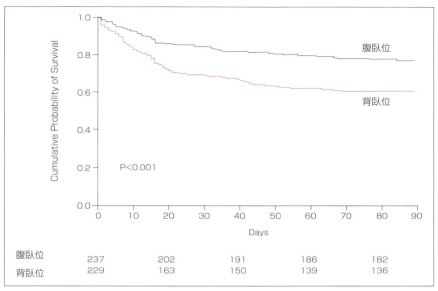

図3　重症ARDSに対する腹臥位療法の有用性　　　（文献38より改変引用）

≫ ③ 日常の臨床で行われている標準的な方法，経験的に有用と思われる方法

　通常の体位変換は，左右60°側臥位を1～2時間ごとに繰り返す方法が一般的に行われている．これは，同じ体位での長期臥床による下側肺障害などの予防および改善を目的とした体位療法は有効である．

　気道内分泌物が貯留した部位や病変部位が上側になる体位をとり，重力を利用した分泌物のドレナージ効果，肺胞リクルートメント効果，肺内水分量の吸収促進，換気血流比不均等の是正などを目指し，酸素化改善を図っていく方法である．加えて，シムス位，腹臥位，ベッドのティルトアップを進める．

5 急性期に筋力増強運動は必要ですか？
≫ ① 関連ガイドライン

確立されておらず，記載がない．

≫ ② リサーチエビデンス

　急性呼吸不全に対する筋力増強運動の方法論は十分に確立されていない．そのなかで神経筋電気刺激（Neuromuscular Electrical Stimulation：NMES）と呼ばれる下肢筋群への電気刺激による他動的収縮によってICU-AWを予防・治療する方法が注目されている．NMESの効果について，大腿四頭筋と長腓骨筋に対するNMESの効果については，CPMの発生率の低下と人工呼吸器離脱時間の短縮への有効性に関する報告がある[41]．その一方で，ICU在室日数や大腿四頭筋の筋量については有意差を認めなかったなどの報告もある[42, 43]．

≫ ③ 日常の臨床で行われている標準的な方法，経験的に有用と思われる方法

　急性呼吸不全患者における，ベッド上での筋力増強運動のポイントは，下肢筋のトレーニングであり，特に大臀筋，大腿四頭筋，下腿三等筋などの抗重力筋へのアプローチが重要である．ベッド上では，足下にバルーンや毛布をディスポシーツなどで包んだものを置き，それらを蹴りつける動作が簡便で有効である．
　一方，NMESに関しては今後は適用基準を明確にさせ，効果や方法論などに関し，検討が必要である．

6 急性呼吸不全患者に対する早期離床は有効で安全ですか？

≫ ① 関連ガイドライン

　確立されておらず，記載がない．

≫ ② リサーチエビデンス

　ICUの人工呼吸器装着中の患者は，鎮静状態であることが多いため，ベッド上で安静を強いられている．この不動状態は，ICU-AWを招く重要な因子となり，病態の重症化に関連する．さらにICU退室後の患者が以前の機能状態に回復することを阻害することが報告されている．ICUで体重が平均18％減少したARDS患者では，1年後の6分間歩行試験で予測距離の66％しか歩くことができなかったと報告されていることからも[44]，早期離床（early mobilization）の重要性がわかる．
　早期離床による効果については，多く報告されている．人工呼吸患者に対し早期離床を実施することで，鎮静および人工呼吸器装着期間が短縮し，退院時のADL自立度を有意に改善した（図4）[45]．また，7日以上のICU在室期間が予想される患者に対し，通常の理学療法に加えてベッドサイドでの自転車エルゴメーターを実施したところ，ICU退室には有意差がなかったが，退院時の6分間歩行距離とICU退室および退院時の大腿四頭筋筋力の改善を認めるなど早期離床の有効性が注目されている[46]．

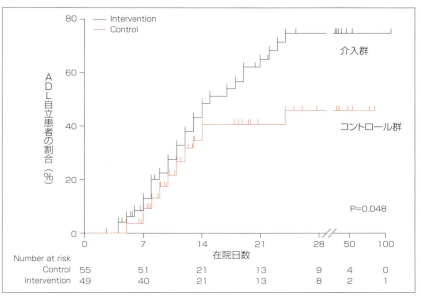

図4 理学療法士による早期離床が退院時のADLに与える影響　（文献45より改変引用）

▶▶ ③ 日常の臨床で行われている標準的な方法，経験的に有用と思われる方法

　急性呼吸不全患者に対する理学療法において，早期離床の基本は仰臥位の時間を可能な限り少なくすることである．安静仰臥位は，呼吸機能はもとより，循環機能の低下など全身に安静の弊害を及ぼす．したがって，早期からのベッドのティルトアップ，端座位，車椅子座位などへ進める．
　一方，離床に伴うリスクを十分に理解し，評価することが大前提である．

７ すべての急性呼吸不全患者に対し早期離床を行うべきですか？
▶▶ ① 関連ガイドライン

確立されておらず，記載がない．

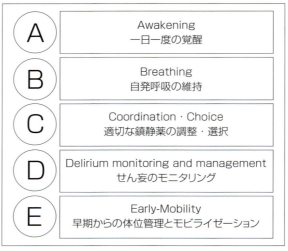

図5　ABCDEバンドル

≫ ② リサーチエビデンス

　急性呼吸不全患者に対する早期離床に関しては，ABCDEバンドルの概念が注目されている．これは，2010年頃よりでてきたもので，エビデンスが確立されている人工呼吸器装着中の患者に対する治療方法を組み合わせることで，せん妄やICU-AW，認知機能の改善が得られるのではないかという考え方である．

　A（awakening：1日1度の覚醒），B（Breathing：自発呼吸の維持），C（Coordination・Choice：適切な鎮静薬の調整・選択），D（Delirium monitoring and management：せん妄のモニタリング），E（早期からの体位管理とモビライゼーション）から構成されるABCDEバンドルは，ICU患者に対する早期介入についての可能性が提言されている（図5）[47]．ABCDEバンドル導入の効果について，導入前（146例）と導入後（150例）を比較したところ，人工呼吸器装着期間が3日短縮し，せん妄の頻度が有意に低下したと報告されている[48]．ベッド離床率・早期離床率は有意に高くなっているが，死亡率に有意差は認めていない．今後，さらなる研究が望まれる．

≫ ③ 日常の臨床で行われている標準的な方法，経験的に有用と思われる方法

　現時点にて，すべての患者にルーティンに早期離床を行うべきであるとするエビデンスはない．各研究・報告には適応基準と除外基準が設定されており，離床に伴うリスクを十分に把握し，臨床的・客観的指標に基づいて行われるべきである．

（石川　朗，沖　侑大郎）

文献

1) 厚生省特定疾患「呼吸不全」調査研究班編：呼吸不全—診断と診療のためのガイドライン—，メディカルレビュー，1996.
2) Vincent JL, de Mendonça A, et al：Use of the SOFA score to assess the incidence of organ dysfunction/failure in intensive care units：results of a multicenter, prospective study. Working group on "sepsis-related problems" of the European Society of Intensive Care Medicine. *Crit Care Med* **26**(11)：1793-1800, 1998.
3) Vincent JL, Akça S, et al：The epidemiology of acute respiratory failure in critically ill patients. *Chest* **121**(5)：1602-1609, 2002.
4) ARDS Definition Task Force. Acute respiratory distress syndrome：the Berlin Definition. *JAMA* **307**(23)：2526-2533, 2012.
5) 社団法人日本呼吸器学会ARDSガイドライン作成委員編：ALI/ARDS診療のためのガイドライン，第2版，秀潤社，2010.
6) Vasilyev S, Schaap RN, et al：Hospital survival rates of patients with acute respiratory failure in modern respiratory intensive care units. An international, multicenter, prospective survey. *Chest* **107**(4)：1083-1088, 1995.
7) Bourdin G, Barbier J, et al：The feasibility of early physical activity in intensive care unit patients：a prospective observational one-center study. *Respir Care* **55**(4)：400-407, 2010.
8) Needham DM：Mobilizing patients in the intensive care unit：improving neuromuscular weakness and physical function. *JAMA* **300**(14)：1685-1690, 2008.
9) Stevens RD, Marshall SA, et al：A framework for diagnosing and classifying intensive care unit-acquired weakness. *Crit Care Med* **37**(10)：S299-308, 2009.
10) De Jonghe B, Sharshar T, et al：Paresis acquired in the intensive care unit：a prospective multicenter study. *JAMA* **288**(22)：2859-2867, 2002.
11) Leijten FS, De Weerd AW, et al：Critical illness polyneuropathy in multiple organ dysfunction syndrome and weaning from the ventilator. *Intensive Care Med* **22**(9)：856-861, 1996.
12) Berek K, Margreiter J, et al：Polyneuropathies in critically ill patients：a prospective evaluation. *Intensive Care Med* **22**(9)：849-855, 1996.
13) Herridge MS, Cheung AM, et al：One-year outcomes in survivors of the acute respiratory distress syndrome. *N Engl J Med* **348**(8)：683-693, 2003.
14) De Jonghe B, Bastuji-Garin S, et al：Respiratory weakness is associated with limb weakness and delayed weaning in critical illness. *Crit Care Med* **35**(9)：2007-2015, 2007.
15) Ali NA, O'Brien JM Jr, et al：Acquired weakness, handgrip strength, and mortality in critically ill patients. *Am J Respir Crit Care Med* **178**(3)：261-268, 2008.
16) Herridge MS, Tansey CM, et al：Functional disability 5 years after acute respiratory distress syndrome. *N Engl J Med* **364**(14)：1293-1304, 2011.
17) Kleyweg RP, van der Meché FG, et al：Interobserver agreement in the assessment of muscle strength and functional abilities in Guillain-Barré syndrome. *Muscle Nerve* **14**(11)：1103-1109, 1991.
18) Hermans G, Clerckx B, et al：Interobserver agreement of Medical Research Council sum-score and handgrip strength in the intensive care unit. *Muscle Nerve* **45**(1)：18-25, 2012.
19) Ali NA, O'Brien JM Jr, et al：Acquired weakness, handgrip strength, and mortality in critically ill patients. *Am J Respir Crit Care Med* **178**(3)：261-268, 2008.
20) Tobin MJ1, Jubran A, et al：Pathophysiology of failure to wean from mechanical ventilation. *Schweiz Med Wochenschr* **124**(47)：2139-2145, 1994.
21) ADAs definition for nutrition screening and assessment. *J Am Diet Assoc* **94**：838-839, 1994.
22) Martindale RG1, Maerz LL：Management of perioperative nutrition support. *Curr Opin Crit Care* **12**(4)：290-294, 2006.
23) Martindale RG, Maerz LL, et al：Management of perioperative nutrition support. *Curr Opin Crit Care* **12**(4)：290-294, 2006.
24) Raguso CA, Dupertuis YM, et al：The role of visceral proteins in the nutritional assessment of intensive care unit patients. *Curr Opin Clin Nutr Metab Care* **6**(2)：211-216, 2003.
25) Ely EW, Margolin R, et al：Evaluation of delirium in critically ill patients：validation of the Confusion Assessment Method for the Intensive Care Unit (CAM-ICU). *Crit Care Med* **29**(7)：1370-1379, 2001.
26) Tsuruta R, Nakahara T, et al：Prevalence and associated factors for delirium in critically ill patients at a Japanese intensive care unit. *Gen Hosp Psychiatry* **32**(6)：607-611, 2010.
27) Thomason JW, Shintani A, et al：Intensive care unit delirium is an independent predictor of longer hospital stay：a prospective analysis of 261 non-ventilated patients. *Crit Care* **9**(4)：R375-381, 2005.
28) Bergeron N, Dubois MJ, et al：Intensive Care delirium screening checklist：evaluation of a new screening tool. *Intensive Cae Med* **27**：859-864, 2001.
29) Sessler CN, Gosnell MS, et al：The Richmond Agitation-Sedation Scale：validity and reliability in adult intensive care unit patients. *Am J Respir Crit Care Med* **166**(10)：1338-1344, 2002.
30) Stiller K：Physiotherapy in intensive care：an updated systematic review. *Chest* **144**(3)：825-847, 2013.
31) Vollman KM：Introduction to Progressive Mobility. *Crit Care Nurs* **30**：S3-S5, 2010.
32) Morris PE, Goad A, et al：Early intensive care unit mo-

bility therapy in the treatment of acute respiratory failure. *Crit Care Med* **36** : 2238-2343, 2008.
33) Krishnagopalan S, Johnson EW, et al : Body position of intensive care patients : clinical practice versus standars. *Crit Care Med* **30** : 2588-2592, 2002.
34) Goldhill DR, Badacsonyi A, et al : Aprospectivve observational study of ICU patient position and frequency of turning. *Anaesthesia* **63** : 509-515, 2008.
35) Ambrosino N, Janah N, et al : Physiotherapy in critically ill patients. *Rev Port Pneumol* **17** : 283-288, 2011.
36) Drakulovic MB, Torres A, et al : Supine body position as a risk factor for nosocomial pneumonia in mechanically ventilated patients : a randomised trial. *Lancet* **354(9193)** : 1851-1858, 1999.
37) van Nieuwenhoven CA, Vandenbroucke-Grauls C, et al : Feasibility and effects of the semirecumbent position to prevent ventilator-associated pneumonia : a randomized study. *Crit Care Med* **34(2)** : 396-402, 2006.
38) Guérin C, Reignier J, et al : Prone positioning in the acute respiratory distress syndrome. *N Engl J Med* **369(10)** : 980-981, 2013.
39) Lee JM, Bae W, et al : The efficacy and safety of prone positional ventilation in acute respiratory distress syndrome : updated study-level meta-analysis of 11 randomized controlled trials. *Crit Care Med* **42(5)** : 1252-1262, 2014.
40) De Jong A, Molinari N, et al : Feasibility and effectiveness of prone position in morbidly obese patients with ARDS : a case-control clinical study. *Chest* **143(6)** : 1554-1561, 2013.
41) Routsi C, Stanopoulos I, et al : Nitroglycerin can facilitate weaning of difficult-to-wean chronic obstructive pulmonary disease patients : a prospective interventional non-randomized study. *Crit Care* **14(6)** : R204, 2010.
42) Gruther W, Kainberger F, et al : Effects of neuromuscular electrical stimulation on muscle layer thickness of knee extensor muscles in intensive care unit patients : a pilot study. *J Rehabil Med* **42(6)** : 593-597, 2010.
43) Poulsen JB, Møller K, et al : Effect of transcutaneous electrical muscle stimulation on muscle volume in patients with septic shock. *Crit Care Med* **39(3)** : 456-461, 2011.
44) Herridge MS, Cheung AM, et al : One-Year Outcomes in Survivors of the Acute Respiratory Distress Syndrome. *N Engl J Med* **348(8)** : 683-693, 2003.
45) Schweickert WD, Pohlman MC, et al : Early physical and occupational therapy in mechanically ventilated, critically ill patients : a randomised controlled trial. *Lancet* **373(9678)** : 1874-1882, 2009.
46) Burtin C, Clerckx B, et al : Early exercise in critically ill patients enhances short-term functional recovery. *Crit Care Med* **37(9)** : 2499-2505, 2009.
47) Vasilevskis EE, Ely EW, et al : Reducing iatrogenic risks : ICU-acquired delirium and weakness--crossing the quality chasm. *CHEST* **138** : 1224-1233, 2010.
48) Balas MC, Vasilevskis EE, et al : Effectiveness and safety of the awakening and breathing coordination, delirium monitoring/management, and early exercise/mobility bundle. *Crit Care Med* **42(5)** : 1024-1036, 2014.

18 慢性呼吸不全

> 評価，治療／介入のエビデンスポイント

Q0 標準的な評価指標には何がありますか？
➡ 「呼吸リハビリテーションマニュアル－運動療法－ 第2版」では，各評価を必須の評価，行うことが望ましい評価，可能であれば行う評価の3つに層別化し，重要度の相違を強調している．

Q1 コンディショニングの効果はありますか？
➡ はい．コンディショニングは運動療法を円滑に導入するためにリラクセーション（ランクC）や呼吸練習（ランクC），呼吸筋トレーニング（ランクB），気道クリアランス（ランクB）などが用いられる．ただし，それら手技の必要性は必ずしもすべての患者に用いられるものではないため，適応には適切な評価・判断が必要である．

Q2 運動療法はどう進めるのがよいですか？
➡ 運動耐容能の改善には下肢を中心とした持久力トレーニングが最も有用であり，効果を高めるためにはFITTを明確にした運動処方（ランクA）を行う必要がある．一般的に生理学的効果が大きな高強度負荷が推奨されており（ランクB），高強度負荷の適用が困難な症例では低強度負荷でもその有効性は認められており，より重症例ではインターバルトレーニングも有用である（ランクB）．

Q3 呼吸リハビリテーションプログラムにおけるその他の手段はありますか？
➡ はい．呼吸リハビリテーションにおいて教育指導（ランクA）は必要不可欠であり，心理・社会的，行動科学的アプローチ（ランクC）や栄養補助（ランクB）なども重要な手段である．

Q4 導入プログラム後のフォローアップは有効ですか？
➡ はい．運動療法による効果は時間とともに徐々に減衰するため，在宅での継続プログラムの立案・指導は重要であり（ランクA），その継続効果として身体機能の維持・向上や増悪予防，入院期間の短縮，救急受診の頻度減少などが得られる．

Q5 アウトカムへの影響はありますか？
➡ はい．呼吸リハビリテーションは呼吸困難や運動耐容能，HRQOL，医療機関の利用，経済的コスト，生存率などのアウトカムに良好な影響を及ぼす．

Q6 COPD以外の慢性呼吸器疾患における効果はありますか？
➡ はい．わが国では気管支喘息や気管支拡張症，肺結核後遺症，神経筋疾患，間質性肺炎，術前・術後の患者，気管切開下の患者への呼吸リハビリテーション介入の推奨レベルが示されている．ただし，個々の疾患の病型や重症度に応じた治療戦略を考慮して提供することが重要である．

Q7 急性増悪の予防・軽減に呼吸リハビリテーションは寄与しますか？
➡ はい．COPDの急性増悪の予防効果として呼吸リハビリテーションの有効性は高く（ランクA），ACCP/CTSのガイドラインでも，4週間以内に急性増悪を呈した中等症から最重症のCOPD患者に呼吸リハビリテーションを推奨している（ランクC）．

慢性呼吸不全はどのような疾患ですか

　呼吸不全とは，「原因の如何を問わず動脈血ガスが異常な値を示し，そのために生体が正常な機能を営み得なくなった状態」と定義される[1]．室内空気呼吸時の動脈血酸素分圧（PaO_2）が60mmHg以下となる呼吸障害，またはそれに相当する異常状態を基準とする．また，動脈血二酸化炭素分圧（$PaCO_2$）が45mmHg未満をⅠ型呼吸不全，45mmHg以上をⅡ型呼吸不全と分類し，呼吸不全の状態が少なくとも1カ月以上持続する状態を「慢性呼吸不全」としている．慢性呼吸不全は，慢性閉塞性肺疾患（chronic obstructive pulmonary disease：COPD），肺結核後遺症，間質性肺炎，気管支拡張症などの慢性肺疾患に加え，神経系や胸郭の障害，運動発達障害などでも生じうる．呼吸困難は換気およびガス交換の障害に伴う症状であり，それによって患者は活動を避けるようになる．日常的に呼吸困難が生じる動作を避けるようになると運動不足の状態（deconditioning）へ陥っていく．deconditioningとなった骨格筋は乳酸の蓄積に起因する異常な換気亢進や呼吸困難を引き起こし，さらに活動性が低下していくといった悪循環を生じて障害をより重篤化させる．

　臨床現場においても遭遇する頻度の多いCOPDは喫煙と密接に関係し，わが国の大規模疫学調査での罹患者数は約530万人と推定されている[2]．厚生労働省の平成24年度人口動態統計では，COPDは死因の第9位であり，重要な呼吸器疾患に位置づけられている[3]．

 ## 慢性呼吸不全はどのような経過をたどりますか

　慢性呼吸不全は基礎疾患が不可逆的であるため，その進行予防と対症療法が治療と管理の中心となる．治療を行ううえでは原則，禁煙治療がなされていることが必須であり，呼吸リハビリテーション（以下リハ）として運動療法や栄養管理，薬物療法，酸素療法などが施行される．COPD患者における薬物療法の中心は気管支拡張薬であり，低酸素血症に対しては在宅酸素療法（home oxygen therapy：HOT），高二酸化炭素血症では夜間睡眠時を中心に人工呼吸器による換気補助などの治療法が選択される．これらの適切な治療管理によって呼吸困難の軽減や血液ガス異常の是正により，予後の改善も確認されているが，必ずしもADLや生活の質（QOL）が改善するとは限らない．活動を妨げている要因を評価し，残存する呼吸機能や身体機能を最大限に活用することで，労作時呼吸困難をはじめとする症状のコントロールと病状の安定化を図るための呼吸リハが必要不可欠となる．

　急性増悪は慢性呼吸不全患者の生命予後を悪化させ，QOLを損なう大きな要因となるため，その予防は日常管理の重要な課題の一つである．急性増悪の誘因となりうる気道感染や心不全増悪，基礎疾患の進行などに対しては，積極的な予防対策と治療が行われる．

　慢性呼吸不全における機能的予後および生命予後は基礎疾患，血液ガスと肺機能，肺高血圧症の合併，栄養状態，身体活動能力などに依存する．機能的予後は加齢と基礎疾患の進行，身体活動能力の低下によって時間経過とともに悪化する．特に基礎疾患の影響は大きく，進行が早い一部の間質性肺炎では予後が不良である．生命予後に関する詳細な報告は少ないが，わが国におけるHOT実施例の長期成績ではCOPDや肺結核後遺症における5年生存率はともに40％を超えるものの，間質性肺炎は約20％と予後不良である[4]．COPDに関しては，最近の欧米の報告で70〜80％と明らかに予後が改善している[5]．

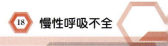

3 標準的な評価指標には何がありますか

① 関連ガイドライン

　現在,「慢性呼吸不全」あるいは「慢性呼吸器疾患」としての診療ガイドラインはなく，その基礎疾患個別に対するものが発表されている．なかでもCOPDは，その罹患率・死亡率の高さや医療費の負担，社会的損失の増大などから，この数年で国際的な診療ガイドラインが提示され，評価および治療の国際的標準化が図られている[6]．慢性安定期にあるCOPDを中心とした呼吸リハビリテーションおよび理学療法に関連する代表的診療ガイドラインである「Global Initiative for Chronic Obstructive Lung Disease (GOLD)」[6]，「COPD（慢性閉塞性肺疾患）診断と治療のためのガイドライン第4版（2013）」[7]，「Pulmonary Rehabilitation：Joint ACCP/AACVPR Evidence-Based Clinical Practice Guidelines」[8]，「理学療法診療ガイドライン第1版（2011）」[9]，「呼吸リハビリテーションマニュアル—運動療法—第2版（2012）」[10] を中心に評価指標を示す．

　安定期における呼吸リハの患者選択の適応基準および禁忌を表1[10] に示す．患者選択は機能障害と能力障害，呼吸困難の程度，モチベーション，喫煙状態を考慮すべきであり[11]，肺機能や血液ガス，基礎疾患，重症度，年齢などは制限因子とならない．数値による明確なクライテリアはなく，運動療法の適応基準と後述する評価によって健康関連QOL（Health-related quality of life：HRQOL）や運動耐容能の障害が明確であることがよい適応であるが，重症例では効果が少ないことも指摘されている[6]．

　機能および能力障害の評価，プログラム作成，理学療法の効果判定のためには，一定期間での患者評価が必須である．通常，理学療法（導入プログラム）開始前，導入プログラム終了時（約6〜12週後），そしてその後は3〜6カ月ごと（維持プログラムに定期で）に評価を繰り返す．「呼吸リハビリテーションマニュアル—運動療法—第2版（2012）」では，運動療法のための評価項目として，「必須の評価」，「行うことが望ましい評価」，「可能であれば行う評価」に大別して表2に示す[10]．

(1) 呼吸困難

　呼吸困難は，間接的な評価として患者の生活状況に及ぼす影響を問診する修正MRC（Modified Medical Research Council）息切れスケールと，患者自身が呼吸困難を0〜10の段階で直接的に評価する修正Borg scale（CR10）がある（推奨グレードA）[9]．

(2) 運動耐容能

　フィールドテストである6分間歩行試験（Six-Minute Walk Test：6MWT）やシャトルウォーキングテスト（Incremental Shuttle Walking Test：ISWT）は，簡便で患者の負担も少ない運動耐容能の評価であり，状態の把握や運動に対する安全性の評価，運動療法における負荷量の設定のために重要である（推奨グレードA）[9]．呼気ガス分析装置を用いた心肺運動負荷試験は，患者の問題点や微細な変化を鋭敏に評価する評価方法であるものの，ハード面・ソフト面の影響からすべての施設においての実施は困難な評価である．

(3) HRQOL

　HRQOLには一般的評価のMOS 36-Item Short-Form Health Survey（SF-36）と，疾患特異的評価であるChronic Respiratory Disease Questionnaire（CRQ）やSt, George's Respiratory Disease Questionnair（SGRQ），COPD Assessment Test（CAT）がある（推奨グレードA）[9]．特にCATは，簡便

かつ急性増悪や呼吸リハの反応性が鋭敏なため臨床での有用性は高い．

(4) スパイロメトリー

スパイロメトリーは，換気障害を閉塞性，拘束性，両方を併せもつ混合性に大別し，％１秒量（% predicted forced expiratory volume in one second：% FEV_1）はCOPDの病期分類に用いられる（推奨グレードA）[9]．ただし，この病期分類は気流閉塞の程度の分類であり，COPDの重症度の判定などには呼吸困難や運動耐容能，併存症の有無，増悪の頻度などから総合的に判断する必要がある．

(5) 筋力評価

握力の評価は，他の筋力値と比較的良好な関係を示し，全身の筋力を反映する指標として「必須の評価」に位置付けられている．上下肢の筋力評価は，「行うことが望ましい評価」であり，重錘を用いた簡易的な１回反復最大筋力評価と，筋力測定器（等尺性，等速性）を用いた評価法がある．筋力評価は問題点の把握や運動療法の負荷量の選択には重要な項目の一つであり，後述する上下肢の筋力トレーニングの有用性は極めて高いため，治療や経過の変化などを把握する一助となる．

(6) ADL評価

包括的ADL評価は，Barthel Index（BI）やFunctional Independence Measure（FIM）などが用いられるものの，慢性呼吸器疾患患者の主たるADL制限の要因となる呼吸困難などの影響は反映しにくい面がある．そのため，病態に則した評価法である長崎大学呼吸器日常生活活動評価表（Nagasaki University respiratory ADL questionnaire：NRADL）や肺気腫患者用ADL評価表（pulmonary emphysema-ADL：P-ADL）が広く用いられている．

(7) 身体活動量

呼吸器学会による「COPD診断と治療のためのガイドライン第4版（2013）」では，COPDの管理目標のひとつに，「運動耐容能と身体活動性の向上および維持」と定めている．他の慢性疾患と同様に慢性呼吸器疾患患者においても身体活動性は注目され，そのエビデンスも構築されている．身体活動の評価方法には，自己記入（日誌や行動記録など）や歩数計などの簡易的なものと，高価であるものの活動の強度や種類などの詳細が評価可能な加速度計や代謝モニターなどがある．

表1　呼吸リハビリテーションにおける適応基準と禁忌

【適応基準】
・症状のある慢性呼吸器疾患
・標準的治療により病状が安定している
・呼吸器疾患により機能的制限がある
・呼吸リハの施行を妨げる因子や不安定な合併症・併存症がない
・年齢制限や肺機能の数値のみによる基準は定めない

【禁　忌】
・不安定狭心症，発症から間もない心筋梗塞，非代償性うっ血性心不全，急性肺性心，コントロール不良の不整脈，重篤な大動脈弁狭窄症，活動性の心筋炎，心膜炎などの心疾患の合併
・コントロール不良の高血圧症
・急性全身性疾患または発熱
・最近の肺塞栓症，急性肺性心，重度の肺高血圧症の合併
・重篤な肝・腎機能障害の合併
・運動を妨げる重篤な整形外科的疾患の合併
・高度の認知障害，重度の精神疾患の合併
・他の代謝異常（急性甲状腺炎など）

（文献10より引用）

表2 運動療法のための評価項目

必須の評価	行うことが望ましい評価	可能であれば行う評価
・フィジカルアセスメント ・スパイロメトリー ・胸部単純X線写真 ・心電図 ・呼吸困難（安静時，労作時） ・経皮的酸素飽和度（SpO_2） ・フィールド歩行試験（6分間歩行試験，シャトルウォーキングテスト） ・握力	・ADL評価 ・上肢筋力・下肢筋力 ・健康関連QOL（一般的，疾患特異的） ・日常生活におけるSpO_2モニタリング ・栄養評価（BMIなど）	・心肺運動負荷試験 ・呼吸筋力 ・動脈血液ガス分析 ・心理社会的評価 ・身体活動量 ・心臓超音波検査

（文献10より引用）

② リサーチエビデンス

　理学療法を含めた呼吸リハプログラムの効果は，臨床的に意味のある最少変化量（minimal clinically important difference：MCID）をもたらすべきと指摘されている．6MWTでは54〜80m[12]，35m[13]，25m[14]など報告がいくつかあり，ISWTでは47.5m[15]，CRQでは各カテゴリーで0.5点[16]，SGRQでは4点[17]を超えているべきと指摘されている．ただし，これらはCOPD患者を対象とした運動療法による変化であり，また日本人を対象とした指標ではないということを念頭におく必要がある．

　また，身体活動量の評価および日常的な活動量の目標設定は，慢性呼吸器疾患患者の機能や能力の維持には非常に重要であることが注目されている．COPD患者において活動性の低いものに比べ，高い活動性を維持しているものの生命予後が良好であることが示され（図1）[18]，COPD患者の予後規定因子として従来より注目されていた呼吸機能や栄養状態，運動耐容能，HRQOLと比較しても，身体活動量が最も生命予後に寄与していることが示された．呼吸リハの大きな目標として，慢性呼吸器疾患患者の身体活動量の向上が重要となるが，その目標達成を支援するために，運動療法とともにアクションプランや行動変容，セルフマネジメントなどの患者教育が重要となる．

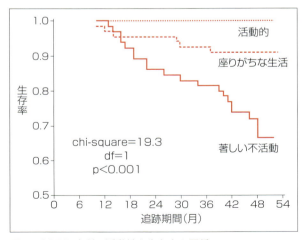

図1　COPD患者の活動性と生存率の関係

（文献18より引用）

③ 日常の臨床で行われている，経験的に有用と思われる評価指標

　6MWT における経皮的酸素飽和度（SpO_2）と心拍数，呼吸困難・下肢疲労感の評価も有用である．テスト前後でのそれらの変化は状態の把握や運動療法の負荷設定の一助となる．また 6MWT 終了後 1 分ごとに各項目を評価し，6MWT 開始前（ベースライン）までの回復時間・回復過程も評価する．低酸素血症や呼吸困難からの回復の速度は患者個々で異なるものの，運動療法などの介入前後では運動耐容能の向上などの身体機能の改善とともに，呼吸法の習得やパニックコントロール（安楽姿勢）の理解などからベースラインまでの回復が早くなるものを多く経験する．また患者教育の一環として，日常生活でパルスオキシメータなどの客観的な指標を利用できない患者らには，6MWT での低酸素血症の程度（最低 SpO_2）と終了時の自覚症状（修正 Borg scale）の関連性をフィードバックし，活動時に感じる呼吸困難の程度と SpO_2 の低下をマッチングさせ，ADL や非監視下での運動療法などの動作要領やインターバルの取り方を指導する．

　また，24 時間 SpO_2 モニタリングも有用な評価指標であり，特に活動量との関連性を評価する．日常的な臨床では安静時・労作時と多くの場面で SpO_2 は測定されているものの，1 日の生活のなかでの SpO_2 の連続的変化の把握は困難である．患者は，24 時間の SpO_2 と脈拍を記録するためのパルスオキシメータと，活動量を計測する歩数計を装着し，測定中の行動やその際の呼吸困難の程度，酸素吸入量などを行動記録用紙に記入してもらう．当院に入院した慢性呼吸器疾患患者 55 名で呼吸リハビリテーション実施前後の 24 時間 SpO_2 モニタリング・活動量を入院時・退院時で比較したが，24 時間の平均 SpO_2 の有意な変化なしに運動耐容能や呼吸困難の改善とともに活動量の増加を認めた[19]．患者個々でみると活動性（1 日の歩数）の向上に至らないものの，平均 SpO_2 の上昇や低酸素血症となる時間の短縮が得られる方もおり，その結果は様々である．これら結果を医療者のみが把握するだけでなく，患者自身にもフィードバックすることで低酸素血症となりやすい ADL の再指導や酸素吸入量の再検討が可能となり，臨床上極めて有用な評価の一つである．

推奨される治療／介入の方法にはどのようなものがありますか

　治療／介入に関しても前項で参考にしたものと同様のわが国および国際的なガイドラインを参照する．米国胸部疾患学会（American Thoracic Society：ATS）・欧州呼吸器学会（European Respiratory Society：ERS）が示した 2013 年のステートメントでは，「呼吸リハは，徹底した患者の評価に基づき，包括的な医療介入として運動療法や患者教育，行動変容だけではなく，慢性呼吸器疾患患者の身体的および精神的な状態を改善し，長期の健康増進に関する行動のアドヒアランスを促進するために，患者個々の必要性に応じた治療が行われるものである」と定義している[20]．安定期の理学療法のプログラム構成は，コンディショニングと運動療法，ADL トレーニングに大別され，それぞれ重症度に応じて 1 セッション中に費やす時間や運動強度の配分は異なる[10]．

1 コンディショニングの効果はありますか？

≫ ① 関連ガイドライン

　コンディショニングは運動療法を円滑に導入するための重要な手段であるが，手技の標準化が難しいために効果の検討が困難である場合もあり，科学的根拠は必ずしも強くない．

　リラクセーションは安静時から努力性の呼吸パターンを呈する症例が適応となり，呼吸補助筋群のマッサージやストレッチング，安楽な姿勢，徒手的呼吸介助法などがある（ランクC）[10]．

　呼吸練習は主として横隔膜呼吸と口すぼめ呼吸が適用され，その主な目的は呼吸困難を生じた際のパニックコントロールにあるとされる．ATSによる2012年の呼吸困難に関するステートメントでは，「呼吸法や動作速度のコントロールなどが運動とは無関係に呼吸困難を改善するというエビデンスには一貫性はない」[21]とし，十分なコンセンサスは得られていない（ランクC）[6, 8]．

　呼吸筋トレーニング（inspiratory muscle training：IMT）は，呼吸リハの必須要素としてルーチンに行うことを支持する科学的根拠はないとされる（ランクB）[6,8]．しかし吸気筋力の弱い患者（PImax ≦ 60cmH$_2$O）において，IMTは最大吸気圧（PImax）の30％の負荷に設定し，15分程度で1日2回，週5日以上のトレーニングを実施することで，吸気筋力・持久力の改善や呼吸困難の軽減が得られる（ランクA）[6, 8]．

　気道クリアランス法[22]は，基礎疾患の如何にかかわらず1日25ml以上の喀痰量を認める患者において，排痰の管理が病態のうえで重要と考えられる場合に限って適応がある（ランクB）[22]．本法の有効性はほぼ確立されており，気道からの分泌物クリアランスを促進し，肺機能の一部と患者の臨床症状を改善する．体位ドレナージは今日において最も有効性の高いものであり，基本的に排痰手技は不要で，軽打や振動には付加効果はないとされる．わが国独自の手技である呼気時に胸壁を圧迫する手技（スクイージング）は局所の換気促進や自覚症状の軽減を図り，排痰を促す可能性があるが，そのエビデンスは乏しい（ランクC）[10]．咳嗽と強制呼出手技（forced expiration technique：FET）はすべての手技に共通して用いるべき重要な補助手技である．またアクティブサイクル呼吸法（active cycle of breathing techniques：ACBT），そのほかに自律性ドレナージ（autogenic drainage：AD），呼気陽圧（positive expiratory pressure：PEP）や気道オッシレーティング器具は，簡便かつ気道クリアランスを有意に改善する（ランクB）[22]．

　胸郭可動域練習には徒手胸郭伸張法や呼吸筋ストレッチングなどの手技があるが，「呼吸リハビリテーションマニュアル—運動療法—（2012）」では本法の実施および併用を推奨する立場をとっていない（ランクC）[10]．

≫ ② リサーチエビデンス

　呼吸練習の有効性については未だ不明な点が多く，横隔膜呼吸は中等度から重度のCOPD患者では適応にならない場合もあり，十分な評価・観察が必要である[23]．一方，口すぼめ呼吸やゆっくりとした呼吸パターンのコントロールは換気効率の改善とともに，末梢気道の虚脱を防ぎ動的肺過膨張を防止する可能性があり，COPD患者への口すぼめ呼吸の適用が支持されている．気道クリアランスは慢性的に喀痰のある慢性気管支炎や気管支拡張症の患者らには有効であるが，その方法論として胸部理学療法，AD，PEPなどの効果を検討したメタ解析を総合的に判断すると，各手技に効果の優劣をくだすことはできない[24-26]．

胸郭可動域練習は，わが国ではよく用いられる手技であるが，欧米ではあまり用いられない方法である．胸郭可動域練習を取り入れたプログラムのメタ解析では，その効果として FEV_1/FVC を除く肺機能や呼吸筋力，胸郭拡張差，運動耐容能，HRQL で有意な改善を報告し，その効果量も小さくないとしている[27]．しかし，胸郭可動域練習を含まないプログラムでの解析でも，運動耐容能や HRQOL では概ね同様の改善を認め，肺機能の改善は得られなかった[27]．これらメタ分析の結果から，胸郭可動域練習の妥当性を支持する反面，その付加効果は肺機能に及ぼす影響を除くとほとんどないともいえ，今後のエビデンス構築が必要である．

③ 日常の臨床で行われている標準的な方法，経験的に有用と思われる方法

　当院では，COPD 患者の運動療法導入時には必ず呼吸練習（横隔膜呼吸，口すぼめ呼吸）から開始し，患者の習熟度やその呼吸法の効率性を評価しながら，運動療法を追加していく．ただし，横隔膜呼吸や口すぼめ呼吸を行うことで呼吸困難や低酸素血症が悪化するものには，本人の行いやすい深呼吸などで「息を止めず，動作と呼吸を合わせる」といったポイントを重点的に指導している．

　排痰に関しては，入院患者には排痰用のコップと記録用紙を渡し，1日でいつの時間帯が最も痰の喀出の量や頻度が多いかなどを評価し，喀痰の多い時間に集中的に排痰を実施する．最初のうちは医療者が各手技を用いて支援するものの，排痰しやすい時間や手技，体位などを患者自身にも理解してもらいながら徐々に自己排痰の自立を促していく．

2 運動療法はどう進めるのがよいですか？

① 関連ガイドライン

　運動療法，特に持久力トレーニングの実施にあたっては，適切な患者評価に基づいた運動処方が必須である．運動処方は FITT：実施頻度（frequency），強度（intensity），継続時間（time），種類（type）を明確にすべきである（ランク A）[10]．生理学的効果を得るためには，高強度の負荷によって週3回（そのうち2回は監視下で，加えて1回は自宅での非監視下でも可）の頻度で最低20セッション（6〜8週間）のトレーニングが必要である（ランク A）[10]．

　持久力トレーニングは主として一定負荷トレーニング（constant-load training：CLT）を用いる．その設定は高強度負荷と低強度負荷があり，表3にそれぞれの特徴を示す．一般的に推奨されているのは，生理学的な効果が大きな高強度負荷である（ランク B）[10]．高強度負荷が困難な症例では，低強度負荷を適用せざるを得ないが，その臨床効果は認められている．より重症例ではインターバルトレーニング（Interval training：IT）も有用である（ランク B）[10]．

　また，筋力トレーニング（レジスタンストレーニング）の併用は特に有意な筋萎縮を認める症例が適応であり，筋量の増加やエネルギー効率の改善などが得られる．大腿四頭筋を中心に下肢筋群を強化するとともに，今日では上肢筋力のトレーニングもプログラムに追加することが推奨されている（ランク A）[8]．運動療法実施にあたっては多くの科学的根拠が明らかとなり，最近の推奨事項[8]を表4に示す．

【運動療法の補助的手段】[8]

　運動時の呼吸困難を軽減したり，運動強度を高めるための手段である．現時点では薬物療法，特に蛋白同化ホルモン剤は，ルーチンな使用を支持していない（ランク C）．短時間作用性気管支拡

張薬は運動時の呼吸困難の予防に有効であり（ランク B），重症例では入浴などの ADL や高負荷の運動療法の呼吸困難の軽減の予防に有用である[28, 29]．また，酸素療法の付加効果は，安静時あるいは運動誘発性低酸素血症（exercise-induced hypoxemia：EIH）を呈する患者，および呈さない患者のいずれも呼吸困難と運動耐容能を改善させるとしている．高度の EIH を示す患者には酸素投与を行うべきである（ランク A）．また EIH を伴わない患者に対する高強度トレーニング中の酸素投与は運動持続時間を改善する可能性があり，考慮してもよいものと思われる（ランク C）．非侵襲的陽圧換気による運動療法中の換気補助は，重症例などに限定して，運動耐容能改善の付加効果が期待できると考える（ランク C）．これらは患者個々の状態や条件などに応じて考慮されるべき手段であり，それぞれの利点・欠点を十分に考慮して提供する必要がある[30]．

表3　高強度負荷と低強度負荷の特徴

負荷の強さ	高強度負荷（high intensity）	低強度負荷（low intensity）
定　義	・患者個々の $\dot{V}O_2$ peak に対して 60〜80％の負荷	・患者個々の $\dot{V}O_2$ peak に対して 40〜60％の負荷
利　点	・同一運動刺激に対して高い運動能力の改善がみられ，生理学的効果は高い	・在宅で継続しやすい ・抑うつや不安感の改善効果は大きい ・リスクが少ない ・アドヒアランスが維持されやすい
欠　点	・すべての患者に施行は困難（特に重症例） ・リスクが高いため，付き添い，監視が必要 ・患者のアドヒアランス低下	・運動能力の改善が少ない ・運動効果の発現に長期間を要する
適　応	・モチベーションが高い症例 ・肺性心，重症不整脈，器質的心疾患などがないこと ・運動時に SpO_2 が 90％以上であること	・高度な呼吸困難例 ・肺性心合併例 ・後期高齢者（85 歳以上）

（文献 10 より引用）

表4　運動療法実施にあたっての推奨事項

推奨内容	推奨度と根拠の強さ
・低強度および高強度トレーニングいずれも臨床効果あり ・歩行に必要な筋群のトレーニングは必須のプログラムとして推奨 ・筋力トレーニングを加えることで筋力と筋量を増加 ・支持なしの上肢トレーニングは有益であり，プログラムに組み込むべき	1A
・下肢トレーニングでは低強度よりも高強度トレーニングの方が生理学的効果が大きい	1B
・高度の EIH の存在では，運動療法中に酸素投与を行うべき	1C
・重症患者に対して運動療法の補助として行う NPPV は運動能力の改善をもたらす	2B
・EIH のない患者に対する高強度運動プログラム中の酸素投与は運動耐容能の増加をもたらす	2C

運動誘発性低酸素血症：exercise-induced hypoxemia（EIH）　　　（文献 8 より引用）

推奨度　1：強い，2：弱い
根拠の強さ　A：強い，B：中等度，C：弱い

② リサーチエビデンス

　運動療法は骨格筋の機能を改善し，筋活動時の乳酸産生を抑制することによって病的な換気亢進を抑制するとともに呼吸困難を改善，運動耐容能を増大させる．慢性呼吸不全患者のおよそ過半数に，MCIDに近い効果が得られ，科学的に確立されている[31]．COPD患者を重症度別に解析した報告では，運動耐容能や呼吸困難に有意な改善が得られたが，効果の発現には差が生じる[32]．軽症から中等症では4週間の短期および6カ月以上の長期プログラムのいずれでも有意な改善が得られ，重症例は6カ月あるいはそれ以上の期間でのみ改善を認めている．持久力トレーニングの効果を高めるために付加的な手段として筋力トレーニングを併用しているが，その効果については一定の結論がない[33,34]．ただしdeconditioningによる廃用性筋萎縮を呈する患者への有効性は高く，筋力トレーニングは必須の手段として運動療法に取り入れるべきである．

③ 日常の臨床で行われている標準的な方法，経験的に有用と思われる方法

　安定期の呼吸リハは，身体活動性の向上を得ることを主眼に，下肢を中心とした持久力トレーニングに最も時間を費やすが，患者と協議しながら負荷量やゴール設定を定期的に見直すことが重要である．徐々に漸増していく運動量（歩行時間や速度，距離など）を患者自身が理解することで自己効力感や目標達成を経験し，運動療法の継続や活動性の向上への動機付けを図る．それらを記録するツールとして運動日誌などを患者に提供し，その日の運動療法の内容や活動量（1日の歩数），呼吸困難や疲労感の程度，咳や痰の有無，バイタルサインなどを自己記入させ，自身の運動量・活動量，体調の変化を可視化できるような記入を促している．自己記入式の運動日誌を用いる最終的な目標として，管理下での運動療法から在宅などでの非管理下の運動療法へと変遷させ，患者のセルフマネジメント能力の向上や急性増悪の早期発見・対応を図るためと考える．また，医療者も運動日誌を確認することで，在宅生活における新たな問題点の把握やホームエクササイズの再検討などの一助となり，日々の臨床における重要なツールとなりつつある．また，それらの設定や目標のなかで，医療者側は非監視下での運動療法としての負荷量や留意点などを十分に理解し，患者や家族へ指導する必要がある．

　在宅生活での活動性の向上として，監視下の運動療法においても在宅で継続しやすいような反復起立や一段昇降などを，特別な道具を必要とせずに容易な環境で実施できる筋力・持久力トレーニングとして指導している．屋外歩行トレーニングを実施する際は，歩行の状況や低酸素血症の程度，休憩のとり方などを評価・指導し，在宅での非管理下の運動療法として実際に在宅で実施可能な散歩コースを検討する．屋外歩行を検討する場合には，パソコン用インターネット地図ソフトなどで自宅周囲の地図を表示しながら患者や家族と相談し，実際の休憩場所や歩行距離を明示することで運動量の把握が可能となる．また，天候や環境的な要因で屋外での歩行トレーニングが困難な患者にはショッピングモールやスーパーなどでの買い物を歩行トレーニングの一環として行うことなどを提案している．ショッピングモールやスーパーなどはトイレや休憩場所の確保が容易であり，天候や気温の影響を大きくは受けないこと，ショッピングカートなどを歩行補助具として利用可能なことなどの利点があり，閉じこもり予防としての社会参加としても大きな意味をもつと考える．実際に身体活動性の維持・向上を図るためには，ライフスタイルのなかに無理なく継続できる運動や活動の要素を組み込むことが重要であり，そのためにはモチベーションの維持を図るための楽しみや役割を得るなど，個別性を重視した配慮や工夫が必要である．

3 呼吸リハビリテーションプログラムにおけるその他の手段はありますか？

① 関連ガイドライン

(1) 教育指導
　患者の教育指導は呼吸リハの不可欠な構成要素であり（ランクA），病態論，治療・管理論，自己管理の方法論が含まれる．教育指導のみの単独効果は報告されていないが，自己管理および急性増悪の予防と早期治療のための患者教育を行うべきであるとされる[8]．

(2) 心理・社会的，行動科学的アプローチ
　COPD患者における抑うつや不安の有病率は高く，心理・社会的介入で禁煙や呼吸困難などの症状管理といった行動変容を促すが，この介入単独では患者の心理学的苦悩の軽減に寄与するわけではない．科学的根拠に乏しいが，心理・社会的介入をプログラムに取り入れるべきと専門家によって示されている（ランクC）．

(3) 栄養補助
　中等度から重症の慢性呼吸器疾患にしばしば認められる低栄養状態は生命予後と関連する．しかしながら，栄養補助や栄養療法が患者の呼吸機能や身体機能に対して，臨床的に有意な影響を及ぼすことは示されておらず，栄養補助のルーチンな使用を推奨するエビデンスは不十分である（ランクB）．

② リサーチエビデンス

　COPDにおける患者教育は運動療法と並ぶ重要な構成要素で，疾患管理や対応能力を高めて健康状態を維持する可能性が示唆されている．重症例では，入院や緊急外来の受診頻度，HRQOLにおいて有意に良好な結果を示した[35]．栄養療法も運動療法との併用が重要であり，栄養状態が保たれている者（BMI > 19）でも，体重増加とともに運動耐容能や筋力の向上が得られる報告もあり[36]，運動療法をより効果的に行うためには，栄養療法の重要性は高い．

③ 日常の臨床で行われている標準的な方法，経験的に有用と思われる方法

　当院における患者教育は，個別指導とともに集団指導として呼吸器教室（週1回，30分）を実施している．医師や理学療法士，看護師，管理栄養士の各職種が1つのテーマを講義し，その後に患者同士で話し合う機会を与えることで，ピアサポートとしてのコミュニティづくりを図っている．同じ疾患や症状を有する者同士の関係づくりは，自己管理能力の向上とともに社会資源の活用などの情報共有となり，行動変容や不安が軽減することを多く経験する．

4 導入プログラム後のフォローアップは有効ですか？

❯❯ ① 関連ガイドライン

　運動療法によって得られた臨床効果は中止後，時間とともに徐々に減衰する．したがって運動療法は継続性が重要であり，そのためには家庭での継続プログラムを立案・指導する必要がある（ランク A)[10]．継続プログラムの役割は不明な部分も残されているが，長期アウトカムにある程度の効果があることが示されている．

❯❯ ② リサーチエビデンス

　在宅での維持プログラムでは，高強度負荷よりも低強度負荷がコンプライアンスを維持しやすく，継続効果として身体機能の維持・向上に加え，増悪予防や入院期間の短縮，救急受診の頻度減少が得られている[37]．

❯❯ ③ 日常の臨床で行われている標準的な方法，経験的に有用と思われる方法

　在宅における非監視下の運動療法は，本人の意欲の維持が困難となることが多く，運動療法で得た臨床効果は中止後，時間とともに徐々に減衰する．そのため，本人や家族に継続の重要性を指導し，継続しやすい運動内容や負荷量の検討が必要であり，トレーニングの要素よりも趣味や楽しみを含むことが重要である．継続が困難な場合は，可能な限り監視下での長期的な継続を促すが，外来リハや介護保険領域（通所リハ・訪問リハ）で継続困難となることも多いため，継続のための実施施設の拡充は臨床上重要な問題である．

5 アウトカムへの影響はありますか？

❯❯ ① 関連ガイドライン

　理学療法（コンディショニングと運動療法）を含む呼吸リハビリテーションが呼吸困難，運動耐容能，HRQOL，医療機関の利用，経済的コスト，生存率など臨床的に重要な各種アウトカムに良好な影響を及ぼすことが良質なエビデンスによって示されている．ACCP/AACVPR[8]，GOLD[6]，日本呼吸器学会[7]によって示された根拠と推奨度を表5に示す．

❯❯ ② リサーチエビデンス

　ガイドラインに関するリサーチエビデンスは数多く報告されているものの，わが国で広く用いられているコンディショニングに関する有用性はまだ少なく，エビデンスの構築が求められている．

>> ③ 日常の臨床で行われている標準的な方法，経験的に有用と思われる方法

医療者側のみが呼吸リハのアウトカムを周知するのではなく，患者やその家族にこれらを情報提供することで，目的意識の向上や効果の理解を促し，活動性の維持への動機付けにつながる．ただし，推奨度や根拠が低いものが臨床的に意義の低いものと誤解がないよう，情報提供する際には注意が必要である．

6 COPD以外の慢性呼吸器疾患における効果はありますか？

>> ① 関連ガイドライン

ACCP/AACVPRのガイドラインによると呼吸リハは，COPD以外の慢性呼吸器疾患患者においても有用と考えられている（ランクB）．わが国ではCOPDに加え，気管支喘息や気管支拡張症，肺結核後遺症，神経筋疾患，間質性肺炎，術前・術後の患者，気管切開下の患者への呼吸リハ介入の推奨レベルが示されている[10]．2013年のATS・ERSステートメントでは，その他，嚢胞性線維症や肺高血圧，肺がんにも有効であるとした[20]．

>> ② リサーチエビデンス

間質性肺炎に関しては，呼吸リハが運動耐容能や呼吸困難，HRQOLなどを有意に改善する報告もあり[38-40]，その有用性に関しては徐々に構築されているものの，その長期効果や適応となる患者選択基準（重症度）など，不明な点も多い．同様に，他の疾患も徐々にエビデンスが集積されつつある（表6）[10]．

>> ③ 日常の臨床で行われている標準的な方法，経験的に有用と思われる方法

基本的な治療戦略はCOPDで有用性が示されたものを軸に実施しているものの，個々の疾患や特異的な症状，経過などをふまえ，治療戦略は随時，修正しながら提供している．

表5 呼吸リハビリテーションがアウトカムに及ぼす影響（ACCP/AACVPR，GOLD，日本呼吸器学会）

ACCP/AACVPR[8]	推奨度と根拠の強さ
・呼吸困難の改善 ・HRQOLの改善 ・6～12週間のプログラムでいくつかのアウトカムを改善させるが，12～18カ月が経過すると徐々に減少	1A
・呼吸リハビリテーションはCOPD以外の一部の慢性呼吸器疾患患者にも有益である	1B
・HRQLのような指標に対する効果は12～18カ月以上維持	1C
・呼吸リハビリテーションは入院日数と医療機関利用回数を減少させる ・包括的プログラムで心理社会的効果が得られる	2B
・呼吸リハビリテーションは費用効果（医療経済的効果）がある ・長期プログラム（12週）は短期プログラムより効果が維持 ・呼吸リハビリテーション後の維持戦略は長期アウトカムにある程度の効果がある	2C
・呼吸リハビリテーションが生存率を改善するかのエビデンスは不十分	提供なし

推奨度　1：強い，2：弱い　　根拠の強さ　A：強い，B：中等度，C：弱い

GOLD[6]	根拠の強さ
・運動耐容能の改善 ・呼吸困難の軽減 ・HRQOLの改善 ・医療機関利用回数と入院期間の減少 ・COPDに伴う不安と抑うつの軽減	A
・上肢の筋力および持久力トレーニングによる上肢機能の改善 ・得られた効果はトレーニング終了後も良好に維持 ・生存率の改善	B
・IMTは特に全身持久力トレーニングに併用すると効果的 ・心理・社会的介入は有用	C

根拠の強さ　A：RCT（大量のデータ），B：RCT（限定された量のデータ），C：非RCT，観察研究，D：委員会の合意判断

日本呼吸器学会[7]	根拠の強さ
・下肢運動による全身持久力トレーニング ・運動強度は強いほどその効果も大きい ・呼吸困難の軽減 ・運動耐容能の改善 ・ADLの改善 ・HRQOLの改善 ・運動耐容能およびHRQLの向上効果が1～2年持続	A
・上肢の筋力トレーニングを加えると日常生活動作に伴う呼吸困難がより軽減 ・活動性低下の症例や心肺疾患患者では筋力トレーニングで持久力も改善 ・入院回数と日数の減少 ・NPPVは運動中の呼吸困難，運動耐容能を改善	B
・継続，維持に関するモチベーション向上の介入や心理的サポート ・IMTの全身持久力トレーニングとの併用効果 ・栄養指導の筋力および運動耐容能への効果，運動との併用効果	C
・運動療法開始における患者の重症度に応じたプログラム構成 ・コンディションづくりのための呼吸パターンの修正や柔軟性のトレーニング ・運動をライフスタイルに組み込み習慣化 ・酸素吸入下での運動による運動耐容能の改善	D

根拠の強さ　A：RCT（大量のデータ），B：RCT（限定された量のデータ），C：非RCT，観察研究，D：委員会の合意判断

（文献6，7，8より引用）

18 慢性呼吸不全

表6 呼吸器関連疾患における各トレーニングの推奨レベル

症状	コンディショニング	全身持久力トレーニング	筋力（レジスタンス）トレーニング	ADLトレーニング
COPD	++	+++	+++	++
気管支喘息	+	+++		+
気管支拡張症	++	++	++	+
肺結核後遺症	++	++	++	++
神経筋疾患	++			+
間質性肺炎*	++	++	+	++
術前・術後の患者	+++	+++	++	+
気管切開下の患者	+	+	+	+

空欄：現段階で評価できず，＋：適応が考慮される，＋＋：適応である　　　　　（文献10より引用）
＋＋＋：適応であり，有用性を示すエビデンスが示されている
＊：病型や重症度を考慮し介入する必要がある

7 急性増悪の予防・軽減に呼吸リハビリテーションは寄与しますか？

① 関連ガイドライン

　急性増悪とは，「何らかの原因によって通常あるいは日常の症状が日々の変化の範囲を逸脱するような状態の悪化であり，そのために治療内容の変更を正当化できる急性変化」と定義される[6]．中等症から重症のCOPD患者では，急性増悪（acute exacerbations of COPD：AECOPD）が健康状態や予後を悪化させる重要な要因となっている．AECOPDの誘因は50％以上が気道感染であり，喀痰量の増加と膿性痰の出現，呼吸困難の増悪，倦怠感の増大などの症状が出現し，HRQOLの悪化や身体活動量の低下などへの影響も深刻となる．また反復するAECOPDは，死亡率を高めるとともに，入院回数の増加による医療経済的負担も大きい．COPD患者の管理における目標としてAECOPDの頻度と重症化を最小限にとどめることは重要である．

　AECOPDに関してはガイドラインにもいくつか示されており，2006年のGOLDではAECOPDの予防効果として呼吸リハの有効性がランクAと記載されている．また，2014年の米国胸部専門医委員会（American College of Chest Physicians：ACCP）・カナダ胸部学会（Canadian Thoracic Society Guideline：CTS）によるAECOPDの予防に関するガイドラインでも，4週間以内に急性増悪を呈した中等症から最重症のCOPD患者に対して，AECOPDを予防するために呼吸リハを推奨している（ランクC）[41]．その他，AECOPDの予防には非薬物療法としてインフルエンザワクチンの定期接種（ランクB），定期的な患者教育やケースマネジメント（ランクC）が推奨されている[41]．

② リサーチエビデンス

　海外では，AECOPD患者における呼吸リハ継続の効果として，増悪頻度の減少や入院期間の短縮，入院頻度の減少，救急受診の減少，運動能力やHRQOLの改善などが報告されている[42, 43]．わが国

でも，自宅や外来にて呼吸リハを継続したグループは，非実施群と比べ，運動耐容能やHRQOLの改善とともに入院回数，入院期間，入院費用において有意に減少したとする報告もあり[44]，呼吸リハの継続はAECOPDの予防効果とともに医療費節減に大きく寄与している．

③ 日常の臨床で行われている標準的な方法，経験的に有用と思われる方法

当院ではAECOPDを回避し，より長く安定期を維持するために，運動療法とともに家族を含めた自己管理能力の向上を目標に患者教育を行っている．運動療法の継続は，活動性や身体機能の維持とともに抵抗力を維持することとして重要であり，高い活動性を維持できている者はAECOPDの頻度も少ない．患者教育に関しては，個別指導だけでなく集団指導として運動療法の継続をはじめ薬物管理や感染予防（予防接種，手洗い・含嗽の励行など），季節に応じた生活管理などのテーマを，各職種が講義し，患者同士での話し合う場を提供している．またAECOPD回避の個別的な指導として，患者やその家族には，身体所見の観察のポイント（感染症状や低酸素血症，高二酸化炭素血症，心不全徴候など）や目安とする測定値（体温，SpO_2，体重など）を患者個々に合わせて具体的に指導している．症状の増悪を重症化させないために，自覚症状や他覚的な所見の変化を早期より把握して，それに対して適切に対処することが重要である．

（角野　直，神津　玲）

■ 文献

1) 厚生省特定疾患「呼吸不全」調査研究班編：呼吸不全─診断と診療のためのガイドライン─，メディカルレビュー，1996.
2) Fukuchi Y, Nishimura M, et al：COPD in Japan：the Nippon COPD Epidemiology study. Respirology 9(4)：458-465, 2004.
3) 厚生労働省大臣官房統計情報部：平成24年（2012）人口動態統計（確定数）の概況．性別にみた死因順位（第10位まで）別死亡数・死亡率（人口10万対）・構成割合：厚生労働省ホームページ
http://www.mhlw.go.jp/toukei/saikin/hw/jinkou/kakutei12/dl/10_h6.pdf, 2012.
4) 斎藤俊一，宮本顕二・他：在宅酸素療法実施症例の全国調査結果について，厚生省特定疾患「呼吸不全」調査研究班平成7年度研究報告書，1996, pp5-9.
5) Rennard S, Carrera M, et al：Management of chronic obstructive pulmonary disease：are we going anywhere? Eur Respir J 16(6)：1035-1036, 2000.
6) Rabe KF, Hurd S, et al：Global Initiative for Chronic Obstructive Lung Disease. Global strategy for the diagnosis, management, and prevention of chronic obstructive pulmonary disease：GOLD executive summary. Am J Respir Crit Care Med 176(6)：532-555, 2007.
7) 日本呼吸器学会COPDガイドライン第4版作成委員会（編）：COPD（慢性閉塞性肺疾患）診断と治療のためのガイドライン，第4版，メディカルレビュー，2013.
8) Ries AL, Bauldoff GS, et al：Pulmonary Rehabilitation：Joint ACCP/AACVPR Evidence-Based Clinical Practice Guidelines. Chest 131(5 Suppl)：4S-42S, 2007.
9) 理学療法士協会ガイドライン特別委員会 理学療法診療ガイドライン部会編：理学療法診療ガイドライン，第1版，理学療法士協会ホームページ
http://www.japanpt.or.jp/academics/establishment_guideline2011/, 2011.
10) 日本呼吸ケア・リハビリテーション学会呼吸リハビリテーション委員会ワーキンググループ，日本リハビリテーション医学会呼吸リハビリテーションガイドライン策定委員会，日本呼吸器学会呼吸管理学術部会，日本理学療法士協会呼吸理学療法診療ガイドライン作成委員会編：呼吸リハビリテーションマニュアル─運動療法─，第2版，照林社，2012.
11) Nici L, Donner C, et al：ATS/ERS Pulmonary Rehabilitation Writing Committee. American Thoracic Society/European Respiratory Society statement on pulmonary rehabilitation. Am J Respir Crit Care Med 173(12)：1390-1413, 2006.
12) Wise RA, Brown CD：Minimal clinically important difference in the six minute walk test and the incremental shuttle walk test. COPD 2(1)：125-129, 2005.
13) Puhan MA, Mador MJ, et al：Interpretation of treatment changes in 6-minute walk distance in patients with COPD. Eur Respir J 32(3)：637-643, 2008.
14) Holland AE, Hill CJ, et al：Updating the minimal important difference for six-minute walk distance in patients with chronic obstructive pulmonary disease. Arch Phys Med Rehabil 91(2)：221-225, 2010.
15) Singh SJ, Jones PW, et al：Minimum clinically import-

ant improvement for the incremental shuttle walking test. *Thrax* **63**(9) : 775-777, 2008.
16) Schunemann HJ, Puhan M, et al : Measurement properties and interpretability of the Chronic respiratory disease questionnaire (CRQ). *COPD* **2**(1) : 81-89, 2005.
17) Jones PW : Interpreting thresholds for a clinically significant changes in health status in asthma and COPD. *Eur Respir J* **19**(3) : 398-404, 2002.
18) Benjamin W, Anne K, et al : Physical activity is the strongest predictor of all-cause mortality in patients with COPD : a prospective cohort study. *Chest* **140**(2) : 331-342, 2011.
19) 大我仁美，小野清子・他：パルスオキシメータと万歩計を用いた看護師による慢性肺疾患患者の生活動作指導効果．日本呼吸ケア・リハ会誌 **21**(3)：259-263, 2011.
20) Martijn AS, Sally JS, et al : An official American Thoracic Society/European Respiratory Society statement : key concepts and advances in pulmonary rehabilitation. *Am J Respir Crit Care Med* **188**(8) : 13-14, 2013.
21) Parshall MB, Schwartzstein RM, et al : An official American Throracic Society statement : update on the mechanisms, assessment, and management of dyspnea. *Am J Respir Crit Care Med* **185**(4) : 435-452, 2012.
22) McCool FD, Rosen MJ : Nonpharmacologic airway clearance therapies : ACCP evidence-based clinical practice guidelines. *Chest* **129**(1) : 250S-259S, 2006.
23) Cahalin LP, Braga M, et al : Efficacy of diaphragmatic breathing in persons with chronic obstructive pulmonary disease : a review of the literature. *J Cardiopulm Rehabil* **22**(1) : 7-21, 2002.
24) Jones A, Rowe BH : Bronchopulmonary hygiene physical therapy in bronchiectasis and chronic obstructive pulmonary disease : a systematic review. *Heart Lung* **29**(2) : 125-135, 2000.
25) Thomas J, Cook DJ, et al : Chest physical therapy management of patients with cystic fibrosis. A meta-analysis. *Am J Respir Crit Care Med* **151**(3 Pt 1) : 846-850, 1995.
26) Main E, Prasad A, et al : Conventional chest physiotherapy compared to other airway clearance techniques for cystic fibrosis. *Cochrane Database Syst Rev* (1) : CD002011, 2005.
27) 高橋仁美：呼吸リハビリテーションのメタ解析．包括的呼吸リハビリテーション Ⅰ．基礎編（塩谷隆信編），：新興医学出版社，2007，pp59-65.
28) Ofir D, Laveneziana P, Webb KA, et al : Mechanisms of dyspnea during cycle exercise in symptomatic patients with GOLD stage I chronic obstructive pulmonary disease. *Am J Respir Crit Care Med* **177**(6) : 622-629, 2008.
29) O'Donnell DE, Laveneziana P, Ora J, et al : Evaluation of acute bronchodilator reversibility in patients with symptoms of GOLD stage I COPD. *Thorax* **64**(3) : 216-223, 2009.
30) Ambrosino N, Strambi S : New strategies to improve exercise tolerance in chronic obstructive pulmonary disease. *Eur Respir J* **24**(2) : 313-322, 2004.
31) Lacasse Y, Wong E, et al : Meta-analysis of respiratory rehabilitation in chronic obstructive pulmonary disease. *Lancet* **348**(9035) : 1115-1159, 1996.
32) Salman GF, Mosier MC, et al : Rehabilitation for patients with chronic obstructive pulmonary disease : meta-analysis of randomized controlled trials. *J Gen Intern Med* **18**(3) : 213-221, 2003.
33) Puhan MA, Schunemann HJ, et al : How should COPD patients exercise during respiratory rehabilitation? Comparison of exercise modalities and intensities to treat skeletal muscle dysfunction. *Thorax* **60**(5) : 367-375, 2005.
34) O'Shea SD, Taylor NF, et al : Peripheral muscle strength training in COPD : a systematic review. *Chest* **126**(3) : 903-914, 2004.
35) Bourberau J, Julien M, Maltais F, et al : Reduction of hospital utilization in patients with chronic obstructive pulmonary disease : a disease-specific self-management intervention. *Arch Intrn Med* **163** : 585-591, 2003.
36) Steiner MC, Barton RL, Singh SJ, et al : Nutritional enhancement of exercise performance in chronic obstructive pulmonary disease : a randomised controlled trial. *Thorax* **58** : 745-751, 2003.
37) Celli BR : Pulmonary rehabilitation in patients with COPD. *Am J Respir Crit Care Med* **152** : 861-864, 1995.
38) Nishiyama O, Kondoh Y, et al : Effects of pulmonary rehabilitation in patients with idiopathic pulmonary fibrosis. *Respirology* **13** : 394-399, 2008.
39) Holland AE, Hill CJ, et al : Short term improvement in exercise capacity and symptoms following exercise training in interstitial lung disease. *Thorax* **63** : 549-554, 2008.
40) Kozu R, Senjyu H, et al : Differences in response to pulmonary rehabilitation in idiopathic pulmonary fibrosis and chronic obstructive pulmonary disease. *Respiration* **81** : 196-205, 2010.
41) Criner GJ, Bourbeau J, et al : Prevention of Acute Exacerbation of Chronic Obstructive Pulmonary Disease : American College of Chest Physicians and Canadian Thoracic Society Guideline. *Chest*, 2014.
42) California Pulmonary Rehabilitation Collaborative Group : Effects of pulmonary rehabilitation on dyspnea, quality of life, and healthcare costs in California. *J Cardiopulm Rehabil* **24**(1) : 52-62, 2004.
43) Puhan MA, Scharplatz M, et al : Respiratory rehabilitation after acute exacerbation of COPD may reduce risk for readmission and mortality - a systematic review. *Respir Res* **8**(6) : 54, 2005.

44) 高橋仁美, 伊藤武史・他：費用対効果からみた COPD における呼吸リハビリテーション. 日呼吸管理会誌 14(3)：343-347, 2005.

19 糖尿病

評価，治療／介入のエビデンスポイント

Q0 標準的な評価指標には何がありますか？
→ 糖尿病治療の目標とする評価指標には HbA1c があげられる．血糖コントロールが良好なほど細小血管障害や大血管障害の発症・進展のリスクが減少することを根拠とした指標である．理学療法評価では運動耐容能の評価，運動習慣・活動量の評価，筋力・筋萎縮の評価，関節可動域の評価，姿勢調節機能評価，歩行能力の評価が推奨されている．

Q1 糖尿病の運動療法の適用はどの範囲の病態ですか？
→ 2 型糖尿病患者に強く推奨されている．運動療法は，日本糖尿病学会[1]および日本理学療法士協会[2]のガイドラインにおいて 2 型糖尿病患者への適用が推奨グレード A であり，1 型糖尿病患者や薬物療法中の患者では推奨グレード B である．また，合併症のある患者では，心血管疾患の有無や程度，糖尿病慢性合併症（神経障害，網膜症，腎症など），整形外科疾患などを事前に評価して運動療法を実施することが推奨グレード A とされている．

Q2 推奨される運動療法には何がありますか？
→ 有酸素運動とレジスタンス運動が強く推奨されている．有酸素運動とレジスタンス運動は，日本糖尿病学会および日本理学療法士協会のガイドラインにおいて血糖コントロールに有効であるとされ推奨グレード A である．特に有酸素運動とレジスタンス運動を両方行うことが推奨されている．

Q3 多職種連携（チームによる糖尿病療養指導）は有効ですか？
→ はい．チームによる療養指導は，日本糖尿病学会および日本理学療法士協会のガイドラインにおいて推奨グレード A であり，「各専門職によるチームアプローチは効果を増し共通の目標をもち連携してチームプレイをすることが望まれている」[2]とされている．

Q4 患者教育や生活習慣の改善は有効ですか？
→ はい．患者教育や生活習慣の改善の有用性は，日本糖尿病学会および日本理学療法士協会のガイドラインにおいて推奨グレード A であり，糖尿病や合併症の発症を抑制し，良好な代謝コントロールを達成・維持してそれらの進展を抑制するためには患者に対する自己管理教育と療養指導が有用であるとされている．

Q5 糖尿病の発症予防に理学療法は効果的ですか？
→ 2 型糖尿病の発症予防に有効である．2 型糖尿病発症予防に対する運動療法の効果は，日本糖尿病学会および日本理学療法士協会のガイドラインにおいて推奨グレード A であり，耐糖能異常患者に対する運動療法を含む生活習慣改善プログラムによって 2 型糖尿病の発症率の低下が報告されている．一方，1 型糖尿病に対する発症予防効果は報告されていない．

Q6 血糖コントロールの目標値は何ですか？
→ HbA1c と血糖値を目標とする．HbA1c は，「血糖の正常化を目指す際の目標」が 6.0％未満，「合併症予防のための目標」が 7.0％未満，低血糖などの副作用が発生し「治療効果が困難な目標」が 8.0％未満とされている[3]．HbA1c 7.0％未満とするための血糖値の目標値として，空腹時血糖値 130mg/dl 未満，食後 2 時間血糖値 180mg/dl 未満がおおよその目安とされている[1]．

糖尿病はどのような疾患ですか

糖尿病とは，インスリン作用不足（インスリン分泌不全，インスリン抵抗性）に基づく慢性高血糖状態を主徴とする代謝疾患群である．インスリン作用とは，膵臓のβ細胞から分泌されるインスリンが体の組織で代謝調節能を発揮することをいう．

糖尿病は，1型糖尿病，2型糖尿病，特定の機序・疾患に伴うその他の糖尿病，妊娠糖尿病に分類される[1,3]．1型糖尿病は，インスリンを合成・分泌する膵臓のランゲルハンス島β細胞の破壊・消失によるインスリン作用不足が原因で発症する．2型糖尿病はインスリン分泌低下やインスリン抵抗性をきたす素因因子を含む複数の遺伝因子に過食や運動不足，肥満などの環境因子が加わり発症し，糖尿病の95%以上を占める．妊娠糖尿病とは，「妊娠中に初めて発見または発症した糖尿病に至っていない糖代謝異常」である．

高血糖の一般症状として，口渇・多飲・多尿・体重減少・疲労感などがあり，重篤な場合には昏睡に至ることもある．慢性高血糖状態を放置すれば，網膜症や腎症，神経障害の三大合併症および糖尿病大血管障害が促進され心筋梗塞や脳梗塞，下肢閉塞性動脈硬化症，壊疽などを生じる．

2013年に厚生労働省より発表された「平成24年国民健康・栄養調査結果の概要」では，糖尿病が強く疑われる者（糖尿病有病者）は約950万人，糖尿病の可能性を否定できない者（糖尿病予備群）は約1,100万人と推計されている[4]．

 ## 糖尿病はどのような経過をたどりますか

糖尿病の病態分類として1型，2型，その他特定の型についてそれぞれ正常血糖と高血糖に大別し，高血糖は境界領域と糖尿病領域に分類，また糖尿病領域はインスリン依存の有無によって分けられ，糖代謝異常の状況によって悪化や改善がみられる[5]．2型糖尿病の経過は，図1に示すように高血糖状態が長期間持続することによって慢性の合併症が発生し，急速な高血糖状態では急性合併症が発生する．急性合併症には，薬物療法中に生じる低血糖と高度のインスリン作用不足によって生じる糖尿病ケトアシドーシス・高血糖高浸透圧症候群がある．慢性合併症としては，細小血管障害である網膜症，腎症，神経障害と，大血管障害である冠動脈疾患，脳血管障害，末梢動脈疾患に分類される．慢性合併症の進行によって，網膜症では失明，腎症では腎不全，末梢動脈疾患では下肢の切断など身体障害を発生させる．また，神経障害によって筋力低下や感覚障害から歩行時の転倒危険性が増加したり下肢関節障害や足部の異常を引き起こすことがある．

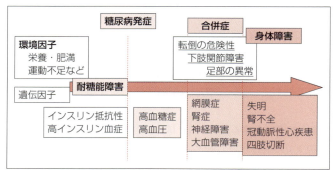

図1　2型糖尿病の自然史

2型糖尿病の治療は、食事療法と運動療法が基本療法として実施され、HbA1c値や血糖値などの代謝指標を観察し血糖コントロール目標が達成されない場合に薬物療法が行われる。1型糖尿病が疑われる場合には、直ちにインスリン治療を開始する。治療にあたっては、患者教育が重視されており、患者が糖尿病を理解し自己管理行動を促進する心理・行動学的な手法が用いられる。

3 標準的な評価指標には何がありますか

≫ ① 関連ガイドライン

わが国の糖尿病治療の指標として広く使われているのは、日本糖尿病学会編集の「科学的根拠に基づく糖尿病ガイドライン2013」[1]と「糖尿病治療ガイド 2014-2015」[3]である。治療目標は、「糖尿病症状を除くことはもとより、糖尿病に特徴的な合併症、糖尿病に併発しやすい合併症の発症、増悪を防ぎ、健康人と同様な日常生活の質（QOL）を保ち、健康人と変わらない寿命を全うすることにある」[1]とされている。多くの疫学的解析から、血糖コントロールが良好なほど細小血管障害や大血管障害の発症・進展のリスクが減少することが明らかであり、わが国からはHbA1c 6.9%未満であれば細小血管障害の発症・進展をほぼ抑制できるというエビデンスが報告されている[6]。しかし、大血管障害は食後高血糖によって発症・進展リスクが高まるとされており、血糖コントロールの指標としてHbA1cと血糖値（空腹時、食後2時間値）があげられている。

日本理学療法士協会の「理学療法診療ガイドライン第1版（2011）」[2]における糖尿病の評価では、「血糖コントロールの評価」「血液生化学検査」「身体組成の評価」が推奨グレードA、理学療法評価として「運動耐容能の評価」「運動習慣・活動量の評価」「筋力・筋萎縮の評価」「関節可動域の評価」「姿勢調節機能評価」「歩行能力の評価」がそれぞれ推奨グレードA、「自覚的運動強度の評価」「疼痛の評価」が推奨グレードBとなっている（**表1**）[2]。

表1 理学療法実施時の評価指標と意義

評価項目	推奨グレード	評価の目的・意義
血糖コントロール	A	血糖コントロール状態の把握 合併症の発症予防と進展抑制
血液生化学検査	A	血糖コントロール状態の把握 糖・脂質代謝の把握
身体組成	A	肥満度や脂質代謝異常の把握
運動耐容能	A	最適運動強度の設定
運動習慣・活動量	A	運動習慣・活動量の把握と改善
自覚的運動強度	B	最適運動強度の設定
筋力・筋萎縮	A	筋力・筋量の把握、神経障害の把握
関節可動域	A	関節可動域の把握、足関節の可動性は足病変に影響する
姿勢調整機能	A	バランス機能や転倒危険性の把握、神経障害の把握
歩行能力	A	歩行能力の把握
疼痛	B	疼痛の把握、神経障害の把握
合併症	A	合併症の有無および進展抑制
足病変	A	足部の把握と管理
患者教育と行動療法	A	自己管理

（文献2より引用）

② リサーチエビデンス

(1) 血糖コントロール指標

HbA1c, 空腹時血糖値, 食後2時間血糖値, グリコアルブミン (glycated albumin：GA) があげられている．HbA1c は,「血糖の正常化を目指す際の目標」が 6.0％ 未満,「合併症予防のための目標」が 7.0％ 未満, 低血糖などの副作用が発生し「治療効果が困難の目標」が 8.0％ 未満とされている[3]．HbA1c 7.0％ 未満は細小血管症の発症予防や進展抑制のための基準として選択されており，わが国の Kumamoto study において HbA1c が 6.9％ 未満，食後2時間血糖値が 180mg/dl 未満であれば細小血管合併症の出現する可能性が少ないと報告されていることに基づいている[6]．

インスリン抵抗性と分泌能の簡易評価として，空腹時血糖値×血中インスリン値÷405 から算出される homeostasis model assessment for insulin resistance (HOMA-R) があり，インスリン分泌能の指標として，空腹時インスリン（μU/ml）× 360 ÷｛空腹時血糖値（mg/dl）− 63｝(％) で算出する homeostasis model assessment for beta cell function (HOMA-β) がある[3]．

(2) 体格組成の評価

ボディーマス指数 (body mass index：BMI) は，体重（kg）÷（身長（m）×身長（m））で算出され，日本では BMI 25 以上が肥満1度，30 以上が肥満2度，35 以上が肥満3度，40 以上が肥満4度と定義されており，肥満は血糖コントロールの阻害因子であり肥満による脂質代謝異常は血管障害につながる．また内臓脂肪面積 100cm^2 以上がウエスト周囲径によるメタボリックシンドロームの診断基準であり男性 85cm, 女性 90cm 以上に相当するといわれている[7]．

(3) 運動耐容能の評価

最適運動強設定の指標となり運動負荷試験として自転車エルゴメータやトレッドミルを使用した漸増運動負荷を行い，呼気ガス分析や乳酸測定を行う方法がある．自覚的運動強度 (rating of perceived exertion：RPE) (表2) は，酸素摂取量と正の相関があり[8]，自覚運動強度を聞き取り，「楽である：11」,「ややきつい：13」などの程度を把握して最適な運動強度での実施に利用する．

(4) 運動習慣や活動量の評価

生活活動調査によって，1日のエネルギー消費量 (kcal/kg/min)×体重×活動時間×補正係数で求めることができ[9]，食事による摂取エネルギー量と比較することで食事と運動療法の相乗効果を図る．また，歩数計によって歩数管理することで活動量を把握するだけでなく運動習慣の維持を図る方法もある．

(5) 筋力・筋萎縮の評価

1型および2型糖尿病では末梢で有意に筋力が低下（大腿よりも下腿，下腿よりも足部が低下）しており，糖尿病神経障害の合併と進展に伴って筋力の低下は顕著となる．2型糖尿病患者における下肢筋力とインスリン抵抗性の間には負の相関関係が認められる[2]．

(6) 関節可動域の評価

糖尿病患者では健常者と比べて足関節他動運動可動域の制限がみられ，特に関節背屈可動域が減少し前足部の圧が上昇するために可動域の評価が推奨されている．神経障害を合併した糖尿病患者では，神経障害のない糖尿病患者や健常者との比較で第一中足趾節関節伸展可動域が減少し前足部中央の圧が上昇する[2]．

(7) 姿勢調整機能の評価

フォースプレートや重心動揺計などの測定機器を使用することで姿勢調節障害を定量的に評価可能である．糖尿病神経障害合併者では，非合併者および健常者と比較し前後方向の動揺が大きく重心動揺の大きさは重症度に関連がある．合併症のない2型糖尿病患者においても，健常者と比較し

て片脚立位時間の減少を認める[2]．

(8) 歩行能力の評価

歩行姿勢だけでなく平均歩行速度，重複歩距離，歩行周期などを測定する．歩幅は神経障害と相関し糖尿病神経障害合併者における快適歩行時の歩行速度は，神経障害合併群，足部潰瘍群，足部切断群，下腿切断群の順に低下する[2]．

(9) 合併症の評価

合併症の種類と程度を把握して効果と安全管理を目指す．「網膜症」の分類には，Davis 分類，福田分類，ETDRS（early treatment diabetic retinopathy study）分類などが提唱されているが，現時点では Davis 分類を基本として，①正常，②単純網膜症，③増殖前網膜症，④増殖網膜症の 4 期に分類されることが多い．「腎症」は，尿蛋白は腎障害の客観的指標であり，早期腎症は微量アルブミン尿（30〜300mg/日）の検出で診断される．血清クレアチニン（creatinine：Cr）値から糸球体濾過量（glomeruler filtration rate：GFR）を推算（推算 GFR：eGFR）して腎機能を評価することも有用であり，eGFR（ml/分/1.73m^2）は，$194 \times Cr^{-1.094} \times 年齢^{-0.287}$（女性の場合はこれに 0.739 をかける）で計算する[1]．慢性腎臓病（chronic kidney disease：CKD）の定義は，尿異常，画像診断，血液異常，病理所見などで腎障害の所見が明らかであるか，腎機能低下［糸球体濾過量（GFR）60ml/分/1.73m^2］のいずれか，または両方が 3 カ月以上持続した状態とされている．日常臨床では，尿蛋白と GFR＜60ml/分/1.73m^2 で診断する．「糖尿病神経障害」に特異的な症状や検査は存在せず，多数の神経症状と検査結果を総合して行う．スクリーニングとして有用な検査は，腱反射，振動覚，神経伝導速度，モノフィラメントを用いたタッチテスト，心拍変動などの検査であり，定期的にこれらの検査を行うことにより神経障害の発症および進展を早期かつ正確に診断することができる．わが国ではアキレス腱反射，振動覚，自覚症状を中心に判定する「糖尿病性多発神経障害の簡易診断基準」（糖尿病性神経障害を考える会作成）が推奨されている[10]．

(10) 足病変の評価

糖尿病神経障害の有無に加えて，10g の圧がかかる 5.07Semmes-Weinstein monofilament の無感覚は，足部潰瘍形成の独立の危険因子となる．足病変の原因となる末梢循環の把握として足関節上腕血圧比（ankle brachial pressure index：ABI）が最も汎用されており，ABI が 0.8 以下の場合には虚血を疑う．また，足背・後脛骨動脈の触知はリスク把握に有用である．足部変形として槌趾・鷲爪趾（hammer・claw toe），凹足，中足骨頭部の突出などがあり神経障害と足部変形の間には強い相関がみられる．糖尿病神経障害と足底潰瘍の存在する糖尿病患者では，前足部における最大足底圧，ずり応力の最大値が健常者より高く，足底胼胝の存在は足部潰瘍形成と足底圧上昇を示唆する[2]．

(11) 患者教育と行動療法評価

糖尿病に関する知識，自己効力感，心理面，自己管理能力，身体活動量などを把握し運動療法の継続や活動量増加のための介入に役立てる．セルフエフィカシーとは行動を実行することに対する自信のことで，Bandura による社会的認知理論から応用されている[11]．セルフエフィカシーの操作により運動介入を単独で実施するより，運動アドヒアランスが向上するといわれている．運動行動とは，不健康な習慣的行動の変容過程を説明する際に利用されており，身体活動や運動のような健康を維持・増進させる行動の変容過程にも応用されている．身体活動量の評価には，運動習慣記録計や心拍モニター法，歩数計，活動記録法，質問紙法，行動観察法，全地球測位システム（global positioning system：GPS）の利用などがある[1,2]．

表2 自覚的運動強度（RPE）

RPE 点数	強度の感じ方	その他の感覚
20		
19	最高にきつい	体全体が苦しい
18		
17	非常にきつい	無理，100％と差がないと感じる
16		若干言葉が出る，息が詰まる
15	きつい	続かない，やめたい，喉が乾く
14		
13	ややきつい	どこまで続くか不安，緊張，汗びっしょり
12		
11	楽である	いつまでも続く，充実感，発汗
10		
9	かなり楽である	汗が出るか出ないか，フォームが気になる．物足りない
8		
7	非常に楽である	楽しく気持ちよいがまるで物足りない
6		
5	最高に楽である	じっとするより動いたほうが楽

③ 日常の臨床で行われている，経験的に有用と思われる評価指標

　理学療法を実施する際には，メディカルチェックによって身体状況を把握し実施時の安全を確保しなければならない．一般的なメディカルチェック項目を表3に示す[12]．

　運動療法を実施する場合に，関節痛などがあれば実施の阻害因子となり運動の導入が難しくなる．よって，実施前に疼痛を確認し運動によって増悪がないように配慮する．運動によって疼痛が緩和されれば，運動療法継続の促進因子になる．特に，筋量増加を目的に下肢筋を使う運動療法が多いため，下肢関節や下肢筋に関する評価が大切になる．

表3 メディカルチェックの実際

1．問　診
自覚症状，既往歴，家族歴，運動歴など
2．診　察
身長，体重，血圧，脈拍数
内科診療
整形外科的診療（骨，関節など）
眼科診療
3．足の観察
皮膚の観察，足関節・足趾の可動性
4．胸部Ｘ線
立位正面像および側面像
5．心電図
安静時12誘導心電図
6．血液検査
白血球，赤血球，ヘマトクリット，血色素，血小板
AST（GOT），ALT（GPT），γGTP，LDH
BUN，クレアチニン，尿酸，Na，K，CL
血糖，HbA1c
グリコアルブミン，1,5-AG
総コレステロール，トリグリセリド（TG），HDLコレステロール，LDLコレステロールなど

表3 つづき

7. 尿検査	
糖，ケトン体，蛋白，沈渣，尿中アルブミン	
8. その他	
心臓超音波検査（心エコー）	
ホルター心電図	
運動負荷試験：マスター2段階法負荷，トレッドミル負荷，自転車エルゴメータ	
下肢筋力・バランス検査，歩行観察	
心筋シンチグラフィー	
頸動脈超音波検査	
神経伝導速度	
心電図 R-R 間隔変動係数（CV_{R-R}）	
肺機能検査	
動脈血ガス分析など	

（文献12より引用）

4 推奨される治療／介入の方法にはどのようなものがありますか

1 糖尿病の運動療法の適用はどの範囲の病態ですか？

≫ ① 関連ガイドライン

運動療法は，日本糖尿病学会および日本理学療法士協会のガイドラインにおいて2型糖尿病患者への適用が推奨グレードAであり[1,2]，Ⅰ型糖尿病患者や薬物療法中の患者では推奨グレードBである[1,2]．また，合併症のある患者では，心血管疾患の有無や程度，糖尿病慢性合併症（神経障害，網膜症，腎症など），整形外科疾患などを事前に評価して運動療法を実施することが推奨グレードAとされている[1,2]．

≫ ② リサーチエビデンス

2型糖尿病患者：運動療法は推奨グレードAであり，血糖コントロールの改善，インスリン抵抗性の改善，脂質代謝の改善，血圧低下，心肺機能の改善，肥満の改善，自律神経機能の改善，抗炎症効果がある[1,2,13-20]．
Ⅰ型糖尿病患者：運動により血糖値は低下するが長期的な血糖コントロール効果は不明である．しかし，心血管疾患の発症リスクを減少されると同時に生活の質を高めるなどの効果が期待されており，運動強度が中等度以下の運動療法が推奨グレードBである[1,2,21]．
合併症のある糖尿病患者：神経障害・網膜症・腎症などの慢性合併症，心血管疾患の有無や程度，整形外科疾患などを事前に評価し，合併症の進行によって表4に示すように運動強度の制限が必要である[12]．進行した合併症のある患者においては，日常生活活動が維持できるように配慮することが推奨グレードAとされている[1,2]．血管の内皮機能（血流依存性血管拡張反応）や硬さが改善するとの報告[22]があることから，軽度の動脈硬化がある患者に適用となる．肥満やメタボリック

シンドロームを合併する患者においても，食事療法との併用によって減量や血清脂質，内臓脂肪の減少などの改善ができたという報告がある[23]．足病変のリスクがある患者に対しては，フットケアが重要であり，足底圧を適正化するために足関節・足指の関節可動域改善運動が推奨されている[1, 2, 12]．

薬物療法中の糖尿病患者：運動療法は推奨グレードBである[1, 2]．インスリン治療をしている場合に血糖自己測定を行い，運動の時間や種類，量により運動前や後に捕食をしたり，運動前後のインスリン量を減らすなどの調整が必要となる[1, 3, 12]．インスリン治療中の2型糖尿病患者における効果として，血糖コントロールだけでなく筋力や体力を改善させ，インスリン必要量の減少が期待できる[1]．同様に，経口血糖降下薬を服用中の患者においても運動療法によって投与量を減らす必要がある場合がある[1]．

③ 日常の臨床で行われている標準的な方法，経験的に有用と思われる方法

腎症が進行し第4期に至った場合は運動療法は禁止になるが，筋力低下によって移動動作が困難になるなどの運動障害を予防する場合は主治医に確認のうえで日常生活動作練習を主に行う．

加齢による筋力低下（サルコペニアなど）が認められる患者も運動療法の適用である．筋量の減少により基礎代謝が減少するだけでなく，日常生活動作が不安定となり転倒にもつながり生活の質を低下させてしまうため，運動療法が必要である．

表4　糖尿病三大合併症と運動の可否

	症状		運動療法
糖尿病網膜症	単純網膜症		強度の運動処方は行わない
	増殖前網膜症		眼科的治療を受け安定した状態でのみ歩行程度の運動可
	増殖網膜症		日常生活動作（ADL）能力維持のための運動処方と安全管理が必要（眼底出血直後の急性期には安静を保つ）
	いずれの病期もバルサルバ型運動（息をこらえて力む運動）は行わない		
糖尿病腎症	第1期（腎症前期）	GFRの上昇	原則として運動療法を行ってよい
	第2期（早期腎症期）	尿中微量アルブミンの増加	激しい運動で蛋白陽性となる場合，その運動は控える
	第3期A（顕性腎症前期）	尿蛋白陽性（1日尿蛋白0.5～1g）	中等度までの運動は可
	第3期B（顕性腎症後期）	1日尿蛋白1g以上（血清クレアチニン正常）	体力を維持する程度の運動とする
	第4期（腎不全期）	血清クレアチニン上昇	日常生活動作（ADL）能力維持のための運動処方とする．散歩は可
	第5期（透析療法期）		原則として軽運動 過激な運動は不可
糖尿病神経障害（特に下肢に多い）	知覚障害	触覚・痛覚・振動覚の低下	足の壊疽に注意 水泳，自転車の運動がよい
	自律神経障害	起立性低血圧 心拍数の呼吸性変動の減少または消失	日常生活動作（ADL）能力維持のための運動処方と安全管理が必要
	運動障害	筋力低下 バランス障害 歩行障害	転倒予防に関する指導，対応が必要

（文献12より引用）

2 推奨される運動療法には何がありますか？

≫ ① 関連ガイドライン

有酸素運動とレジスタンス運動：日本糖尿病学会および日本理学療法士協会のガイドラインにおいて血糖コントロールに有効であるとされ，推奨レベル A である[1,2]．歩行などの有酸素運動とスクワットなどのレジスタンス運動を両方行うことが推奨されている[13-24]．

無酸素運動：運動強度が高強度であるためインスリン拮抗ホルモン（カテコラミン・コルチゾールなど）分泌を促し肝臓からの糖の追加分泌につながるため推奨されていない．しかし，1 型糖尿病患者の運動後低血糖対策として利用され，運動中や運動後の低血糖を抑制できるとする報告がある[25]．

ストレッチ運動（伸長運動）：柔軟性の改善や外傷の予防に対して行われているが，血糖コントロール改善効果を示す明確な報告はない．

足関節・足趾の関節可動域改善運動：足病変の予防，バランス向上トレーニングは糖尿病神経障害によるバランス機能の低下の改善のために推奨グレード B とされている[1,2]．

≫ ② リサーチエビデンス

有酸素運動：運動強度は，中等度の運動とされており最大酸素摂取量の 40～60%，自覚的運度強度（表3）では「楽である」または「ややきつい」と感じる程度，心拍数では安静時から最大心拍数に至るまでの 50～70% とされている[1-3, 13, 15, 17, 19, 24]．しかし，糖尿病神経障害をもつ患者や高齢者に対しては，心拍数を指標に運動強度を設定することは不正確であったり危険を伴う場合がある．運動時間は 1 回 20～60 分とし前後に準備運動と整理運動を加え，1 日に 1～3 回を週に 3～5 日間または週に 150 分以上の有酸素運動が推奨されている[1-3]．運動は，実生活のなかで実施可能な時間に行うことが勧められているが，食後 1～2 時間に行うと食後高血糖の是正効果がある[1-3]．身体活動を増やすことも重要であり，歩数計は有効な手段となる可能性があるとともに運度強度（METs）と運動時間（時）の積で表される身体活動量の単位「エクササイズ（METs・時）」が週あたり 20 を超えると有用な運動効果が得られるとする報告がある[1,2]．自転車エルゴメータや乗馬様運動器具などの運動器具または太極拳によっても血糖コントロール改善効果が期待できる[2,26]．

レジスタンス運動：筋に対して抵抗を加えた複数種類の運動を 10～15 回を 1 セットとして繰り返し，徐々にセット数を増やし，週に 2～3 日行うことが推奨されている．レジスタンス運動によって筋量や筋力を増加させるとともに，インスリン抵抗性を改善し血糖コントロールを改善させる[1-3, 13, 15-17, 19, 24]．しかし，高強度のレジスタンス運動は虚血性疾患などの合併症患者では不適切であり，高齢者においても負荷強度の配慮が必要である[1,3]．

有酸素運動とレジスタンス運動を組み合わせた運動：HbA1c の低下の有効性が高まるとする報告がある[1-3, 13, 15, 17, 19, 24]．

1 型糖尿病患者において，有酸素運動中もしくは運動終了時に 4～10 秒間の最大強度運動（無酸素運動）を加えることでカテコラミン，成長ホルモン，コルチゾールの分泌量が増加し，運動後の低血糖を抑制できる場合がある[25]．

足関節・足趾可動域改善運動：週 2 回 10 週間の実施によって足病変のリスクをもつ糖尿病患者の関節可動域を正常まで改善させたとする報告がある[2]．

バランス向上トレーニング：バランス機能の低下した糖尿病神経障害患者の片脚立位時間やファンクショナルリーチなどの改善効果がある．太極拳運動などの治療体操や歩行練習による効果が報告されている[26]．

③ 日常の臨床で行われている標準的な方法，経験的に有用と思われる方法

　一般的な運動療法プログラムとしては，有酸素運動・レジスタンス運動・ストレッチトレーニング（柔軟体操）を組み合わせることが多い．ストレッチングの血糖コントロール効果は明確ではないが，全身の柔軟性維持によって運動や生活活動が実施しやすい身体を作るために大切である．また，加齢とともに身体のバランス機能の低下によって転倒の危険性も高まるため片脚立位練習などのバランストレーニングを実施する．

　一般的に糖尿病治療において運動療法は，食事療法を組み合わせることで高い効果を得ることができ，日常生活での身体活動量を増加させることも効果的である．したがって，継続して運動療法を実施できるように生活習慣に配慮した運動療法プログラムが立案されて実践される．

3 多職種連携（チームによる糖尿病療養指導）は有効ですか？

① 関連ガイドライン

　チームによる療養指導は，日本糖尿病学会および日本理学療法士協会のガイドラインにおいて推奨グレードAであり[1,2]，「各専門職によるチームアプローチは効果を増し共通の目標をもち連携してチームプレイすることが望まれている」とされている[2]．日本糖尿病学会のガイドラインでは，「各分野の専門職が療養指導に関する専門研修を受けた「糖尿病療養指導士」の活用が患者の知識や技能などの向上，そして少なくとも短期間の血糖コントロールに効果的である」としている[1]．

② リサーチエビデンス

　患者のニーズや治療効果を高めるためには，多職種連携によるチームアプローチが推奨されている．チームには，医師，看護師，保健師，管理栄養士，薬剤師，臨床検査技師，理学療法士，臨床心理士，ソーシャルワーカーなどが参加し，各々が役割分担し療養指導に対して責任をもち，治療の各論に対して専門職に具体的な指導を依頼する．多職種連携で大切なことは，情報を共有し個々の治療方針や治療方法，評価結果に対して統一見解をもつことである[1,3,12]．

　専門家チームによる教育入院や外来での治療介入によって，HbA1cの改善や体重調整（減量），知識・意欲の改善，身体活動量が増加したという報告がある[27]．

③ 日常の臨床で行われている標準的な方法，経験的に有用と思われる方法

　医療機関では，糖尿病治療に携わる専門職がチームで療養指導を行っている．教育入院プログラムやクリニカルパスにおいて連携するとともに，糖尿病教室では各専門職が専門分野の講義を担当し専門外来においても役割分担がなされている．治療にあたっては症例検討会において情報の共有や治療方法などの確認を行い，統一した目標にむかって患者・家族とともに治療を行っている．

　また，退院後の治療を継続するため，かかりつけ医や介護支援専門員などと協力し地域連携を構築しつつある．そのための共通の情報源として公益社団法人糖尿病協会では「糖尿病連携手帳」の携帯を推奨しており，各々の地域においては「糖尿病対策推進会議」が地域連携をすすめている．

4 患者教育や生活習慣の改善は有効ですか？

① 関連ガイドライン

　患者教育や生活習慣の改善の有用性は，日本糖尿病学会および日本理学療法士協会のガイドラインにおいて推奨グレードAであり[1, 2]，糖尿病や合併症の発症を抑制し，良好な代謝コントロールを達成・維持して，それらの進展を抑制するためには患者に対する自己管理教育と療養指導が有用であるとされている[1, 2, 28]．

② リサーチエビデンス

　患者教育：治療を安全かつ効率的に実施するために患者が正しい知識をもち自己管理に必要な技術を習得し，主体的に運動療法に取り組むために必要である．患者個人の生活習慣を理解し，運動療法が生活の場で実践できるように生活習慣の改善をはかることが治療を継続させるうえで不可欠である．30〜90分の個別教育が2〜10回実施された結果，運動の定着や身体活動量の増加，血糖コントロールの改善，筋力の増加，体重増加の防止効果があったと報告されている[29]．3〜8時間の集団教育では，血糖コントロールの改善，運動に関する知識の向上，自己効力感の向上，身体活動量の向上，BMIの改善，血圧の低下が報告されている[30]．個別教育と集団教育を組み合わせた介入についても同様の効果が得られている．

　生活習慣改善とセルフケア行動・継続を目的とした指導プログラムは有効であり，セルフケア行動に運動療法，食事療法，心理的ストレス管理，服薬，モニタリング，病状管理が含まれている．特に，セルフモニタリングは自己管理に役立ち，具体的なものとして血糖自己測定，体重，食事，身体活動，血圧の記録がある．行動の変化ステージ理論に基づいた身体活動プログラムでは，身体活動の増加や空腹時血糖値とHbA1cの改善効果がみられた[2]．

　I型糖尿病患者に対する教育的介入の効果として，身体活動量の増加，糖・脂質代謝の改善，血圧の改善，有酸素運動能力の向上，インスリン抵抗性の改善，重度低血糖の発生頻度の減少が報告されている[1, 2]．

③ 日常の臨床で行われている標準的な方法，経験的に有用と思われる方法

　教育システムとして「糖尿病教室」や「教育入院システム」，「糖尿病専門外来」がある．「生活スケジュール表」を使用し生活習慣を自ら見直すような介入や歩数計（または生活習慣記録計）によって活動量を把握して生活習慣の修正を図る方法が用いられている．患者会や地域でのイベントによる病状の正しい理解や糖尿病運動療法の啓発を図るとともに，活動しやすい環境づくりが行われている．

5 糖尿病の発症予防に理学療法は効果的ですか？

① 関連ガイドライン

　2型糖尿病発症予防に対する運動療法の効果は，日本糖尿病学会および日本理学療法士協会のガイドラインにおいて推奨グレードAであり[1,2]耐糖能異常患者に対する運動療法を含む生活習慣改善プログラムによって，2型糖尿病の発症率の低下が報告されている[31-33]．一方，I型糖尿病に関しては理学療法による発症予防効果は報告されていない．

② リサーチエビデンス

　アメリカの diabetes prevention program（DPP）では，週150分以上の運動と7%の減量（生活習慣の修正）によって3年間の累積発症率が58%減少したと報告している[31]．フィンランドの Finnish diabetes pevention study（DPS）では，余暇時間における身体活動の増加が2型糖尿病の発症率を低下させ，1日30分以上の運動を継続することにより，有意に糖尿病発症リスクが低下することを示している[32]．中国の Da Qing 研究では，運動療法単独でも2型糖尿病の発症率を減少させることが示されている[33]．座位を代表とする身体不活動の時間と死亡率，メタボリックシンドローム，2型糖尿病，肥満症，心血管系疾患などの発症リスクとの間には関連があり，代謝性疾患の発症予防のためには，日常生活における座位時間を減少させ，非運動的な身体活動（non-exercise activity thermogenesis：NEAT）を増加させることが大切である．

③ 日常の臨床で行われている標準的な方法，経験的に有用と思われる方法

　糖尿病発症予防を目的とした運動療法は，糖尿病に対する運動療法プログラムと同様の方法で実施される．心血管疾患や脳血管障害などの大血管障害の患者では糖尿病の合併が多いため，心機能や運動麻痺の治療にあわせて血糖コントロールに配慮して理学療法を実施する．また，高齢社会を迎えたわが国では運動器不安定症をはじめとする運動器疾患の患者も多く，運動機能の改善とあわせて代謝機能の改善を目的とした理学療法が必要である．

6 血糖コントロールの目標値は何ですか？

≫ ① 関連ガイドライン

わが国の糖尿病治療の指標として広く使われているのは，日本糖尿病学会編集の「科学的根拠に基づく糖尿病ガイドライン2013」[1]と「糖尿病治療ガイド2014-2015」[3]である．日本糖尿病学会では，細小血管症の発症予防や伸展予防にはHbA1cの是正が重要であり，大血管障害を抑制するためには食後高血糖の是正も必要であるとしている．一方，血糖コントロールの急激な是正や厳格すぎるコントロールは重篤な低血糖や細小血管障害の増悪，突然死を招くとして病態に応じた個別の設定を推奨している．

≫ ② リサーチエビデンス

疫学的解析から血糖コントロールが良好なほど細小血管症や大血管障害の発症・進展のリスクが減少することが明らかである．HbA1cが血糖コントロールの目標値として用いられる根拠は，わが国の研究においてHbA1c 7.0％未満であれば細小血管障害の発症・進展をほぼ抑制できるという報告に基づいている[6]．しかし，大血管障害については食後の血糖値が高い耐糖能異常の段階から発症・進展の危険性があることから，1日を通じて血糖値変動の少ないコントロールが目標である．HbA1c 7.0％未満とするための血糖値の目標値として空腹時血糖値が130mg/dl未満，食後2時間血糖値が180mg/dl未満をおおよその目安とされている[1]．

血糖コントロールの急激な是正や厳格すぎるコントロールによって，細小血管障害や死亡率が増加することから，治療強化が困難な際はHbA1cを8.0％未満とする目標が設定されている．8.0％を超えると網膜症のリスクが高まることや細小血管障害の発症が増加することが根拠となっている[1]．

≫ ③ 日常の臨床で行われている標準的な方法，経験的に有用と思われる方法

入院中やインスリン注射を行っている場合は，簡易血糖測定器で血糖自己測定（self-monitoring blood glucose：SMBG）が行われており，患者自身による血糖測定が可能であることから運動前後に測定し運動による血糖値の変動を確認することができる．また，食後の高血糖がある場合は食後の運動療法を勧める根拠となる．詳細な血糖値の日内変動を把握する方法として腹壁皮下にセンサーを留置し組織間液中のグルコース濃度を測定する連続グルコース・モニタリング（continuous glucose monitoring：CGM）がある．

運動療法によってインスリン抵抗性改善効果が認められており，インスリン抵抗性を示す簡易的指標としてHOMA-R（空腹時血糖値×血中インスリン値÷405）がある．空腹時血糖値が140mg/dl以下であれば正確に求めたインスリン抵抗性の値と相関しており，HOMA-Rが1.6以下は正常，2.5以上は抵抗性があると判断する．血糖コントロールの目標を明確にすることによって，治療効果を把握できるだけでなく対象者自身の治療継続意欲を高めることができる．

（片田圭一）

文献

1) 日本糖尿病学会編:科学的根拠に基づく糖尿病診療ガイドライン 2013, 南江堂, 2013.
2) 日本理学療法士協会編:糖尿病. 理学療法診療ガイドライン第1版, 2011. http://www.japanpt.or.jp/00_jptahp/wp-content/uploads/2014/06/diabetes.pdf
3) 日本糖尿病学会編:糖尿病治療ガイド 2014-2015, 文光堂, 2014.
4) 厚生労働省:平成24年国民健康・栄養調査結果の概要. http://www.mhlw.go.jp/file/04-Houdouhappyou-10904750-Kenkoukyoku-Gantaisakukenkouzoushinka/0000032813.pdf
5) 日本糖尿病学会糖尿病診断基準検討委員会:糖尿病の分類と診断基準に関する委員会報告. 糖尿病 53(6):450-467, 2010.
6) Ohkubo Y, Kishikawa H, et al: Intensive insulin therapy prevents the progression of diabetic microvascular complications in Japanese patients with non-insulin-dependent diabetes mellitus: A randomized prospective 6-year study. Diabetes Res Clin Pract 28:103-117, 1995.
7) 日本肥満学会肥満症治療ガイドライン作成委員会:肥満症治療ガイドライン 2006, 肥満研究 12, 臨時増刊号, 2006.
8) Borg GA: Psychological bases of perceived exertion. Med Sci Sports Exerc 14:377-381, 1982.
9) 健康・栄養情報研究会編:第六次改定 日本人の栄養所要量―食事摂取基準の活用, 第一出版, 2001.
10) 糖尿病性神経障害を考える会:糖尿病性多発神経障害の簡易診断基準. 末梢神経 14:225, 2003.
11) Bandura A: Self-efficacy mechanism in physiological activation and health-promoting behavior (In J Madden ed). Neurobiology of learning, emotion and affect. Raven, 1991, pp.229-269.
12) 日本糖尿病療養指導士認定機構編:日本糖尿病療養指導士ガイドブック 2013, メディカルレビュー, 2013.
13) Umpierre D, Ribeiro PA, et al: Physical activity advice only or structured exercise training and association with HbA1c levels in type2 diabetes: a systematic review and meta-analysis. JAMA 305:1790-1799, 2011.
14) Boulé NG, Haddad E, et al: Effects of exercise on glycemic control and body mass in type 2 diabetes mellitus: a meta-analysis of controlled clinical trials. JAMA 286:1218-1227, 2001.
15) Thomas DE, Elliott EJ, et al: Exercise for type 2 diabetes mellitus. Cochrane Database Syst Rev: CD002968, 2006.
16) Cauza E, Hanusch-Enserer U, et al: The relative benefits of endurance and strength training on the metabolic factors and muscle function of people with type 2 diabetes mellitus. Arch Phys Med Rehabil 86:1527-1533, 2005.
17) Cuff DJ, Meneilly GS, et al: Effective exercise modality to reduce insulin resistance in women with type 2 diabetes. Diabetes Care 26:2977-2982, 2003.
18) Kelley GA, Kelley KS: Effects of aerobic exercise on lipids and lipoproteins in adults with type2 diabetes: a meta-analysis of randomized-controlled trials. Public Health 121:643-655, 2007.
19) Balducci S, Zanuso S, et al: Effect of an intensive exercise intervention strategy on modifiable cardiovascular risk factors in subjects with type2 diabetes mellitus: a randomized controlled trial: the Italian Diabetes and Exercise Study (IDES). Arch Intern Med 170:1794-1803, 2010.
20) Boulé NG, Kenny GP, Haddad E, et al: Meta-analysis of the effect of structured exercise training on cardiorespiratory fitness in Type 2 diabetes mellitus. Diabetologia 46:1071-1081, 2003.
21) Laaksonen DE, Atray M, et al: Aerobic exercise and the lipid profile in type 1 diabetic men: a randomized controlled trial. Med Sci Sports Exerc 32:1541-1548, 2000.
22) Maiorana A, O' Driscoll G, et al: The effect of combined aerobic and resistance exercise training on vascular function in type 2 diabetes. J Am Coll Cardiol 8:860-866, 2001.
23) Johnson JL, Slentz CA, et al: Exercise training amount and intensity effects on metabolic syndrome (from Studies of a Targeted Risk Reduction Intervention through Defined Exercise). Am J Cardiol 100:1759-1766, 2007.
24) Sigal RJ, Kenny GP, et al: Effects of aerobic training, resistance training, or both on glycemic control in type 2 diabetes: a randomized trial. Ann Intern Med 147:357-369, 2007.
25) Guelfi KJ, Jones TW, et al: The decline in blood glucose levels is less with intermittent high-intensity compared with moderate exercise in individuals with type 1 diabetes. Diabetes Care 28:1289-1294, 2005.
26) Zhang Y, Fu FH: Effects of 14-week Tai Ji Quan exercise on metabolic control in women with type 2 diabetes. Am J Chin Med 36:647-654, 2008.
27) Davies Mj, Heller S, et al: Effectiveness of the diabetes education and self management for ongoing and newly diagnosed (DESMOND) programme for people with newly diagnosed type2 diabetes: cluster randomised controlled trial. BMJ 336:491-495, 2008.
28) Minet L, Moller S, et al: Mediating the effect of self-care management intervention in type2 diabetes: a meta-analysis of 47 randomised controlled trials. Patient Educ Couns 80:29-41, 2010.
29) Taylor JD, Fletcher JP, et al: Impact of physical therapist-directed exercise counseling combined with fitness center-based exercise training on muscular strength and exercise capacity in people with type 2 diabetes: a randomized clinical trial. Phys Ther 89:884-892, 2009.

30) Trento M, Gamba S, et al ; ROMEO Investigators : Rethink Organization to improve Education and Outcomes (ROMEO) : a multicenter randomized trial of lifestyle intervention by group care to manage type 2 diabetes. *Diabetes Care* **33** : 745-757, 2010.
31) Knowler WC, Barrett-Connor E, et al : Reduction in the incidence of type 2 diabetes with lifestyle intervention or metformin. *N Engl J Med* **346** : 393-403, 2002.
32) Tuomilehto J, Lindström J, et al : Prevention of type 2 diabetes mellitus by changes in lifestyle among subjects with impaired glucose tolerance. *N Engl J Med* **344** : 1343-1350, 2001.
33) Pan XR, Li GW, et al : Effects of diet and exercise in preventing NIDDM in people with impaired glucose tolerance. The Da Qing IGT and Diabetes Study. *Diabetes Care* **20** : 537-544, 1997.

20 虚弱高齢者

評価，治療／介入のエビデンスポイント

Q0 標準的な評価指標には何がありますか？
➡ 介護保険法における評価指標に基本チェックリストがあり，この結果によって二次予防事業対象者であると判断され，かつ医療的な緊急度が高くないものが虚弱高齢者と定義される．老研式活動能力指標は虚弱を隔てるカットオフポイントは定められていないが，高次生活機能の測定指標としてよく用いられる．これら主観的な指標だけでなく，歩行速度のような客観的指標を合わせて定義すべきである．

Q1 虚弱高齢者の運動器の機能低下に対して有効な運動介入の方法はありますか？
➡ はい．運動器の機能低下に対する運動療法の効果については十分な科学的根拠がある．一般的な運動療法と同じように介入内容に対する特異性が示されており，高齢者であっても特異的な介入によってその効果が認められている．包括的高齢者運動トレーニングは，いくつかの研究において身体機能，基本的日常生活動作，健康関連QOLなどに統計学的に有意，かつ臨床的に意味のある効果を認めている．

Q2 尿失禁予防に対するトレーニングは有効ですか？
➡ はい．厚生労働省のガイドラインによると，行動療法，膀胱練習は切迫性尿失禁，腹圧性尿失禁，混合性尿失禁に有効とされている．さらに，骨盤底筋運動は腹圧性尿失禁，切迫性尿失禁のある女性に有効であるとされている．

Q3 虚弱高齢者の骨折予防および膝痛・腰痛対策に運動介入は有効ですか？
➡ はい．膝痛・腰痛予防については，複数の無作為化比較対照試験によって運動器の機能向上プログラムが，二次・三次の予防効果があることが示されている．骨量増加への影響については，衝撃運動では効果がみられ，一般的な運動では効果がみられないことから，運動の種類・強度を指摘した研究があり，ガイドラインにおいても衝撃運動は骨量増加効果があるとしている．

Q4 低栄養状態の高齢者にどのような理学療法を行いますか？
➡ 低栄養状態にある自立した高齢者に対して，食事によって適正なエネルギー，タンパク質の摂取を行うことによって栄養状態，身体機能が改善することがメタアナリシスによって示されている．また，近年，口腔，栄養および運動を組み合わせたプログラムの効果が無作為化対照試験により示されている．

Q5 介護予防の集団実践・指導はどのような効果がありますか？
➡ 心疾患における運動療法に関するガイドラインでは，「集団で行う監視型リハビリテーションでは，患者同士の情報交換や精神的な支援が得られるなどの利点があり，患者教育上の利点とコンプライアンス向上に有用である」との記載がある．逆に，高齢期の運動機能の特徴は個人差の増大にあるので，介護予防の集団実践・指導においては，集団の運動であったとしても，内容・頻度などに個別の要素を多く取り入れる必要があることに留意しなければならない．

第2章 疾患・病態からみたエビデンスに基づく理学療法の実際

20 虚弱高齢者

 虚弱高齢者はどのような対象ですか

　欧米の文献を精読すると，虚弱高齢者はhealth elderly（健康な高齢者）に対するfrail elderly（虚弱高齢者）と位置づけられている．すなわち，医学的にも社会的にも健康な高齢者に対して，要医療者，要介護者，要支援者のすべてをfrail elderlyとするものである．この分類は平均寿命の短い国々では足りるのであろうが，わが国のように平均寿命の長い国では，この中間に位置するものの定義が必要となっている．明確な疾病状態とはいえないが，加齢に伴い身体，精神的な虚弱度が増す対象がそれである．このような背景から，わが国では積極的に健康なものと，要医療者，要介護者の中間にあるものとして，虚弱高齢者の定義が試みられている．長寿を享受した社会が次に求める長寿かつ健康であることを達成するためには，健康高齢者と要医療者・要介護者の中間にある虚弱高齢者への積極的な介入が必要と考えられるからである．

　ところで，わが国で試みられている虚弱高齢者の定義と理学療法の業務範囲（医療の範囲）を鑑みれば，虚弱高齢者は理学療法の適応とは呼べない．しかし，虚弱高齢者が要医療者，要介護者へ変わっていく過程には，加齢に伴う運動機能の低下や骨関節の痛みなどがあり，また手段的自立（instrumental ADL）の障害がきっかけとなることもわかってきた．したがって，こうした課題に対して，医療の範疇であるが有効な対応をしてきた理学療法が，その技術を応用し，新たな対象の課題解決にあたる必要が生じてきた．

 虚弱高齢者にはどのような特徴がありますか

　虚弱高齢者の状態像や原因を系統的に明らかにする統計は寡聞にしてない．すなわち，従来の統計は死亡の原因に着目しそれに影響を与える因子を追跡調査するものであり，虚弱高齢者で課題となる自立した生活を損なう因子，加齢に伴う身体機能，精神機能の衰えなどを追跡するものではなかった．とはいえ，平成12年よりわが国では介護保険が運営され，国民生活基礎調査のなかで要介護状態に陥った原因を追跡調査しており，このデータを外挿することによって虚弱高齢者の特徴を垣間見ることができる．ただし介護保険で定義される要介護状態は介護時間から整理したものであり，介護を必要としない虚弱高齢者と連続しているかどうかについては不明である．また，この要介護状態の定義は施策により変更され，平成18年度には要支援1という分類が追加された．これらは普遍的な統計となりえない．とはいえ，現在ある次善の統計として，平成25年国民生活基礎調査[1]の要介護の原因をみると，脳血管疾患（18.5％）に続いて認知症（15.8％），高齢による衰弱（13.4％），転倒・骨折（11.8％），関節疾患（10.9％）など，疾病というよりは加齢に伴う明確な身体機能，精神機能の低下が並ぶ．一方，要介護度別にみた北九州市の主治医意見書に記載された要介護状態の原因と考えられる疾患による疾病状況[2]をみると，軽度要介護者では高血圧性疾患，関節疾患が最も多い原因となっている．

　これらを考えると，虚弱高齢者は以下のような特徴をもっていると考えられる．

① 要介護の状態ではないが，脳卒中の既往があり再発の危険が高い．
② 高齢による衰弱，転倒・骨折，認知症，関節疾患など，加齢による生活の不具合が出始めている．
③ 軽度の認知機能低下がみられる．

　このように，虚弱高齢者は加齢に伴う生活の不具合（老年症候群）を特徴としているといえる．この老年症候群には，転倒，関節疾患など運動器の機能低下のほか，尿失禁，口腔機能低下，低栄養状態なども想定される．

標準的な評価指標には
何がありますか

❶ 関連ガイドライン

　わが国における虚弱高齢者の定義であるが，介護保険法[3]では，基本チェックリストで二次予防事業対象者であると判断されたもの，かつ医療的な緊急度が高くないものとされる（**表1**）．
　健康保険法にも虚弱高齢者の定義が存在する．運動器不安定症という，明確な傷病と呼べないものが診療報酬請求の対象となっているが，この運動器不安定症は特定の疾患の既往があり，加齢によりバランス能力および移動歩行能力の低下が生じ，閉じこもり，転倒リスクが高まった状態と定義されている．機能評価の基準として**表2**の条件を満たす必要がある．この定義は，前提条件として特定の疾患の既往を定めているほかは，疾病状態を表すのではなく機能低下状態，すなわち健常な高齢者にも起こりうる老化現象も含まれる定義と考えられる．疾病は個人に特異的に表れることが定義であるが，この機能低下は加齢に伴い普遍的に現れることから，疾病ではなく老化として分類するべきものであり，本来，医療の範疇ではないと考えられる．しかし，近年の「医療機関完結型医療」から，「地域完結型の医療」への移行の流れから，この機能低下状態を放置することによって，要医療者や要介護者へ移行していくことが予測される場合には，積極的な介入の適応があり，この診断は意義がある．

表1　介護保険法による虚弱高齢者の定義

生活機能の低下：老研式活動能力指標[4,5]の主に手段的な自立の測定項目を中心に，知的能動性，社会的役割の項目を加え，その一部を改訂したもので，以下の5項目で定義される．
- バスや電車で一人で外出していますか
- 日用品の買い物をしていますか
- 預貯金の出し入れをしていますか
- 友人の家を訪ねていますか
- 家族や友人の相談にのっていますか

運動器の機能低下：以下の3項目以上に不良な解答がある場合に対象と判断される．
- 階段を手すりや壁を伝わらずに上っていますか
- 椅子に座った状態から何もつかまらずに立ち上がっていますか
- 15分くらい続けて歩いていますか
- この1年間に転んだことがありますか
- 転倒に対する不安は大きいですか

低栄養：以下の2項目すべてに該当するものが低栄養状態が疑われる対象と判断される．タンパク質型の低栄養に対しては，その状態を表すとはいいがたい．
- 6カ月間で2～3kg以上の体重減少がありましたか
- BMIが18.5未満ですか

口腔機能低下：噛む力，嚥下，唾液分泌の3領域を網羅している．このうち2項目以上に不良な解答がある場合に対象と判断される．
- 半年前に比べて固いものが食べにくくなりましたか
- お茶や汁物でむせることがありますか
- 口の渇きが気になりますか

閉じこもり：以下の2項目で定義される．
- 週に1回以上は外出していますか
- 去年と比べて外出の回数が減っていますか

認知機能低下：下記のいずれかに該当する場合に対象と判断される．
- 周りの人から「いつも同じことを聞く」などの物忘れがあると言われますか
- 自分で電話番号を調べて，電話をかけることができますか
- 今日が何月何日かわからないときがありますか

うつ傾向：下記のうち2項目以上該当する場合に対象と判断される．
- （ここ2週間）毎日の生活に充実感がない
- （ここ2週間）これまで楽しんでやれていたことが楽しめなくなった
- （ここ2週間）以前は楽にできていたことが今では億劫に感じられる
- （ここ2週間）自分が役に立つ人間だと思えない
- （ここ2週間）わけもなく疲れたような感じがする

表2　健康保険法による虚弱高齢者の定義（運動器不安定症の定義）

Ⅰ．特定の疾病の既往があること
　脊椎圧迫骨折および各種脊椎変形，下肢骨折，骨粗鬆症，変形性関節症，腰椎脊柱管狭窄症，脊髄障害，神経・筋疾患，関節リウマチおよび各種関節炎，下肢切断，長期臥床後の運動器廃用，高頻度転倒者

Ⅱ．バランス能力，移動歩行能力の低下があること
1．日常生活自立度がランクJまたはA（要支援＋要介護1, 2）　すなわち，
　ランクJ：なんらかの障害等を有するが，日常生活はほぼ自立しており独力で外出する
　　①交通機関等を利用して外出する
　　②隣近所へなら外出する
　ランクA（要支援，要介護1, 2も含む）：屋内での生活はおおむね自立しているが，介助なしには外出しない
　　①日中はほとんどベッドから離れて生活する
　　②日中も寝たり起きたりの生活をしている　　であり，
2．運動機能が1）または2）のもの
　1）開眼片脚起立時間15秒未満
　2）3mのTimed up and go testが11秒以上

表3 Lawton[6]の高齢者の能力分類を用いた定義

①生命維持（Life Maintenance）
②機能的健康度（Functional Health）
③知覚一認知（Perception-Cognition）
④身体的自立（Physical Self-Maintenance）
⑤手段的自立（Instrumental Self-Maintenance）
⑥状況対応（Effectance）
⑦社会的役割（Social Role）

表4 老研式活動能力指標

手段的自立
1. バスや電車を使って一人で外出ができますか
2. 日用品の買い物ができますか
3. 自分で食事の用意ができますか
4. 請求書の支払いができますか
5. 銀行預金・郵便貯金の出し入れができますか

知的能動性（Lawtonの状況対応）
6. 年金などの書類が書けますか
7. 新聞を読んでいますか
8. 本や雑誌を読んでいますか
9. 健康についての記事や番組に関心がありますか

社会的対応
10. 友だちの家を訪ねることがありますか
11. 家族や友だちの相談にのることがありますか
12. 病人を見舞うことができますか
13. 若い人に自分から話しかけることがありますか

② リサーチエビデンス

　Lawton[6]は高齢者の能力を以下のように生命維持といった低次の能力から社会的な役割などの高次の能力まで表3のように7つに分類した．このLowtonの能力の分類は老年学において広く受け入れられ，これを活用した多くの指標が開発されている．これに従えば，①〜③は要医療者，④は要介護者と呼べるだろう．⑤，⑥，⑦の能力に低下がある場合に虚弱高齢者と定義されるだろう．
　表4に示した老研式活動能力指標は，Barthel indexなどに代表されるBasic ADLの指標では測定されない高次の能力を測定するために開発されている．はいを1点とし，その合計点数で判断する．すべてを合計した点数を用いて判断することに加えて，3領域に分割して使用することも可能であるとされている．虚弱高齢者とは，この老研式活動能力指標によって能力低下が確認されたものと定義することもできる．藤原ら[7]は，この指標に正常と虚弱を隔てるカットオフポイントは定められていないが，地域在住高齢者を対象とした調査では，10点未満が機能低下を疑われ，2点以上の変動は，誤差の範囲ではなく対象の状態像の変化を表す特異的な変動であるとしている．

③ 日常の臨床で行われている，経験的に有用と思われる評価指標

　東京都老人総合研究所「中年からの老化予防のための長期縦断研究」の地域在住高齢者を対象とした調査[8]では，5mの歩行路をできるだけ早く歩かせたときの最大歩行速度は100±20m/分の正規分布を示すことが報告されている．筆者はこの歩行速度の値を参考に，平均値の1標準偏差を基準に，最大歩行速度が1分間に80m未満であるものを虚弱高齢者と定義することを提案したい．1標準偏差を基準にとると約4割の人が虚弱の対象となると考えられるが，この調査の対象者は地域在住高齢者で，かつ最大歩行速度の測定ができないほど運動機能が低下した対象は含まれていない．したがって，現実的な基準として妥当ではないかと思われる．また，通常歩行速度による定義も可能である．老人保健法に基づく健康度評価では，秒速1mを切るものを想定し，信号を青のうちに渡りきれるかどうかを質問項目としている（健康度評価A表）．いずれにしても，加齢に伴う能力低下はその変化が緩やかであることから自覚しにくく，また自覚したとしてもその帰結が重篤でないことから無視されがちであり，主観的な指標に加えて，客観的な指標をあわせて定義すべきと考えている．

ところで，老年症候群の予防など健康増進行動の獲得にはポピュレーションアプローチとハイリスクアプローチの2つの手法が考えられる．ポピュレーションアプローチとは，広い対象に，おもに情報提供などによって知識を向上させることによって健康増進行動を促そうという試みである．一方，ハイリスクアプローチとは，重点的な対象者を選定し，この対象者に積極的な介入を行い，知識のみならず技能を確実に定着させるものである．

　生活習慣病予防は，ハイリスク者を探し出して，いち早く受療行動に結びつけるハイリスクアプローチがとられてきたが，フラミンガム研究[9]など，低リスクと判断された者のなかにも生活習慣病発症者が比較的多いことから，ポピュレーションアプローチへと転換された．同じく，どちらに重点を置くとより効果的であるかどうかは，対象者の状態とその後の発症率によって異なる．すなわち，発症群と非発症群の分布が類似している場合は，ポピュレーションアプローチがより有効であり，発症群と非発症群の分布が乖離している場合には，ハイリスクアプローチが有効である．

　そこで，老年症候群の予防にはどちらが妥当かについて，前述の東京都老人総合研究所の長期縦断研究のデータを分析した．その結果，図1に示すように，最大歩行速度を指標として分析すると，歩行速度が速いもののなかからは，IADL障害の発症はほとんどみられず，平均より遅いものから障害が多く発症しており，老年症候群の予防については，ハイリスクアプローチがより効果的と考えられた．

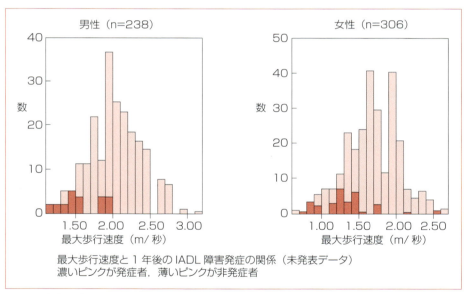

最大歩行速度と1年後のIADL障害発症の関係（未発表データ）
濃いピンクが発症者，薄いピンクが非発症者

図1 最大歩行速度とIADL障害の有無　　　　　　　　　　　（文献10より引用）

4 推奨される治療／介入の方法にはどのようなものがありますか

1 虚弱高齢者の運動器の機能低下に対して有効な運動介入の方法はありますか？

≫ ① 関連ガイドライン

加齢に伴う老年症候群への対応はガイドラインのレベルで示されているものはないが，イギリスリウマチ学会では，変形性関節症患者に対して MOVE Consensus すなわち運動療法を推奨している．
① 筋力増強運動，有酸素運動ともに膝関節，股関節の変形性関節症患者の機能を改善し，健康度を上げる．
② 筋力増強運動，有酸素運動の処方による有害事象はきわめて少ない．著明な有害事象を紹介しているものはない．痛みの増強などの有害事象を報告しているものはあるが少ない．
③ 全身運動と局所運動の両方の処方が必要である．
④ 運動療法は，個別に適応され，対象者を中心において年齢，意欲や全体的な活動性を考慮に入れるべきである．
⑤ 効果的な運動療法のためには，対象者へのアドバイスや対象者教育を含むべきであり，身体機能を向上させ，ポジティブなライフスタイルへのプロモーションをする必要がある．
⑥ グループエクササイズと自宅エクササイズは効果が等しい．
⑦ 実施率は，長期的な効果の基本的な予測因子である．
⑧ 実施率を高めるための手法を取り入れるべきである．
⑨ 運動療法の効果は，画像診断での重症度と独立している．
⑩ 筋力の増強と固有受容覚は変形性関節症の進行を遅らせるだろう．

≫ ② リサーチエビデンス

運動器の機能低下に対するシステマティック・レビューを行った．Aged, strengthening, randomized controlled trial で検索，要約を抄読することによって明らかに疾患に関するもの，あるいは明らかに要介護者を対象としたものを除外，使用データベースは PubMed とした（表5）．

運動器の機能低下に対する運動療法の効果については十分な量の科学的な根拠がある．またその質も無作為化比較対照試験により検証されており高く保たれている．介入内容については，一般的な運動療法と同じように介入内容に対する特異性が示されている．すなわち，筋力増強トレーニングでは，筋力への効果，有酸素運動では持久力への効果といったように，高齢者であっても特異的な介入によって特異的な効果が認められている．逆に，介入の対象を十分に絞りこんでいない研究ではその効果が限られている．

ところで，これらの研究は短期的な効果については示されているが，長期的なものについては多くない．また，効果のレベルでの記述は多いが，健康関連 QOL や受傷率の減少といった効用の面での研究はさらに検討が必要である．

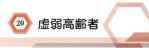

表5 運動器の機能低下に対するシステマティック・レビュー（1）

著者	対象	方法	結果・考察	EL
Olivetti L ら[11]	88名の入院患者平均年齢82歳．運動の禁忌でないもの	無作為に2群に分け荷重運動による筋力増強運動と，非荷重運動による筋力増強運動を比較	2週間後の能力を比較すると，荷重運動群で最低の立ち上がり高が5.3cm減ったのに対し，非荷重運動群では変化がみられなかった．その他の動作能力には臨床的に有意な差を認めなかった．	II
Baker MK ら[12]	15の研究，2,149名の対象．それぞれの研究の平均年齢は67歳から84歳	筋力増強，心肺機能，柔軟性，バランスを含む多面的エクササイズプログラムに関する論文を系統的にレビュー	筋力増強については，低い平均エフェクトサイズであった．バランス機能を測定した11の研究のうち6つの研究のみがバランス能力の有意な増加を認めている．転倒を調べた6つの研究のうち5つが転倒のリスクを軽減するとしている．有酸素能力は測定されていないし報告もされていない．限られたデータではあるが，多面的なエクササイズプログラムは身体機能の改善効果は低いと考えられる．今後の研究では，それぞれのエクササイズの強度を記述する必要があろう．	II
Katznelson L ら[13]	65歳から85歳の，70名の比較的男性ホルモンの分泌が少ない地域在住高齢男性	男性ホルモンの投与に加えて運動を行う群，男性ホルモンの投与のみの群，プラセボ薬と運動の群，プラセボ薬の群に分け12週間の介入を行いQOLを比較した．	男性ホルモン投与と運動の間に交互作用を認め，テストステロンと運動を処方したものでは，健康関連QOLの身体機能，全体的健康観，社会的役割，身体的役割に有意な効果を認めた．	II
Korpelainen R ら[14]	70歳から73歳の地域在住の骨密度が低い女性160名	30カ月の衝撃運動，バランス運動，筋力運動を行う者と，何も行わない者の2群に分けた．重心バランス，下肢の筋力を主なアウトカムとして調べた．	重心バランスはコントロール群で大きく，介入群で有意に減少した．またUP & GOスコアや歩行速度，2分間歩行距離も介入群で有意に改善した．	II
Toraman NF ら[15]	42名の60歳から86歳の地域在住者	介入群には週3回の歩行，筋力増強，柔軟性運動を含む多面的なエクササイズプログラムを9週間させ，コントロール群は観察した．	多面的なエクササイズをした者では椅子からの立ち上がり能力，6分間歩行，UP & GOテストに有意な改善を認めたが体組成については改善が認められなかった．	II
Means KM ら[16]	205名の地域在住高齢者	介入群は6カ月間の監視下の，筋力増強，バランス，持久性，巧緻性，機能的トレーニングを行った．コントロール群はセミナーに参加した．	介入群では能力が改善し，ベースラインで転倒があった者のうち13％の者のみが転倒したのに対して，コントロール群では65.5％の者が転倒した．	II

表5 運動器の機能低下に対するシステマティック・レビュー（2）

著者	対象	方法	結果・考察	EL
Englund UH ら[17]	48名の66歳から87歳の地域在住女性	荷重運動群とコントロール群の2群に分け1年間追跡調査した．	介入群ではワーズ角の骨密度が有意に上昇し，等尺性の握力が増加した．荷重運動は骨密度を増加させ，歩行能力や筋力を改善させる介入であるといえる．	II
Chien ら[18]	28名の骨粗鬆症をもつ女性	12週間の体幹筋の筋力増強．14名の介入群はトレーニングを週3回それぞれの運動を10回を1セットとして3セット行った．	介入群では脊柱の可動性，動きの早さ，筋力に統計学的に有意な改善を認めたのに対してコントロール群では変化がなかった．一方，健康関連QOLでは両群に差を認めなかった	II
de Vreede PL ら[19]	24人の地域在住高齢女性	24名を機能的なトレーニングと筋力増強群の2群に分け，機能的なトレーニング群には日常生活活動を円滑にする目的動作のトレーニングを週3回12週間にわたって行わせた．	トレーニングの実施は機能的なトレーニング群が81％，筋力増強群が90％であった．機能的なトレーニング群では日常生活活動が向上し，筋力増強群では等尺性の膝伸展筋力が増強した．	II
Gillespie LD ら[20]	62の研究，21,668名の対象者	Cochrane登録，MEDLINE，EMBASE，CINAHLから検索した．	転倒予防の介入は効果的であるが，受傷を予防するかどうかについては不明である．	I
Sinaki M ら[21]	50名の閉経女性	無作為に背部筋力増強群とコントロール群に分けた．背部筋力増強群は2年間漸増的な筋力増強運動を行った．両群とも10年間フォローアップをした．	筋力増強群では筋力が向上したまま保たれ，骨密度は高く，コントロールグループでは322椎体のうち14に骨折を認め，トレーニング群では378椎体のうち6しか骨折を認めなかった．したがって，筋力増強運動は長期的にも有効であると考えられる．	II
Robertson MC ら[22]	116名の運動療法を処方された80歳以上の高齢女性	転倒に関連する医療費を経過観察した	転倒のリスクは小さくなるが，医療費としての効果は認められなかった．	III
Hauer KB ら[23]	74名の転倒により受傷した高齢患者	介入群は通常の理学療法に加えて，筋力増強，機能的トレーニング，バランストレーニングを行い，コントロール群はプラセボの教室に参加した．	トレーニングに関連する医学的な有害事象は認められなかった．介入群は筋力，機能的能力，バランス機能が有意に向上し，転倒に関する意識，心理的な制限も少なくなった．一方コントロールグループでは差を認めなかった．転倒は25％少なかったがこの差は有意ではなかった．	II
King AC ら[24]	103名の地域在住高齢者	中等度の持久的運動・筋増強運動とストレッチを中心の運動群に無作為に分け比較した．	持久的運動・筋力増強運動の方が持続性や筋力の主観的・客観的評価で効果を認めた．一方，ストレッチ群では体の痛みにより効果を認めた．中等度の持久的運動・筋力増強のほうがよりよいと考えられる．	II

表5 運動器の機能低下に対するシステマティック・レビュー（3）

著者	対象	方法	結果・考察	EL
Greendale GA ら[25]	平均年齢74歳の62名の高齢者	体重の3％のベストを着用する群，5％のベストを着用する群，ベストを着用しない群の3群に分けそれぞれ1日に2時間，週に4日間着用させた．	ベースラインと比較しどの群でも有意な差を認めなかった．	II
ChandlerJM ら[26]	100名の地域在住高齢者	無作為に2群に分け筋力トレーニンググループは自宅にて週3回10週間の運動を行わせ，コントロール群は通常の活動を続けるように指示した．	10週間の介入の後，トレーニング群では筋力，椅子からの立ち上がり能力に著明な改善を認め，とくに機能低下の大きい人に効果を認めた．筋力の増加は，歩行速度や転倒しないことへの自信へとつながっていたが，バランスや持久性，障害の測定との関連はなかった．	II
Lord SR[27]	179名の60歳以上の地域在住高齢者	介入群は週2回12カ月間の系統的なトレーニングを監視下で行い，骨折に関連する3つのファクター，四頭筋筋力，重心動揺，骨密度への効果を調べた．	介入群では四頭筋筋力，重心動揺に有意な改善を認めたが，骨密度は変化しなかった．転倒のリスク指標は介入群で有意に少なくなった．	II
Caggiano E ら[28]	18名の65歳以上の男性	電気刺激群と随意収縮群に分け，週3回4週間のトレーニングを行った．	電気刺激群も従来の随意収縮群も筋力の増加に差を認めなかった．	II
Judge JO ら[29]	21名の地域在住高齢女性	介入群には積極的な筋力増強，歩行，姿勢トレーニングを行った．コントロール群は姿勢トレーニングのみとした．	重心動揺は介入群で17％改善したがコントロール群では変化がなかった．繰り返しのある分散分析では介入群とコントロール群の間に差を認めなかった．	II
Chow ら[30]	48名の閉経女性	48名の対象者はコントロール，持久性運動，持久性運動と筋力増強運動の3群に分けられた．	持久性運動と筋力増強運動の両方を行ったものが1年後に高いフィットネスレベルと高い骨密度を示した．分散分析の結果，両方の運動とも効果を示したが，運動による差は認めなかった．	II

③ 日常の臨床で行われている標準的な方法，経験的に有用と思われる方法

著者らが開発した包括的高齢者運動トレーニングを例に示す（図2）[31]．このトレーニングプログラムでは，コンディショニング期，筋力増強期，機能的トレーニング期の3期間に分け，徐々に必要な能力を開発していく．また，この際は支援の量を徐々に少なくし自立した活動へとつながるように配慮する．それぞれの期間は1ヵ月とし，週2回，各期8回で進める．トレーニングを始める前に，医師，理学療法士らにより問診，理学的評価を行うことによって運動の適応や痛み，姿勢の評価など，個別に考慮しなければならない要素を列挙する．次に握力，片足立ち時間，Timed Up & Go 時間，functional reach 距離，下肢伸展力の測定によって，個人の体力を評価し，さらにSF36などを用いて健康関連QOLの状態を把握する．これらを基に，個別の目標を提示して利用者と目標を共有する．基本的には集団でのウォーミングアップ体操，主に体幹の固定性を意識した運動，マシンによるトレーニング，応用動作による機能性向上とクーリングダウンからなる運動を提供する（図3）．

① コンディショニング期

組織の血流量を高め，組織の弾性を増すことを目的に，低負荷の高反復運動を中心に行う．ストレッチ体操などでもストレッチを目的とするのではなく，大きく関節を動かすことによって，各組織を伸張し，血流量を増すことを主眼とする．また，マシントレーニングは経験したことのない利用者が多いので，低負荷の運動によって，正しいフォームをつくっていくことを主眼に置く．

② 筋力増強期

高負荷・低反復のトレーニングを行う．1RMの6割以上を目安に，10回の反復でやや局所の筋が疲労を感じるレベルでの筋力増強トレーニングを行う．ただし，この際の代償運動，動きのスムーズさなどを注意深く観察し，目的とする筋が代償を伴うことなく最大の能力を発揮できる負荷を設定する．一方，筋疲労に伴う軽度の筋肉痛は筋力増強をもたらすための必要条件であり，利用者に説明をしながらほどよい疲労をもたらすに必要な最低負荷は提供するようにする．運動種目はClosed Kinetic Chain 運動に近いレッグプレスから導入し，状態をみながらOpen Kinetic Chain 運動のレッグエクステンションを加えていく．さらに，股関節外転運動のヒップアブダクション，上肢の運動としてローイング動作を加えていく．動きをできるだけ大きく保ちながら負荷できる最大の負荷量を選択する．機能的なトレーニングも徐々に加える．負荷量は2週間に1度を目安に見直し，常に最適な負荷になるようにする．

③ 機能的トレーニング期

得られた身体的な改善を日常生活活動でいかすことができるようにトレーニングを加える．特に，日常生活でよく用いられる遠心性収縮に耐性がない対象者が多く，遠心性収縮トレーニングやこれを素早く行うプライオメトリックトレーニングの要素は重要である．引き続き，マシンによる筋力増強運動も継続する．機能的なトレーニング期に入ったなら，この後にどこで健康増進活動を続けるのかグループワークの手法を用いながらイメージをつくっていく．

3ヵ月の期間が終了した後には，体力評価，健康関連QOLの評価をもう一度行い，客観的な効果を確認する．この効果はすなわち地域包括支援センターなど地域連携のための大切な情報となる．しかしながら，現状では連携先がこの情報を上手に利用できない場合もあり，利用者ではなく，連携先の情報の利用のための支援も理学療法の介入になることがある．

④ 効果

この概要に加えて具体的な介入方法を規定して実施した，包括的高齢者運動トレーニングの効果について述べると，対照群のない65歳以上の地域在住高齢者26名を対象にした研究では，脚伸展パワー，長座位体前屈，全身反応時間，最大歩行速度，開眼片足立ち時間，閉眼片足立ち時間に統

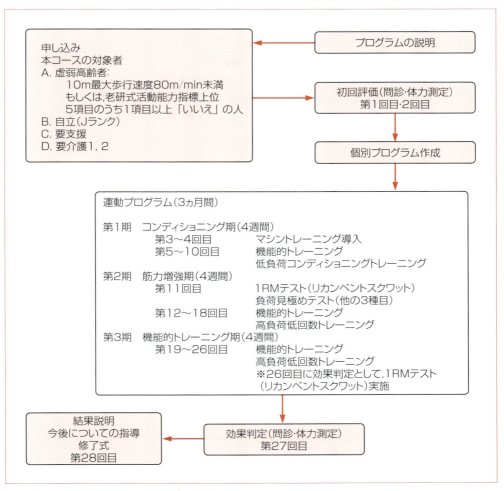

図2　包括的高齢者運動トレーニングの概要

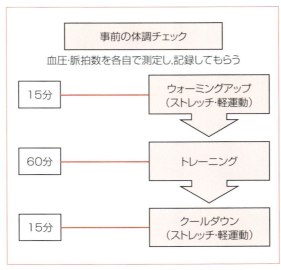

図3　トレーニングの流れ

計学的に有意，かつ臨床的に意味のある改善を認め，さらに，SF36で測定した健康関連QOLにも有意な改善を認めた[32]．また，介護老人保健施設を通所，あるいは入所で利用している虚弱高齢者51名を無作為に2群に分け3カ月間の介入を行い試験したものでも，身体機能，基本的日常生活活動に統計学的に有意，かつ臨床的に意味のある効果を認めた[33]．

さらに，これらの手法を2日間の講習によって伝達し，各地域で虚弱高齢者を対象に3カ月間実施した結果[34]においても，身体機能，健康関連QOLともに有意な改善を示し，実証研究同様の効果を認めている．

2 尿失禁予防に対するトレーニングは有効ですか？

≫ ① 関連ガイドライン

尿失禁については，平成12年度の厚生労働省の研究事業によって作成されている．これによると以下の通りである．

(1) 行動療法
"合併症を生じることなく尿失禁の頻度を減らすことができる．介護者が行動療法の理念をよく理解していることや，ハンドブックや，泌尿器科専門医などをエキスパートとして上手に利用することが行動療法の効果を上げるのに重要な役割を果たす"．これは1つ以上の無作為化比較対照試験で確認された根拠のレベルとされている．

(2) 膀胱練習
"切迫性尿失禁，腹圧性尿失禁，混合性尿失禁に有効である"．これは1つ以上の無作為化比較対照試験で確認されて根拠のレベルとされている．

(3) 骨盤底筋リハビリテーション
"腹圧性尿失禁のある女性には，骨盤底筋運動は有効である．切迫性尿失禁のある女性にも骨盤底筋運動は有効である"．これは1つ以上の無作為化対照試験で確認された根拠のレベルとされている．

このほか薬物療法，外科治療とあるが，それぞれ1つ以上の無作為化比較対照試験で確認された根拠があるものの，理学療法の範疇を超えるので紹介しない．

≫ ② リサーチエビデンス

尿失禁に対する運動療法のシステマティック・レビューを行った．Urinary incontinence, aged 60＋, randomized controlled trialで検索，要約を抄読することによって，明らかに疾患に関するもの，あるいは薬物療法に関するものは除外した（表6）．

尿失禁については，若年期に明らかな尿失禁の症状をもつ対象者への介入については多くある．特に，骨盤底筋体操，行動療法はほぼ確立された治療法といえる．一方，地域在住高齢者に対してこのような介入が有用であるかについては，まだ研究が十分であるとはいえない．とはいえ，特に腹圧性尿失禁に対する，骨盤底筋トレーニングの効果は著しく70％の効果を示している．これらの研究では，特に特異的な方法は示されておらず，骨盤底筋を収縮する運動をできるだけ長期間にわたって続けることが症状の改善に役立っているように考察される．

表6 尿失禁に対する運動療法のシステマティック・レビュー

著者	対象	方法	結果・考察
Kim Hら[35]	70歳以上の月に1回以上の尿失禁がある地域在住高齢女性	介入群には3カ月間，週2回の骨盤底筋体操とフィットネス運動を実施させた．	3カ月後に，介入群では54.5%が，コントロール群では9.4%が尿失禁がなくなった．
Choi Hら[36]	1980年から2005年までの12の研究報告	骨盤底筋体操の効果サイズを比較した．	総じて骨盤底筋は尿失禁を少なくし，尿失禁の量を少なくし，尿失禁の主観的深刻さを軽減させる．1日の収縮の回数やトレーニング期間の長さが効果に影響を及ぼしているようだ．
Bo Kら[37]	52名の腹圧性尿失禁患者で15年前にRCTに参加したもの	長期的な効果を観察した．	長期的な有効性は認められなかった．
Goode SP[38]	200名の腹圧性あるいは混合型の尿失禁のあるもの	無作為に3群に分け8週間の行動療法を行うもの，8週間の行動療法に電気刺激を加えるもの，8週間のパンフレットを利用した自己学習による行動療法実施に分け効果を比較した．	行動療法を直接行ったものでは効果が高かったが，電気刺激による付加的な効果はなかった．
McDowell BJら[39]	105名の尿失禁をもつもの	バイオフィードバックの補助による骨盤底筋トレーニング群とコントロール群に無作為に分けた．	コントロール群では6.4%のものが尿失禁の改善をみたのに対して，介入群では73.9%の改善がみられた．

③ 日常の臨床で行われている標準的な方法，経験的に有用と思われる方法

腹圧性尿失禁の主要因である脆弱化した骨盤底筋を強化する骨盤底筋体操のポイントは以下の通りである．
① 骨盤底筋をイメージしながら行う．
② リラックスするために，息を吸うことより吐くことを意識した呼吸を行う．
③ お腹の力を抜いて楽にする．まず，人前でおならが出そうなときに肛門を締めて我慢する状態で締めた後，緩める動作を繰り返す．
④ 排尿している状態をイメージし，途中で尿を止める感じで尿道を強く締め，緩める動作を繰り返す．
⑤ まず肛門を締め，締めたまま尿道を締め，緩める動作を繰り返す．
⑥ 締めるときに，肛門・尿道を吸い上げるような感じで，持ち上げる．
⑦ 骨盤底筋の収縮は，「ぎゅっ」と速く強く締める方法と，「ぎゅ～っ」とゆっくり長く締める（5秒程度）方法の2つの方法を併用して行う．
⑧ 収縮のときには息をとめずに，呼吸を普通にしながら収縮する．
⑨ 1セットは10回前後，1日50回を目安とする．

さらに，骨盤底筋の支持を補助する腹部の筋力の向上と，総合的身体機能を向上させるための運動プログラムを組み合わせて実施することも尿失禁を予防・改善する効果がある．

3 虚弱高齢者の骨折予防および膝痛・腰痛対策に運動介入は有効ですか？

≫ ① 関連ガイドライン

　骨折・腰痛・膝痛などの運動器疾患については，2000年に入ってから集中的な研究がなされ，日本のガイドライン[40]，イギリスのガイドライン[41]，アメリカのガイドライン[42]でも，運動効果と継続の重要性が示されている．この内容は厚生労働省の運動器の機能向上マニュアルにまとめられている[43]．

≫ ② リサーチエビデンス

　膝痛・腰痛予防については，複数の無作為化比較対照試験によって運動器の機能向上プログラムが，二次・三次予防効果があることが示されており[44-46]，有害事象は少ないとされている．また，前述のアメリカのガイドライン，イギリスのガイドラインともに，運動器の機能向上プログラムの有用性を示唆している．

　骨折予防については，Karlsson[47]が120編の論文を検討して，70％以上の報告で運動が有用とされて，平均2.4％の骨量増加を認め，骨折は40％以上減少したと報告している．一方，Wolffら[48]は最近30年間の25のRCT報告から，閉経後女性の運動効果は腰椎・大腿骨では1％以下で骨量増加にはつながらないとしている．Obuchi[49]は，衝撃運動では効果がみられ，一般的な運動では効果がみられないことから，これまでの研究における運動の種類・強度の分類が不十分であることを指摘している．わが国のガイドラインでも衝撃運動は骨量増加効果があるとしている[40]．

　これらを総合すると，運動の種類によっては（衝撃運動）骨密度の増加に対する効果があると考えられる．

≫ ③ 日常の臨床で行われている標準的な方法，経験的に有用と思われる方法

　厚生労働省の運動器の機能向上マニュアルに記載されているプログラムを示す[43]．
① 膝痛対策プログラム
　まず，運動に慣れるためのエクササイズ（以降のいずれかのトレーニングの前に行う必須項目である）として，膝関節を緩やかに動かすことによって，関節液の循環をはかる運動を行う．具体的には，足踏み（椅子の上で，足踏み運動をリズミカルに繰り返す）や，膝関節の屈曲伸展（椅子に座った状態で，膝関節を90度屈曲位から45度屈曲位程度の範囲で，リズミカルに屈伸を繰り返す）を行う．
　次に，膝痛をもつものでは，ハムストリングスや下腿三頭筋など，下肢の背面の筋肉の短縮を認める場合が多いので，ハムストリングスと下腿三頭筋のストレッチングによって下肢背面の筋肉の柔軟性を増す（椅子に座った状態や，床に座った状態で膝を伸ばし，背筋を伸ばしたまま，体を曲げる）．また，下肢背面の筋肉同様，膝痛のあるものでは腸腰筋の短縮もよくみられるため，腸腰筋のストレッチングによって柔軟性を増す（仰向けで，一側の下肢を胸に寄せるようにする）．
　上記の運動に加え，大腿四頭筋の筋力向上訓練（低負荷プログラム～中負荷プログラム）を行う．
② 腰痛対策プログラム
　腰痛をもつものでは，円背を呈しているものが多い，背筋の筋力を向上させ，良姿勢を作るために背筋の筋力向上（椅子に座った状態で，上肢を挙上し（肩関節外転・外旋90度程度），背中を反らすようにする）を行う．

また，腰痛をもつものでは，背部の筋肉とともに腹部の筋力の低下がみられるため腹筋の強化（仰向けで膝を45度程度立て，膝に手を滑らすようにしながら頭を持ち上げる）を行う．

日常生活の不良姿勢が腰痛を引き起こす原因となる．良姿勢を意識し日常生活にいかすため，座位姿勢の改善（姿勢を悪くした場合と背筋を伸ばした場合の中間位で，腹筋に自然に力が入る位置を探し，この姿勢を10秒間保持）を行う．さらに，その中間位を保ったままの運動として，お尻歩き（中間位を保ったまま，お尻を交互に使って椅子を前後に移動する）を行う．

円背の矯正と下肢のストレッチングとして，座った姿勢で，腰の力を抜いた状態から，体重を腰の後ろにかけて，反る姿勢を維持する．次に，床に寝た状態で腿を抱えて，抱えた側の股関節の屈曲と反対側の股関節伸展のストレッチングを行う．

腰痛改善のためには，腹筋・背筋ともに筋力強化されることが望ましい．また，背筋が弱くなると姿勢が悪化するので，背筋の強化として，四つ這い位（あるいは立って机に手をおいてもよい）で，片足をできるだけ後ろにあげる運動を行う．

③ 転倒・骨折対策プログラム（大腿骨頸部の荷重に基づく衝撃運動の例）

転倒・骨折対策には，転倒予防を目的とした，筋力・バランス能力，柔軟性を高める一般的な運動器の機能向上プログラムを実施する．これに加えて骨量増加をめざす場合には，衝撃運動を加えることが効果的である．しかし，急激に衝撃を加えることは組織の損傷を招くおそれもある．そこで，以下のaの運動を1カ月以上行い，次にbの運動へと移行するなど，負荷の量を制御しながら行う．人工関節や人工骨頭などが挿入されている場合には実施しないか，または，かかりつけの整形外科医の意見を基に実施する．

　a．踵おとし（体重と同程度の負荷による衝撃運動．踵を高くあげて，膝を伸ばしたまま打ち下ろす）．

　b．膝を伸ばした階段おり（体重の1.5倍程度の負荷による衝撃運動．階段昇降でバランスを崩す場合には，手すりを用いて行う．膝を伸ばした状態で，踵から着地する．リズミカルに行うことで衝撃運動となる）．

4 低栄養状態の高齢者にどのような理学療法を行いますか？

≫ ① 関連ガイドライン

地域在住高齢者における低栄養状態とは，基本チェックリストによって「6カ月間に2～3kgの体重減少がある」，「BMIが18.5未満」の2項目に該当する者と定義される．このような低栄養状態の高齢者に対する栄養改善プログラムについては，厚生労働省の栄養改善マニュアルにまとめられている[51]．

≫ ② リサーチエビデンス（表5-1, 5-2）

食事によって適正なエネルギー，タンパク質の摂取を行うことによって栄養状態，身体機能が改善することがメタアナリシス等によって示されている[51]．

また，近年，口腔，栄養及び運動を組み合わせた複合プログラムの効果が無作為化対照試験により示されている[52]．一方で，高強度トレーニングとタンパク質摂取による介入を行った研究では，体重や筋肉量の増加を認めなかったという報告もあり，並行した栄養摂取の重要性を示唆している[53]．

③ 日常の臨床で行われている標準的な方法，経験的に有用と思われる方法

厚生労働省の複合プログラムのマニュアルによると，運動器の機能向上プログラムに加え，以下のような口腔機能向上，栄養改善プログラム内容を組み込んだプログラム例が示されている[3]．
口腔機能向上：健口体操，嚥下体操，嚥下機能トレーニング，パタカラ体操，顔じゃんけんなど．
栄養改善：食品多様性チェック，献立作り，調理実習など．

5 介護予防の集団実践・指導はどのような効果がありますか？

① 関連ガイドライン

介護予防の集団実践・指導に関するガイドラインは存在しないが，心疾患における運動療法に関するガイドライン[54]では，「集団で行う監視型リハビリテーションでは，患者同士の情報交換や精神的な支援が得られるなどの利点があり，患者教育上の利点とコンプライアンス向上に有用である」との記載があり，介護予防の集団実践・指導においてもこのような効果が期待できると考えられる．
一方で，厚生労働省の介護予防マニュアルでは，高齢期の運動機能の特徴は個人差の増大にあるので，集団の運動であったとしても，内容・頻度などに個別の要素を多く取り入れることの必要性も明示している[43]．

② リサーチエビデンス（表5-1，5-2）

介護予防における集団実践・指導の特異的効果については不明であるが，集団実践・指導の運動の習慣化促進への有効性を示唆した報告[55]や，虚弱高齢者に対する運動器の機能向上プログラムによる身体機能改善効果を示した研究の多くが集団実践・指導によるものであることから，一定の効果は認められている[56-58]．しかし，個別評価に基づき個別処方を行った研究においてはさらに高い効果が認められており[20]，筋力・バランス機能・歩行能力・複合的動作能力など，体力の諸要素を個別に評価し，それに基づく個別で包括的な介入プランを提供していくことが望ましい．

③ 日常の臨床で行われている標準的な方法，経験的に有用と思われる方法

包括的高齢者運動トレーニング[31]では，スタッフ3名（理学療法士，運動指導員，管理職員）に対して，グループの人数を8〜10名としている．筋力増強期のトレーニングのモデルケースでは，図4のようにマシントレーニング，バランストレーニング，機能的トレーニング，理学療法を順番に行うようにする．

指	参	00	10	20	30	40	50	60	70	80	90 分
A	1	全員でストレッチ 機能的トレーニング			M1	M2	M3	M4	バランス		全員でストレッチ
A	2				M2	M3	M4	M1	PT		
A	3				M1	M2	PT	M3	M4		
A	4				KBW	M3	M4	M1	M2		
B	5				M3	M4	M1	PT	M2		
B	6				M4	M1	M2	M3	バランス		
B	7				M2	PT	M3	M4	M1		
B	8				KBW	M4	M1	M2	M3		

指：指導員　　M1：マシン1　　M3：マシン3　　KBW：機能的トレーニング　　PT：理学療法
参：参加者　　M2：マシン2　　M4：マシン4　　バランス：バランストレーニング

図4　筋力増強期におけるトレーニングのモデルケース

（河合　恒，大渕修一）

文献

1) 厚生労働省：平成25年国民生活基礎調査の概況．http://www.mhlw.go.jp/toukei/saikin/hw/k-tyosa/k-tyosa13/dl/06.pdf
2) 厚生労働省：高齢者リハビリテーション研究会報告書．http://www.mhlw.go.jp/shingi/2004/02/s0223-8h.html
3) 厚生労働省：介護予防マニュアル．http://www.mhlw.go.jp/topics/2009/05/dl/tp0501-1_01.pdf
4) 古谷野亘，柴田博・他：地域老人における活動能力の測定　老研式活動能力指標の開発．日本公衛誌 34：109-114，1987．
5) 古谷野亘，橋本迪生・他：地域老人の生活機能　老研式活動能力指標による測定値の分布．日本公衛誌 40：468-474，1993．
6) Lawton MP：Assessing the competence of older people. In：Kent DP, Kasttenbaum R, Sherwoods S（eds）. Research planning and action for the elderly：The power and potential of social science. Human Science Press, NY, 1972, pp122-143.
7) 藤原佳典，新開省二・他：自立高齢者における老研式活動能力指標得点の変動．日本公衛誌 50：360-367，2003．
8) 東京都老人総合研究所：中年からの老化予防に関する医学的研究．長期プロジェクト研究報告書，東京都老人総合研究所，2000．
9) Castelli WP：Lipids, risk factors and ischemic heart disease. Atheroscleros 5 124：suppl 1-9.1996.
10) 大渕修一：介護予防事業の統括．介護経営白書2010年度版－10年目の真実と10年後の未来（ヘルスケア総合政策研究所編），日本医療企画，2010，pp75-88．
11) Olivetti L, Schurr K, et al：A novel weight-bearing strengthening program during rehabilitation of older people is feasible and improves standing up more than a non-weight-bearing strengthening program：a randomised trial. Aust J Physiother 53：147-153, 2007.
12) Baker MK, Atlantis E, et al：Multi-modal exercise programs for older adults. Age Ageing 36：375-381, 2007.
13) Katznelson L, Robinson MW, et al：Effects of modest testosterone supplementation and exercise for 12 weeks on body composition and quality of life in elderly men. Eur J Endocrinol 155：867-875, 2006.
14) Korpelainen R, Keinänen-Kiukaanniemi S, et al：Effect of exercise on extraskeletal risk factors for hip fractures in elderly women with low BMD：a population-based randomized controlled trial. J Bone Miner Res 21：772-779, 2006.
15) Toraman NF, Erman A, et al：Effects of multicomponent training on functional fitness in older adults. J Aging Phys Act 12：538-553, 2004.
16) Means KM, Rodell DE, et al：Balance, mobility, and falls among community-dwelling elderly persons：effects of a rehabilitation exercise program. Am J Phys Med Rehabil 84：238-250, 2005.
17) Englund U, Littbrand H, et al：A 1-year combined weight-bearing training program is beneficial for bone mineral density and neuromuscular function in older women. Osteoporos Int 16：1117-1123, 2005.
18) Chien MY, Yang RS, et al：Home-based trunk-strengthening exercise for osteoporotic and osteopenic postmenopausal women without fracture--a pilot study. Clin Rehabil 19：28-36, 2005.
19) de Vreede PL, Samson MM, et al：Functional tasks exercise versus resistance exercise to improve daily function in older women：a feasibility study. Arch Phys Med Rehabil 85：1952-1961, 2004.

20) Gillespie LD, Gillespie WJ, et al : Interventions for preventing falls in elderly people. *Cochrane Database Syst Rev* (Online). 2003 : CD000340.
21) Sinaki M, Itoi E, et al : Stronger back muscles reduce the incidence of vertebral fractures : a prospective 10 year follow-up of postmenopausal women. *Bone* 30 : 836-841, 2002.
22) Robertson MC, Devlin N, et al : Economic evaluation of a community based exercise programme to prevent falls. *J Epidemiol Community Health* 55 : 600-606, 2001.
23) Hauer K, Rost B, et al : Exercise training for rehabilitation and secondary prevention of falls in geriatric patients with a history of injurious falls. *J Am Geriatr Soc* 49 : 10-20, 2001.
24) King AC, Pruitt LA, et al : Comparative effects of two physical activity programs on measured and perceived physical functioning and other health-related quality of life outcomes in older adults. *J Gerontol A Biol Sci Med Sci* 55 : M74-83, 2000.
25) Greendale GA, Salem GJ, et al : A randomized trial of weighted vest use in ambulatory older adults : strength, performance, and quality of life outcomes. *J Am Geriatr Soc* 48 : 305-311, 2000.
26) Chandler JM, Duncan PW, et al : Is lower extremity strength gain associated with improvement in physical performance and disability in frail, community-dwelling elders? *Arch Phys Med Rehabil* 79 : 24-30, 1998.
27) Lord SR, Ward JA, et al : The effects of a community exercise program on fracture risk factors in older women. *Osteoporos Int* 6 : 361-367, 1996.
28) Caggiano E, Emrey T, et al : Effects of electrical stimulation or voluntary contraction for strengthening the quadriceps femoris muscles in an aged male population. *J Orthop Sports Phys Ther* 20 : 22-28, 1994.
29) Judge JO, Lindsey C, et al : Balance improvements in older women : effects of exercise training. *Phys Ther* 73 : 254-262 ; discussion 263-265, 1993.
30) Chow R, Harrison JE, et al : Effect of two randomised exercise programmes on bone mass of healthy postmenopausal women. *Br Med J* (Clin Res Ed) 295 : 1441-1444, 1987.
31) 大渕修一, 佐竹恵治：介護予防包括的高齢者運動トレーニング 改訂版. 健康とよい友だち社, 2006.
32) 札幌市：医学的トレーニングによる介護予防推進調査事業報告書. 平成12年度老人保健健康増進等事業報告書, 2001.
33) 大渕修一：介護予防としての高負荷筋力増強訓練の応用に関する調査事業. 平成12年度老人保健健康増進等事業報告書, 2001.
34) 東京都老人総合研究所介護予防緊急対策室：平成16年度東京都介護予防普及啓発事業報告会資料, 2005.
35) Kim H, Suzuki T, et al : Effectiveness of multidimensional exercises for the treatment of stress urinary incontinence in elderly community-dwelling Japanese women : a randomized, controlled, crossover trial. *J Am Geriatr Soc* 55 : 1932-1939, 2007.
36) Choi H, Palmer MH, et al : Meta-analysis of pelvic floor muscle training : randomized controlled trials in incontinent women. *Nurs Res* 56 : 226-234, 2007.
37) Bø K, Kvarstein B, et al : Lower urinary tract symptoms and pelvic floor muscle exercise adherence after 15 years. *Obstet Gynecol* 105 : 999-1005, 2005.
38) Goode PS, Burgio KL, et al : Effect of behavioral training with or without pelvic floor electrical stimulation on stress incontinence in women : a randomized controlled trial. *JAMA* 290 : 345-352, 2003.
39) McDowell BJ, Engberg S, et al : Effectiveness of behavioral therapy to treat incontinence in homebound older adults. *J Am Geriatr Soc* 47 : 309-318, 1999.
40) 伊木雅之編：地域保健におけるエビデンスに基づく骨折・骨粗鬆症予防ガイドライン. 日本公衆衛生協会, 2006
41) Roddy E, et al : Evidence-based recommendations for the role of exercise in the management of osteoarthritis of the hip or knee. MOVE consensus. *Rheumatol* 44 : 5-6, 2005.
42) Chou R, et al : Diagnosis and treatment of low back pain. A joint clinical practice guideline from the American College of Physicians and American Pain Society : *Ann Intern Med* 147 : 478-491, 2007.
43) 厚生労働省：運動器の機能向上マニュアル（改訂版）. http://www.mhlw.go.jp/topics/2009/05/dl/tp0501-1d.pdf
44) Manninen P, Riihimaki H, et al : Physical exercise and risk of severe knee osteoarthritis requiring arthroplasty. *Rheumatology* (Oxford) 40 (4) : 432-437, 2001.
45) Deyle GD, Henderson NE, et al : Effectiveness of manual physical therapy and exercise in osteoarthritis of the knee. A randomized, controlled trial. *Ann Intern Med* 132(3) : 173-181, 2000.
46) Ettinger WH Jr, Burns R, et al : A randomized trial comparing aerobic exercise and resistance exercise with a health education program in older adults with knee osteoarthritis. The Fitness Arthritis and Seniors Trial (FAST). *JAMA* 277(1) : 25-31, 1997.
47) Karlsson M : Exercise increases bone mass in children but only insignificantly in adults. *Lakartidningen* 99 (35) : 3400-3405, 2002.
48) Wolff I, van Croonenborg JJ, et al : The effect of exercise training programs on bone mass : a meta-analysis of published controlled trials in pre- and postmenopausal women. *Osteoporos* 9(1) : 1-12, 1999.
49) Obuchi S : Analysis of Compression Force in the Hip Joint of Elderly Women. *Kitazato Med* 30 : 194-202, 2000.
50) 岡村菊夫・他：高齢者尿失禁ガイドライン. 平成12年度厚生科学研究費補助金（長寿科学総合研究事業）事業, http://www.ncgg.go.jp/hospital/iryokankei/documents/guidelines.pdf
51) 厚生労働省：栄養改善マニュアル（改訂版）.

http://www.pref.niigata.lg.jp/HTML_Article/835/472/tp0501-1e.pdf
52) 日本公衆衛生協会：介護予防に係る総合的な調査研究事業報告書．
http://www.jpha.or.jp/sub/pdf/menu04_5_04_all.pdf
53) Carlsson M, Littbrand H, et al : Effects of high-intensity exercise and protein supplement on muscle mass in ADL dependent older people with and without malnutrition : a randomized controlled trial. *J Nutr Health Aging* 15(7) : 554-560, 2011.
54) 日本循環器学会・他：心疾患における運動療法に関するガイドライン．
http://www.j-circ.or.jp/guideline/pdf/JCS2002_saitoh_h.pdf
55) 横山典子，西嶋尚彦・他：中高年者における運動教室への参加が運動習慣化個人的要因に及ぼす影響―個別実施運動プログラムと集団実施運動プログラムの比較―．体力科学 52：249-257, 2003.
56) 新井武志，大渕修一・他：地域在住高齢者の身体機能と高齢者筋力トレーニングによる身体機能改善効果との関係．日老医誌 43：781-788, 2006.
57) Arai T, Obuchi S, et al : The effects of short-term exercise intervention on falls self-efficacy and the relationship between changes in physical function and falls self-efficacy in Japanese older people. A randomized controlled trial. *Am J Phys Med Rehabil* 86 : 133-141, 2007.
58) Inaba Y, Obuchi S, et al : The long-term effects of progressive resistance training on health-related Quality of Life in older adults. *J Physiol Anthropol* 27 : 57-61, 2008.

第3章 障害からみたエビデンスに基づく理学療法の実際

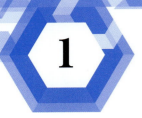

1 関節可動障害

評価,治療／介入のエビデンスポイント

Q0 標準的な評価指標には何がありますか?

→ 関節可動障害評価は,理学療法士が最も普遍的に実施する評価である.臨床では角度計活用のほかに,メジャーやテープを用いた距離測定,三角法定理を活用した可動範囲算出,X線撮影やビデオによる画像分析などがある.理学療法士が定期的に実施する関節可動障害評価は,高価な器械装置を用いず,標準的な方法で簡単に測定でき,検者間や測定間の誤差が少ないことが原則である.標準的な関節可動障害評価指標は,米国整形外科学会の内容を日本整形外科学会と日本リハビリテーション医学会が改訂した「関節可動域表示測定法」である.

Q1 関節可動障害に対するストレッチングは有効ですか?

→ 慎重に考える必要あり.ストレッチングによる関節可動改善は,結合組織の柔軟性低下と短縮筋の伸展性低下に対する回復効果,および脊髄レベルにおける抑制性反射機構を利用した異常筋緊張抑制の結果である.ストレッチング非実施対照群に対するストレッチング実施のエビデンスは確立されている.しかし,筋肉を中心とした筋ストレッチングでは,治療者の臨床的スキルレベルに依存することが多く,伸張力,適用時間,力源,運動パターン,関節運動の有無などによる臨床的エビデンス研究が必要である.

Q2 関節可動障害に対する徒手理学療法は有効ですか?

→ はい.関節包内運動の改善と正常化を図る徒手理学療法の関節可動障害に対する臨床効果は多く報告されている.人体の滑膜性関節は蝶番のような固定化された運動の中心軸は存在せず,関節の自動・他動的骨運動時には,関節包内で関節面相互間の動きの組み合わせによる中心軸移動が起こる.関節の遊びや滑りが減少すると,転がりが強調され,運動方向と同側の関節面が圧迫され,反対側の周辺組織は過伸張される.この状態での関節可動治療は,関節面相互間の位置異常と関節機能障害増悪の危険性があり,関節包内運動の正常化が優先される.

Q3 関節可動障害に対する物理療法は有効ですか?

→ 慎重に考える必要あり.筋短縮,組織癒着など関節周囲組織の変化や運動時の痛み発現が関節可動障害に影響している場合の,物理療法の臨床的効果報告がある.しかし,物理療法単独治療のエビデンスは低く,ストレッチングや徒手理学療法と併用した結果が中心である.軟部組織の伸張性増大,疼痛緩和,循環改善など関節可動障害の原因因子に対する適切な物理的手段の選択が必要である.また,生体に対する物理的エネルギー適用による組織改変の研究など,物理療法が関節可動障害治療の主役となるうえでの臨床的課題がある.

関節可動障害はどのような障害ですか

　四肢，脊柱の滑膜性関節は，10 を超える関節内外の構造的因子で形成される．これらの組織は，外傷，退行変性に加え一定期間の固定・不動により特有の組織変化を生じる．筋組織では筋線維径減少や筋節数減少により筋萎縮と筋短縮を呈する．腱，靱帯，滑膜などの結合組織では水分量減少，組織成分密度やエラスチン含有量の減少などの変化がみられる．関節可動障害は，関節，関節周辺軟部組織，関節運動関与筋の異常・変化に起因する直接・器質的因子と，組織侵害刺激性疼痛，関節周辺組織の異常緊張，局所の固定・不動や炎症・変性に基づく間接・機能的因子とに大別される．臨床では，直接・器質的因子，または間接・機能的因子の単一因子による関節可動障害は少なく，多くの場合において両者が重複した関節可動障害をきたす．

　一般的な関節可動障害は，筋，筋膜，腱，結合組織などの関節周辺組織から構成される弾性帯（elastic zone）の過緊張や短縮と，関節包内の中間帯（neutral zone）の減少に起因する関節可動制限である．しかし，身体は骨・関節・靱帯系（form closure）と筋・筋膜系（force closure）による全身的連結構造体であり，低可動状態の発現と長期持続による不安定性と過剰可動状態が混在することに留意する必要がある．

 ## 関節可動障害はどのような経過をたどりますか

　関節可動障害（低可動性，過可動性，運動過誤）のなかで普遍的な低可動障害の経過を述べる．疾病，外傷などの障害発症により，一定期間不動・固定・安静状態を余儀なくされると，関節構成体の各結合組織構造に，水分量減少，ムコ多糖類減少，潤滑作用低下，化学的架橋結合増進，線維間距離短縮などの組織内組成変化が起こる．この状態が進行すると組織内組成変化から組織異常状態をひき起こし，柔軟性・伸展性低下，関節副運動制限，コラーゲン組成不規則化，癒着形成増進などの組織反応の異常が助長され，関節可動低下への悪循環サイクルが形成する（図 1）．

　関節可動障害に対する治療の根幹は，前述の悪循環サイクルを遮断することである．関節拘縮や癒着を呈する組織へ，後述する関節可動障害治療の介入により，良好な組織内組成変化を促し，組織柔軟性と伸展性上昇，関節副運動回復，癒着剥離，筋線維間距離延長などの組織反応の正常化を図り，関節可動改善につなげる．

 ## 標準的な評価指標には何がありますか

　筋骨格系の運動器障害に起因する関節可動障害には，関節運動の制限（低可動性，hypomobility），不安定状態（過可動性，hypermobility），および正常運動パターンからの逸脱（運動過誤，movement fault）がある．関節可動障害が上記のいずれかであれば，関節可動評価も容易であるが，混在する場合は緻密な評価が必要である．

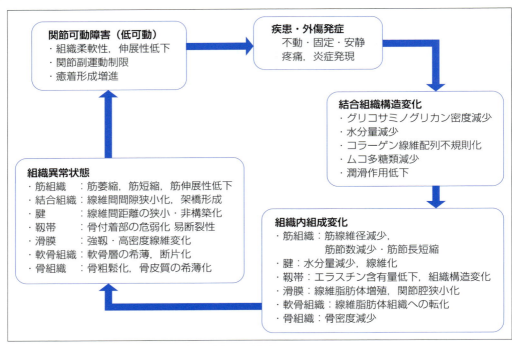

図1　関節可動障害（低可動）発現機序，悪循環サイクル

≫ ①関連ガイドライン

　理学療法士が臨床で実施する評価で，指標として具備すべき要因として以下の項目があげられる．①目的に応じた的確な標準化された内容で，対象者に対して安全に適用できる．②評価項目内容が量的・質的に科学的検証され，検者間・測定間信頼性，妥当性，感受性，特異性に優れている．③評価時間，評価技術，使用器具による較差がなく，評価の実施条件に制限がない．

　関節可動障害評価は，理学療法士がもっとも頻繁に実施する評価である．臨床で理学療法士が定期的に実施する関節可動障害評価は，高価な器械装置を用いず，標準的な方法で簡単に測定でき，検者間や測定間の誤差が少ないことが原則である．近年，理学療法評価の信頼性や正確性を求めるあまり，高価な評価器械装置を使用する傾向にあるが，臨床評価においては安価，簡単，短時間実施の三要素を満たす方法が望ましい．関節可動障害評価では，上記の三要素に加え，客観性，妥当性，正確性，信頼性，有用性の五原則が要求される．

　関節可動評価の正確性・信頼性・妥当性について，測定器具装置間，および検者間・測定間で多くの研究，報告がある．計測に要する時間，経済的負担など最小限の努力で最大効果を得る臨床的有用性では視認法や角度計法が優るが，臨床研究，データー解析での評価結果の信頼性，妥当性では器械的装置に及ばない．現状において上記の要因を満たす関節可動評価指標は，米国整形外科学会の内容を日本整形外科学会と日本リハビリテーション医学会が改訂した「関節可動域表示測定法（以下，学会法）」である．学会法は，臨床をはじめ教育や研究の各方面で普遍的に使用されている関節可動評価指標である．

② リサーチエビデンス

　簡単で安価，しかも時間を要さずに該当関節の可動範囲を計測するという意味で，万能角度計による学会法に優るものはない．しかし，臨床ではランドマークの触診や軸設定が困難などの理由で角度計の使用が難しい場合がある．このような場合は，メジャーやテープを用いた距離測定，三角法定理を活用した可動範囲算出，理学療法士による目測評価，器具の考案，X線撮影やビデオによる画像分析などが代用され，評価の三要素と五原則について検討・報告されている（表1）．

　関節可動評価で生じる検者間誤差，検査間誤差の測定誤差因子を削除した信頼性の高い評価を実施するには，同一検者が標準的な方法で継続して再評価を行うことが大切である．関節可動障害評価は，骨運動学的運動に関節運動学的運動を補足する．骨運動学的運動は，他動的関節運動評価（P-ROM T）と自動的関節運動評価（A-ROM T）の基本評価から始める．各関節の形態的状態を把握するうえでP-ROM Tが必須であるが，関節運動時の組織変化や疼痛反応を構築性組織と区別する意味で，A-ROM Tを併用実施する．P-ROM TとA-ROM Tにより，関節可動障害を呈している組織のスクリーニングを行い，各組織に応じた補足評価を追加する．関節原性の構築性組織では関節包内の副運動（脊柱では他動的椎間副運動）評価を行い，関与組織の障害を推論する．

　副運動評価で注意すべき所見は，①運動範囲制限，②過剰運動範囲，③疼痛変化である．運動範囲の制限は，関節支持組織の伸展性低下が予測される．過剰な運動範囲は，関節支持組織の損傷や緩みが考えられる．引き離しによる疼痛軽減に圧迫での疼痛増強所見が加わると，関節面損傷の可能性がある．逆に引き離しによる疼痛増強では，関節包を含めた結合組織の損傷を考える．関節包の炎症，癒着の場合は，該当関節の全般的な骨運動が低下し関節特有の制限頻度パターンがみられる．関節軟骨や関節裂隙狭小化の関節構成体の原因では，骨運動とともに関節包内の副運動も低下し特有の最終域感が認識される．筋・筋膜などの力学的機構が原因で可動性が低下した場合は，特定運動方向の骨運動が低下し，筋短縮，筋硬直，拮抗筋間のインバランス（不均衡）がみられる．神経や血管に問題がある場合は，組織の緊張評価により，痙縮，スパズムなどの異常状態がみられる（図2）．

表1　角度計を用いない関節可動測定法

測定法（使用器具）	報告者	対象者	測定運動	目的	結果 臨床上の実用性
距離測定 （メジャー，テープ）	Moran Frost Hsieh	健常学童 271名 健常成人 24名 健常成人 34名	体幹前屈/側屈 体幹運動，SLR 自動的頸部運動	正常把握と信頼性検討 検者間，測定間信頼性検討 経験有無の検者間信頼性検討	2点間の距離測定有効 運動により信頼性可変 頸部可動性測定に有効 テープ計測は角度計に劣る
三角法	Hsieh Gaidosik	健常成人 10名 健常成人 20名	他動的 SLR 骨盤傾斜	角度計とテープの信頼性検討 骨盤傾斜の検者間信頼性検討	骨盤傾斜に三角法有効
目測評価	Law Marks	セラピスト 50名 RA 症例	健常者各関節運動 膝関節屈曲，伸展	目測評価と角度計測の信頼性 検者間，測定間信頼性検討	角度計測に劣る 検者間，測定間誤差ともに大
器具考案	水準器角度計 ヘッドギア角度計 重力角度計	Bower 被検者5名，検者10名 Kadir 被検者10名，検者3名 Tucci 患者21名，検者1名	肩関節運動 頸部運動 膝部運動	Hydrpgoniometerの信頼性検討 検者間，測定間信頼性検討 万能型角度計との比較検討	肩関節の多関節評価有効 Headgear角度計信頼性高い 信頼性高い，安価，簡単
画像分析	Radiography Radiography Cinematography	Enwemeke 健常成人10名 Gogia 健常成人30名 Bohannon 健常成人11名	股関節屈曲 股関節屈曲 他動的 SLR	角度計とX線計測の比較検討 角度計とX線計測の比較検討 SLR時の骨盤の動き分析	股関節状態で信頼性に差あり 両者間での信頼性に差なし SLR時には骨盤の動きを考慮
特殊装置	Orthoranger Arthorometer	Clapper 学生20名 Hanten 健常成人43名	下肢自動的 ROM 膝関節前後動揺性	器具の信頼性，臨床応用検討 器具の信頼性，臨床実用検討	信頼性高い，高価で実用性低い 信頼性高い，膝機能評価で実用的

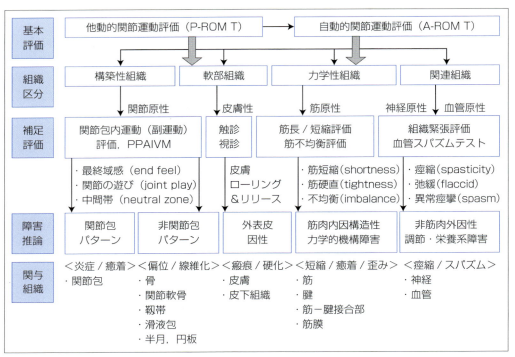

図2 関節可動障害評価フローチャート

③ 日常の臨床で行われている，経験的に有用と思われる評価指標

　対象関節の運動範囲を角度で数値表示する学会法は，臨床データーによる基準値設定，信頼性や妥当性の研究結果を通し理学療法効果を判定する有用な関節可動評価指標である．しかし，滑膜性関節の運動時には運動軸を中心とした回旋運動と並進運動が連動する．滑膜性関節運動評価では，解剖学的関節構成骨間の幾何学的軸変位で起こる可視数値的計測（骨運動学的運動評価）に，運動時の瞬間回旋中心軌道（path of instantaneous center of rotation：PICR）評価と関節構成体相互面間の非視覚的位置距離を把握する関節包内運動（副運動）の生理学的運動評価を加える．関節包内運動（副運動）評価は，該当関節の関節面に滑りと牽引を加える．滑りは治療面（treatment plane：TP）に対して前後・上下・内外側などの平行な力を加え，運動範囲と組織反応変化をみる．牽引力は治療面の直角方向に加え，関節包を含む関節組織の機械的ストレスに対する反応をみる．

　関節機能評価では，運動範囲とともに運動最終域感の組織反応をみる．正常な運動最終域感（normal end feel：NEF）を認知し，担当症例における他動的骨運動と他動的副運動時の運動最終域感の変化を比較する．異常運動最終域感（abnormal end feel：AEF）には，筋短縮による筋伸展性低下，筋スパズムに起因した筋緊張亢進，軟部組織の過剰肥大，骨（軟骨）同士の接触，関節包の炎症，短縮，癒着などがある（表2）．

　関節可動性の減少は，関節内組織の機械的ブロックと反射性筋固定（reflex muscle splinting）の結果生じる．Mulliganは，関節機能障害評価における随意的筋収縮を併用した関節包内運動の評価を推奨している．この自動運動を併用した副運動評価は，関節運動時の異常運動と異常関節アライメントを同時に評価できる利点がある．

　評価結果を数値表示する学会法では，可動障害と障害関与因子の関連性の把握が困難である．関節運動時の可動性と機能状態（疼痛，筋スパズム，局所抵抗感など）を同時に表示できる臨床的に

1 関節可動障害

表2 他動運動時の運動最終域感（end feel：EF）

	正常運動最終域感（NEF）	異常運動最終域感（AEF）
骨性	・骨同士の接近，硬い，弾力性（−） 例：肘関節伸展	・骨（軟骨）同士の接触，強固 軋轢音（＋），疼痛（＋） 例：変形性関節症
筋肉性	・筋肉の伸張，弾力性（＋） 例：膝伸展位股関節屈曲	・筋肉の伸展性低下，筋緊張亢進，弾力性↑ 例：筋短縮，筋スパズム
軟部組織性	・軟部組織圧迫，スポンジ様 例：膝関節屈曲 ・筋腹の衝突，圧迫感（＋） 例：肘関節屈曲	・軟部組織の過剰肥大 例：深部静脈血栓症 ・組織炎症，疼痛（＋） 例：テニス肘
関節包性	・関節包の伸張，硬い 例：手指MP関節伸展 ・腱，靱帯の伸張，ばね様 例：肩関節外旋，前腕回外	・関節包の炎症，短縮，癒着 例：滑液包炎 ・ばね様ブロック 例：膝半月板損傷

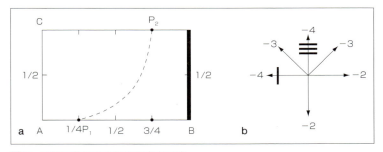

図3 関節可動障害評価の図式表示法
a：運動ダイアグラム（movement diagram：MD）
　横軸（A～B）：正常可動範囲，縦軸（A～C）：疼痛グレード
　該当関節運動が，疼痛なく最終域まで可動であれば，横軸（A～B）基線上となる．図の例は，変形性膝関節症例で，膝関節屈曲可動域の1/4で疼痛（P_1）が起こり，P_2で最大となり，このときの可動域が膝関節屈曲正常可動域の3/4を意味する．
b：運動グラフ表示法（movement graphic presentation：MGP）
　Y軸：屈曲・伸展，X軸：左右側屈，V軸：左右回旋
　矢印の長さは正常可動範囲，数字で可動性，線で疼痛グレードを表記
　図の例は，腰椎椎間板ヘルニア症例で，腰椎運動の全般的可動制限（屈曲，左側屈著明）がみられ，屈曲時に強度疼痛，左側屈時に軽度疼痛が出現している．

有用な方法がある．四肢では運動ダイアグラム（movement diagram：MD），脊柱では運動グラフ表示（movement graphic presentation：MGP）である．MDは，可動範囲のみでなく運動時の症状反応を関連づけ，関節可動障害治療介入へのヒントが得られる．MGPは脊柱における三次元運動の可動範囲と運動時の疼痛反応を併記する（図3）．関節可動測定の臨床的評価指標は，万能型角度計を用いる方法が今後も普遍的に臨床使用されると予測するだろう．しかし，関節可動時の筋，神経系要素を含めた運動機能障害という視点から関節可動障害評価を考えると，数字による量的指標に関節機能を包括する質的指標を加味した評価が求められる．

4 推奨される治療／介入の方法にはどのようなものがありますか

1 関節可動障害に対するストレッチングは有効ですか？

>> ① 関連ガイドライン

　理学療法士が実施する関節可動障害の治療は，機能障害に対する治療として，普遍的に行う治療手技であり，筋力維持・強化手技，立位・歩行運動とともに三大理学療法治療に位置づけられる．関節可動障害は，関節，関節周辺軟部組織，筋肉における直接・器質的変化に起因するものと，組織侵害刺激性疼痛，組織の異常緊張（スパズム），癒着・瘢痕などの間接・機能的因子に大別される．関節可動障害に対する治療方法は，関節，軟部組織，筋肉の可動障害関与因子に対して適宜臨床介入することである．関節可動障害に対する徒手理学療法として，関与対象組織に対する各種の治療手技が報告されている（表3）．すべてのガイドラインが指摘しているのは，徒手他動的関節可動手技，筋ストレッチング，関節モビライゼーションの3項目である．

>> ② リサーチエビデンス

　理学療法領域における治療ストレッチング（therapeutic stretching：TS）は，身体諸機能を正常に保つうえで重要な治療手技である．TSによる関節可動改善は，結合組織の柔軟性低下と短縮筋の伸展性低下に対する回復効果，および脊髄レベルにおける抑制性反射機構を利用した異常筋緊張抑制の結果である．筋組織や結合組織へのTSにより，組織の細胞内組成と基質に対して良好な組織変化反応が引き起こされる．その結果，筋節数の増加，組織潤滑性と組織間距離の維持，コラーゲン線維配列の規則化，架橋連結結合の予防をもたらし，正常な組織線維間の滑り運動が回復し関節可動障害の改善につながる．

　関節可動障害に対するTSの臨床研究結果では，多くの報告がTSの有効性を指摘している（表4）．一方で，伸張力，適用時間，力源，運動パターン，関節運動の有無などTSプロトコール間での有意差に関しては否定的報告があり，今後の臨床的追検討が必要である．

　TSは，筋短縮や癒着組織に対する伸張力適用による機能障害治療である．筋作用の反対方向に徒手的・自己的伸張力を加える伝統的治療ストレッチング（traditional therapeutic stretching：TTS）では，TTS施行により，該当筋の伸展性は向上したものの，運動最終域での疼痛増悪，機能的運動時の疼痛発現，関節不安定性出現などの運動過誤をきたす可能性がある．TSを重視した関節相互面間の状態軽視，関節包内副運動の確認不足，本来伸張すべき硬い組織が延ばされず軟らかい組織成分の過伸張が原因背景として予測される．

　上記難点の是正と筋の起始，停止間における代償運動の抑制に着目した関節運動学的治療ストレッチング（arthorokinematics therapeutic stretching：ATS）は，起始部固定に加え，停止部の移動や偏位を制御し，代償運動発現の抑制が可能である．また，伸張時の疼痛を最小限にコントロールできる利点がある（表5）．

表3 関節可動障害に対する徒手理学療法

治療手技	主な対象組織	治療目的
①徒手他動的関節可動手技	関節,軟部組織	組織可動性維持,改善
②筋ストレッチング	筋肉	拘縮,短縮筋の伸張
③関節モビライゼーション	関節,関節包	関節包内運動回復
④軟部組織モビライゼーション	腱,皮膚,靱帯	組織伸展性維持,回復
⑤ニューロダイナミックス	神経	神経系機能異常回復
⑥運動併用モビライゼーション	関節,筋肉	副運動・骨運動の同時回復
⑦筋エネルギー療法	筋肉,関節,神経	筋収縮活用関節機能改善
⑧筋膜リリース	筋肉,筋膜	筋膜の歪み,ねじれ回復
⑨マッサージ	筋肉,筋膜,皮膚	組織柔軟性維持
⑩ストレイン・カウンターストレイン	筋肉	筋刺激による疼痛抑制
⑪関節ファシリテーション	関節,筋肉	関節機能異常回復
⑫アトラスセラピー	第一頸椎(環椎)	体節性医学理論機能改善
⑬ロルフィング	筋肉,筋膜	筋膜の歪み,ねじれ回復
⑭マイオチューニングアプローチ	筋肉	筋障害起因疼痛抑制
⑮リンパドレナージ	血管,リンパ	血管,リンパ還流促進

表4 関節可動障害治療の臨床研究 －ストレッチング－

研究者(発表年)	研究デザイン	研究目的・方法(対象者・病期・関節名)	治療介入内容・比較検討内容	結果・結論
Harvey (2002)	SR	ストレッチングの持続的効果検討 成人健常者に対するストレッチング施行後の長時間効果検討論文抽出	13論文抽出 ストレッチング実施後,最低1日1回のROM評価	・13中4論文が中等度有効性,9論文が軽度有効性 ・ストレッチ手技一定化研究必要
Guissard (2004)	SCT	健常成人12名 下腿三頭筋に対し他動静的ストレッチング,10分間,週5回,6週間	ROM,他動抵抗,H波,M波測定 開始前と2週,4週,6週,終了1カ月後の時間的変化検討	・ROM有意増大 ・他動抵抗有意減少 ・H/M比:6週後有意に減少
Zakas (2005)	SCT	65歳以上の健康女性20名,3種のストレッチングプロトコール 1.60秒間,2.30秒間×2,3.15秒間×4	3つのプロトコールにて,股関節屈曲・伸展・外転,膝屈曲,足背屈,体幹屈曲実施後のROM測定	・ストレッチングプロトコール間での有意差なし,すべてのストレッチング運動は柔軟性向上に有効
LaRoche (2006)	RCT	ストレッチングによる筋緊張,遠心性収縮反応検討,健康成人男性29名,3群(静的,動的ストレッチ,対照群)	ハムストリングスの他動的ストレッチング実施前後でのROM,最大抵抗値比較	・静的,動的ストレッチング群で有意にROM増加,ハムストリングス伸縮性増大 ・遠心性筋収縮による耐久性↑
Young (2006)	RCT	足関節底屈筋の可動性向上のストレッチング力の検討,健康成人20名 対照群を含め5群で検討	1～4群は,ストレッチング時間と強さ分類,ストレッチング前後での足関節背屈ROM,足関節機能比較	・外力,時間による有意差なし ・ウォームアップ後のストレッチングが弱い力,短時間で効果あり
Hakkinen (2007)	SCT	慢性頸部痛女性患者125名 グループ1:ストレッチング後徒手療法 グループ2:徒手療法後ストレッチング	G1:ストレッチ後週2回,4週間徒手療法 G2:徒手療法後週5回,4週間ストレッチング 頸部機能評価,ROM,痛み評価	・両群ともにROM改善,痛み軽減効果あり,筋力の回復↓ ・頸椎機能全体回復に他治療併用が必要
Radford (2007)	RCT	足底部痛に対する腓腹筋のストレッチング効果検討,足底部痛患者92名,治療群(腓腹筋ストレッチング+超音波),対照群	腓腹筋ストレッチストレッチング+超音波治療群と超音波照射のみ群で,2週間後の痛み,足関節機能評価比較	・両群間で有意差なし ・2週間治療で痛みの軽減困難

SR:systematic review(系統的総括),SCT:self controlled trial(自己対照試験)
RCT:randomized controlled trial(無作為化比較対照試験)

表5 伝統的治療ストレッチングと関節運動学的治療ストレッチング比較

	伝統的治療ストレッチング（TTS）	関節運動学的治療ストレッチング（ATS）
目的	組織伸張による機能障害治療	関節機能障害（JD）治療
対象	筋短縮／硬化，組織癒着	関節包内運動起因機能障害
治療	筋作用の反対方向へ伸張	筋作用による代償運動の制御伸張
手技	伸張的矯正手技 （PPSS，IADS，PNFS など）	副運動可動手技併用 （引き離し，滑り，転がり，軸回旋）
特徴	筋組織の第一次的制限に適用 生理的可動最終域運動 一方向のみに限局	筋組織を含む関節構成体異常に適用 生理的全可動範囲内 すべての運動方向に実施
臨床	該当筋起始部・停止部の移動	該当筋起始部固定，停止部の移動，偏位制御による代償運動発現抑制
考察	偏位による代償運動易出現 運動中の疼痛が強く出現 長梃子手技で安全性↓	運動中の疼痛最小限 短梃子手技で安全性↑

（注）TTS：traditional therapeutic stretching（伝統的治療ストレッチング）
　　　ATS：arthorokinematics therapeutic stretching（関節運動学的治療ストレッチング）
　　　JD：joint dysfunction（関節機能障害）
　　　PPSS：prolonged passive static stretching（持続／他動／静的ストレッチング）
　　　IADS：instant active dynamic stretching（短時間／自動／動的ストレッチング）
　　　PNFS：proprioceptive neuromuscular facilitation stretching（固有受容性神経筋促通ストレッチング）

③ 日常の臨床で行われている標準的な方法，経験的に有用と思われる方法

　関節可動障害に対する理学療法を組織学的見地から捉えると，固定や不動により組織に生じた廃用性変化（疎性結合組織の減少，緻密結合組織の増殖など）を，適切な関節可動障害発生予防の対策と可動制限改善治療を行うことにより，関節腔内癒着阻止，線維化防止，関節包の肥厚抑制につなげることが重要である．具体的には，組織柔軟性と短縮筋の伸展性回復，異常筋緊張緩和，疼痛・炎症反応軽減，組織の遊び回復に対する筋や周辺組織へのTS，関節構成組織への負担軽減，関節軟部組織への血流・栄養供給改善などを目的とした関節，および軟部組織に対するモビライゼーション，各種の物理的手段を活用した治療，補装具，器械器具活用などの治療介入がある．

　関節可動障害に対する治療は，理学療法士個人の臨床経験や治療技術レベルによってアウトカムに差がでる．効果的な関節可動障害治療介入における臨床上の要点を指摘する．

(1) 臨床的三大自己能力の高レベル堅持

　理学療法士は，関節可動障害治療の専門家として高いレベルの関節可動評価と治療技術を具備する必要がある．その基盤は，臨床的三大自己能力（臨床推論力，臨床判断力，臨床考察力）の高レベル堅持である．対象者の関節可動障害の原因を的確に評価分析する臨床推論力，最適な治療手段を決定し実施する臨床判断力，そして，治療結果を謙虚に内省する臨床考察力である．

(2) 関節運動学を基盤とした治療視点と治療展開

　関節相互間の位置関係に歪みが生じ，関節周辺組織の一方が緊張し，他方が緩んでいる状態での関節可動障害の治療は，治療過誤の危険性を孕んでいる．関節適合性破綻の原因には，表層と深層に位置する関節運動関与筋の機能不全のほか，日常生活での不良姿勢やアライメント異常，関節弛緩，肥満などが考えられ，具体的な関節可動治療の実施前に，運動過誤（movement fault）に対する対応を行う必要がある．

(3) 障害発症からの時間経過に応じた治療内容の可変

関節可動障害発症からの時間的経過により，治療目的と治療内容は随時可変する．急性炎症期は，炎症の抑制に加え，侵害受容器の化学的刺激を減少させ，組織の正常な治癒過程を阻害しないことが大切である．この時期の疼痛発現などの異常感覚入力は，痛みの記憶痕跡としての異常な感覚フィードバックを形成する危険性が高いことを認識しておく．炎症と痛みが減少した亜急性線維化期は，痛み緩和と組織修復に加え，機能低下防止，短縮・拘縮組織の機能改善が主目的となる．回復改善期は，関節可動障害素因への治療と併せ，関節機能障害進行の阻止，異常関節運動の矯正正常化，関節機能全体としての機能回復を図る．維持改変期は，運動機能強化と再発予防に加え，日常生活活動，趣味活動，仕事など動作障害や社会参加制約への包括的治療を展開する（図4）．

(4) 疼痛発現を最小限にコントロールする的確な痛み対応

痛みを伴った関節可動治療の反復実施は，ポリモーダル受容器への感作現象を惹起し，効率的な組織伸張を阻害する．疼痛発現治療を反復すると，局所循環障害の招来，不動状態強制による可動制限直接的因子の増強，新たな間接的因子の付加，治療への意欲低下と恐怖心助長などのリハビリテーションマイナス因子を招く．関節可動治療実施時の疼痛発現は，関節可動治療の最大阻害因子であり，無痛運動の遂行を目的とした痛みのコントロールが関節可動治療の王道である．

(5) 対象者の生活活動時の機能的無痛可動運動獲得を優先

臨床で関節可動制限を有する症例に対処する場合，正常可動範囲の改善を前提として治療に臨んでいないだろうか？身体機能や関節の構造学的見地から考えると，正常可動範囲を得ることが機能障害に対する治療の最終目標である．しかし，正常可動範囲は年齢，性別，生活習慣，職業など種々の因子で個人差がある上，日常生活において各関節の最終域で行う活動動作は僅少である．対象者の職業や生活遂行上の関節可動を考慮した機能的無痛運動（functional pain free movement）の獲得を目標とした臨床考慮が望ましい．

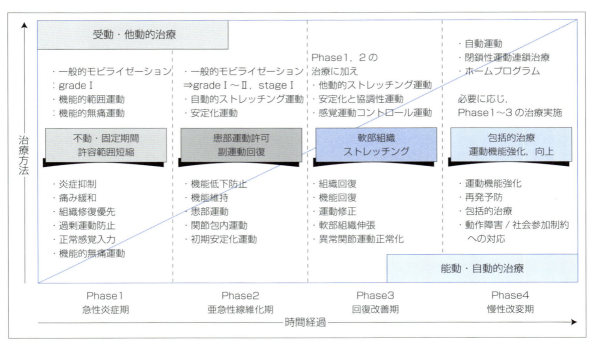

図4　関節可動障害治療の臨床考察
（発症からの時間的経過による治療目的と治療手技選択のあり方）

(6) 治療過誤／危険を回避する関節可動障害治療のプロ意識

　関節可動障害治療で起こしやすい失敗は，過伸張，腱断裂，疼痛増悪である．これらは，筋の防御的収縮反応誘発とともに，筋緊張亢進，交感神経反射惹起，異所性骨化発症などの臨床的状態把握が不十分であることに起因する．治療者は，適応する力，時間，反復回数などの治療量に最大の注意を払う必要がある．また，臨床における三大リスク要因（高齢者，長期安静臥床，長期薬物服用）が存在する場合は，組織（関節構成体，軟部組織，筋肉）が正常状態から予想を超える変化を呈していることを周知しておくべきである．

(7) 障害認知に基づく対象者自己治癒能力の最大フオロー

　関節可動障害治療は，関節，筋肉，結合組織を治療対象とする脊髄と受容器間レベルで捉えられてきた．身体機能を統合的・包括的に考えると，脊髄から大脳皮質に至る中枢系脳レベルにおける機能役割も必然的に考慮する必要がある．その意味で対象者自身が不良姿勢や拙劣な運動パターンを認識すること，良姿勢や正常運動パターンの習得に向け注意を払うこと，脳レベルで認知された自律的運動を確立することを目的とした関節可動障害治療の実施が今後の臨床的課題である．

2 関節可動障害に対する徒手理学療法は有効ですか？

≫ ① 関連ガイドライン

　腰痛，頸部痛などの疼痛に対する徒手理学療法のガイドラインは，「理学療法診療ガイドライン（2011）」に記載されているが，関節可動障害に対する徒手理学療法に関して該当するガイドラインはない．

≫ ② リサーチエビデンス

　人体の滑膜性関節は蝶番のような固定化された運動の中心軸は存在せず，関節の自動・他動的骨運動時には，関節包内で関節面相互間の動き（並進運動，回転運動）の組み合わせによる中心軸移動が起こる．正常な関節面相互間の動きが阻害されると，運動時の疼痛や関節可動異常などの運動機能障害が発現する．たとえば，関節の遊びや滑りが減少すると，転がりが強調され，運動方向と同側の関節面が圧迫され，反対側の周辺組織は過伸張される．この状態での関節可動治療は，関節面相互間の位置異常と関節機能障害増悪の危険性があり，関節包内運動の正常化が優先される．

　関節可動障害に対する徒手的治療手技には，関節モビライゼーションのほか，軟部組織，筋系，神経系に対する手技などの多様性がある．関節・筋肉・軟部組織の直接的・器質的因子，疼痛・スパズム・癒着などの間接的・機能的因子など関節可動障害因子により治療手技を選択する．関節モビライゼーションは，関節包内運動の改善と正常化を目的とする手技であり，関節可動障害に対する臨床効果は多く報告されている（表6）．

　自動運動を併用したモビライゼーション（mobilizations with movements：MWMs）は，肩関節周囲炎，足関節捻挫，テニス肘，腰痛などの関節可動障害と有痛性疾患に対する臨床効果が報告されている．随意的筋収縮と他動的モビライゼーションの併用治療は，異常運動抑制と異常アライメント矯正効果をもたらし，副運動改善による無痛運動遂行が可能となる．自己管理と障害の再発予防を含めた自己治癒賦活を図る上でMWMsの臨床的意義は大きい．

表6 関節可動障害治療の研究結果 －徒手的治療－

研究者 （発表年）	研究 デザイン	研究方法（対象者・病期・関節名）	治療介入内容・比較検討内容	結果・結論
Hsu (2000)	SCT	新鮮20献体，肩関節 肩関節下方滑り手技を安静肢位，最終域で5回施行	安静肢位，最終域で肩関節下方滑り施行前後の肩関節外転ROM比較検討	・両群肩関節外転ROM増加 ・最終域実施群が著明増加 ・最終域治療が有効
Collins (2004)	SCT	亜急性足関節捻挫患者14名 MWMs治療群 従来型保存的治療群	治療前後での足関節ROM，疼痛閾値変化比較	・MWMs治療群でROM有意改善 ・疼痛閾値有意差なし
Timothy (2005)	CS	肩腱板損傷患者2例 症例1：他動的ROM運動＋肩甲上腕関節軽度滑りモビライゼーション 症例2：他動的ROM運動のみ	術後3週，6週後の肩関節ROM比較検討	・他動的ROM運動＋肩甲上腕関節軽度滑りモビライゼーション治療実施群が著明ROM回復 ・術後早期の徒手的治療が有効
Yang J-L (2007)	RCT	凍結肩症候群患者28名，3手技（最終域モビライゼーション中間域モビライゼーションMWMs）の組合わせ治療を2グループ実施	3手技組み合わせ，2グループ治療実施12週後の肩関節機能，運動学的変化の比較	・2グループともに肩関節機能有意改善，最終域モビライゼーションとMWMsが著明効果
Reid (2007)	RCT	2年以内の足関節捻挫患者23名 足関節への一般的モビライゼーション手技とMWMsの交差性施行	一般的モビライゼーション手技とMWMs手技を1週間ごと変更，足関節背屈ROM荷重位測定	・MWMs治療ROM有意改善 ・距腿関節の自動運動併用モビライゼーションがROM改善に有効
Johnson (2007)	RCT	外旋制限を有する肩関節周囲炎患者20名，一般的治療共通，肩関節モビライゼーション手技前/後滑り	関節モビライゼーション前/後滑り方向による肩関節外旋ROM比較検討	・後方滑り手技が肩関節外旋ROM著明増加 ・前/後滑りともに疼痛著明減少
Konstantinou (2007)	RCT	体幹屈曲時腰痛患者26名，腰椎屈曲MWMs施行群，対照群	治療前後での腰椎可動性，疼痛変化比較	・MWMs群がROM著明増加 ・疼痛は両群における有意差なし

SCT：self controlled trial（自己対照試験）
CS：case study（症例検討）
RCT：randomized controlled trial（無作為化比較対照試験）
MWMs：mobilizations with movements（自動運動併用モビライゼーション）

❯❯ ③ 日常の臨床で行われている標準的な方法，経験的に有用と思われる方法

　関節可動障害の直接的・器質的因子に対する治療アプローチでは，三大要因（関節，軟部組織，筋肉）をいかに治療するかがポイントである．関節可動障害に対する徒手理学療法には，対象組織と治療目的により，種々の治療手技がある（表3）．ここでは，関節性因子に対する関節モビライゼーション，軟部組織性因子に対する軟部組織モビライゼーション，筋（筋膜）の機能的変化に対する筋膜リリースの各治療手技の選択と治療順序について述べる．

　関節モビライゼーションは，関節包内副運動の維持・改善を目的とする．軟部組織モビライゼーションは，関節周囲結合組織の伸展性維持，回復を目的とする．筋膜リリースは，筋肉を取り巻く周囲膜の歪みとねじれの矯正，回復を目的とする．

　関節包内副運動の回復・改善による局所ストレス加担を是正することが主因の場合は，関節モビライゼーションが第一選択となる．関節包内副運動評価結果をもとに，適応となる引き離し運動，滑り運動を行う．引き離し運動は治療面に対する垂直方向，滑り運動は水平方向の力を加える．治療実施上の要点は，治療部位の運動学的特性（治療面，凹凸の法則，関節の緊張・弛緩肢位，正常副運動範囲など）を理解し，柔和な力を緩徐に加え，目的とする最終域で数秒間保持し，力を緩める手技を数回反復する．

　関節包内副運動を回復するための素地を得ることを主眼とする場合は，皮膚，靱帯，腱などに対

する軟部組織モビライゼーションを行い，組織の異常緊張軽減，柔軟性回復を図る．また，能力障害や生活習慣に起因する異常姿勢やアライメントの矯正，修正を重視する場合は，筋膜リリースで筋膜ネットワークの再調整から治療を展開する．

3 関節可動障害に対する物理療法は有効ですか？

≫ ① 関連ガイドライン

> 関節可動障害に対する物理療法の単独治療に関する該当ガイドラインはない．

≫ ② リサーチエビデンス

> 　筋短縮，組織癒着など関節周囲組織の変化や運動時の痛み発現が関節可動障害に影響している場合は，物理療法を併用した関節可動治療を実施する．軟部組織の伸張性増大，疼痛緩和，異常緊張軽減，循環改善を目的として，関節可動障害の予防，治療に用いる．
> 　膝関節屈曲拘縮ラットモデルを用いたストレッチングと温熱療法併用実験，肩関節周囲炎患者に対しモビライゼーションと肩関節の自動運動にホットパックを併用した研究，遅発性筋肉痛で肘関節可動低下した症例に対する研究などで関節可動障害に対する物理療法の有効性が報告されている．しかし，物理療法単独による効果報告は少なく，運動療法の副次的治療としての位置付けである．関節可動障害の原因因子に対する適切な物理的手段の選択を考慮した臨床的考察が必要である．また，生体に対する物理的エネルギー適用による組織改変の研究など，物理療法が関節可動障害治療の主役となる上での臨床的課題がある．

≫ ③ 日常の臨床で行われている標準的な方法，経験的に有用と思われる方法

　関節可動障害に対する物理療法は障害因子により適用素材が選択される．関節周囲の軟部組織の伸展性低下による関節可動障害では，ホットパック，パラフィン浴，超音波，極超短波などの温熱療法が用いられる．疼痛が関与因子の場合は，温熱療法のほか，経皮的電気神経刺激，寒冷療法を行う．筋緊張亢進などの神経学的因子が関わるケースでは，α運動神経を抑制する物理療法を適用する．

　臨床的には，温熱，超音波，電気刺激などの物理療法とストレッチングや徒手理学療法を併用した方法が一般的である．物理療法後に運動療法を行うことにより，循環改善，疼痛緩和，軟部組織伸展性向上に伴う関節可動の維持，改善が得られる．また，組織断裂などの関節可動障害治療実施時のリスク回避にも有益である．

　近年は，組織深層まで選択的刺激が到達できるグラブ電極を用いた結合組織治療に各種の運動療法を併用した方法で有効性を得ている．また，筋緊張抑制効果や組織柔軟性増加効果が認められるバイブレーターや特殊な振動刺激装置を用いた振動刺激が関節可動に及ぼす影響についての報告がある．この治療は，脊髄神経後枝支配筋（腰部多裂筋や回旋筋などの深層筋）に振動刺激を与えることによる，神経根への酸素供給改善と神経線維の血液循環正常化を図り，脊髄神経前枝支配筋の筋緊張低下を機序とする．

（板場英行）

■ 文献

1) 板場英行：関節可動域．EBPT エビデンスに基づく理学療法―活用と臨床試行過程の実際，（内山　靖編），医歯薬出版，2008, pp409-429.
2) 板場英行：関節可動域の評価．PT ジャーナル 28(3)：193-202, 1989.
3) 板場英行：ストレッチングをめぐる現状と課題．理学療法 21(12)：1439-1447, 2004.
4) Joint Motion Method of measurement and recording. American academy of Orthopaedic Surgeons, Chicago, 1965.
5) 日本整形外科学会・日本リハビリテーション医学会：関節可動域表示ならびに測定法．リハ医学 11(2)：127-133, 1974.
6) Hellebrandt FA, et al：The measurement of joint motion. Part Ⅲ：Reliability of goniometry. Phys Ther Rev 29：302-308, 1949.
7) Boone DC, et al：Reliability of goniometric measurements. Phys Ther 58：1355-1360, 1973.
8) Trudel G：Contracture secondary to immobility：Is the restriction articular or muscular? An experimental longitudinal study in the rat knee. Arch Phys Med Rehabil 81(1)：6-13, 2000.
9) Lardner R：Stretching and flexibility：its importance in rehabilitation. JBMT 5(4)：254-263, 2001.
10) Peres SE：Pulsed shortwave diathermy and prolonged long duration stretching increase dorsiflexion range of motion. J Athl Train 37(1)：43-50, 2002.
11) McCathy PW, et al：Effects of contract-relax stretching procedures on active range of motion of the cervical spine in the transverse plane. Clinical Biomechanics 12(2)：136-138, 1997.
12) Harvey L, et al：Does stretching induce lasting increases in joint ROM？：a systematic review. Physiotherapy Res int 7(1)：1-13, 2002.
13) Guissard N, et al：Effect of static stretch training on neural and mechanical properties of the human plantar-flexor muscles. Muscle nerve 29(3)：248-255, 2004.
14) Zakas A, et al：Acute effects of stretching duration on the range of motion of elderly women. J Bodywork Movement Ther 9(4)：270-276, 2005.
15) LaRoche DP, et al：Effects of stretching on passive muscle tension and response to eccentric exercise. The American J Sports Med 34(6)：1000-1007, 2006.
16) Young W, et al：Effects of static stretching volume and intensity on plantar flexor explosive force production and range of motion. J Sports Med Phys Ther 46(3)：403-411, 2006.
17) Hakkinen A, et al：Effect of manual therapy and stretching on neck muscle strength and mobility in chronic neck pain. J Rehabil Med 39(7)：575-579, 2007.
18) Radford JA, et al：Efectiveness of calf muscle stretching for the short-term treatment of plantar heel pain：a randomized troal. BMC Musculoskelet Disord 8(36)：1471-2474, 2007.
19) Hsu AT：Immediate response of glenohumeral abduction range of motion to a caudally directed translational mobilization：a fresh cadaver simulation. Arch Phys Med Rehabil 81(11)：1511-1516, 2000.
20) Collins N, et al：The initial effects of Mulligan's mobilization with movement technique on dorsiflexion and pains in subtalar ankle sprains. Manual Therapy 9(2)：77-82, 2004.
21) Timothy P：Manual therapy helps improve ROM after rotator cuff surgery. Biomechanics 40：61-68, 2005.
22) Yang J-L, et al：Mobilization techniques in subjects with frozen shoulder syndrome：Randomized multiple treatment trial. Phys Ther 87(10)：1307-1315, 2007.
23) Reid A, et al：Efficacy of mobilization with movement for patients with limited dorsiflexion after ankle sprain：a crossover trial. Physiotherapy Canada 59(3)：166-172, 2007.
24) Johnson AJ：The effect of anterior versus posterior glide joint mobilization on external rotation range of motion in patients with shoulder adhesive capsulitis. JOSPT 37(2)：88-99, 2007.
25) Konstantinou K, et al：Flexion mobilization with movement techniques：the immediate effects on range of movement and pain in subjects with low back pain. J Manip Physio Ther 30(3)：178-185, 2007.
26) Mulligan BR：Manual therapy "NAGS", "SNAGS", "MWMs"（4th eds）, Plant View Service, 1999, pp44-55.
27) Vicenzino B, et al：Initial changes in posterior talar glide and dorsiflexion of the ankle after mobilization with movement individuals with recurrent ankle sprain. J Ortho Sports Thys Ther 36(7)：464-471, 2006.
28) Abott JH：Mobilization with movement applied to the elbow affects shoulder range of movement in subjects with lateral epicondylalgia. Manual Therapy 6(3)：170-177, 2001.
29) Konstantinou K：Flexion mobilizations with movement techniques：the immediate effects on range of movement and pain in subjects with low back pain. JMPT 30(2)：178-185, 2007.
30) Vicenzino B, et al：Mulligan's mobilization with movement, positional fault and pain relief：current concepts from a critical review of literature. Manual Therapy 12(2)：98-108, 2007.

2 筋力低下

評価,治療／介入のエビデンスポイント

Q0 標準的な評価指標には何がありますか？
→ ACSM は，高齢者向けのシニア体力テスト（Senior Fitness Test：SFT）のなかで，下肢筋力に相当するテストとして，30秒間の椅子からの立ち上がりテスト（30-s chair stand test），上肢筋力に相当するテストとして，アームカール（arm curl）を安全かつ効果的な評価指標として推奨している．

Q1 筋力低下の改善に有効な介入方法には何がありますか？
→ ACSM は筋力と筋持久力の改善に有効な方法として，レジスタンストレーニング（PRT）を推奨している．健常成人においては，1つの大きな筋群に対して，1セット，8～12回の反復が可能な負荷（60～80%, 1-RM）で2～4セット（セット間のインターバルは2～3分あける）を用い，週2～3回，部位は8～10種類のトレーニングを推奨している．一方，高齢者においては，10～15回反復可能な低めの強度（主観的運動強度が10点満点で5～6）から行うが，腱のコンディションが改善したら負荷を増し，1セットの反復回数は8～12回（健常成人と同じ）を推奨している．

Q2 筋力増強によって歩行速度は改善しますか？
→ はい．高齢（障害）者に対するPRTの効果に関するレビューでは，PRTは機能的制限の測定値のうち，歩行速度には有効な介入法であると，エビデンスとして報告されている．しかし，患者の活動制限や健康関連QOL（HRQOL）に対する効果があるかどうかについては判明していないことも，エビデンスとして報告されている．

Q3 転倒予防の介入として高負荷による筋力増強は有効ですか？
→ いいえ．高齢者の転倒予防の介入に関するレビューでは，転倒予防の効果が認められなかった介入として報告されている．しかも，高負荷による筋力強化によって，膝関節痛や腰痛など，筋・骨格系に損傷が引き起こされたことが報告されている．転倒予防に高い効果が認められた介入は，在宅での中等度負荷による筋力強化とバランス練習を組み合わせた介入である．

Q4 低栄養状態の筋力強化はどのように行いますか？
→ 関連ガイドラインでは，栄養介入と運動療法（高負荷）との併用を推奨している．
一方，リサーチエビデンスでは，高負荷の効果は一致していない．サルコペニアに対するシステマティック・レビューでは，低強度もしくは中等度の筋力トレーニングは，リスクの少なさ，大がかりな機器などの不要さや実施可能性などの有用性を指摘している．最近は，栄養サポートチーム（Nutrition support team：NST）と低負荷（Borg Scale 13 未満）を併用した結果，運動機能と栄養状態を改善したとの報告もみられる．過負荷で基本的な機能を伸ばそうとしても，栄養障害などがあれば，その効果は期待できないとの指摘もある．日常の臨床において重要なことは，可及的早期に離床を促すことであり，安全性を考慮し，チーム医療で栄養サポート（NST）行ったうえで，強度・回数・頻度とも段階的に漸増させる方法が有用と思われる．

1 筋力低下はどのような状態ですか

筋力低下の原因として，本稿では廃用（disuse）と加齢（aging）について解説する．廃用による筋力低下は，ベッドレスト（模擬微小重力環境），ギプス，装具固定などによる身体不活動（廃用性筋萎縮）で生じるが，宇宙滞在（微小重力環境）では，重力に抗して体を支える必要がないので，その低下は著しくなる．一方，加齢による筋力低下は，老化という生理学的変化（筋自身および神経系の加齢変化による筋線維数の減少と萎縮）に加え，活動性の低下（運動不足）による廃用性筋萎縮と低栄養による筋萎縮も要因となる．近年，このような加齢による骨格筋量もしくは筋力の低下は，サルコペニアと定義[1]され，日常生活活動（ADL）に大きな影響を及ぼし，転倒や生活の質（QOL）の低下に関連し，虚弱（frailty），要介護状態に陥る場合も少なくないと考えられている（図1）．

廃用による筋力低下は上肢よりは体幹筋と下肢筋に著しく，抗重力筋に顕著であると報告されている．萎縮が強い筋線維は報告により異なるが，タイプⅠ線維（遅筋）に萎縮が強いとする報告[2]が多い．一方，加齢により萎縮が強い筋線維は，タイプⅡ線維（速筋）であることはエビデンス[7]として知られている．そのため，高齢者は瞬発力（パワー）や強い力を発揮することは不得意であると考えられている．これまでの転倒リスク因子に関する研究結果から，筋力低下が転倒発生のなかで最も高い危険因子であり，転倒リスクを約5倍程度増大させることが明らかになっている[3]．

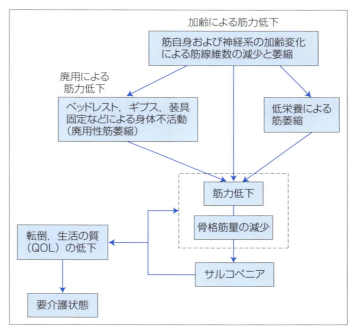

図1 加齢による骨格筋量もしくは筋力低下は，サルコペニアと定義され，転倒や生活の質（QOL）の低下に関連し，虚弱（frailty），要介護状態に陥る場合も少なくない．

筋力低下はどのような経過をたどりますか

　宇宙から帰還直後の宇宙飛行士は,「紙1枚でも重さを感じる」「歩行時下肢が重い」など,再び重力のある地球に戻った際の感想を述べている.この言葉は,1度ベッドレスト（模擬微少重力環境）となったならば,廃用性筋力低下という機能障害によって,ADLのセルフケアから移乗・移動動作において多大な困難を受けることから,QOLの低下の原因となることを容易に教えてくれている.

　ベッドレストによる廃用性筋力低下の研究は,歴史的にはMüller[4]の臨床報告が有名であり,筋力は1日に初回筋力の1〜1.5%,1週間で10〜20%の筋力低下をきたす.その後,諸家によって,膝伸展筋筋力低下に関する追試が行われ,Bammanら[5]は2週間で約15%,Bergら[6]は6週間で約25〜30%の筋力低下を報告している.一方,加齢に伴う筋力低下は,60歳代までは明らかではないが,70歳代〜80歳代の膝伸展筋筋力（等尺性,求心性）は,20歳代と比べて40%の低下が認められ,そして高齢になれば,50%かそれ以上低下すると報告されている[7].さらにMitchellら[8]によれば,75歳代において,筋力は1年間に2〜4%（男性：3〜4%,女性：2.5〜3%）低下し,その減少の速さは骨格筋量の減少と比べて2〜5倍の速さを示し,しかも筋力よりはパワーが速く低下する.筋力の低下率を筋収縮の種類の違いでみると,遠心性収縮による筋力低下率は,等尺性,求心性に比べて小さいのが特徴である[7].この現象は,タイプⅡ線維（加齢に伴い萎縮しやすい）の活動に対しては,遠心性収縮が求心性収縮より,より効果があるとする報告[9]と関連して興味深い.それは,重力に抗しながらゆっくりと元に戻る際に働く遠心性収縮は,一度強い収縮感を高齢者に教えることから,運動学習としての特異性をもっていると考えられるからである.

標準的な評価指標には何がありますか

>> ① 関連ガイドライン

　米国スポーツ医学会編の「運動処方と指針：運動負荷試験と運動プログラム（ガイドライン）原著第8版（2011）(ACSM's Guidelines for Exercise Testing and Prescription, Eighth eds, 2009)」[10]が示した身体活動・健康・体力に関連する概念および評価指標が広く知られている.筋力と筋持久力は,身体活動を行う能力と関係する健康関連体力の構成要素（ほかに心血管持久力,身体組成,柔軟性）であり,しかも2つの用語は,健康関連体力全体として不可欠な「筋フィットネス」と呼ばれる範囲に統合される.

(1) 筋力の評価指標

　筋力は,「力を発揮する筋の能力」と定義され,テストを数回（<3）繰り返しただけで筋疲労に至るものは筋力測定とみなされる.筋力は,通常は挙上した際の抵抗として測定され,静的および動的に評価することができる.静的筋力はケーブル型張力計や握力計など様々な用具を用いて容易に測定でき,その際の最大筋力発揮は,最大随意収縮（Maximum Voluntary Contraction：MVC）といわれる.しかし,静的筋力はその測定時の筋群や関節角度に依存するので,包括的な筋力値と

して利用することには限界がある．一方，動的筋力の評価の標準法は，1RM（1repetition maximum）を求める方法であり，良い姿勢で，正しい様式にのっとり，最大努力して最大関節可動域いっぱいに動かし，1回しか遂行できないときの負荷を求める方法である．しかし，複数回（たとえば4RMまたは8RM）繰り返すRMも動的筋力測定法として用いられ，その負荷で筋疲労を起こすまでのパフォーマンスは，筋力の経日的変化を知る指標となる．

等速性運動は，1967年，Thistleら[11]によって全く新しい運動の概念として発表された．等速性筋力テストは，一定の各速度，たとえば1分間に10回転〔10RPM（60°/秒）〕に固定した際の，ある関節可動範囲における最大筋張力などが計測される．この測定装置は，関節の回転速度を自由に調節し，様々な関節の動きを計測することができることによって，最大回転力あるいはトルク値を測定できるが，最大の問題は装置がきわめて高価であることである．

(2) 筋持久力の評価指標

筋持久力は，「持続的または反復的な筋収縮を継続する筋の能力」と定義され，テストを何回も（＞12）繰り返して筋疲労に至るものは筋持久力測定とみなされる．言い換えれば，ある時間にわたって十分に筋疲労を起こすまでの筋収縮を繰り返し遂行する筋群の能力（絶対持久力），もしくはMVCの何%かの力を長時間にわたって発揮し続ける能力（相対持久力）をいう．

(3) 筋力，筋持久力の評価の原則と注意点

ACSM[10]は，評価の原則として，①テストの特異性（対象となる筋群，収縮様式，収縮速度，使用機器，関節可動域など）から，1種類のテストで全身の筋力や筋の持久力を評価することは不可能であること，②各個人の筋フィットネスの経日的変化を観察する場合は，抵抗値の絶対値（例：ニュートン，キログラム）を利用するが，他者との比較の場合には相対値（体重当たりのキログラム）を利用すべきであること，③テスト方法が異なる場合からデータの解釈には注意を要することなどを指摘している．また，注意点として，①測定時の正確な姿勢，②繰り返す時間（動作スピード）を一定にする，③全関節可動域を満たす，④監視員を置く，⑤測定装置に慣れる，⑥適切な準備運動を行うなどをあげている．

(4) 高齢者の筋力の評価指標—下肢筋力に相当する30秒間の椅子からの
立ち上がりテスト（30-s chair stand test）の意義

シニア体力テスト（Senior Fitness Test：SFT）[12]は，ACSMのガイドライン（1995）に基づいて，高齢者がいつまでも活発で，健康的な生活スタイルを持続し，高齢になったときも病気にかかりにくくするような方法を考えていくために，筋力，筋持久力および敏捷性，バランス感覚評価法として，1999年にRikliらによって考案された．30秒間の椅子からの立ち上がりテスト（30-s chair stand test）は，このような体力評価法のなかで，下肢筋力に相当するテストである．一般に椅子からの立ち上がりテストは大きく2つに分類され，回数を立ち上がるのに要した時間を評価する回数法と，決められた時間内に立ち上がれた回数で評価する時間法があるが，30-s chair stand testは後者の方法である．さらに，Rikliらは，このSFTの概念的背景は，Nagi（1991）が提唱した機能的制限を基軸に置いた障害モデルを高齢者用に修正した機能・活動の枠組み（functional ability framework）にあると述べている．具体的には，身体的に不活動なライフスタイル（physically inactive lifestyle）と病気との相互関係を起因とする機能障害（筋力，筋持久力）→機能的制限（歩行，階段昇降，椅子からの立ち上がりなど）→活動障害（セルフケア，買い物，家事，園芸など）を前提として，各種テストが考案されている．テスト項目には，下肢筋力：30-s chair stand，上肢筋力：アームカール（arm curl），上半身（主に肩）の柔軟性：背中を掻く（Back scratch），下半身（主にハムストリングス）の柔軟性：椅子座位リーチ（Chair-sit-and-reach），筋持久力：6分間歩行，

動的バランス：8-feet Up-and-Go などがある．これらのテストは，7,000 人以上のアメリカの高齢者（60 歳〜94 歳）から得られた基準値も調査[12]されている．ACSM は，30-s chair stand テストの結果は，ほかの筋力テスト（たとえば 1-RM）の結果とも高い相関性を示すことから，高齢者の筋力や筋持久力を安全にかつ効果的に評価するための指標として推奨している．

≫ ② リサーチエビデンス

(1)「脳卒中治療ガイドライン（2009）」

急性期のリハビリテーションの進め方の第 1 として，廃用症候群を予防し，早期の ADL 向上と社会復帰を図るために，できるだけ発症後早期から積極的なリハビリテーションを行うことを強く推奨（グレード A）している．そのリサーチエビデンスとして，大川ら[13]による脳卒中片麻痺患者の廃用性筋萎縮に関する研究と，近藤ら[14]による脳卒中早期リハビリテーション患者の下肢筋断面積の経時的変化に関する研究が採用されている．大川らは，片麻痺患者 72 名の「健側」および正常対照者の両側において，等速性筋力テストが可能な Cybex II での測定と等尺性トルク測定を各 2 回計測した結果，片麻痺患者の平均値は正常対照者の平均値と比較して，上下肢ともに正常者の 42.2〜81.6％と著明な低下を示し，さらに膝伸展力と発症後期間とは有意の高い負の相関があり，これは潜在性の麻痺ではなく，廃用性筋力低下である可能性を示唆するものであることを証明した．一方，近藤らは，発症後第 14 病日以内（中央値第 1.5 日）に入院した初発脳卒中患者 29 名の下肢（大腿と下腿）筋断面積を CT（東芝製 TCT80A20）を用いて経時的に計測した結果，歩行不能なものほど筋萎縮が進行したことを証明した．

(2)「大腿骨頚部／転子部骨折診療ガイドライン（改定第 2 版）（2011）」

大腿骨頚部・転子部骨折の危険因子として骨密度の低下は危険因子である（グレード A）とし，リサーチエビデンスの 1 つとして，Nguyen ら[15]による研究報告が採用されている．彼らは，オーストラリアでの 60 歳以上の男女（男性 740 例，女性 1,208 例）を対象としたコホート（前向き）研究で，高齢，低身長，低体重，大腿四頭筋筋力低下，姿勢の不安定性，BMD 低値，以前の骨折，転倒の既往で大腿骨近位部骨折のリスクが上がっていたと報告し，リスク因子としての大腿四頭筋筋力低下の評価は，利き足の大腿四頭筋最大等尺性筋力測定を，水平式スプリング計測方法[15]で行っている．

文部科学省体力テスト統計（年次報告）では，体力テストの評価指標として，①筋力：握力，②持久力：上体起こし（30 秒間繰り返す），③筋パワー：垂直跳び，および立ち幅跳びが採用されているが，そのなかで握力に関するリサーチエビデンスは多く報告されている．東京都立大学体育学部研究室の調査[16]によれば，腕力とは 0.84，脚力との間に 0.76，背筋力との間に 0.75 の相関を認めている．また，握力の経年的変化は，男女とも 40〜44 歳でピークを迎え，ほかのテスト項目に比べ，ピークに達する年代が遅い．高齢者についてのまとまった報告はないが，村木[17]の大規模コホート研究によれば，男性では 20〜50 歳ではほとんど変わらず，60 歳代から急激に低下してくる．女性では，50 歳代からすでに低下してきており，80 歳代，90 歳代とさらに低下し続けていることが明らかになっている．

最近，筋力測定機器として，価格性や簡便性，携帯性などの利点から，用手筋力計（hand held dynamometer：HHD）が臨床で活用されている．千田は，試作したバネ式用手筋力計を用い，下肢

筋力（下肢外転，下肢伸展挙上：SLRの最大等尺性収縮の力）の経年変化を，標準体格者626名（男性319名，女性307名11〜79歳を年代別9群に区分）を対象として計測した結果，男女とも20歳代にピーク値を示し，60歳代の筋力をピーク年代のそれと比較すると，男性では約50％，女性では約70％であることを報告している．一方，平澤は，固定用ベルトを装着したHHDを用いて，健常者610名（男性284名，女性326名，20〜88歳）の等尺性膝伸展筋力を測定した結果，先行研究において，HHDを用いた測定は被検者の筋力に対し検者の固定力が不足している場合が多いことから，固定ベルトを用いて計測した測定値は，妥当性の点において優れていることを指摘している．

≫ ③ 日常の臨床で行われている，経験的に有用と思われる評価指標

臨床においては，大腿四頭筋萎縮例におけるセッティング（膝伸展静止位で行う大腿四頭筋等尺性収縮運動）は，その習得が困難であり，さらにStraight leg raising（SLR）を試みても，その動作のやり方さえ忘れてしまったかのようなケースが存在する．筆者はこのようなSLR習得困難な症例に対し，筋再教育としてのSLR促通法[18]を考案したところ患者は比較的容易にこの動作を習得できたことから，これらSLR促通法の効果を大腿直筋反応時間を用いて検討した．反応時間は，音刺激の提示から運動の開始に先行する主動筋の放電開始までの時間（Electro myographic Reaction Time：EMG-RT）を測定した．その結果，SLR促通法は健常者においては有意差は認められなかったが，患者群においては有意差をもって短縮していた．SLR習得困難な症例は大腿直筋反応時間も著明な遅れを示したことから，これは大腿直筋の収縮運動が何らかの原因において抑制されたものと考えた．このことは，手の外科の腱縫合術あるいは骨接合術の固定除去後にも認められることを畑野，Winn Parryらも指摘している[18]．そして，これは脊髄前角細胞が長期の固定によって抑制された状態にあるためと推察している．長期のベッドレストにより筋機能は著しく低下するが，その背景には，筋の廃用性萎縮のみならず，運動意欲の低下が原因となって中枢指令（central command）の減少を引き起こし，さらに脊髄運動神経細胞の活動が低下すると指摘[19]されている．これらの研究報告を合わせて考えれば，EMG-RTは筋力低下のうち，central commandの状態の評価指標として有用と思われる．

推奨される治療／介入の方法にはどのようなものがありますか

1 筋力低下の改善に有効な介入方法には何がありますか？

≫ ① 関連ガイドライン

ACSMは，筋力と筋持久力（ACSMは筋フィットネスとして統合）の向上を目的に2つのガイドライン（「Guidelines for Exercise Testing and Prescription 8th ed」[10]，「Progression Models in Resistance Training for adults」[20]）によって，レジスタンストレーニング（Progressive Resistance Training：PRT）：歴史的には，DeLorme，WatkinsらによってPRE：progressive resistive exerciseとして

命名されている）を推奨している．ACSMは，健常成人におけるPRTの指針として，1つの大きな筋群に対して1セット，8〜12回の反復が可能な負荷（60〜80％，1-RM）で2〜4セット（セット間の休憩は2〜3分）を用い，週2〜3回，部位は8〜10種類のトレーニングを推奨している．一方，高齢者（ACSMは65歳以上の人，または50〜64歳でも臨床的に重大な状態，また移動，体力や身体活動能に影響するような生理学的制限がある人と定義）におけるPRTの指針は，10〜15回反復可能な低めの強度（主観的運動強度が10点満点で5〜6）から行うが，腱のコンディションが改善したら負荷を増し，1セットの反復回数は8〜12回（健常成人と同じ）を推奨している．さらに高齢者は，他の年齢層に比べて，機能の低下，筋力の脆弱化やデコンディショニング（調整機能の低下），さらにしばしば転倒したり，移動に問題がある場合は，運動処方として，①有酸素運動，筋力トレーニングと柔軟性運動，②健康関連体力の項目に加えて，バランス機能，敏捷性と筋肉の固有受容器体の機能，即ち，運動制御能力をトレーニングするような特殊な運動[10]を強調している．さらに若年者と高齢者を分ける重要なポイントとして，相対的な運動強度を以下のように示している．

若年者：中等度〜高強度の身体活動：3〜6METs，高強度：6METs．
高齢者：座位時：0，中等度〜強度：5〜6METs，高強度：7〜8METs，最大運動時：10METs
10段階の主観的運動強度（RPE：Rating of Perceived Exertion）のスケールを適用する．

次に「Progression Models in Resistance Training for adults（2009）」[20]による筋力，筋肥大，筋パフォーマンスの改善などの向上を目的としたPRTが推奨されているため，トレーニング内容（筋収縮のタイプ，負荷の強さ，回数/セット，トレーニング方法，順序，セット間の休憩，運動速度，頻度など）を一覧（**表1**）[20]にして紹介する．

≫ ② リサーチエビデンス

(1) リサーチエビデンスの歴史的経緯

1990年，米国で高齢者の筋力介入に関して，それまでの常識を打ち破る衝撃的な論文が報告[21]された．それは，虚弱高齢者でも8週間という短期間に最大筋力（1-RM：1回最大負荷重量）の80％の高負荷によるPRTよって，筋力は174％増大が認められ，歩行速度も増大したという．高齢者の特性として，筋力増強がもたらされる要因は1980年にMoritani & de Vriesら[22]の報告以来，筋線維の肥大よりは筋-神経系の要因のほうが大きいことが示されてきた．しかし，1980年から2000年代にかけて，高齢者においても一定のトレーニング頻度の期間が維持されれば，筋-神経系の改善に加えて，若年者と同様に筋肥大による筋力増強が起こることが多くの研究者ら（**表2**）によって確認されてきた[23]．

(2) 高齢者におけるPRTの効果に関するRCTの吟味

しかし，一方で，高負荷による筋力増強は，高齢者の筋・骨格系に有害な影響を及ぼすとの報告[24]もみられる．この論文は，PEDro（Center for Evidence-Based Physiotherapy）が作成したデーターベース）で検索すると，scoreは10点満点中8点と最高レベルであった．この報告によって，高負荷による筋力増強は，果たして有効なのか，よく吟味する必要があることを示唆しているばかりでなく，「筋力増強の真の目的とは何か」という根本的な問題を問う貴重なエビデンスのように

表1 筋力，筋肥大，筋パワー向上のためのガイドライン（文献20より改変して引用）

	筋収縮のタイプ	負荷の強さ	回数/セット	トレーニング方法・順序	セット間の休憩	運動速度	頻度
筋力トレーニング	COM ECC ISOM		8〜12回目標とする回数を1〜2回以上超えて連続で，できるようになったら2〜10%刻みに負荷を増加	片側，両側，単関節，多関節 多関節トレーニングに重点 大きな筋群→小さな筋群 多関節→単関節 高強度→低強度 上肢，下肢，主動作筋，拮抗筋はローテンション	初心者〜上級者において，重い負荷を用いた後は少なくとも2〜3分間の休憩をとる		
	初心者	60〜70%	1〜3セット			低速→中速	2〜3回/週
	中級者	60〜70%	複数セット（量や時間を変化させて）			中速	3〜4回/週
	上級者	80〜100%				意識せずに低速〜高速まですべての速度で実施，求心性では最速度	4〜6回/週
筋肥大トレーニング	COM ECC ISOM			初心者〜上級者まで，単関節〜多関節，フリーウエイト〜マシントレーニングなど実施，トレーニングの順序は筋力トレーニングと同じ			
	初心者〜中級者	70〜85%	8〜12回 1〜3セット		1〜2分間の休憩	低速〜中速	初心者 2〜3回/週 中級者 上肢，下肢交互に行う場合は，4回/週
	上級者	70〜100%	1〜12回 3〜6セット，ピリオダイゼーション法*で大半を6〜12RMとし，それから，1〜6RMに減らすようにプログラム設定		高負荷を用いた後は2〜3分，中等度〜やや高い負荷の後では1〜2分間の休憩をとるように調整する	特別な目的や負荷，反復回数などによって，低速〜高速まで実施	4〜6回/週 1〜3つの筋群に限定して行うと，1つの筋群に対する量を高くすることができる
筋パワートレーニング		上肢 30〜60% 下肢 0〜60% パワー向上してきたらピリオダイゼーション法*で，重い負荷（85〜100%）に対応	軽い負荷から中等度の負荷で3〜6回 上肢 1〜3セット 下肢 3〜6セット	初心者〜上級者まで，筋力トレーニングと同じように多関節トレーニングが優位	高負荷を用いた後は2〜3分，軽い負荷の後では1〜2分間の休憩をとるように調整する	高速（explosive velocity）	初心者 2〜3回/週 中級者 3〜4回/週 上級者 4〜5回/週

*ピリオダイゼーション法：バリエーションと同意語で，トレーニング効果をあげるために，経時的にトレーニング要素の一つ（たとえば負荷強度）あるいは複数を変化させる運動プログラムバリエーションと同意語

表2 高齢者に対する PRM（高負荷）の成績（文献 23 から引用）

著者	年	対象者数	性別	年齢	トレーニング			効果
					強度	反復回数 頻度	期間	
Frontera	1988	12	男	60〜72歳	80% 1RM	8回×3セット 3回/週	12週	107〜116%↑ in 1RM 大腿四頭筋
Fiataron	1990	10	男, 女	86〜96歳	50%→80% 1RM	8回×3セット 3回/週	8週	174%↑ in 1RM 大腿四頭筋
Charette	1991	27	女	平均69歳	65→75% 1RM	6回×3セット 3回/週	12週	28〜115%↑ in 1RM 大腿四頭筋
Fiataron (表4に詳細)	1994	100	男, 女	72〜98歳	80% 1RM	8回×3セット 3回/週	10週	33〜178%↑ in 1RM 大腿四頭筋
Lexell	1995	35	男, 女	70〜77歳	85% 1RM	8回×3セット 3回/週	11週	163%↑ in 1RM 大腿四頭筋
Vincent	2002	62	男, 女	60〜83歳	50% 1RM 80% 1RM	13回/セット 8回/セット 3回/週	24週 24週	16%↑ in 1RM 20%↑ in 1RM 下肢筋群
Bamman	2003	14	男, 女	66〜69歳	65→80% 1RM	3回/週	26週	58〜82%↑ in 1RM 大腿四頭筋
Brose	2003	28	男, 女	69〜70歳	80% 1RM	8回×3セット 3回/週	14週	36〜66%↑ in 1RM 大腿四頭筋
Ferri	2003	16	男	65〜81歳	80% 1RM	8回×3セット 3回/週	16週	27%↑ in 1RM 等速性筋力11%↑ 大腿四頭筋

対象者：ナーシングホームに入所中の高齢者
高負荷・短期間の介入 1RM の80%、10週間
Frontera：1988, Fiatarone：1994

VS

対象者：地域に住む高齢者
中等度負荷・長期間の介入
6カ月〜18カ月
「strong-for-life program」
Jette：1999, Ettinger：1997

・高負荷抵抗運動は歩行速度には有効であるが，活動制限や健康関連 QOL に対する効果があるかどうかは判明していない．—Latham：2006
・抵抗運動は，運動の安全さ，簡易さ，費用の安さ，受け入れやすさなど，対象者側のニーズに配慮したプログラムが望ましい．—Jette：1999

図2 鍛えられた筋力はどう使われるのか—エビデンスの吟味—

思われる．そこで，筋力増強はどのような対象者に対して，どのような運動条件がリスク面を含めて適用となるのかを検証し，さらに鍛えられた筋力は，その成果としてどう使われるのかについても，改めて検討する必要がある．

(3) 鍛えられた筋力はどう使われるのか（図2）

筋力増強は，必ずしも Fiatarone ら[21]によるマシンやダンベルによる高負荷で短期間の介入のみではない．そこで，検索の方法として，PubMed で elderly persons, elastic band resistance training, home-based exercise, randomized controlled trial により検索すると4件であった．対象者の介入期

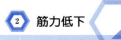

2 筋力低下

表3 高齢者の筋力強化に関するRCT：効果，リスク面，負荷の強さ，頻度，期間，機能的課題プログラムとの比較（文献29より引用）

文献番号	著者（発行年）	研究デザイン	対象者	目的・方法	介入・介入内容（運動の頻度，強度，頻度，期間）	結果	考察と結論	PEDro score（10点満点）
21	Fiatarone (1994)	RCT FICSIT（※1）	ナーシングホームに10週以上入所中の超高齢者100名（平均87.1±0.6歳）	運動強化と栄養補助の介入は，虚弱な超高齢者における骨格筋の廃用と栄養欠乏を防ぐかあるいは減らすかという仮説を検証すること	介入：下肢の漸増抵抗運動（高負荷トレーニング）群，下肢の漸増抵抗運動群＋栄養補給群，栄養補給群，コントロール群，おのおの25名の4群に分け，リハビリテーション専門職による介入．介入内容：股・膝伸展筋の強化を目標とした高負荷トレーニングを週3回の頻度で10週間，機器を使用．負荷の強さ：1RMの80％の負荷で8回反復を1セットとして1日3セット，負荷は対象者が耐えられる範囲で毎回強められた．栄養補給は360kcalの三大栄養素，ビタミン，ミネラルを含む液状補助食240mlを栄養サプリメントとして投与	10週間で94％が継続した．筋力は，トレーニング群：113±8％増大，非トレーニング群：3±9％の増大，歩行速度，階段昇降能力は，トレーニング群：11.8±3.8％と28.4±6.6％増大，非トレーニング：1.0±3.8％と3.6±6.7％の増大．筋横断面積の増大は，トレーニング群：2.7±1.8％増大，非トレーニング群：1.8±2.0％の減少．栄養補給群は主たる帰結に何の効果も及ぼさなかった．	高負荷トレーニングは，虚弱な超高齢者における骨格筋の筋力低下と虚弱を改善する効果的な手段である．一方，栄養補給のみでは筋力低下と虚弱を予防することはできない．	7
28	Latham (2003)	RCT	5つ（オークランド，ニュージーランド，シドニー，オーストラリア）のリハ病院退院後の243名（65歳以上）の虚弱高齢者（実際に6カ月後の調査対象者は222名）	退院後の虚弱高齢者の健康の増進と転倒減少のためのビタミンDと家庭での大腿四頭筋運動の効果の判定	①大腿四頭筋抵抗運動，②それに見合った訪問，③ビタミンD投与，④プラセボ錠剤の4群．介入内容：①は週3回の頻度で10週間の高い頻度．負荷の手段はankle cuff weights（足関節に1RMの60～80％の重量を負荷）した大腿四頭筋運動（1セット8回，3セット）	どの介入も身体的健康や転倒調査において効果はなかった．しかし，抵抗運動は，膝の痛みや腰痛など筋骨格系の損傷の危険（2日間にコントロール群5例に対し18名の傷害：危険率3.6，95% CI = 1.5～8.0）が高かった．ビタミンDも行動体力を改善しなかった．	虚弱高齢者に対する家庭内での高い強度の抵抗運動（足部への重錘バンド）は，マシン（機械）に比して危険な方法であることが断言できる．地域の虚弱高齢者のリハビリテーションにおいては，効果的でしかも安全であり，しかも単純で広く応用できる運動を確立することが求められる．	8
30	Jette (1997)	RCT	何らかの障害はもってはいるが，医師に運動には差し支えないと診断された高齢者215名（抵抗運動群107名，コントロール群108名）（65歳以上）の地域住民	家庭での抵抗運動プログラムが，障害をもった高齢者の健康増進をするのに効果的かどうかを判定する研究	介入内容：35分のビデオテープで11種類の運動によるstrong-for-life運動プログラム．個々の対象者と，プログラムの進行に対応する多様性のあるエラスティックバンドを用いた運動．ウォーミングアップ5分，強化運動25分，クーリングダウン5分，週3回の頻度で6カ月間．その間，理学療法士による週2回の訪問と電話による運動の指導．2週間の運動プログラムが達成された時には，strong-for-life programの段階ステッカーと新しいバンドが贈られるシステム	6カ月間で，89％の対象者が運動プログラムを継続した．運動群において下肢筋力はコントロール群に比し6～12％有意に増大し，タンデム歩行において20％増大した．そして，身体の障害は15～18％回復した．しかし，心理的な気分状態において有意差は認められなかった．	心理的な気分状態において有意差が認められなかったのは，コントロール群のエアロビック体操も心理的な気分状態においては効果的であったからだと考える．障害高齢者に対する家庭での運動プログラム（strong-for-life運動プログラム）は，安全で，安い費用で身体活動を高める．このような高齢者に対する特別にデザインされたプログラムは，効果的な公益健康戦略として効果的である．	7
36	Vreede (2005)	RCT	98名（70歳代）の健常な地域の女性．機能的な課題プログラム群（機能課題群33名）と抵抗運動プログラム（抵抗運動群34名），コントロール群（31名）の3群に割り付け，期間は12週間に週3回の頻度で運動に参加	機能的な課題プログラムと抵抗運動プログラムのどちらが，日々の課題を遂行している地域高齢者に異なった効果を及ぼすかを判断する研究	機能的な課題プログラム（33例）と抵抗運動プログラム群（34例），コントロール群（31例）の3群．介入内容：①機能的な課題プログラム：40分間に物を垂直，あるいは水平に運ぶ課題を仰臥位－座位－立位へと姿勢を変換して行う（たとえば，椅子から立ち上がって，高くしたプラットフォーム（20cm）に足を踏み出して高い棚から異なる物体を取りなさい）を10回反復，3セット．②抵抗運動プログラム：ACSMが推奨している高齢者筋力強化プログラム（日々の作業にとって重要な筋肉群，負荷はダンベル，重錘バンド，エラスティックバンド）．③コントロール群：12週間普通の生活活動を続ける．3カ月，9カ月（運動終了6カ月後）に評価．	日常生活評価は，機能課題群（平均変化6.8，95% CI = 5.2～8.4）は抵抗運動群（平均変化3.2，95% CI = 1.3～5.0）より有意に増加した．さらに抵抗運動群の日常生活評価は，コントロール群に比して有意に変化しなかった．抵抗運動群の膝伸展，肘屈曲筋力は機能課題群と比して有意に増加した．	機能課題群は抵抗運動群に比して，健常な女性高齢者の機能的な課題遂行能力を向上させるのに効果的であった．このプログラムは，独立した生活様式（life style）を助ける重要な役割がある．	7

※1：虚弱による傷害予防をするための協同的な介入研究

間は2カ月～6カ月と比較的長期間であった．そのなかでJetteら[25]は，在宅で週3回の頻度で6カ月間，生活の健康を目的としたelastic bandによる筋力強化を総合的にデザインしたプログラム（strong-for-life program）を実施して，下肢筋力や歩行の安定性，さらに気分の改善を報告（PEDro scoreは10点満点中7点）している．彼らは，このプログラムは安全さ，費用の安さからして高齢者における身体活動の改善のために効果的な方法であり，このような在宅での抵抗運動は，公益健康戦略として効果的であることを強調している（表3）．こうしてみると，鍛えられた筋力は身体面の向上だけに視点をおくのではなく，広く高齢者の生活（活動）を高めるために使用されるものでなくてはならないといえよう．

③ 日常の臨床で行われている標準的な方法，経験的に有用と思われる方法

筋力低下の改善の効果をあげるには筋の収縮方法の習得に加えて，負荷の強さや運動量などの設定が問題となる．しかし，実際問題として，患者自身が意識して努力しなければ効果はあがらない．そのためには患者の負荷の強さや運動量の設定などの筋力強化の方法をいかに教育するかにかかっている．そこで筆者はその手段として，筋が疲れるまで反復することや，1日の運動量をもっと多くすることを徹底させた[26]．症例は人工膝関節置換術例（TKR）および大腿骨頸部骨折の7例に対してStraight-Leg-Raising（SLR）で検討した．その結果，TKR例では比較的短期間に膝折れが改善できた．また大腿骨頸部骨折例では，健側下肢を上回る逆転減少を示した．筋電図では，SLR最大挙上力が計測不能となったとき，大腿直近活動はむしろ増大した．運動量を増した結果，低下した挙上力を再び強め，さらに反復回数を増やすことができた．つまりこの反復方法は筋疲労によって起こる大腿直筋の筋力低下に対して，これを強めようとする患者の最大筋力で猪飼らが"がんばり"と呼んでいる筋活動の増大を引き出し，さらに運動量が増せば持久力を高める効果があるものと考えられた．このように筋疲労感を目安とした反復運動法は，患者教育の重要性と持久力向上の視点から有用な方法と思われる．しかし，疾患や年齢によって，頑張りすぎて翌日に筋疲労を持ち越したり，さらに過用性筋力低下が起こらないように注意する必要がある．

2 筋力増強によって歩行速度は改善しますか？
① 関連ガイドライン

ACSMは，筋力と筋持久力は日常生活活動を遂行する能力（自信に関連する）を改善，維持すると指摘しているが，歩行速度を改善するかどうかについての具体的な記載はない．一方「脳卒中治療ガイドライン（2009）」では，起立-着席や歩行練習などの下肢練習量を多くすることが，歩行能力の改善のために強く勧められ，健側を含む全身の筋力増強が期待されている．これは，いわゆるSteindler[27]が運動している分節の遠位部が荷重している状態と定義する閉鎖性運動連鎖（closed kinetic chain：CKC）の理論を応用した筋力増強を推奨しているものと推察する．

＞＞ ② リサーチエビデンス

　筋力増強に関するRCT（強いエビデンスを得るために，対象者をランダムに介入群とコントロール群に分けて比較するランダム化比較試験）を体系的に統合する定量的な方法としてのシステマティック・レビューをコクランライブラリーから検索した．文献検索の方法として，"strength exercise for in older people" を検索すると14件であったが，そのなかで，高齢者の筋力介入に最も関連のある文献は，Lathamら[28]による「Progressive resistive strength training for physical disability in older people」で66件，3,783例のRCTが行われ，著者の結論として下記の2項目がエビデンスとして報告されている．
A．高齢者に対するPRTは，筋力強化法として，機能的制限の測定値のうち，歩行速度には有効な介入法であるが，その成果として，患者の活動制限や健康QOL（HRQOL）に対する効果があるかどうかについては判明していない．
B．PRTの有害性について明確に記載されていないため，PRTの危険性と効果のバランスを決定するのは困難である．

＞＞ ③ 日常の臨床で行われている標準的な方法，経験的に有用と思われる方法

　筋疲労感を目安とした反復運動によって筋力や筋持久力が充分増大したとしても，患者は歩行時に荷重不安を訴えることがある．このような場合，椅子からの立ち上がり動作の練習時間配分を多くすると改善がみられる．筋力増強の最終局面では，臥位や座位で行うのではなく，よりバランス保持が必要な立位で行う動作を通じて筋力増強を行ったほうが有用と推察できる．これは，前述した関連ガイドラインで推奨するように，CKCの理論を応用して，片脚起立やつま先立ち，さらに椅子からの立ち上がりのような立位で行う筋力練習は，背臥位や座位で下肢の筋を個別に運動する方法に比べて，より実際的な下肢筋力発揮を習得させることにつながると思われる．

3 転倒予防の介入として高負荷による筋力増強は有効ですか？
＞＞ ① 関連ガイドライン

　米国，英国，および米国整形外科学転倒予防委員団による合同作成された転倒予防ガイドライン[29]では，運動療法に関するエビデンスとして以下の3項目が記載されている．
(1) 運動療法は多くの効果が証明されているが，適切な方法，期間，強さの程度については不明確のままである（推奨グレードB）．
(2) 転倒を頻回に起こしている高齢者には，長期間の運動療法やバランストレーニングが行われるべきである（推奨グレードB）．
(3) 太極拳を望ましいバランストレーニングとして推奨する前に，その効果について，さらに評価すべきである（推奨グレードC）
　このように，高負荷による筋力増強の効果については，明確ではない．

② リサーチエビデンス

　高齢者の転倒予防の介入に関するシステマティック・レビューは，Gillespieら[30]による「Interventions for preventing falls in elderly people」であり，効果があるとされた介入は，対象に応じてトレーニングされた保健専門家による個別的に処方された在宅での中等度の負荷による筋力強化・バランス運動と歩行プログラム（3研究：566例のRCT）であった．また，運動介入に加えて医学的評価，環境，服薬調整などを含んだ多角的介入によって高い転倒予防効果が認められている．一方，転倒予防の効果が認められなかった介入としては，グループでの画一的な練習（9研究，1,387例のRCT）と，在宅での高負荷による大腿四頭筋の筋力強化を行ったLathamら[24]の報告であった．しかも前述したように，この高負荷による抵抗運動によって，膝関節痛や腰痛など，筋・骨格系に損傷が引き起こされたことが報告されている．一方，Sherringtonら[31]は，大腿骨頸部/転子部骨折後患者に対して，家庭での荷重練習（椅子からの立ち上がりや台へのステップ練習）を行った運動群と対照群（無荷重での股関節，膝関節周囲の筋群の抵抗運動）を比較した4カ月のRCTでは，荷重練習群で大腿四頭筋力とバランス能力の改善を認めたことを報告（PEDro scoreは10点満点中7点）している．

③ 日常の臨床で行われている標準的な方法，経験的に有用と思われる方法

　転倒によって大腿骨頸部骨折を起こした高齢者は，身体機能の低下を起こすばかりではなく，心理的にも転倒を経験することによって，再転倒恐怖感→活動性の低下→廃用性の身体機能の低下（閉じこもり）→いっそう転倒しやすくなるといった悪循環（重度な転倒後症候群）に陥り，本人のQOLの低下が引き起こされてしまうことも少なくない．そこで筆者は，このような転倒後症候群の観点から，大腿骨頸部骨折患者の理学療法プログラムの進行と平行して，「患側の足に重心を移すことへの不安」，「再転倒に対する不安」などに関する聞き取り調査を行い，初回時に荷重不安を訴える患者に対しては，Sherringtonら[31]の方法に従って，歩行や立ち上がり動作の荷重練習時間の配分を多くしたところ改善がみられた．これは運動学習の視点から，荷重練習を実施することによって，再転倒を予防するために必要な心身の条件を準備している状態を意味する「再転倒予防レディネス」の状況が，移乗・移動動作能力としての筋力発揮に大きな影響を及ぼすのではないかと推察された．そこで筆者は，健常高齢者20例（平均年齢63.4歳）において，片足立ち能力からみたバランス能力（安定群と不安定群）と筋電図（内側広筋，両側脊柱起立筋）からみた立ち上がり戦略（図3：モーメント戦略とスタビライズ戦略）とを比較し，安定群でモーメント戦略，不安定群でスタビライズ戦略を用いることを確認した．さらに大腿骨頸部骨折患者9例では，モーメント戦略導入によって立ち上がり能力や荷重不安などが改善し，モーメント戦略導入の有用性が示唆された[32]．このような結果から，高齢障害者の筋力増強運動の効果を上げるには，身体的要因のみならず心理的要因にも注目し，再転倒予防レディネスを促進させるような介入，すなわち，歩行や立ち上がり動作の練習配分を多くするような検討も必要と考えられた．そして，立ち上がり動作でみられたように，鍛えられた筋力をいかに有効に与えられた課題のなかで発揮させるかも重要と考えられた．なぜならば，解説I（筋力低下とはどのような障害ですか）で述べたように，一度，体幹や四肢に筋力低下を有すれば，機能的制限から活動障害を引き起こし，ときに転倒を引き起こすだけでなく，生活の質（QOL）を低下させる原因となるからである．

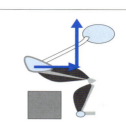
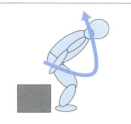
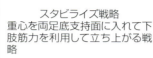

図3 立ち上がり戦略：スタビライズ戦略とモーメント戦略

4 低栄養状態の筋力強化はどのように行いますか？

　前述したように，加齢による筋肉量の減少をサルコペニアと定義されるが，近年，リハ医療では，栄養不足による筋肉量減少についてもサルコペニアの用語が使用されている．これは，European Working Group Sarcopenia in older People：EWGSOP（サルコペニア・ワーキンググループ）[33]の分類によれば，二次性サルコペニアに分類される．なお，一次性サルコペニアは，加齢以外に明らかな原因がないもの，二次性サルコペニアは，活動（廃用性，無重力状態）に関連するもの，疾患（重症臓器不全）に関連するもの，栄養（吸収不良，消化管疾患，食欲不振）に関連するものが考えられている．

≫ ① 関連ガイドライン

　ACSM position stand：Exercise and physical activity for older adults[34]では，サルコペニアに対する最も有効な結果（outcome）として高負荷筋力強化を推奨している．高齢者の転倒予防ガイドライン（2012）[35]では，高齢者の低栄養による筋量減少は，サルコペニアや骨折などのリスクにつながることから，低栄養状態の筋力強化として，栄養介入と運動療法との併用（リサーチエビデンスとして，Fiataronら[36]の研究を採用）を推奨している（エビデンスレベルⅢ）．

≫ ② リサーチエビデンス

　虚弱高齢者に対する高負荷PRTの効果を発表したFiataronら[21]は，ナーシングホーム入所者（平均年齢87.1±0.6歳）を対象にして，PRT単独群，PRT＋捕食（360kcal）群，捕食単独群，コントロール群の4群（合計100名）に分け，各介入（PRTの強度は80％1RM）を10週間施行した結果，捕食単独群では下肢筋力増加は認められなかった一方で，RPT＋捕食群は下肢筋力が113±8％増大し，歩行速度も改善が認められたと報告[36]（PEDro scoreは10点満点中7点）している．本論文を筆頭に，多くの研究者によって，サルコペニアの予防策（カウンターメジャー）として，PRTが最も効果的であり，速い運動（パワー）や強めの運動は，速筋線維を鍛える効果があると指摘[37]されている．しかしCarlssonら[38]は，高負荷PRTと栄養介入は，3カ月後，コントロールと比べて筋肉

量と体重に有意差を認めなかったことを報告（PEDro score は 10 点満点中 7 点）し，高負荷介入の際は，高負荷に見合った十分なエネルギー補給の必要性を示唆している．一方，Treatment indication for sarcopenia：A systematic review of exercise intervention effect（サルコペニアに対する治療の可能性：運動介入効果に関するシステマティック・レビュー，第 52 回日本老年医学会学術集会記録，2011）[1)] によれば，RCT9 論文のなかで，高負荷 PRT との効果を明らかにした論文は 6 つあり，そのうち骨格筋量が有意に増加した研究が 5 つ，効果がみられなかった研究が 1 つ（頻度が週当たり 2 回，期間も 10 週であり，トレーニング量が 6 つの研究のなかで最も少なく，トレーニング内容とアウトカムにも影響あり）であった．一方，低強度もしくは中等度の筋力トレーニング（ラバーバンドや自体重を用いたもの，もしくは 3 メッツ程度の強度の介入）の効果を検討した論文は 3 つあり，3 つすべての研究で骨格筋量の有意な増加は認められなかった．しかし，低中等度の負荷によるトレーニングは，①高負荷によるトレーニングよりも傷害や内科的イベントが発生するリスクが少ないこと，②大がかりな機器などが不要なこと，③介護予防の指導現場においては，はるかに実施可能性（feasibility）が高い運動方法であることなどの有用性を指摘している．結論として，サルコペニアを評価する客観的な指標である骨格筋量を増加させるためには，高強度筋力トレーニング，すなわち，強度：IRM の 80％以上，セット数・挙上回数：2～3 セット・8 回～12 回／セット，頻度：3 回，期間 3 カ月以上の内容を推奨している．ただし，安全性を考慮し，強度・回数・頻度とも段階的に漸増させる方法をとるべきであると報告し，運動器の機能向上プログラムの改善や実施のためには，サルコペニアや骨格筋量をアウトカムにした研究だけではなく，筋力や生活体力などをアウトカムとして実施された研究も広くみていく必要があると提言している．

最近，脇野ら[39)] は低栄養患者（アルブミン値 3.0 以下，経口摂取は可能で摂取量 7 割未満，BMI20 以下のいずれかに該当）に対して，栄養サポートチーム（Nutrition support team：NST）と理学療法（低負荷筋力増強，基本動作練習，ADL 練習中心：運動強度としては自覚的運動強度の指標である Borg Scale において 13 未満）を併用した NST 群と理学療法のみ行ったコントロール群とで，運動機能（motor-Functional Independence measure：m-FIM）と栄養状態を 2 カ月間の経時的変化について評価した結果，NST 群は，2 カ月後にコントロール群に比較し，m-FIM と栄養状態を効率的に改善することが示唆されたことを報告している．そして，低栄養状態の評価も含めた理学療法の介入の必要性と，低栄養症例の改善策を多職種で検討する NST の関わりの重要性を指摘し，今後は栄養状態に合わせた最適な理学療法介入法を確立することの必要性を強調している．一方，近藤[40)] は，過負荷で基本的な機能を伸ばそうとしても，栄養障害などがあれば，その効果は期待できない．サルコペニアは四肢の筋のみに起こるのではなく，体幹や嚥下そのものに関わる筋にも起こり，嚥下障害がある場合は，特に注意が必要であり，さらに嚥下能力を低下させる悪性サイクルが存在し，誤嚥性肺炎のリスクが高くなることを指摘している．このようにみてくると，低栄養状態の筋力強化に関するリサーチエビデンスは，まだ一致していないようである．筋力と能力向上には，安定した栄養状態の維持が不可欠であり，しかもアウトカムとして，鍛えられた筋力が骨格筋量の増加だけに視点をおくのではなく，広く高齢者の生活（活動）を高めるために使用されるものでなくてはならないといえよう．

③ 日常の臨床で行われている標準的な方法，経験的に有用と思われる方法

　日常の臨床でよく経験することは，例えば，脳血管障害回復期の患者は，理学療法開始によって（抵抗運動を実施しなくても），健側筋力は短期間で改善が認められることがある．これは，急性期からベッドレスト（不活動状態）にあった患者が，離床によって活動状態が改善し，加えて，移乗移動動作のような課題練習（Task-specific training）によって筋力は改善したものと推察する．このことから，日常の臨床において重要なことは，可及的早期に離床を促すことであり，安全性を考慮し，チーム医療で栄養サポート（NST）を行ったうえで，強度・頻度・挙上回数とも段階的に漸増させる方法が有用と思われる．

（岡西哲夫）

文献

1) 宮地元彦・他：サルコペニアに対する治療の可能性　運動介入効果に関するシステマティックレビュー．日老誌 48(1)：51-54, 2011.
2) 猪飼哲夫, 米本恭三：筋肉の廃用症候群—筋力・筋耐久性低下．Geriatric medicine 40(2)：161-166, 2002.
3) Rubenstein LZ, Josephson KR, et al：Intervention to reduce the multifactorial risks for falling. Gait disorders of aging, falls and therapeutic strategies (Masdew JC, etal), Lippincott-Raven, Philadelphia, 1997, pp309-326.
4) Müller EA：Influence of training and inactivity on muscle strength. Arch Phys Med Rehabil 51(8)：449-462, 1970.
5) Bamman MM, Clarke MS, et al：Impact of resistance exercise duraing bed rest on skeletal muscle sarcopenia and myosin isoform distribution. J Appl Physiol 84(1)：157-163, 1998.
6) Berg HE, Larsson L, et al：Lower limb skeletal muscle function after 6wk of bed rest. J Appl Physiol 82(1)：182-188, 1997.
7) Vandervoort AA：Aging of the human neuromuscular system. Muscle Nerve 25(1)：17-25, 2002.
8) Mitchell WK, Williams J, et al：Sarcopenia, dynapenia, and the impact of advancing age on human skeletal muscle size and strength ; a quantitative review. Front Physiol 3(260)：1-18, 2012.
9) Gabriel DA, Kamen G, et al：Neural adaptation to resistive exercise : mechanisms and recommendation for training practices. Sports Med 36(2)：133-149, 2006.
10) 日本体力医学会体力科学編集委員会監訳：健康関連体力テストおよびその解釈．運動処方の指針；運動負荷試験と運動プログラム原著第8版（ACSM's Guidelines for Exercise Testing and Prescription 8 th ed），南江堂，2011, pp57-108.
11) Thistle HG, Hislop, HJ, et al：Isokinetic contraction : a new concept of resistive exercise. Arch Phys Med Rehabil 48(8)：279-282, 1967.
12) Rikli RE, Jones CJ：Senior Fitness Test Manual, 2nd ed, Human Kinetics, 2013.
13) 大川弥生, 上田　敏：脳卒中片麻痺患者の廃用性筋萎縮に関する研究「健側」の筋力低下について．リハ医学 25(3)：143-147, 1988.
14) 近藤克則, 大田　正：脳卒中早期リハビリテーション患者の下肢筋断面積の経時的変化　廃用性筋萎縮と回復過程．リハ医学 34(2)：129-133, 1997.
15) Nguyen ND, Frost SA, et al：Development of nomogram for in indidualizing hip fracture risk in men and women. Osteoporos Int 18(8)：1109-1117, 2007.
16) 東京都立大学体育学研究室：日本人の体力標準値，第4版，不昧堂出版，1989, pp98-201.
17) 村木重之：筋力と筋量の経年的変化および運動器疾患との関連．医学のあゆみ 236(5)：470-474, 2011.
18) 岡西哲夫, 梶原敏夫・他：Straight-leg-raising 促通訓練法について　大腿直筋反応時間による検討．理学療法学 14(5)：373-379, 1987.
19) 鈴木洋児：ベッドレストと筋機能．筋力をデザインする（吉岡利忠, 後藤勝正・他）, 杏林書院，2003, pp187-206.
20) ACSM position stand：progression models in resistance training for healthy adults. Med Sci Sports exerc 41(3)：687-708, 2009.
21) Fiatarone MA, Marks EC, et al：High intensity strength training in nonagenarians effects on skeletal muscle. JAMA 263(22)：3029-3034, 1990.
22) Moritani T, de Vries HA：Potential for gross muscle hypertrophy in older men. J Gerontol 35(5)：672-682, 1980.
23) Borst SE：Intervention for sarcopenia and muscle weakness in older people. Age Ageing 33(6)：548-555, 2004.
24) Latham NK, Anderson CS , et al：A randomized controlled trial of quadriceps resistance and vitamin D in frail older people : the frailty interventions trial in elderly subjects (FITTNESS). J Am Geriatr Soc 51(3)：291-299, 2003.
25) Jette AM, Lachman M ,et al：Exercise-It's Never too Late : The strong-for-life program. Am J Public Health 89(1)：66-72, 1999.
26) 岡西哲夫, 梶原敏夫・他：筋力増強訓練の患者教育の効果—

筋疲労感をめやすとした反復訓練法—. 理学療法学 19(2)：128-134, 1992.
27) Steindler A：Kinesiology of the Human Body Under Normal and Pathological Conditions.Thomas, Springfield, 1973, pp63-64.
28) Latham N, Anderson C, et al：Progressive resistive strength training for physical disability in older people. Cochrane Database of Systematic Reviews 2006, Issue 4：CD002759.
29) Guideline for the prevention of falls in older persons. American Geriatrics Society, British Geriatrics Society, and American Academy of Orthopaedic Surgeons Panel on Falls Prevention. J Am Geratr Soc 49(5)：664-672, 2001.
30) Gillespie LD, Gillespie WJ, et al：Interventions for preventing falls in elderly people. Cochrane Database of Systematic Reviews 2006, Issue 4：CD000340.
31) Sherrington C, Lord SR, et al：A randomized controlled trial of weight-bearing versus non-weight-bearing exercise for improving physical ability after usual care for hip fracture. Arch phys Med Rehabil 85(5)：710-716, 2004.
32) 岡西哲夫：筋力増強訓練と移乗・移動動作能力改善のための患者教育に関する研究. 藤田学園医学誌別冊, 2011, pp303-323.
33) 厚生労働科学研究所補助金（長寿科学総合研究事業）高齢者における加齢性筋肉減弱現象（サルコペニア）に関する予防確立のための包括研究班：サルコペニア：定義と診断に関する欧州連合会のコンセンサス—高齢者のサルコペニアに関する欧州ワーキンググループの報告—監訳. 日老医誌 49：788-805, 2012.
34) ACSM position stand：Exercise and physical activity for older adults. Med Sci Sports exerc 41(7)：1510-1530, 2009.
35) 鳥羽研二監：高齢者の転倒予防ガイドライン. メディカルビュー, 2012, pp112-116.
36) Fiatarone MA,O'Neill EF,et al：Exercise training and nutritional supplementation for physical frailty in very elderly people. N Eng J Med 330(25)：1769-1775, 1994.
37) 福永哲夫：筋萎縮の予防とリハビリテーション. 医学のあゆみ 193(7)：617-624, 2000.
38) Carlsson M, Littbrand H, et al：Effects of high-intensity exercise and protein supplement on muscle mass in ADL dependent older people with and without malnutrition-a randomized controlled trial. J Nult Health Aging 15(7)：554-560, 2011.
39) 脇野昌司, 藤田修平・他：低栄養患者における運動機能と栄誉状態の変化について—NST群とcontrol群の比較. 総合リハ 43(1)：51-57, 2015.
40) 近藤和泉, 尾崎健一・他：高齢者フレイル（虚弱）とリハビリテーション. MB MED Reha 170：137-141, 2014.

3 持久性の低下

評価，治療／介入のエビデンスポイント

Q0 標準的な評価指標には何がありますか？
→ 最高酸素摂取量や6分間歩行テスト（6MWD）などがある．

Q1 持久性が低い人に対する持久力トレーニングはありますか？
→ 低強度や中等度の運動強度でも持久性の改善は認める．対象者の持久性や能力，疾患の有無などにあわせて運動強度，運動時間，頻度などを調節していく．

Q2 心疾患患者の持久性に有効なトレーニングはありますか？
→ はい．虚血性心疾患や慢性心不全患者における持久性トレーニングは持久性を改善させるエビデンスが十分にあり，推奨グレードはAである．

Q3 呼吸器疾患患者の持久性に有効なトレーニングはありますか？
→ はい．慢性閉塞性肺疾患患者における持久性トレーニングは持久性を改善させるエビデンスが十分にあり，推奨グレードはAである．特発性間質性肺炎患者における持久性トレーニングは持久性を改善させるエビデンスがまだ不十分であり，推奨グレードはCである．

Q4 脳血管障害患者の持久性に有効なトレーニングはありますか？
→ はい．脳血管障害患者に対して，持久力トレーニングや筋力トレーニングの単独，もしくは複合したトレーニングで持久力の改善を認めます（推奨グレードA）．

Q5 低栄養患者の持久性に有効なトレーニングはありますか？
→ いいえ．エビデンスの蓄積がなく，有効なトレーニング方法はまだありません．

1 持久性の低下はどのような状態ですか

持久性は身体運動を持続する能力とされ，その身体運動の持続は疲労の発現や様々な運動制限因子によって規定される．身体運動の持続はエネルギー産生や酸素輸送などが強く影響し，それらは骨格筋，呼吸器系，心血管系の各機能に左右される．骨格筋機能は筋細胞レベルでのガス交換機能や有酸素代謝と嫌気性代謝によるエネルギー産生である．呼吸器系機能は，エネルギー産生に必要な酸素を摂取し，産生の結果生じる二酸化炭素を排出する．心血管系機能は酸素と二酸化炭素を運搬する．この3つの歯車がスムーズにかみ合って，身体運動を持続させていく．これらの機能の一部でも機能低下になれば，持久性は低下してしまう[1]．

持久性を低下させる疾患は，エネルギー産生や酸素輸送の機能を低下させる病態である．不動や臥床による廃用症候群であれば，全身の骨格筋機能の低下に伴うエネルギー産生の低下や心肺機能の低下に伴う酸素輸送の機能低下により持久性が低下する．高齢者や脳血管障害患者などは，活動量の低下により，持久性が低下する．また，酸素輸送の機能低下には，呼吸器疾患や循環器疾患の関与が大きくなる．循環器疾患では，心筋梗塞や狭心症などの虚血性心疾患や様々な原因で起こる心不全があげられる．虚血性心疾患は，冠動脈に何らかの障害により心筋への血液供給が不足ないし途絶えることで，心筋虚血が起こる病態である．慢性心不全は，「慢性の心筋障害により心臓のポンプ機能が低下し，末梢主要臓器の酸素需要量に見合うだけの血液量を絶対的にまた相対的に拍出できない状態であり，肺，体静脈系または両系にうっ血をきたし日常生活に障害を生じた病態」と日本循環器学会のガイドラインで定義されている[2]．慢性心不全は，拡張障害や収縮障害，弁疾患などの心ポンプ障害をきたすことや前負荷と後負荷の増強や心ポンプの過負荷などにより血液量を必要な需要量に対して供給できない状況である[2]．

呼吸器疾患は，閉塞性換気障害と拘束性換気障害に分けられる．閉塞性換気障害で代表的な疾患としては慢性閉塞性肺疾患（chronic obstructive pulmonary disease：COPD）があげられ，他に気管支喘息，びまん性汎細気管支炎などがあげられる．COPDは，タバコ煙を主とする有害物質を長期に吸入曝露することで生じた肺の炎症性疾患である．また，末梢気道病変と気腫性病変により気流閉塞が生じ，一秒率が低下する肺疾患である．NICE studyによる疫学調査では，日本人の40歳以上で有病率は8.6％とされ，70歳以上で24.4％に上昇する．様々な追跡調査でも有病率はほぼ同等である[3]．罹患数では40歳以上の約530万人，70歳以上では約210万人が罹患していると報告されている[3]．拘束性換気障害では代表的な疾患として間質性肺炎があげられ，他に塵肺や肺結核後遺症などがあげられる．間質性肺炎は，慢性かつ進行性の経過で高度な線維化が進行し，肺のコンプライアンスの低下によって拘束性換気障害を呈する疾患である．肺機能の障害としては肺活量の低下と肺拡散能の低下が認められる．間質性肺炎は安静時の動脈血酸素分圧（PaO_2）が正常でも，労作時に非常に激しい低酸素血症に陥る場合が多い．また，間質性肺炎のなかで，特発性間質性肺炎は原因不明な間質性肺炎である．特発性間質性肺炎の約50～60％を占めるのが，最も予後不良な特発性肺線維症（idiopathic pulmonary fibrosis：IPF）である[4]．特発性肺線維症は平均生存率が2.5～5年と報告されている．疫学的調査では，わが国全体では約15,000人の特発性間質性肺炎，1万数千人の特発性肺線維症の存在が明らかになった．また，欧米での報告では，年間の発症率は10万人対4.6～8.8人，有病率は10万人対14.0～27.9人と報告されている[4]．

持久性の低下はどのような経過をたどりますか

　呼吸器疾患や循環器疾患にかかわらず，様々な疾患や障害に伴い，活動量低下や不動による持久性が低下することがある．骨格筋，呼吸器系，心血管系の各機能の低下によりエネルギー産生や酸素輸送の機能を低下させる．呼吸器疾患の場合は，呼吸器機能の低下により酸素供給の低下が起きる．それに伴い，労作時の息切れ感が生じ，活動量低下や deconditioning により，骨格筋の機能が低下しエネルギー産生が悪くなる．この低下した呼吸器機能や骨格筋機能を補うために心機能の負担が大きくなる．長期に心機能の負担が大きくなると，心不全を起こし，さらなる持久性の低下を引き起こす．循環器障害も同様に，心機能の低下から，活動量低下や deconditioning による負のスパイラルで様々な機能障害を引き起こす．持久性の低下は1つの機能障害により引き起こされるが，活動量低下や不動により，他の機能障害を生み出してしまう．

標準的な評価指標には何がありますか

>> ① 関連ガイドライン

　様々な疾患の治療や診断，およびリハビテーションのガイドラインでは持久性の試験として運動負荷試験（exercise test）を行うことを勧告している．特に呼吸器疾患や循環器疾患のガイドラインではエビデンスも示されている．欧州心臓病学会[5]では心不全の診断に運動負荷試験の必要性はクラス：Ⅱaと勧告しており，わが国の「呼吸リハリハビテーションマニュアル第2版（2012）」[6]にはフィールド歩行試験は必須の評価，心肺運動負荷試験は可能であれば行う評価として勧告している．様々な報告のなかで，標準的な持久性の指標では最大酸素摂取量（$\dot{V}O_2max$）があげられている．他に心肺運動負荷試験で得られる持久性の指標では，最高酸素摂取量（peak$\dot{V}O_2$），嫌気性閾値代謝（AT），Work efficiency（$\dot{V}O_2/WR$），Ventilator efficiency（VE/$\dot{V}CO_2$ slope），最高仕事量（peak work rate）があげられる．フィールドテストでは12分間歩行テストや6分間歩行テスト，漸増シャトルウォーキングテスト，一定負荷シャトルウォーキングテストなどの歩行距離がガイドラインでも持久性の指標として用いられている．他の持久性の指標は，自転車エルゴメータやトレッドミルを用いて一定負荷量の運動持続時間や6分間ステップテストのステップ回数なども用いられ，ガイドラインにもあげられている．近年では身体活動量も持久性の評価として用いられ，多くの報告がされている[7]．

❱❱ ② リサーチエビデンス

　持久性の指標を運動負荷試験などで測定する目的としては，①運動耐容能（持久性）の評価，②運動耐容能（持久性）低下の鑑別診断，③心冠動脈疾患の評価，④呼吸器疾患の評価，⑤手術前評価，⑥リハビリテーションの運動処方，⑦機能障害や能力障害の評価，⑧心肺の移植適応評価などをあげている[8]．特に持久性の指標は予後因子や治療効果判定としても用いられている．心不全患者は peak$\dot{V}O_2$ が 14ml/kg/ 分以下は予後不良とされ，心移植の選択基準になっており，12ml/kg/ 分以下は左心室補助人工心臓（left ventricular assist device）の選択基準にもなっている[5]．持久性の指標が予後因子であるのは，健常若年者から健常高齢者，虚弱者なども報告されている．疾患では，心不全や虚血性心疾患，COPD，間質性肺炎，気管支拡張症，囊胞性線維症（cystic fibrosis）などの心疾患や呼吸器疾患，または高血圧，脂質異常，肥満などのリスクファクターが数多く報告されている．Myers らは，高血圧，COPD，糖尿病，喫煙，BMI，高脂血症などの疾患やリスクファクターをもつ人 6,213 例の対象者を 6.2±3.7 年追加調査し，運動耐容能と生命予後の関係を検討している[9]．運動耐容能と生命予後は強い関係であり，どのリスクファクターや疾患でも 5Mets 未満の持久性が低い人は 8Mets 以上の持久性が高い人と比べ，死亡率は 2 倍になる．Kokkiuos らは 4,631 人の高血圧症患者を 7.7±5.4 年追跡調査し，持久性と生命予後の関係を検討した[10]．心血管リスクがない場合は持久性が低い人（5Mets）に比べて持久性が高い人（10Mets）では，死亡率は 33％ に低下し，心血管リスクがある場合は持久性が低い人（5Mets）に比べて持久性が高い人（10Mets）では死亡率は 25％ に低下すると報告している[10]．また，Kodama らは持久性と予後の関係を検討した 33 論文，102,980 例の対象者にメタ分析をしている．1Mets の持久性が向上すると，全死亡率は 87％ に低下し，血管イベント率は 85％ に低下すると報告している[11]．Hooker らは既往歴のない対象者 61,687 例（46,405 人：男性，15,282 人：女性）の持久性と脳卒中発症との関係を平均 18 年追跡し検討している．脳卒中発症は男性 692 例，女性 171 例の発生を認め，持久性が低い（7～8Mets 以下）と，脳卒中の発症率は異常に高くなる．1Mets 増加で男性 5～24％，女性 10～19％ の脳卒中発症率が下がると報告している[12]．

　Koike らはわが国の慢性心疾患患者 385 例（58.3±10.1 歳，EF 58.8±16.3％）を対象に 1,899±495 日の追跡調査をし，持久性と予後の関係を検討している．日本人の心疾患においても持久性と予後には強い関係があると報告している[13]．持久性の指標のカットオフ値として，peak$\dot{V}O_2$ は 14ml/kg/ 分，Work efficiency（$\dot{V}O_2$/WR）は 7，Ventilator efficiency（VE/$\dot{V}CO_2$ slope）は 40 と報告している[13]．心疾患においては持久性の指標は心肺運動負荷試験の指標の報告が多かったが，近年はフィールドテストの報告も増えている．Forman は HF-ACTION study のなかで，収縮障害心不全患者 2,054 例を平均 2.5 年フォローし 6 分間歩行テストと心肺運動負荷試験を評価し，予後とあわせて検討している[14]．6 分間歩行テストの歩行距離でも，心肺運動負荷試験の指標と同様に予後と強い関係を認めたとしている[14]．Ingle らは心不全患者 1,592 例に 6 分間歩行テストを行い，36.6 カ月間フォローし予後とあわせて検討している[15]．その報告では 212 例が死亡したが，中等後 LVSD では 6 分間歩行距離が強い予後因子であり，重度 LVSD では息切れ指標が予後因子と重症度で，持久性と予後の関係の程度に違いがあると報告している[15]．

　呼吸器疾患では，Oga らは，わが国の COPD 患者 150 例（68.7±6.9 歳，1 秒量 1,010±440ml）の肺機能と持久性と予後との関係を検討している．COPD 患者の予後は，肺機能より運動耐容能のほうが強い因子であると報告している[16]．COPD 患者の持久性と予後の調査が数多くされており，特に 6 分間歩行テストや漸増シャトルウォーキングテスト（ISWT）などのフィールドテストで検討

されている．6分間歩行テストの歩行距離が250mから350mにカットオフ値があると多くの報告がされている[17]．Celliらが BMI，気道閉塞，息切れ，持久性の指標を用いて，BODE index（Body-Mass Index, Airflow Obstruction, Dyspnea, Exercise Capacity）を開発して予後を検討し，持久性の指標として6分間歩行テストの歩行距離を用いている．6分間歩行テストの歩行距離を≧350m，250〜349m，150〜249m，≦149mの4郡に分けて検討している[18]．漸増シャトルウォーキングテストについては，Ringbækらが COPD 患者160例を追跡調査し，歩行距離は170mで予後因子のカットオフ値と報告している[19]．近年の予後調査では，持久性の指標として身体活動量が強い予後因子と報告されている．それらの報告のなかで，日常生活で強い運動強度による身体活動量の多い人が，一番予後がよいとされている[7]．

持久性の指標は，健常人や虚弱者，または様々な疾患の予後因子として報告されている．特に心疾患や呼吸器疾患などの持久性が低下する疾患では重要な予後因子であると報告され，診断で評価を行うことが重要とされている．

③ 日常の臨床で行われている，経験的に有用と思われる評価指標

心肺運動負荷試験の指標や6分間歩行テストなどのフィールドテスト以外に，臨床上用いられている持久性の指標は ADL 上の動作を用いられている．歩行を用いた場合は，測定者が2分間や3分間などの時間を制限して歩行距離や症状を測定するものや，時間を決めずに対象者が行える連続歩行距離などがある．他に，もともとは下肢の筋持久性を測定するテストである30秒立ち上がりテスト，30回立ち上がりテストなども持久性の評価として妥当性が検討されている．上肢による運動負荷試験も検討されており，自転車エルゴメータを用いて運動持続時間などを測定するものや非支持による上肢運動などがある．

推奨される治療／介入の方法にはどのようなものがありますか

1 持久性が低い人に対する持久力のトレーニングはありますか？

① 関連ガイドライン

持久力トレーニングは，運動強度，時間，頻度，運動種類を考慮する必要がある．疾患別や持久性の低下の程度によって，強度や時間，頻度は異なり，各ガイドラインに詳細に記載されている．様々なガイドラインの基になっている米国スポーツ医学会（American College of Sports Medicine：ACSM）による運動処方のガイドラインがある[20]．1975年の初版から約5年ごとに改訂され，第9版が発表されており，日本版は第8版が発表されている．このガイドラインでは様々な疾患を対象にした持久性をターゲットにした運動処方が記載されており，そのなかで運動習慣がない人，持久性が低い人の処方についても記載されている[20]．

ACSM では，すべての成人に対して，体力（fitness）の種々の要素を増強させるために，様々な

運動を実施することを推奨している．このガイドラインによる運動トレーニングの構成要素は，準備運動，コンディショニング，整理運動，ストレッチングより構成される．コンディショニングのなかに持久性のトレーニングは含まれる．持久性のトレーニングの一般的な原則には運動強度，運動時間，頻度，運動の種類があり，考慮してプログラムを作成する．また運動量は実施した運動の頻度，強度，持続時間の関数である．持久性の改善と必要な運動量との間には容量―反応関係が存在する[20]．

(1) 運動強度

少なくとも中等度以上の運動強度（酸素摂取予備能の 40〜60％）が成人の体力を改善させるための最低の強度と推奨されている．ほとんどの成人が，中等度と高強度（酸素摂取予備能 60％以上）の運動強度との組み合わせが体力（fitness）の改善や維持に理想的な強度である．

運動強度の定量化には心拍数予備能，酸素摂取予備能，主観的運動強度（rating of perceived exertion：RPE），会話テスト（Talk test），感覚強度，総エネルギー消費量，％年齢推定最大心拍数，％酸素摂取量，Mets がある．

心拍数予備能法（HR reserve 法）は目標心拍数＝（最大心拍数－安静時心拍数）×目標運動強度（％）＋安静時心拍数である．

酸素摂取予備能法（$\dot{V}O_2$ reserve 法）は目標 $\dot{V}O_2$ ＝（$\dot{V}O_2max$ －安静時 $\dot{V}O_2$）×目標運動強度（％）＋安静時 $\dot{V}O_2$ である．

ピーク HR 法は，目標心拍数＝最大心拍数×目標運動強度である．

ピーク $\dot{V}O_2$ 法は，目標 $\dot{V}O_2$ ＝ $\dot{V}O_2max$ ×目標運動強度である．

ピーク Mets 法は，目標 Mets ＝（$\dot{V}O_2max$ /3.5）×目標運動強度である．

(2) 時間と運動量

運動持続時間の処方には，1セッションあたり，1日あたり1週間における身体活動の時間または総エネルギー消費量が用いられている．1週間あたりの総エネルギー消費量と体力（fitness）の改善には容量―反応関係がある．週 1,000kcal が多くの成人に推奨される最小の身体活動量である．中等度の運動を1日 30 分以上，週 5 日以上（週合計 150 分以上），高強度の運動を 20〜25 分以上，週 3 日（週合計 75 分以上），中等度と高強度の組み合わせでは1日 20〜30 分以上，週 3〜5 日行うことが推奨されている．

(3) 頻度

ACSM は週 3〜5 回の頻度を勧めている．持久性の改善と維持の目的では，ほとんどの成人に対して，中等度の運動強度の持久性トレーニングは週 5 日，高強度の持久性トレーニングは週 3 日，あるいは中等度と高強度の組み合わせの場合は週 3〜5 回を推奨している．週 3 回を超える運動では持久性改善の増加の程度は減弱し，週 5 回を高強度の運動は障害を発生させる可能性があるので，一般的には推奨されない．

(4) 運動の種類

すべての成人に対して，大きな筋群をリズミカルに使い，特別な熟練が必要としない運動の動作が推奨される．熟練や高度な体力レベルが必要とされる運動やスポーツは，十分な技術や体力があるものだけ推奨される．

② リサーチエビデンス

　トレーニングによる持久性が改善する理論的根拠は，持久性がどんな器官，機能によって決定されるかという決定因子の改善と持久性の上限を決定する制限因子の改善がある．決定因子には，外的因子と内的因子があり，外的因子は外気の酸素分圧や気象条件などの環境条件，運動様式や運動時間など測定条件などがあげられる．内的因子は，体内の酸素運搬系と酸素消費系に分けられる．酸素運搬系は呼吸器系の換気能，肺の拡散能，循環能，組織の拡散能があげられ，酸素消費系は筋の酸素消費能となる．この内的因子は制限因子にもなり，疾患などを有すると酸素運搬系，酸素消費系の機能低下が起きてしまう．持久性トレーニングによる持久性の向上は，酸素運搬系，酸素消費系の機能改善が大きく貢献する．機能の改善は呼吸器系の換気効率や換気血流不均等分布の改善，骨格筋へ酸素を供給する心臓のポンプ機能や血管機能などの循環能の改善，骨格筋の酸素の取り込みやエネルギーを産出する能力といった筋の酸素消費能の改善があげられる．
　持久力トレーニングによって持久性の標準的な指標の $\dot{V}O_2max$ の増加は通常 5～10% である[20]．持久性が低い健常人に対する持久力トレーニングの運動強度は，一般的に示されている運動処方量の下限（20%心拍数予備量，50%最大心拍数）以下でも十分と報告されている[20]．$\dot{V}O_2max$ のレベルが低い（持久性の低い）人は持久力トレーニングによって著しく改善を示す．しかし，$\dot{V}O_2max$ が高い（持久性が高い）健常者や運動習慣がある人は持久力トレーニングによる $\dot{V}O_2max$ の増加は少ないとされている[20]．

③ 日常の臨床で行われている標準的な方法，経験的に有用と思われる方法

　理学療法士の現場では評価機器がなく，ガイドラインで示された運動強度で持久性トレーニングを行うことが難しい場合が多い．患者自身が行える症状の範囲内の運動強度で行われている．運動の種類も一般的には歩行などが多いが，骨関節の問題や歩行が難しい場合は，ベッド上での運動やバランスボールの上での持久性トレーニングを行うこともある．特に在宅医療に関わる理学療法士は，運動するスペースを確保することも難しい．そのなかでも可能な範囲でできる動作や運動強度を行っていく．

2 心疾患患者の持久性に有効なトレーニングはありますか？
① 関連ガイドライン

　わが国の心疾患における運動療法のガイドラインは，2012年に日本循環器学会や日本心臓リハビリテーション学会などの10学会が合同で発表された[2]．諸外国での心疾患患者の運動療法，リハビリテーションのガイドラインは，1990年にAHAからの報告[31-33]が最初であり，その後，米国心臓病学会（American College of Cardiology Foundation：ACCF）[34]，米国心血管・呼吸リハビリテーション協会（American Association of Cardiovascular and Pulmonary Rehabilitation：AACVPR）[35, 36]，ヨーロッパ心臓病学会（European Society of Cardiology：ESC）[37, 38]などから虚血性心疾患，心不全などの心臓リハビリテーションのガイドラインを報告している．
　心疾患の心臓リハビリテーションのトレーニングの構成内容はウォームアップ，持久性運動，レジスタンストレーニング，レクリエーション，クールダウンなどから構成される．持久性トレーニ

ングは週3〜5回の頻度で行うことが推奨されている．運動の構成時間はウォームアップ約5〜10分，ストレッチング約10分，持久性トレーニングが20〜60分，次いでレジスタンストレーニングを10〜30分，随意にレクリエーションやゲームを入れて，最後にクールダウンを5〜10分行う．

(1) 運動強度

運動強度は，対象者の体力レベル，運動への慣れ，疾患の有無ならびにその重症度に考慮する必要がある．心疾患患者では中強度以下，持久性が低い人は比較的低い運動強度から処方する．心疾患患者の処方強度に推奨される中強度の運動強度はpeak $\dot{V}O_2$の40〜60％，最大心拍数の55〜69％，心拍数予備能では40〜60％（Karvonen法のk＝0.4〜0.6）である．ガイドラインではpeak $\dot{V}O_2$を実測し，それに対する相対強度を処方する方法は必ずしも必要としていない[2]．

わが国では，最大下運動負荷試験を測定し，嫌気性代謝閾値（anaerobic threshold：AT）による運動処方を勧める場合がある．ATを基準にした運動強度は，長時間持続することが可能であり，運動強度の増加に対する心収縮能の応答も保たれ，アシドーシスが起こらず，血中カテコラミンの著明な増加もないことから安全に運動療法を施行できる．また，運動負荷試験を実測せずに，自覚的運動強度に基づく運動処方も可能である．

自覚的運動強度の評価にはBorg指数が汎用されており，Borg指数の13がおおむねATの運動強度に相当するとされている．心疾患患者の運動療法にはBorg指数13以下の，またAHAの科学ステートメントでは健常例に対してはBorg指数12〜16の処方が推奨されている．ただし，ATに基づく処方もBorg指数による処方も，必ずしも大規模臨床試験でその有効性や安全性が確認されたわけではなく，ATのもつ運動生理学的意義やBorg指数の使用経験から実用に供されている側面がある．

(2) 運動時間と頻度，身体活動量

peak $\dot{V}O_2$を向上させるためには，持続的あるいは間歇的な有酸素運動を20〜60分行う．運動の持続時間は運動強度と関連しており，中強度の運動強度ならば30分以上，激しい運動ならば運動時間は短くなる．持久性トレーニングの効果は，運動強度×運動時間×運動頻度，すなわち総運動量に依存する．近年，意図的に実施する運動量と区別して，身体活動量（運動量＋生活活動量）を数値目標の基準として用いることも増えている．「健康づくりのための運動基準・指針2006（エクササイズガイド2006）」では，健康づくりのための身体活動量を週あたり約1,450kcal（体重60kgの場合）としている[21]．これは，1日あたりの歩数のおよそ8,000〜10,000歩に相当する．この身体活動量のうち，運動量の目標は1週間あたり250kcal（体重60kgの場合）に設定されており，速歩なら1週間に約60分行う量に相当する．Hambrechtらは，CAD患者の冠動脈病変と身体活動量の関係を検証し，病変部位を退縮するために必要な身体活動量を週2,200kcalと算出した[22]．ACSMが勧める健常成人の肥満予防・改善のための目標身体活動量（週2,000kcal）もほぼこれと一致する[23]．ただし，欧米人を対象に検証されたものであり，日本人の達成目標としてはやや厳しい．

(3) 運動の種類

持久性トレーニングは大きな筋群を使うリズミカルな動的運動が望ましい．運動の種類は，歩行・走行，サイクリング，水泳などが該当する．一般的には，持久性トレーニングの種類として歩行（ウォーキング）が勧められることが多い．我々が普段意識せずに行っている歩行は力学的にバランスがとれ，身体への負担が小さい運動である．そこで，ウォーキングを指導する際は，人それぞれに備わっている日常の歩きの特性をいかすことがポイントになる．

② リサーチエビデンス

米国心臓学会（American Heart Association：AHA）[25]）や日本循環器学会[2]）の報告で，心疾患患者の持久性に対する運動療法の効果は，peak$\dot{V}O_2$ の増加（ランクA），ATの増加（ランクA）とされている．peak$\dot{V}O_2$ は持久性トレーニングを含めた運動療法により15～25％は増加する[2])．心筋梗塞後患者に対して，運動療法により持久性は，開始から3～6カ月後に11～66％向上する[2])．75歳以上の高齢者に対する運動療法の改善は，75歳未満と比べ数カ月間遷延して効果が得られる．弁膜症手術後患者も運動療法により持久性は改善する．慢性心不全患者においては，左室駆出率が20～30％，peak$\dot{V}O_2$ が10～20ml/min/kgの患者に中等度の運動強度の持久性トレーニングを実施し，2～6カ月間でpeak$\dot{V}O_2$ が15～30％（平均20％）の増加が得られる[2])．この効果はβブロッカー服薬中の患者においても同様に得られる．持久性の改善の機序に関しては，心筋虚血が運動制限因子では，心筋灌流の改善や同一労作時の心仕事量の減少による心筋虚血閾値の上昇が運動耐容能増加の重要な機序となる．慢性心不全においては，左室駆出率の軽度ではあるが有意な改善をもたらすとの報告が増えているが，最大心拍出量，左室充満圧および左室駆出率の改善などの中枢性効果は認められない．これに対して最大動静脈酸素較差の増大や筋力増大，骨格筋血流量増加を認めることから，末梢循環や骨格筋機能の改善など末梢性効果が運動耐容能増加の主な機序と考えられている[2])．

Cochrane Libraryによる心不全に対する運動療法のレビューを報告している[26])．無作為化比較対照試験（RCT）によって検討した29論文を解析している[26])．持久性の指標として，peak$\dot{V}O_2$（または$\dot{V}O_2$max）と運動持続時間，仕事量，6分間歩行距離を検討している．それらの weighted mean difference（WMD）を求め，$\dot{V}O_2$maxは24論文848例を検討し，WMDは2.16ml/kg/min，（95％信頼区間1.49～2.82），運動持続時間は15論文510例を検討し，WMDは2.38分間（95％信頼区間1.9～2.85），仕事量は6論文219例を検討し，WMDは15.1Watt（95％信頼区間12.6～17.7），6分間歩行距離は8論文282例を検討し，WMDは40.9m（95％信頼区間17.1～64.7）と報告している．このレビューで検討した29論文のほとんどの介入期間は3カ月から12カ月であった．このレビューでも，心疾患患者の持久性に対する運動療法は，高いエビデンスがあるとしている．

③ 日常の臨床で行われている標準的な方法，経験的に有用と思われる方法

息切れを指標にして，自覚的運動強度Borg指数11～13を目安に運動強度を保って運動を行う（Target dyspnea ratings）．14以上になる場合は，歩行のスピードを下げたり，自転車エルゴメータの負荷量を下げたり，休息を入れながら行う．また，自転車エルゴメータや歩行運動などの運動中に喋りながら行い，会話に休みや深呼吸を必要としない運動強度や運動時間で行う（Talk test）．

3 呼吸器疾患患者の持久性に有効なトレーニングはありますか？

① 関連ガイドライン

わが国の呼吸器疾患における運動療法のガイドラインでは，2003年に日本呼吸管理学会（現：日本呼吸ケア・リハビリテーション学会）や日本呼吸器学会，日本理学療法士協会の3学会の合同で「呼吸リハビリテーションマニュアル―運動療法―」が発表された．その後，2012年に第2版

が発行された[6]．諸外国での呼吸器疾患患者の運動療法，リハビリテーションのガイドラインは，AACVPR，米国胸部医師学会（American College of Chest Physicians：ACCP）ヨーロッパ呼吸器学会（European Respiratory Society：ERS），英国胸部疾患学会（British Thoracic Society：BTS），米国胸部疾患学会（American Thoracic Society：ATS）が発表しており，持久性に対する運動療法の方法が詳細に記載されている．また，WHOにより，COPDに対する診断，治療，予防に対するガイドライン（Global Initiative for Chronic Obstructive Lung disease：GOLD）が発表されている[24]．「呼吸リハビリテーションマニュアル―運動療法，第2版（2012）」では，下肢または上肢を中心とした持久力トレーニングを推奨している[6]．

(1) 運動強度

　①呼吸困難感（修正ボルグスケール）：運動負荷試験時の呼吸困難感を定量的に測定し，患者が運動中に自覚する呼吸困難感を目標に運動強度を指導する．
　　非監視下の持久性トレーニングでは，修正ボルグスケールで3～4の呼吸困難度での運動強度で運動を行う．
　②フィールドテストによる予測peak $\dot{V}O_2$：6分間歩行テストや漸増シャトルウォーキングテストの歩行距離から，それぞれの予測式からpeak $\dot{V}O_2$を求める．
　③心拍数：慢性呼吸器疾患では反応が異なり，必ずしも適切な指標とはならない．最大心拍数法と心拍数予備量法がある．両方法とも40～80％の範囲で処方する．
　④多段階運動負荷試験によるpeak $\dot{V}O_2$：トレッドミル，またはエルゴメータを用いた心肺運動負荷試験によって得られるpeak $\dot{V}O_2$を使用する．peak $\dot{V}O_2$の40～80％の運動強度を処方する．
　⑤エルゴメータによる最大仕事量：自転車エルゴメータを用いた多段階運動負荷試験から得られた最大仕事量（peak Watt）を用いて，通常は40～80％の範囲で処方する．
　⑥代謝当量（METs）：予測値または実測値のpeak $\dot{V}O_2$をMET（1METS＝3.5ml/min/kg）に換算する．日常生活あるいはレクリエーションのMETsを理解しておく．
　⑦高強度負荷か　低強度負荷か？：現時点で呼吸器疾患に対して，最適な運動強度に関するコンセンサスは得られていないとし，運動強度を最大値の40～80％で処方するようにしている．

(2) 時間

　運動時間は5分程度で開始し，時間を延ばし20分以上を目標にする．
　自覚症状が著しく，連続で実施することが難しい場合は，1回あたり2～3分間の運動時間で休息を入れながら，合計時間で20分を目指していく．

(3) 頻度

　頻度は週3回以上が望ましく，実施期間は6～8週間以上継続する．

(4) 種類

　①下肢の運動：平地歩行，階段昇降，踏み台昇降，自転車エルゴメータ（半座位エルゴメータ），トレッドミルなどがあげられる．
　②上肢の運動：上肢のエルゴメータ，上肢の挙上運動などがあげられる．

(5) インターバルトレーニング

　持久性のトレーニングを2～3分の運動後に同時間定期的な休息を入れ，再度運動を行うインターバルトレーニングの方法もある．一般的な持続させる持久性トレーニングと比較しても効果は同等と報告されている．重症例で，一定負荷量を持続させることが難しい患者が適応となる．

② リサーチエビデンス

世界保健機構（WHO）[24]やAACVPR[27]の報告では，運動療法によるCOPDの持久性の改善は推奨グレードAとしている．呼吸器疾患の持久性の改善の機序は，肺の換気能や拡散能の改善より，末梢の筋機能の改善のほうが持久性の向上に影響が大きいと考えられる．Cochrane Libraryより，COPDの呼吸リハビリテーションのレビューを報告している[28]．RCTによって検討した22論文を解析し，持久性の指標のWMDを求めている．仕事量は13論文511例を検討し，WMDは8.4Watt（95％信頼区間12.6〜17.7），6分間歩行距離は16論文669例を検討し，WMDは48m（95％信頼区間32〜65）としている[28]．また，近年は特発性間質性肺炎に対してもガイドラインで呼吸リハビリテーションを進める勧告をしており，Cochrane Libraryよりメタ分析が行われている[29]．6分間歩行距離のWMDは44.34m（95％信頼区間26.04〜66.64）としている．Peak $\dot{V}O_2$のWMDは4.7l1/min（95％信頼区間0.10〜9.32）としている．

③ 日常の臨床で行われている標準的な方法，経験的に有用と思われる方法

息切れを指標にして，修正ボルグスケールを使用して運動強度を保って運動を行う．用いる運動強度によって，目安になる修正ボルグスケールは異なる．中等度の運動強度であれば3〜4を用い，高強度の場合は5以上のスケールを用いる．呼吸器疾患患者は心疾患患者と異なり，呼吸困難感に慣れることも必要である．そのため，ある程度の呼吸困難感を保って運動療法を行う．経皮的酸素飽和度（SpO_2）を用いて，90％もしくは85％未満に低下しないように運動強度や運動時間を決めていく．SpO_2の基準値は施設によって様々であり，医師と相談して決めていく．

4 脳血管障害患者の持久性に有効なトレーニングはありますか？

① 関連ガイドライン

2014年にAHA/ASAから脳血管障害患者の持久性に対する運動療法のガイドラインが発表された[39]．そのガイドラインに勧告されている内容を説明する．

(1) **対象の脳血管障害患者が入院中，もしくは急性期の場合**（歩行レベルが低く，座位や立位などが実施できる患者も含めた）

運動強度は安静時のHRから10〜20bpm増加する程度，ボルグスケールでは11以下の強度で行う．頻度と時間は患者自身が耐えられる程度で行い，インターバルトレーニングのように，休憩をはさんで行う．

(2) **入院もしくは外来レベルの脳血管障害患者の場合**

運動強度は$\dot{V}O_2$予備量の40〜70％，心拍数予備量の40〜70％，最大心拍数の55〜80％，RPEで11〜14とする．頻度は1週間に3〜5回とする．時間は1回に20〜60分間，10分間を何度も行っても良い．5〜10分間のウォーミングアップとクールダウンを追加する．

身体活動量を改善できるような生活スタイルの行動修正も必要である．

運動の種類は，大きな筋肉を使うようにする．例えば，歩行，トレッドミル，下肢のエルゴメータ，上肢のエルゴメータ，上肢と下肢を組み合わせたエルゴメータ，座位での運動などである．

≫ ② リサーチエビデンス

　日本脳卒中学会などの5学会から，2009年に発表された「脳卒中治療ガイドライン（第2版）」では，持久力トレーニングによる持久性（有酸素性能力）の改善はグレードAと勧告している[40]．そのガイドラインのなかで，持久性に対する効果として，以下のように報告している．発症30日以内の亜急性期から回復期の脳卒中片麻痺患者における有酸素運動トレーニングは，最大酸素摂取量を改善する（Ⅰb）．トレッドミルによる有酸素運動は，最大酸素摂取量と6分間歩行距離，歩行能力を改善させる（Ⅰb）．水中トレーニングは最大酸素摂取量と歩行速度を増加させる（Ⅰb）．また，慢性期脳卒中片麻痺患者における有酸素運動と筋力トレーニングを組み合わせたプログラムや課題指向型とトレーニングなどは最大酸素摂取量と6分間歩行距離，バランス能力，歩行能力を改善させるとしている（Ⅰb）．今回のガイドラインでは，亜急性期の脳血管障害の患者においても持久力トレーニングより最大酸素摂取量などの持久性が改善することが新たに加わっている．

　2013年にCochrane Libraryより，脳血管障害患者の持久性に対する運動療法のレビューを報告している[41]．介入内容は持久力（心肺）トレーニングが22論文あり，筋力トレーニングが8論文，両方を組み合わせたトレーニングが15論文あり，それらを解析している．最高酸素摂取量の改善は，7論文247例を検討し，mean difference（MD）が2.46ml/kg/min，（95％信頼区間 1.12-3.80）であり，6分間歩行距離は7論文561例を検討し，MDが41.6m（95％信頼区間 25.25-57.95）である．このメタ分析の報告では，脳血管障害患者に対する運動療法は，持久性を改善させる重要なリハビリテーションプログラムであると述べている．2004年に発表されたレビュー[42]より多くの論文がエントリーされており，プログラムの違いで効果量も検討されている．

≫ ③ 日常の臨床で行われている標準的な方法，経験的に有用と思われる方法

　心疾患患者と同様に息切れを指標にして，自覚的運動強度Borg指数11から13を目安に運動強度を保って運動を行う．脳血管障害患者の場合は運動の種類が限定される場合がある．歩行など全身運動ができる運動能力であれば，歩行や自転車エルゴメータなどを用いる．立位で介助がいる場合は，座位などで上肢や下肢の単独運動を行う．

5 低栄養患者の持久性に有効なトレーニングはありますか？
≫ ① 関連ガイドライン

　低栄養患者の持久力トレーニングに対するガイドラインはまだ示されていない．低栄養を伴う悪液質を合併するがん患者の持久力トレーニングのガイドラインは示されている[43]．

　推奨レベルはstrong positive（強い推奨）としている．しかし，それらを示すエビデンスが乏しいのが現状であり，詳細な方法は提示されていない．低栄養患者のトレーニング方法は持久性が低い人の方法にそって行う．

② リサーチエビデンス

疾患を伴わない低栄養患者の持久力を改善させるエビデンスはまだない．がん患者や慢性心不全，慢性閉塞性肺疾患などに低栄養が合併している対象に，持久力トレーニングを行い持久力が改善する報告はある．

③ 日常の臨床で行われている標準的な方法，経験的に有用と思われる方法

低栄養状態の患者は運動を行うためのエネルギーは不十分なため，非常に疲れやすい．また，過度の運動負荷によって全身疲労感が強くなったり，筋肉痛になったりする場合がある．運動療法開始時は軽度な負担量から開始し，翌日に疲労感などが残らない程度に徐々に負担量を増やしていく．

（有薗信一）

■ 文献

1) 有薗信一，谷口博之：慢性呼吸器疾患の運動負荷試験―理論的根拠と問題点―．THE LUNG perspectives 21(2)：133-137，2013．
2) 日本循環器学会・他：心血管疾患におけるリハビリテーションに関するガイドライン（2012年改訂版）．JCS, 2012, pp1-194．
3) Fukuchi Y, et al：COPD in Japan：the Nippon COPD Epidemiology study. Respirology 9(4)：458-465, 2004．
4) 日本呼吸器学会びまん性肺疾患診断・治療ガイドライン作成委員会：特発性間質性肺炎診断と治療の手引き，南江堂，2011，pp1-102．
5) Faiez Zannad, et al：Clinical outcome endpoints in heart failure trials：a European Society of Cardiology Heart Failure Association consensus document. Eur J Heart Fail 15：1082-1094, 2013．
6) 日本呼吸ケア・リハビリテーション学会・他：呼吸リハビリテーションマニュアル，第2版，2012，pp1-59．
7) Waschki B, et al：Physical activity is the strongest predictor of all-cause mortality in patients with COPD：a prospective cohort study. Chest 140(2)：331-342, 2011．
8) The American Thoracic Society and American College of Chest Physicians：ATS/ACCP Statement on Cardiopulmonary Exercise Testing. Am J Respir Crit Care Med 167：211-277, 2003．
9) Myers J, et al：Exercise capacity and mortality among men referred for exercise testing. N Engl J Med 346(11)：793-801, 2002．
10) Kokkinos P, et al：Exercise capacity and mortality in hypertensive men with and without additional risk factors. Hypertension 53(3)：494-499, 2009．
11) Kodama S, et al：Cardiorespiratory Fitness as a Quantitative Predictor of All-Cause Mortality and Cardiovascular Events in Healthy Men and Women A Meta-analysis. JAMA 301(19)：2024-2035, 2009．
12) Hooker SP, et al：Cardiorespiratory fitness as a predictor of fatal and nonfatal stroke in asymptomatic women and men. Stroke 39(11)：2950-2957, 2008．
13) Koike A, et al：Prognostic power of ventilatory responses during submaximal exercise in patients with chronic heart disease. Chest 121(5)：1581-1588, 2002．
14) Forman DE：6-Min Walk Test Provides Prognostic Utility Comparable to Cardiopulmonary Exercise Testing in Ambulatory Outpatients With Systolic Heart Failure. J Am Coll Cardiol 60(25)：2653-2661, 2012．
15) Ingle L, et al：Prognostic value of the 6 min walk test and self-perceived symptom severity in older patients with chronic heart failure. Eur Heart J 28(5)：560-568, 2007．
16) Oga T, et al：Analysis of the factors related to mortality in chronic obstructive pulmonary disease：role of exercise capacity and health status. Am J Respir Crit Care Med 167：544-549, 2003．
17) Claudia G. Cote et al：The 6-Min Walk Distance, Peak Oxygen Uptake, and Mortality in COPD. CHEST 132：1778-1785, 2007．
18) Celli BR, et al：The Body-Mass Index, Airflow Obstruction, Dyspnea, and Exercise Capacity Index in Chronic Obstructive Pulmonary Disease. N Engl J Med 350：1005-1012, 2004．
19) Ringbæk T, et al：Shuttle Walking Test as Predictor of Survival in Chronic Obstructive Pulmonary Disease Patients Enrolled in a Rehabilitation Program. J Cardiopulm Rehabil 30：409-414, 2010．
20) 米国スポーツ医学会編（日本体力医学会体力科学編集委員会監訳）：運動処方の指針，原著第8版，南江堂，2011．
21) 運動所要量・運動指針の策定検討会：健康づくりのための運動指針2006～身体活動・運動・体力～, 2006. http://www.mhlw.go.jp/bunya/kenkou/undou01/pdf/data.pdf

22) Hambrecht R, et al : Various intensities of leisure time physical activity in patients with coronary artery disease : Effects on cardiorespiratory fitness and progression of coronary atherosclerotic lesions. *J Am Coll Cardiol* **22** : 468-477, 1993.
23) American Colledge of Sports Medicine : Position Stand. Appropriate intervention strateges for weight loss and prevention of weight regain for adults. *Med Sci Sports Exerc* **33** : 2145-2156, 2001.
24) Vestb J, et al : Global Strategy for the Diagnosis, Management, and Prevention of Chronic Obstructive Pulmonary Disease. *Am J Respir Crit Care Med* **187**(4) : 347–365, 2013.
25) Fletcher G, et al : Exercise Standards for Testing and Training : A Statement for Healthcare Professionals From the American Heart Association. *Circulation* **104** : 1694-1740, 2001.
26) Rees K, et al : Exercise based rehabilitation for heart failure. Cochrane Database of Systematic Reviews, 2004.
27) AACVPR : Guidelines for Pulmonary Rehabilitation programs Fourth edition. Human Kinetics, Campaign, 2011.
28) Lacasse Y, et al : Pulmonary rehabilitation for chronic obstructive pulmonary disease. Cochrane Database of Systematic Reviews, 2006.
29) Dowman L, et al : Pulmonary rehabilitation for interstitial lung disease. Cochrane Database of Systematic Reviews 2014.
30) 日本循環器学会・他：慢性心不全治療ガイドライン（2010年改訂版）．JCS，1-85，2010
31) Fletcher GF, Blair SN, Blumenthal J, Caspersen C, Chaitman B, Epstein S, Falls H, Froelicher ES, Froelicher VF, Pina IL. Statement on exercise : benefits and recommendations for physical activity programs for all Americans : a statement for health professionals by the Committee on Exercise and Cardiac Rehabilitation of the Council on Clinical Cardiology, American Heart Association. *Circulation* **86** : 340-344, 1992.
32) Fletcher GF, Balady GJ, et al : Exercise standards for testing and training ; a statement for healthcare professionals from the American Heart Association. *Circulation* **104** : 1694-1740, 2001.
33) Fletcher GF, Ades PA, et al : Exercise Standards for Testing and Training : A Scientific Statement From the American Heart Association. *Circulation* **128** : 873-934, 2013.
34) Balady GJ, Fletcher BJ, Froelicher ES, et al. Cardiac Rehabilitation Programs. *Circulation* **90** : 1602-1610, 1994.
35) Herridge ML, Linton JC : Psychosocial Issues and Strategies.（ed by American Association of Cardiovascular & Pulmonary Rehabilitation），AACVPR Cardiac Rehabilitation Resource Manual : Promoting Health and Preventing Disease, Human Kinetics, Champaign 43-50, 2005. AAVPR
36) Balady GJ, Ades PA, et al : Core components of cardiac Rehabilitation / Secondary prevention programs : A statement for healthcare professionals from the American Heart Association and the American Association of Cardiovascular and Pulmonary Rehabilitation writing group. *Circulation* **102** : 1069, 2000. AAVPR
37) De Backer, et al : European guidelines on cardiovascular disease prevention in clinical practice. *Eur Heart J* **22** : 1601-1610, 2003.
38) McMurray JJ, Adamopoulos S, et al : ESC guidelines for the diagnosis and treatment of acute and chronic heart failure 2012 : The Task Force for the Diagnosis and Treatment of Acute and Chronic Heart Failure 2012 of the European Society of Cardiology. Developed in collaboration with the Heart Failure Association（HFA）of the ESC. *Eur J Heart Fail* **14**(8) : 803-869, 2012.
39) Billinger SA, Arena R, et al : American Heart Association Stroke Council ; Council on Cardiovascular and Stroke Nursing ; Council on Lifestyle and Cardiometabolic Health ; Council on Epidemiology and Prevention ; Council on Clinical Cardiology. Physical activity and exercise recommendations for stroke survivors : a statement for healthcare professionals from the American Heart Association/American Stroke Association. *Stroke* **45**(8) : 2532-2553, 2014.
40) 脳卒中合同ガイドライン委員会：体力低下に対するリハビリテーション．脳卒中治療ガイドライン2009，2009，pp331-334.
41) David H Saunders , et al : Physical fitness training for stroke patients Cochrane Database of Systematic Reviews, 2013.
42) Saunders DH, et al : Physical fitness training for stroke patients. Cochrane Database of Systematic Reviews, 2004.
43) Radbruch L, Elsner F, et al : Clinical practice guidelines on cancer cachexia in advanced cancer patients. Aachen, Department of Palliative Medicinen/ European Palliative Care Research Collaborative, 2010.

4 バランス障害

評価,治療／介入のエビデンスポイント

Q0 標準的な評価指標には何がありますか？

➡ バランス能力の評価指標は多数開発されている．そのなかで，Berg Balance Scale, Timed Up and Go Test, Functional Reach Test は信頼性，妥当性が検証されており，臨床や研究での使用頻度が高い．

Q1 バランス能力改善の運動療法としてどのような運動が行われますか？

➡ バランス能力改善の運動療法として，バランス運動，筋力増強運動，持久性運動，機能的動作練習，トレッドミル歩行練習，太極拳，ダンス，全身への振動刺激，二重課題などが行われている．単独の運動によるエビデンスは不十分であり，多くの運動療法では複数の運動を組み合わせた運動療法が行われている．バランス運動としては，不安定な条件での姿勢保持，一定の支持面内での重心移動，ステップ運動，立ち上がり・着座動作，歩行（前後左右方向，タンデム歩行など），階段昇降などが行われる．

Q2 効果的なバランス能力改善の運動療法にはどのような条件が必要ですか？

➡ 慎重に考える．運動の特異性から考えると，静的バランスと動的バランスを含む多様な運動を実施する必要がある．運動療法によってバランス能力改善がみられた多くの研究では，週2～3回以上の頻度，2～3カ月の実施期間で，立位での動的バランス練習を含む運動療法が行われている．また，定期的に評価を行い，プログラムを変更することが推奨されている．

Q3 バランス能力向上のための運動療法は転倒予防に有効ですか？

➡ はい．高齢者の転倒予防に対する介入に関する「Cochrane Review (2012)」，カナダ健康省による転倒予防の実践ガイドである「A Best Practice Guide for the Prevention of Falls among seniors Living in the Community (2001)」などに，転倒の減少を示した多くのプログラムで，バランス運動を含む運動療法が推奨されている．しかし，転倒の予防にはバランス能力以外にも認知機能，服薬状況，生活環境など多くの要因が関連する．

Q4 脳血管障害に有効なバランス練習は何ですか？

➡ 脳血管障害患者では麻痺側方向の安定性限界が小さく，麻痺側方向への重心移動能力や麻痺側への荷重量の増加がバランス能力の改善に有効と考えられる．課題指向型のバランス練習，部分免荷のトレッドミル歩行なども有効とされる．

Q5 大腿骨近位部骨折後のバランス障害に有効な介入方法は何ですか？

➡ 転倒と再骨折の予防が重要である．患側の荷重練習，筋力増強運動，動的なバランス運動，適切な杖の使用や家屋環境の整備などが有効とされる．

バランス障害はどのような障害ですか

　バランスについて考えるときに，「バランス」と「バランス能力」を区別すると概念的に整理しやすい．バランスは姿勢や動作における見た目の安定性を表しており，重力をはじめとする環境に対する生体の情報処理機能の帰結または現象として外部から観察される身体の状態を表している[1]．バランス能力はバランスを担う身体能力であり，運動制御に関わる神経機構を中核に，視覚・前庭感覚・体性感覚などの感覚系機能，認知機能，筋力・骨・関節などの運動器系の機能とも関連している．バランスはバランス能力を反映しているが，実施している動作の内容や目的（課題），身体能力や課題以外の外的要因（環境）にも影響される（図1）[2-4]．

バランス障害はどのような経過をたどりますか

　疾患や身体状況により運動制御に関わる神経機構，視覚・前庭感覚・体性感覚などの感覚系機能，認知機能，筋機能，骨・関節機能などのバランス能力に関わる身体機能が低下すると，バランス能力が低下する（表1）．バランス能力が低下すると，動作が不安定になりバランス障害が起こる．動作の不安定性は，易転倒性，転倒恐怖感，活動性の低下を招き，これらが悪循環を形成することによってバランス障害がさらに進行する（図2）．

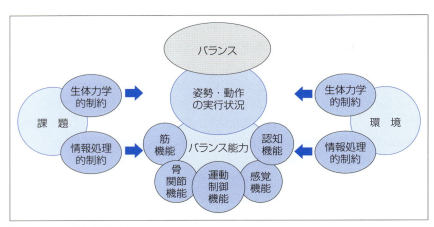

図1　バランスのとらえ方
バランスは姿勢や動作を安定性という側面からみた特性であり，動作とバランスは随伴している．バランスは観察される状態を表しており，バランス能力，動作の課題，動作を実行する環境によって変化する．バランス能力は運動制御に関わる神経機構を中核に，感覚機能，筋機能，骨関節機能，認知機能，呼吸循環機能などがシステムとしてはたらいている身体機能である．動作の課題や環境は，生体に対して生体力学的および情報処理的制約を課すことで，バランス能力の発揮水準としてのバランスに影響を及ぼす．

表1 バランス能力を構成する要素とバランス障害との関連性

バランス能力を構成する要素	関連する症状・機能障害
運動制御に関わる神経機構	中枢性・末梢性運動麻痺 小脳性運動失調 パーキンソニズム 不随意運動
感覚系機能	視覚障害 体性感覚障害 前庭機能障害
認知機能	注意障害 認知障害 遂行機能障害
筋機能	筋力 筋持久力 筋の伸張性・粘弾性
骨・関節機能	全身のアライメント 関節可動域制限・変形 関節の適合性 荷重痛・運動痛

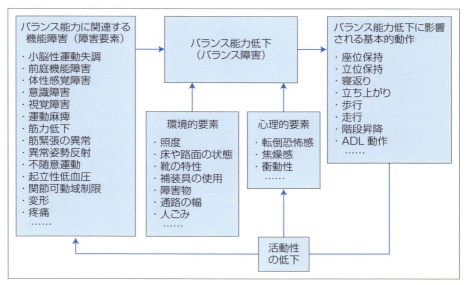

図2 バランス能力と機能障害、活動制限との関連性

3 標準的な評価指標には何がありますか

バランス能力の評価指標には，①パフォーマンスに基づく評価指標：対象者にバランス能力を必要とする動作課題を実行させて，その達成度を測定するもの，②測定機器による評価指標：重心動揺計などの測定機器を用いて，動揺面積や軌跡長などを測定するもの，③主観的評価指標（質問紙法）：対象者の主観的な評価を用いるもの，がある．このなかで，臨床の場でもっともよく用いられるのは，①のパフォーマンスに基づく評価指標である．

▶▶ ① 関連ガイドライン

高齢者のバランス能力改善のための運動療法に関する「Cochrane Review（2011）」[5]では，バランス能力の一次的な帰結評価指標として，Timed Up and Go Test[6]，開眼および閉眼での片脚立ちテスト，歩行速度，Berg Balance Scale（Functional Balance Scale）[7] を採用している．また，米国と英国の老年学会による「高齢者に対する転倒予防ガイドライン（2010）」[8]では，歩行・バランス能力の評価指標として，Get Up and Go Test[9] または Timed Get Up and Go test，Berg Balance Scale，Performance-Oriented Mobility Assessment[10] を推奨している．

▶▶ ② リサーチエビデンス

英国での神経疾患を対象とする理学療法士に関する調査（2008）[11] では，Berg Balance Scale（191/269＝71％），Timed Up and Go Test（または Get Up and Go Test）（143/269＝53％），Functional Reach Test[1]（140/269＝52％），立位保持時間（129/269＝48％），Performance-Oriented Mobility Assessment（46/269＝17％）が，バランスの評価指標として多く用いられていた．また，カナダのオンタリオ州での理学療法士に対する調査（2011）[13] では，片脚立ちテスト（292/369＝79％），Berg Balance Scale（166/269＝45％），Timed Up and Go Test（102/369＝28％），Performance-Oriented Mobility Assessment（25/269＝7％）の順であった．日本での望月らによるバランスに関する論文を執筆している理学療法士に関する調査（2009）[14] でも，Functional Reach Test（17/23＝74％），Timed Up and Go Test（13/23＝57％），Berg Balance Scale（7/23＝30％），Performance-Oriented Mobility Assessment（3/23＝13％）の順で使用頻度が高く，世界的にほぼ共通した評価指標が用いられている．

表2に，これらのバランス能力評価指標の測定方法の概略および評価指標の信頼性，妥当性，カットオフ値などをまとめた．

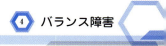

表2 バランス能力の評価指標

評価指標の名称	検査方法	信頼性・妥当性・カットオフ値
Berg Balance Scale	座位・立位の姿勢保持，立ち上がり・着座，リーチ動作，その場での1回転など，バランス能力に関連する14項目の動作課題を実施し，0~4点の5段階に評定する．56点満点．	・信頼性 ICC：0.72~0.98 ・妥当性 r＝0.67（Dynamic Gait Index） r＝0.90~0.92（Fugl-Meyerのバランス項目） r＝0.76（Barthel Index） ・カットオフ値 高齢者の転倒リスク＜43~45
Functional Reach Test	開脚の立位姿勢をとり，一側の上肢を90°挙上して手を軽く握る．そのまま手をなるべく前方に伸ばし，移動した距離を測定する．3回測定し，2回目と3回目の値の平均値を代表値とする．	・信頼性 ICC：0.84~0.99 ・妥当性 r＝0.42（Berg Balance Scale） r＝0.71（歩行速度） r＝0.61（IADL） r＝0.59~0.64（片脚立ち） ・カットオフ値，参考値 虚弱高齢者の転倒リスク＜18.5cm
Timed Up and Go Test	背もたれと肘かけのある椅子に座った状態から立ち上がり，安全で快適な速さで3m歩き，方向転換して再び椅子に腰かけるまでの時間を測定する．歩く速さを最速としたり，歩く距離を5mにしたりする変法もある．	・信頼性 ICC：0.55~0.99 ・妥当性 r＝-0.36（Functional Reach Test） r＝-0.70~0.82（Berg Balance Scale） r＝-0.55（Tinetti Balance） r＝0.65~0.79（10m歩行時間） ・カットオフ値，参考値 地域在住高齢者の転倒リスク＞13.5秒 高齢脳卒中患者の転倒リスク＞14秒 パーキンソン病患者の転倒リスク＞11.5秒
Performance-Oriented Mobility Assessment	バランステスト（9項目16点）と歩行テスト（7項目12点）からなる．合計点は28点．バランステストの検査項目は，座位保持，立ち上がり，立位保持，胸骨部を押された時のバランス（外部刺激），その場での1回転などである．	・信頼性 ICC：0.72~0.96 ・妥当性 r＝0.65（FIM運動） r＝-0.55（Timed Up and Go Test） r＝0.48（Functional Reach Test） ・カットオフ値 転倒リスク＜17.5~21（合計点） 転倒リスク＜10~14（バランステスト）
片脚立ち Single Leg Stance	両手を腰にあて，開眼で片脚立ちをする．床に足がついたり，腰から手が離れたりするまでの時間を測定する．閉眼で行うときもある．	5~10秒未満のときに転倒リスクが高いとされるが，信頼性，妥当性，カットオフ値は確立されていない．

Rehab Measures http://www.rehabmeasures.org/Lists/RehabMeasures/DispForm.aspx をもとに作成

③ 日常の臨床で行われている，経験的に有用と思われる評価指標

　上述したバランス能力の評価指標以外にも多くの評価指標が考案されているが，臨床での使用頻度は低い．パフォーマンスに基づく評価指標以外にも，重心動揺計（実際に測定しているのは足圧中心）による動揺面積，動揺の軌跡長，動揺速度などの評価指標や，Falls Efficacy Scale[5] やActivities-Specific Balance Confidence Scale[6] などの質問紙による主観的な評価指標があり，臨床研究などに使用されている．最近考案されたバランス能力に関する評価指標のなかで，臨床において

有用と考えられる例として，Balance Evaluation Systems Test（BESTest）[17]と重心動揺計を用いた評価指標である姿勢安定度評価指標[18]がある．

（1）Balance Evaluation Systems Test（BESTest）

BESTestはHorakらによって開発された介入志向型のバランス能力評価指標である．①BESTestでは，生体力学的制約（biomechanical constrains），②安定性限界と垂直性（stability limits/verticality），③予測的姿勢調節（anticipatory postural adjustments），④姿勢反応（postural response），⑤感覚指向（sensory orientation），⑥歩行安定性（stability in gait）の6つを，バランス能力を構成する下位システムと想定している．6つの下位システムごとに，関連する複数の検査項目を設けている（表3）．全体の検査項目は左右別の項目も含めて36項目で，検査項目ごとに0（重度）～3（正常）の4段階に評定し，全体で108点満点になる．合計得点で全体的なバランス能力を評価する．また，下位システムごとに得点比率（%）を計算することで，問題のある下位システム（得点比率の低い下位システム）を特定できるので，効率的な理学療法の介入が可能になる．級内相関係数（ICC）を用いた検者間信頼性（合計得点のICC＝0.91，項目ごとの得点のICC＝0.79～0.92）は高く[17]，Activities-Specific Balance Confidence Scaleとの相関（地域在住高齢者を対象，r＝0.636，p＜0.01）[17]，Berg Balance Scaleとの相関（パーキンソン病患者を対象，r＝0.873）[19]による妥当性も高い．

（2）姿勢安定度評価指標 Index of Postural Stability（IPS）

望月らによって考案された，重心動揺計を用いた評価指標である．支持基底面内で有効に使える範囲である安定性限界が大きく，身体重心のゆらぎを示す重心動揺が小さいほど，重心が安定性限界から逸脱せず，長い時間姿勢を保てる（姿勢を崩す確率が低く安定性がある）という考えを基に作成されている．

測定と数値の計算は以下のように行う．①重心動揺計上で足底内側を10cm開いた立位をとる．②被験者が最も安定と感じる位置（中央），および前方・後方・右方・左方への重心を移動した位置で，足圧中心（COP）の軌跡を10秒間測定する．③COP軌跡の測定結果から，安定性限界面積と5ヵ所のCOP矩形動揺面積の平均値を求め，それらの比の対数値を計算する（図3）．重心動揺面積や軌跡長に比べ，再現性が高いとされる[20]．

表3 Balance Evaluation Systems Test（BESTest）の評価項目

Ⅰ．生体力学的制約	Ⅱ．安定性限界	Ⅲ．予測的姿勢調節	Ⅳ．姿勢反応	Ⅴ．感覚指向性	Ⅵ．歩行安定性
1）支持面（足部） 2）CoMアライメント 3）足関節筋力と可動域 4）股関節・体幹の外側筋力 5）床座位からの立ち上がり	6）座位の垂直性と側方傾斜 7）前方への上肢到達 8）側方への上肢到達（左右）	9）立ち上がり 10）つま先立ち 11）片足立ち（左右） 12）階段の交互足乗せ 13）立位での上肢挙上	14）その場での反応－前方 15）その場での反応－後方 16）ステッピング反応－前方 17）ステッピング反応－後方 18）ステッピング反応－側方（左右）	19）バランスを保つための感覚統合（閉眼・開眼，安定な支持面・軟らかい支持面） 20）つま先上がりの傾斜（閉眼）	21）平地歩行（6m） 22）歩行速度の変更 23）頭部の水平面での回旋を伴う歩行 24）歩行中の方向転換 25）障害物跨ぎ 26）Timed "Get Up & Go" test 27）二重課題下のTimed "Get Up & Go" test

（文献17より引用）

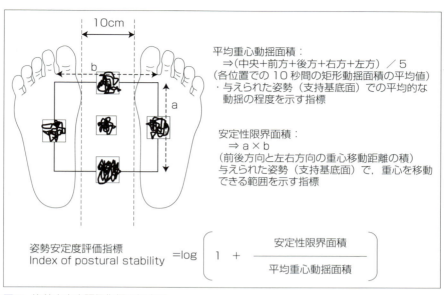

図3　姿勢安定度評価指標の概念図
重心の揺らぎに対して，どの程度余裕があるかを示す．IPSが大きいほど重心が安定性限界から逸脱せず，長い時間姿勢を保てる（安定性がある）と考えられる．

 ## 推奨される治療／介入の方法にはどのようなものがありますか

1 バランス能力改善の運動療法としてどのような運動が行われますか？

≫ ① 関連ガイドライン

「理学療法診療ガイドライン（2011）」[21]のパーキンソン病では，バランス運動はバランス能力の改善に有効（推奨グレードB）と記載されているが，バランス運動に加えて筋力増強運動や歩行練習なども並行して行っていることが多い（転倒に関連するバランス能力改善の運動療法については 3 を参照）．

≫ ② リサーチエビデンス

高齢者のバランス能力改善に関する「Cochrane Review（2011）」[5]では，(1)歩行・バランス運動・協調性運動・機能的課題，(2)筋力増強運動，(3)太極拳・気功・ダンス・ヨガなどの三次元的運動（3D運動），(4)全身的運動（歩行），(5)全身的運動（自転車運動），(6)視覚的フィードバックを用いたコンピュータによるバランス運動，(7)全身振動刺激，(8)多面的運動（(1)から(8)の組み合わせ），に関するRCTに基づく94論文についてメタ分析を行っている．一次的帰結評価指標は，Timed Up and Go Test，開眼および閉眼での片脚立ちテスト，歩行速度，Berg Balance

表4 高齢者のバランス能力改善に関する「Cochrane Review（2011）」のまとめ
（運動実施期間終了直後における運動療法実施期間前後の比較）

運動内容 (論文数)	Timed Up and Go Test		片脚立ちテスト（開眼）		歩行速度		Berg Balance Scale		Functional Reach Test	
	論文数 (被検者総数)	効果量 (95%信頼区間)	論文数 (被検者総数)	効果量 (95%信頼区間)	論文数 (被検者総数)	効果量 (95%信頼区間)	論文数 (被検者総数)	効果量 (95%信頼区間)	論文数 (被検者総数)	効果量 (95%信頼区間)
バランス運動・協調性運動など（19論文）	4論文 (114名)	−0.82 [−1.56, −0.08]＊	4論文 (206名)	3.13 [0.26, 6.01]＊	4論文 (156名)	0.43 [0.11, 0.75]＊	4論文 (145名)	3.48 [2.01, 4.95]＊	1論文 (23名)	0.60 [−1.71, 2.91]
筋力増強運動（21論文）	3論文 (71名)	−4.30 [−7.60, −1.00]＊	4論文 (187名)	3.88 [−0.52, 8.28]	8論文 (375名)	0.25 [0.05, 0.46]＊	1論文 (20名)	−5.50 [−20.72, 9.72]	3論文 (98名)	3.27 [1.39, 5.15]＊
3D運動（太極拳など）（15論文）	1論文 (44名)	−1.30 [−2.40, −0.20]	1論文 (47名)	9.60 [6.64, 12.56]	3論文 (136名)	0.39 [−0.28, 1.06]	2論文 (250名)	1.06 [0.37, 1.76]＊	1論文 (93名)	−2.30 [−3.18, −1.42]
全身的運動（歩行）（7論文）	1論文 (21名)	−0.10 [−0.66, 0.46]	2論文 (95名)	1.96 [−0.30, 4.22]	3論文 (99名)	0.67 [−0.40, 1.74]	(0)		1論文 (26名)	10.92 [5.03, 16.81]
全身的運動（自転車運動）（1論文）	(0)		(0)		1論文 (51名)	3.00 [−3.77, 9.77]	(0)		(0)	
コンピュータによるバランス運動（2論文）	(0)		(0)		(0)		(0)		(0)	
全身振動刺激（3論文）	1論文 (37名)	−0.42 [−1.00, 0.16]	(0)		(0)		(0)		1論文 (69名)	17.18 [−5.84, 40.20] (%変化量)
多面的運動（43論文）	12論文 (635名)	−1.63 [−2.28, −0.98]＊	9論文 (545名)	5.03 [1.19, 8.87]＊	15論文 (818名)	0.04 [−0.10, 0.17]	2論文 (80名)	1.84 [0.71, 2.97]＊	7論文 (350名)	5.77 [2.70, 8.84]＊

（文献5より引用）

＊論文数が2編以上で，運動療法実施前後で有意な改善が認められるもの

Scaleであった（表4）．結論として「歩行・バランス運動・協調性運動・機能的課題，筋力増強運動，太極拳・気功・ダンス・ヨガなどの三次元的運動（3D運動），多面的運動が，高齢者のバランスに関連する評価指標の介入直後の改善に，中等度の効果（moderately effective）があることを示す弱い（weak）エビデンスがある．これらの介入方法はおおむね安全である．歩行や自転車による全身運動，コンピュータによるバランス運動，全身振動については，効果が認められないか，エビデンスとしては不十分である．確立された帰結評価指標を用いた，方法論的に質の高い研究が必要である．」と述べている．

バランス障害に対する理学療法として，視覚フィードバックの利用[22]，全身への振動刺激[23]，二重課題の適用[24]，課題指向的アプローチ[25]，太極拳[26, 27]など多くの試みがなされている．

③ 日常の臨床で行われている標準的な方法，経験的に有用と思われる方法

日常の臨床ではバランス運動として，狭い支持面での姿勢保持練習，重心移動練習，ステップ練習，起居動作練習，歩行練習，階段昇降などが行われる．二重課題や認知学習課題とバランス運動を組み合わせて実施する試み[28]もある．バランス運動に加えて，柔軟性運動，体幹部や下肢の筋力増強運動，持久性運動なども行われる．柔軟性運動では大関節のみでなく，足部や胸郭の柔軟性の改善も重要である[29-30]．

2 効果的なバランス能力改善の運動療法にはどのような条件が必要ですか？
›› ① 関連ガイドライン

　オランダ理学療法士協会による「パーキンソン病の理学療法に関するガイドライン（KNGF ガイドライン）」[31]では，「バランス能力を改善させるためには，バランス運動と筋力増強運動から構成される運動をすることが妥当である（グレード 2）」と記載されている．

›› ② リサーチエビデンス

　島田[32]らは，静的バランス運動を実施した群と動的バランス運動を実施した群で，種々の評価指標に示される効果に特異性があることを報告している．バランス能力向上に対する運動療法には多様な介入方法が報告されているが，介入方法間の差異は少なく，多面的な介入が支持されている[5]．バランス能力向上に太極拳が有効とする報告[26, 27]もあるが，これは太極拳に静的バランスと動的バランス，筋力増強，柔軟性の向上の要素が含まれていることによると思われる．
　運動療法の時間・頻度・期間については，1日1時間程度，週2〜3回以上の運動療法を2〜3ヵ月以上実施した研究に，運動療法の効果を認めたものが多い[5, 33]．脊髄小脳変性症を対象として介入効果を認めた Miyai ら[34]の研究では，平日（週5回）は1日2時間，週末は1時間の理学療法と作業療法を4週間実施している．

›› ③ 日常の臨床で行われている標準的な方法，経験的に有用と思われる方法

　現在のエビデンスの状況からみると，バランス能力の向上には，対象者の障害特性やバランス能力に合わせて，静的・動的バランス運動に筋力増強やストレッチ運動などを加えて実施することが基本であろう．また，対象者の状態に合わせてバランス運動の課題の難易度を調整することも，運動学習の面からは重要と考えられる[35]．

3 バランス能力向上のための運動療法は転倒予防に有効ですか？
›› ① 関連ガイドライン

　「高齢者の転倒予防ガイドライン」[36]には，「効率的な転倒予防のためには，転倒予防運動の習慣化が大切である．運動により，転倒率が下がることは多くの研究で検証されてきた．」と記載されている．
　オランダ理学療法士協会によるパーキンソン病の理学療法に関するガイドライン（KNGF ガイドライン）[31]には，「高齢者の転倒数を低下させるためには，歩行，関節運動，筋力増強，太極拳を行うことが推奨される（グレード1）」と記載されている．

》》② リサーチエビデンス

　転倒予防に関する研究は多く，ここでは主なシステマティックレビューについて解説する．「FICST（Frailty and Injuries：Cooperative Studies if Intervention Techniques）trials（1995）」[37]は，ナーシングホーム入所（2施設）および地域在住（5地域）の高齢者を対象とした無作為化比較対象試験（Randomized Controlled Trial：RCT）による7論文をレビューしている．介入期間は10〜36週間，介入終了後のフォローアップ期間は2〜4年であった．運動療法として，持久性運動，柔軟性運動，バランス練習用のプラットフォームによる運動，太極拳，筋力増強運動などを1つまたは複数実施していた．介入には行動学的要素，薬物の変更，教育，機能的な活動，栄養補給なども含まれていた．転倒頻度を帰結指標として検討した結果，バランス運動を含む運動療法が転倒予防にもっとも効果的であった．バランス運動は安定性の限界を広げるのみでなく，対象者がバランス運動を実施することで対象者自身の安定性の限界に気づくことが，転倒予防に関連するとも述べている．

　Whipple ら（1997）[38]はRCTを含む25論文をレビューし，転倒予防に効果的な運動療法における5つの条件（five Vs）として，①頭部と身体の速い相互的な運動（velocity），②大腿部と殿部の筋活動を必要とする体重心の鉛直方向の運動（vertical），③全体重をかけた中等度から高強度の運動（vigor），④視覚情報の操作（vision），⑤前庭器官を刺激する課題の使用（vestibular）を提示している．

　「A Best Practice Guide for the Prevention of Falls Among Seniors Living in the Community，（2001）」[39]は，カナダ健康省によりまとめられた健康関連の指導書で，そのなかで高齢者の転倒予防に関する34論文をレビューしている．転倒予防に対する介入方法は多様であったが，運動療法（exercise），環境調整（environmental modification），教育（education），薬物（medication），医療的介入（clinical intervention），多面的アプローチ（multi-factorial），健康増進的アプローチ（health promotion approach）に分け，エビデンスに基づく最善の介入方法を整理している（表5）．運動療法の内容は，太極拳，筋力増強運動と持久性運動，在宅での個別的な運動プログラム（筋力増強運動・バランス運動・柔軟性運動・速歩）であった．転倒予防に効果的な運動の内容，運動強度，対象者の選定などは今後の課題としている．

　Chang ら[40]は，転倒予防に関連するRCTを用いた40論文をメタ分析している．介入方法を，多面的な転倒リスクの評価と転倒への対応（multi-factorial fall risk assessment and management），運動療法，環境調整，教育に分け，さらに運動療法プログラムの内容をバランス運動，持久性運動（歩行を含む），柔軟性運動，筋力増強運動に分けて検討している．一定期間に1回以上転倒する転倒危険率（risk ratio）や1カ月あたりの転倒頻度（incidence ratio）に有意な改善を認め，介入方法別では多面的な転倒リスクの評価と転倒への対応がもっとも効果的であった．運動療法については転倒危険率では有意差を認めたが，1カ月あたりの転倒回数では有意差が認められなかった．運動療法の内容についての有意差も認められなかった（表6）．以上の結果から，研究の範囲では運動療法による転倒予防効果も認められるが，転倒予防に対する介入としては多面的な転倒評価による転倒対策がもっとも効果的であるとしている．

　以上のように，転倒予防に対する運動療法に関しては多くの研究やそれらをまとめたレビューがあり，運動療法の効果が認められている．しかし，運動療法の内容や実施条件（運動強度，運動期間・頻度）については十分なエビデンスが得られていない．

表5 「A Best Practice Guide for the Prevention of Falls Among Seniors Living in the Community」のまとめ

最善の運動方法
・運動処方が転倒予防効果を示すエビデンスがある
・統計的に有意な転倒の減少を示した多くの運動プログラムで，バランストレーニングを取り入れている
・太極拳は，単独でバランス能力向上が認められる唯一の運動である
・バランス，筋力，移動能力に問題のある高齢者に，最も有効な運動療法を決定するにはより多くの研究が必要である
・運動プログラムにおける最適な運動強度は未確立なので，運動処方により転倒が増加しないように考慮する必要がある
・長期的に運動を実施するよう援助しないと，運動による転倒予防効果は短期的であることが多い

最善の環境調整方法
・転倒削減プログラムの一部として家屋調整を行うと，高齢者の転倒予防に効果的であったとする報告がある

(文献39より引用)

表6　運動療法の種目別の介入効果（メタ回帰分析による）

	1回以上転倒した者の数を指標とした対照群に対する転倒危険率	1ヵ月あたりの延べ転倒者数を指標とした対照群に対する転倒頻度
バランス運動	1.16（0.67〜2.01）	0.78（0.60〜1.01）
持久性運動	0.86（0.70〜1.05）	1.53（1.04〜2.25）
柔軟性運動	0.87（0.60〜1.25）	1.03（0.68〜1.54）
筋力増強運動	0.82（0.48〜1.41）	1.04（0.76〜1.42）

（　）内は95％信頼区間
＊：有意差あり

(文献40より引用)

表7　バランス運動のプログラム例

＜Bruinら（2007）＞
・座位および立位での，股関節と膝関節の屈曲運動，膝関節伸展運動，足関節底背屈運動
・立位での，前後左右への体重移動練習（2〜4回）
・その場での足踏み（30秒間）
・前後左右への体重移動を伴う足の踏む出し（右足，左足，前後左右各方向2回ずつ）
・継足位での立位保持（10〜30秒を2〜3回）
・片足立ち（10〜30秒を2〜3回）
・つま先立ちおよび踵立ち（5〜10秒を5〜10回）
＊その他に歩行練習（継足歩行，後ろ歩きなど2分），座位からの立ち上がり練習，立位での前後・左右へのリーチ動作（各方向3〜5回），ストレッチ運動，筋力増強運動などを実施
（全体で45〜50分，週3回で8週間実施）

＜島田ら（2001）＞
静的バランス練習
・上肢前方到達練習（30回）
・バランスボードを用いた前後左右方向への重心移動練習（10分）
・片脚立ち保持（5分間）
・マン肢位（継足位）保持（5分）
動的バランス練習
・連続歩行（10分）
・階段昇降練習（5段を10往復）
・タンデム歩行（5分）
・横歩き（5分）
＊その他に集団体操などを実施
（全体で約40分，週2〜3回で12週間実施）

(文献32，41より引用)

表8 Sherringtonらによる転倒予防の運動療法に推奨される事項

1	以下の3つの方法でバランス能力を向上させる 　1）支持基底面を狭くする（閉脚位⇒継足位⇒片脚立ち位）など 　2）重心を移動する（リーチ動作，片脚への体重移動，ステッピングなど） 　3）上肢による支持を減らす（両手支持⇒片手支持⇒上肢の支持なしなど）
2	効果が出るのに必要な運動量（運動時間）を確保する ・延べ50時間（1回60分，週2回で約6カ月）以上，少なくとも週当たり2時間以上を推奨
3	運動は継続して行う ・運動を止めると，効果は急速に低下する
4	転倒予防の運動は，転倒リスクの高い対象だけでなく，一般高齢者にも行うべきである
5	転倒予防の運動は，グループや自宅で行ってもよい
6	バランス運動に加えて歩行運動も行った方がよいが，転倒リスクが高い場合は速く歩かない
7	バランス運動に加えて筋力増強運動も行うとよい
8	運動を指導する場合は，運動面以外の転倒リスク要因についても注意する

（文献33より引用）

③ 日常の臨床で行われている標準的な方法，経験的に有用と思われる方法

表7に島田ら[32]とBruinら[41]による，高齢者の転倒予防に対する運動療法プログラム例を示した．島田らは研究目的のため静的・動的バランス練習を分けているが，両者の研究や他の報告でも共通して実施されているバランス運動は，①静的な姿勢保持，②一定の姿勢における重心移動，③ステッピングや歩行などの移動動作であった．また，運動療法効果を認めた報告では，対象者の状態に合わせてバランス運動課題の難易度を調整しており，バランス運動に加えてストレッチ運動や筋力増強運動を行っている報告も多い[5]．Sherringtonら[33]は，高齢者の転倒予防に関するメタ分析の結果から，転倒予防のための運動療法として8つの項目を推奨している（表8）．

4 脳血管障害に有効なバランス練習は何ですか？
① 関連ガイドライン

「脳卒中治療ガイドライン（2009）」[42]には，バランスの改善についての直接的な記載はないが，歩行障害に対するリハビリテーションとして以下の記載がある．「起立ー着席訓練や歩行訓練などの下肢訓練の量を多くすることは，歩行能力の改善に強く勧められる（グレードA）．トレッドミル歩行，免荷式動力型歩行補助装置は脳卒中患者の歩行を改善するので勧められる（グレードB）．」
日本理学療法士協会による「理学療法診療ガイドライン（2011）」[21]の脳卒中では，姿勢と歩行に関する理学療法において早期歩行練習および回復期の姿勢・歩行練習が推奨グレードAになっており，そのなかにバランス能力の改善が含まれている．理学療法の内容として，歩行練習，部分荷重免荷のトレッドミル歩行，バーチャルリアリティによる歩行練習，杖の使用などが記載されている．

② リサーチエビデンス

　脳血管障害による片麻痺患者に対するバランス練習に関する報告は多数ある[21]．Marigold ら[43]は維持期の片麻痺患者を，敏捷性を主体とした練習群，およびストレッチと重心移動練習を行う群に分け，週3回，10週間の運動療法を行った．その結果，両群ともバランス能力は改善したが，敏捷性運動を行った群に反応時間やプラットフォーム移動に伴う転倒頻度の減少を認めた．Peppen ら[44]による脳血管障害に対する理学療法効果のシステマティックレビューでは，課題指向型練習がバランスや歩行能力の改善に有効であることが記載されている．
　Lubetzky-Vilnai ら[45]は，脳卒中患者に対するバランス運動の効果に関する22論文をレビューし，急性期の患者に対するバランス運動が，バランス能力の短期的な改善に効果があることについて中等度のエビデンスがあるとしている．
　Cabanas-Valdés ら[46]は，体幹へのアプローチに関する11論文をレビューし，体幹トレーニングによって体幹機能や動的な座位バランスの改善が期待できるとしている．また，Padilla ら[47]は脳卒中後の姿勢調節に対する装具の効果をレビューし，装具の使用により重心動揺の減少，麻痺側への荷重量の増加，TUG や BBS の向上を認めるが，研究方法上の問題もあり結果の解釈には注意が必要としている．

③ 日常の臨床で行われている標準的な方法，経験的に有用と思われる方法

　脳血管障害患者のバランス障害は，片側の運動麻痺による影響だけでなく，感覚障害，高次脳機能障害など，多様な因子が関わっている．バランス改善の理学療法の実施に際しては，多様な因子に関わる詳細な評価を行い，患者のバランス障害の特徴を把握したうえで介入することが重要である[48]．片麻痺患者のバランス能力の改善は運動麻痺の改善度に左右されるが[49]，非麻痺側に偏倚した安定性限界の狭小化が認められる[50, 51]．そのため，麻痺側方向への重心移動能力の向上や麻痺側への荷重量の増加が運動療法の方向性としては重要と考えられる（図4）．また，装具や杖を適切に使用することも，日常生活を考えたバランスの改善には必要である．

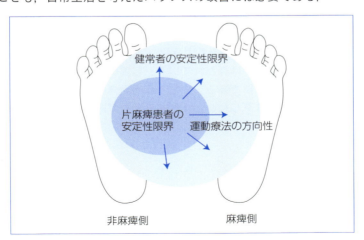

図4　脳血管障害による片麻痺患者の安定性限界
姿勢の保持に関して，健常者は安定性限界が大きく，支持基底面内の広い範囲を使用できるのでバランスがよい．片麻痺患者では安定性限界が非麻痺側に偏り，安定性限界も狭いため，バランスが悪くなる．したがって，麻痺側方向を中心とする安定性限界の拡大が運動療法の方向性になる．

5 大腿骨近位部骨折後のバランス障害に有効な介入方法は何ですか？

≫ ① 関連ガイドライン

日本整形外科学会，日本骨折治療学会による「大腿骨頸部/転子部骨折診療ガイドライン（第2版）2011」[52]には，「退院後家庭における理学療法，作業療法，荷重訓練，筋力訓練のプログラムが身体機能やQOLの向上に有用である（エビデンスレベルⅡ-1）．運動療法は転倒予防に有効である（グレードA）．一方，骨折予防については不明である」と記載されている．

≫ ② リサーチエビデンス

Berggrenら[53]は，大腿骨頸部骨折後のリハビリテーションを含む包括的な転倒予防プログラムにより，1000日当たりの転倒数が介入群4.16回，対照群6.43回となり有意な差を認めたが，具体的な理学療法については記載がない．

Auaisら[54]は，大腿骨近部骨折後の地域在住高齢者を対象に，運動療法を継続して実施した群と途中で終了した群の身体機能を比較した報告についてメタ分析を用いてレビューした．介入内容は，高負荷の筋力増強運動，機能的バランス運動，柔軟性の改善，立ち上がり練習，歩行練習，有酸素運動などであった．その結果，患側と健側の膝伸展筋力（ES = 0.47, 95% CI : 0.27–0.66，およびES = 0.45, 95% CI : 0.16–0.74），バランス能力（ES = 0.32, 95% CI : 0.15–0.49），パフォーマンステスト（ES = 0.53, 95% CI : 0.27–0.78），Timed "Up & Go" Test（ES = 0.83, 95% CI : 0.28–1.4），最速歩行速度（ES = 0.42, 95% CI : 0.11–0.73）に有意差を認めた．

Sherringtonら[55]は，退院後の患者に対して家庭での荷重訓練を実施した群と実施しなかった群を比較し，荷重訓練を実施した群にバランス機能の改善を認めた．

≫ ③ 日常の臨床で行われている標準的な方法，経験的に有用と思われる方法

Auaisらのシステマティックレビューにあるように，筋力増強運動，バランス運動，関節可動域運動，歩行練習などが，日常の臨床では行われている．転倒による再骨折の予防が重要なので，バランス運動としては動的な運動が重要である．また，転倒恐怖感のある場合は，安全性に配慮しつつ患者に自信を持たせ，活動性が低下しないようにする必要がある．

（望月　久）

■ 文献

1) 奈良 勲, 内山 靖・編：姿勢調整障害の理学療法. 第2版, 医歯薬出版, 2012, pp2-8.
2) Shumway-Cook A, Woollacott MH：Motor Control. Translating Reserch into Clinical Practice. 4th eds, Lippincott Williams & Wilkins, Philadelphia, 2007, pp161-166.
3) 望月 久：バランストレーニングの基本. 理学療法ジャーナル 42：231-239, 2008.
4) Huxhum FE, Goldie PA, et al：Theoretical considerations in balance assessment. Australian J Physiotherapy 47：89-100, 2001.
5) Howe TE, Rochester L, et al：Exercise for improving balance in older people. Cochrane Database Syst Rev (11)：CD004963, 2011.
6) Posiadlo D, Richardson S：The timed "up and go" test：A test basic functional mobility for frail elderly persons. J Am Geriatr Society 39：142-148, 1991.
7) Berg K, Wood-Dauphinée S, et al：Measuring balance in the elderly：preliminary development of an instrument. Physiotherapy Canada 41：304-311, 1989.
8) American Geriatrics Society/British Geriatric Society Clinical Practice Guideline for Prevention of Falls in Older Persons (2010).
http://www.americangeriatrics.org/health_care_professionals/clinical_practice/clinical_guidelines_recommendations/2010/
9) Mathias S, Nayak US, et al：Balance in elderly patients：the "get-up and go" test. Arch Phys Med Rehabil 67：387-389, 1986.
10) Tinetti ME：Performance-oriented assessment of mobility problems in elderly patients. JAGS 34：119-126, 1986.
11) Yoward LS, Doherty P, et al：A survey of outcome measurement of balance, walking and gait amongst physiotherapists working in neurology. Physiotherapy 94：125-132, 2008.
12) Duncan PW, Weiner DK, et al：Functional reach：a new clinical measure of balance. J Gerontrol 45：M192-197, 1990.
13) Sibley KM, Straus SE, et al：Balance assessment practices and use of standardized balance measures among Ontario physical therapists. Phys Ther 91：1583-1591, 2011.
14) 望月 久, 金子誠喜：臨床的バランス能力評価指標に関するアンケート調査報告. 理学療法科学 24：205-213, 2009.
15) Tinetti M, Richman D, et al：Falls Efficacy as a Measure of Fear of Falling. J Gerontol 45：239-243, 1990.
16) Powell LE, Myers AM：The Activities-specific Balance Confidence (ABC) Scale. J Gerontol Med Sci 50：M28-34, 1995.
17) Horak FB, Wrisley DM, et al：The Balance Evaluation Systems Test (BESTest) to differentiate balance deficits. Physical Therapy 89：484-498, 2009.
18) 望月 久, 峯島孝雄：重心動揺計を用いた姿勢安定度評価指標の信頼性および妥当性. 理学療法学 26：199-203, 2000.
19) Leddy AL, Crowner BE, et al：Functional gait assessment and balance evaluation system test：reliability, validity, sensitivity, and specificity for identifying individuals with Parkinson disease who fall. Physical Therapy 91：102-113, 2011.
20) 鈴木康裕, 田邊裕基・他：姿勢安定度評価指標 (IPS) による適切なバランス能力評価の臨床指標についての検討. 理学療法ジャーナル 48：232-236, 2014.
21) 理学療法診療ガイドライン（第1版）2011.
http://www.japanpt.or.jp/00_jptahp/wp-content/uploads/2014/06/ver_all.pdf
22) Peppen RPS, Kortsmit M, et al：Effects of Visual Feedback Therapy on Posutural Control in Bilateral Standing After Stroke：A systematic review. J Rehabil Med 38：3-9, 2006.
23) Cheung WH, Mok HW, et al：High-Frequency Whole-Body Vibration Improves Balancing Ability in Elderly Women. Arch Phys Med Rehabil 88：852-857, 2007.
24) Iersel MB, Ribbers H, et al：The Effect of Cognitive Dual Tasks on Balance During Walking in Physically Fit Elderly People. Arch Phys Med Rehabil 88：187-191, 2007.
25) Leroux A, Pinet H, et al：Task-Oriented Intervention in Chronic Stroke. Changes in Clinical and Laboratory Measures of Balance and Mobility. Am J Phys Med Rehabil 85：820-829, 2006.
26) Gatts SK, Woollacott MH：How Tai Chi improves Balance：Biomechanics of recovery to a Walking slip in impaired seniors. Gait & Posture 25：205-214, 2007.
27) Maciaszek J, Osiński W：The effects of Tai Chi on body balance in elderly people--a review of studies from the early 21st century. Am J Chin Med 38：219-229, 2010.
28) 森岡 周：高齢者の立位姿勢バランス向上を目的とした足底部知覚学習トレーニングの有効性. 第21回健康医科学助成論文集 平成16年度, 2006, pp107-113.
29) 市橋則明編：運動療法学. 第2版, 文光堂, 2014, pp308-324.
30) Scott S：ABLE bodies balance training. Human Kinetics, Champaign, 2008.
31) Guidelines for physical therapy in patients with Parkinson's disease.
http://www.appde.eu/pdfs/Dutch%20Parkinson's%20Physiotherapy%20Guidelines.pdf
32) 島田裕之, 内山 靖：高齢者に対する3か月の異なる運動が静的・動的姿勢バランス機能に及ぼす影響. 理学療法学 28：

38-46, 2001.
33) Sherrington C, Tiedemann A, et al : Exercise to prevent falls in older adults : an update meta-analysis and best practice recommendations. *NSW Public Health Bulletin* **22** : 78-83, 2011.
34) Miyai I, Ito M, et al : Cerebellar ataxia rehabilitation trial in degenerative cerebellar diseases. *Neurorehabil Neural Repair* **26** : 515-522, 2012.
35) 大橋ゆかり：セラピストのための運動学習ABC．文光堂，2004．
36) 鳥羽研二（監修）：高齢者の転倒予防ガイドライン．メジカルビュー社，2012．
37) Province MA, Hadley EC, et al : The Effects of Exercise on Falls in Elderly Patients. A Preplanned Meta-analysis of the FICSIT trials. *JAMA* **273** : 1341-1347, 1995.
38) Shumway-Cook A, Woollacott MH : Motor Control. Translating Reserch into Clinical Practice. 3rd ed, Lippincott Williams & Wilkins, Philadelphia, 2007, pp276-283.
39) Division of Aging and Seniors Health Canada : A Best Practice Guide for the Prevention of Falls Among Seniors Living in the Community 2001. http//www.hc-sc.gc.ca/seniors-aines/
40) Chang JT, Morton SC, et al : Interventions for the prevention of falls in older adults : systematic review and meta-analysis of randomized clinical trials. *BMJ* **328** : 680-687, 2004.
41) Bruin ED, Murer K : Effect of additional functional exercise on balance in elderly people. *Clinical Rehabil* **21** : 112-121, 2007.
42) 篠原幸人，小川　彰・他編：脳卒中治療ガイドライン2009．共和企画，2009，pp300-304．
43) Marigold DS, Emg JJ, et al : Exercise leads to faster postural reflexes improved balance and mobility, and fewer falls in older persona with chronic stroke. *J Am Geriatr Soc* **53** : 416-423, 2005.
44) Van Peppen RP, Kwakkel G, et al : The impact of physical therapy on functional outcomes after stroke : what's the evidence? *Clin Rehabil* **18** : 833-862, 2004.
45) Lubetzky-Vilnai A, Kartin D : The effect of balance training on balance performance in individuals post-stroke : a systematic review. *J Neurol Phys Ther* **34** : 127-137, 2010.
46) Cabanas-Valdés R, Cuchi GU et al : Trunk training exercises approaches for improving trunk performance and functional sitting balance in patients with stroke : a systematic review. *NeuroRehabil* **33** : 575-592, 2013.
47) Padillaa MG, Ruedab FM, et al : Effect of ankle-foot orthosis on postural control after stroke : A systematic review. *Neurologia* **29** : 423-432, 1014.
48) 潮見泰蔵編：脳卒中に対する標準的理学療法介入．文光堂，2007，pp134-142．
49) Arya KN, Pandian S, et al : Does the motor level of the paretic extremities affect balance in poststroke subjects? *Rehabil Res Pract* **2014** : 767859, 2014.
50) Kamphuis JF, de Kam D et al : Is Weight-bearing asymmetry associated with postural instability after stroke ? a systematic review. *Strok Res Treat* **2013** : 692137, 2013.
51) 望月　久：脳卒中のバランス障害の経過とその対応．理学療法ジャーナル **34** : 771-776, 2000．
52) 日本整形外科学会，日本骨折治療学会監修：大腿骨頸部／転子部骨折ガイドライン．第2版，南江堂，2011．
53) Berggren M, Stenvall M, et al : Evaluation of fall-prevention program in older people after femoral fracture : a one-year follow-up. *Osteoporos Int* **19** : 801-809, 2008.
54) Auais MA, Eilayyan O, et al : Review and meta-analysis improves patients' physical function : A systematic extended exercise rehabilitation after hip fracture. *Phys Ther* **92** : 1437-1451, 2012.
55) Sherrington C, Lord SR, et al : A randomized controlled trial of weight-bearing versus no-weight-bearing exercise for improving physical ability after usual care for hip fracture. *Arch Phys Med Rehabil* **85** : 410-716, 2004.

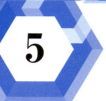

5 歩行障害

> **評価，治療／介入のエビデンスポイント**

Q0　標準的な評価指標には何がありますか？
➡ 中枢神経疾患，運動器疾患，呼吸・循環器疾患など様々な疾患において，10m歩行速度，timed "up & go" test（TUG），6分間歩行距離といった評価指標の活用が推奨されている．

Q1　脳卒中の歩行障害に対して反復的な課題を用いたトレーニングは有効ですか？
➡ はい．反復的な課題を用いたトレーニングは歩行障害の改善に有効であることがガイドラインで支持されている．歩行速度，歩行距離，機能的移動の改善を目的に，個々の特性に合った反復的な歩行（または歩行の要素）の練習をできるだけ多く実施することが望ましい．

Q2　脳卒中の歩行障害に対して課題特異的な練習は有効ですか？
➡ はい．課題特異的なトレーニングは歩行障害の改善に有効である．歩行速度，歩行距離，歩行に必要となる下肢機能の向上を目的に，課題特異的な練習を実施することが推奨される．歩行を改善するためには歩行指向のトレーニングを実施することが効果的である．

Q3　脳卒中の歩行障害に対してトレッドミル歩行または体重免荷トレッドミル歩行練習は有効ですか？
➡ はい．トレッドミル歩行練習および体重免荷トレッドミル歩行練習は，歩行速度，歩行持久性，歩行距離の改善に効果的であり，実施を検討してもよい．とくに歩行可能な脳卒中者には有効な手段であるが，習慣的歩行練習介入としては推奨されていないので，対象者への適用には留意が必要である．

Q4　脳卒中の歩行障害に対して持久性運動は有効ですか？
➡ はい．持久性運動は歩行障害の改善に有効である．医学的に安定し安全に実施できる患者に対して，歩行速度，歩行持久性，機能的移動の改善を目的とした歩行指向トレーニングや有酸素運動の実施が推奨されている

Q5　パーキンソン病の歩行障害に対して理学療法や歩行練習は有効ですか？
➡ はい．理学療法はパーキンソン病患者に有効であると推奨され，歩行速度や歩行距離の改善に効果があることが支持されている．ただし，異なる介入内容・方法による効果の違いやon/off現象が出現する場合の適切な介入のタイミングなど，明らかにされていない点もある．

Q6　パーキンソン病の歩行障害に対して感覚刺激を用いた歩行練習は有効ですか？
➡ はい．必ずしも根拠は多くはないが，外的手がかり刺激（視覚刺激，聴覚刺激，言語教示）を用いた歩行練習の有効性が支持されている．

Q7　大腿骨頸部骨折の歩行障害に対して運動療法は有効ですか？
➡ はい．大腿骨頸部骨折に対する術後の理学療法および運動介入が歩行，移動能力の改善のために推奨されるものの，根拠は不十分で一定の結論に至っていない．

Q8　虚弱高齢者の歩行障害に対して運動療法は有効ですか？
➡ はい．虚弱高齢者における筋力増強運動，持久性運動，姿勢バランス練習，歩行練習といった運動介入を組み合わせた複合的運動は歩行速度の改善に有効である．

歩行障害はどのような障害ですか

①原因・病態

歩行（gait, walk, walking, ambulation）は，ICFの国際生活機能分類[1]では「常に片方の足が地面についた状態で，一歩一歩足を動かすこと」をいう．たとえば，「散歩，ぶらぶら歩き，前後左右への歩行」と定義され，這う，登る，走る，跳ぶなどを含む移動（moving）と区別される．歩行障害（gait disturbance, gait disorder）は，「心身機能の低下や身体構造の障害により，変異もしくは制限された歩行の状態」[2]とされ，異常歩行の定義である「様々な要因によって生ずる代償性歩行動作をさす．個々の歩行洋式の特徴を示している場合もあるが，正常歩行との境界，客観的指標は明確ではない．多くは身体一部の動き方が通常みられる歩行とは異なり，歩行を目的動作とする際の運動機能上補う動作を指している場合が多い」[2]とは分けて用いられている．歩行障害には歩行不能の状態から軽度の歩行異常までが含まれ，先天性，後天性の双方を含めた様々な原因によって，独力での歩行による特定の生活環境上の移動目的を達成することが困難または不可能である状態を呈する．歩行に関わる機能・身体構造と環境因子は数多く存在し，歩行障害の原因は，歩行に関わる骨関節系，認知系，神経機構系，呼吸・循環系など多岐にわたる．

②主要な症状

歩行障害は歩行能力の障害（能力障害レベル）と歩容の障害（機能障害レベル）に分けられる[3]．歩行能力の障害は実用性を問題にし，歩行の機能性（歩行不可，歩行速度低下，連続歩行距離低下，歩行効率低下，歩行時の姿勢バランス低下，歩容の悪化など），安定性（歩行パフォーマンスの日内変動・日間変動の増加，歩行による移動の正確性の低下など），安全性（転倒の危険が高い，障害物を回避できないなど），安楽性（歩行困難感の増加，歩行のための過度の努力が必要，歩行の自己効力感低下など）の各障害に細分化され，歩行の自立度として，見守り，一部介助（軽度介助，中等度介助，重度介助），全介助に分類される．また，歩容の障害は正常歩行パターンから逸脱した歩行パターンであり，片麻痺者のぶん回し歩行・尖足歩行，脳性麻痺者の鋏足歩行・痙性歩行，パーキンソン病者の小刻み歩行・突進現象・すくみ足現象，運動失調者の動揺性歩行，腓骨神経麻痺者の下垂足歩行・鶏状歩行，脚長差による伸び上がり歩行，大殿筋または中殿筋の筋力低下による大殿筋歩行・中殿筋歩行，疼痛を有する患者の跛行など，疾患別に特徴的な歩行障害を呈する．

③疫学

歩行障害は，様々な原因によって生じ，障害として捉えられる視点と範囲が広いため，非常に多くの患者および障害者が有している．歩行障害の有症率は，神経障害を有する入院患者ではパーキンソン病患者の93％，運動神経疾患者の83％[4]と高く，認知症においても脳血管性認知症者の79％，レビー小体型認知症者の75％，アルツハイマー型認知症者の25％に歩行障害が認められている[5]．

歩行障害はどのような経過をたどりますか

①一般的な経過

一般的に，歩行能力は加齢変化に伴って低下し，中年から高齢における標準的な歩行速度が報告されている[6]．また，異なる障害特性を有する高齢者の歩行速度については，入院患者では通常歩行速度0.58m/s，最大歩行速度0.89 m/s，急性期病院入院患者では通常速度0.46m/s，外来患者では通常速度0.74m/s[7]，長期ケア施設入所者では通常速度0.475m/s，最大速度0.672m/s[8]であると概算されている．

②治療への反応・効果

歩行障害を有する人は転倒の危険が2.2倍[9]になるとされている．また，歩行の代表的な評価指標である

歩行速度の低下は，転倒だけでなく，移動能力または日常生活活動の障害，認知症発症または認知障害が影響する．歩行速度が1.0m/s以上である高齢者では障害発症のリスクが低く，良好に生存すると考えられている[10]．

歩行の機能予後については歩行自立度や歩行速度に関する報告があり，脳卒中者では入院中のリハで実施後に歩行自立度が改善し[11]，脳卒中発症後に独歩が可能になる可能性が，完全麻痺で6%，重度麻痺で21%，中等度麻痺で28%，軽度麻痺で66%，麻痺なしでは78%であると報告されている[12]．脳卒中における歩行のレベル，自立度，可否を予測する方法には，発症または入院時，脳卒中発症後2週間，脳卒中発症後1カ月の各時期におけるADLによって予測する方法[13]，脳卒中発症後1〜7日における座位保持能力，起立・立位能力，下肢Brunnstrom stageによって予測する方法[14]が報告されている．また，脳卒中者では入院中のリハ実施後に歩行自立度や歩行速度は改善するが，左右下肢の歩行周期の非対称性の多くは十分に改善できないと報告されている[15]．

3 標準的な評価指標には何がありますか

≫ ① 関連ガイドライン

日本理学療法士協会が作成した「理学療法診療ガイドライン，第1版（2011）」[16]では，脳卒中，パーキンソン病，変形性膝関節症，脳性麻痺，心大血管疾患，慢性閉塞性肺疾患，糖尿病，身体的虚弱（高齢者）の各領域において，推奨されている歩行に関連する評価指標が報告されている（**表1**）．推奨グレードはA（信頼性，妥当性のあるもの），B（信頼性，妥当性が一部あるもの），C（信頼性，妥当性は不明確であるが，一般的に使用されているもの）のうちAまたはBに該当するものが多く，そのなかでも歩行時間，歩行速度，歩行距離を評価する指標が複数の領域において推奨されている．

≫ ② リサーチエビデンス

歩行障害の評価は，歩行の機能性，安定性，安全性，安楽性，自立度，歩容，歩行パターンなど様々な観点によって，質的・量的，定性的・定量的な評価指標が存在する（**表2**）．研究の帰結評価や臨床場面での活用において歩行の臨床評価指標に共通して求められる要件があり，信頼性，妥当性，感度・特異度が高く，客観的な指標として一般化・標準化されているものが望ましい．「理学療法診療ガイドライン，第1版（2011）」[16]において推奨されている歩行時間，歩行速度，歩行距離の評価指標で代表的なものには，直線歩行路での歩行時間から算出する10m歩行速度（通常歩行速度 comfortable gait speed：CGSまたは normal gait speed：NGS，最大歩行速度 maximum gait speed：MGSまたは fast gait speed：FGS）[17]，起立−直線歩行−180°方向転換−直線歩行−着座の一連の動作所要時間を計測するTUG[18]，一定の歩行区間を6分間連続して歩行した距離を計測する6分間歩行距離（6 minutes walking distance：6MWDまたは6 minutes walking test：6MWT）[19]がある．これらの定量的な指標は歩行を構成する要素のすべてを示し得るものではないが，歩行の評価指標として幅広く活用されている．

表1 推奨される歩行に関連する理学療法評価指標

疾患	評価指標（推奨グレード）
脳卒中	エモリー機能的歩行能力評価（Emory functional ambulation profile：E-FAP）（A），歩行障害質問票（walking impairment questionnaire：WIQ）（A），timed "up and go" test（TUG）（A），10m歩行テスト（ten-meter walking test）（A）
パーキンソン病	歩行速度，歩幅，歩行率（gait speed, step length, stride, cadence）（A），TUG（A）
変形性膝関節症	歩行速度，歩幅，歩行率（A），下肢関節の運動学的変化（A），下肢関節の運動力学的変化（A），外側スラスト（B），筋活動（B），
脳性麻痺	生理学的コスト指標（physiological cost index：PCI, energy expenditure index：EEI）（B）
心大血管疾患	6分間歩行距離（6 minutes walking distance：6MWD）（B），運動能力（最大歩行速度（maximum walking speed），TUGなど）（B）
慢性閉塞性肺疾患	運動耐容能（6分間歩行試験など）呼吸筋トレーニングに関するもの（A），胸郭可動域練習に関するもの（C）
糖尿病	運動学的分析（A），運動力学的分析（B），運動生理学的分析（B）
身体的虚弱（高齢者）	CR fitness（6分間歩行テスト）（A〜B），移動・歩行（歩行速度，TUG）（A）

（文献16より引用）

推奨グレード
A：信頼性，妥当性のあるもの，B：信頼性，妥当性が一部あるもの，C：信頼性，妥当性は不明確であるが，一般的に使用されているもの（ただし，「一般的」には学会，委員会等で推奨されているものも含む）．

表2 歩行に関連する評価指標の例

	定性的データ	定量的データ		
		時間	距離	その他
歩容・安定性・バランス	・Functional Ambulation Category（FAC） ・"Get-up and Go" Test（GUG） ・Functional Independence Measure（FIM）の移動項目 ・walking impairment questionnaire（WIQ）	・10m歩行時間 ・Timed "Up & Go" Test（TUG） ・歩数 ・歩行率 ・至適歩行速度 ・最大歩行速度 ・歩数・歩行速度の変動係数	・歩幅 ・歩隔 ・重複歩距離	・各歩行周期の関節モーメント ・各歩行周期の関節角度
持久性・エネルギー効率	・Visual Analog Scale（VAS） ・Ratings of Perceived Exertion（RPE）	・2分間歩行距離 ・6分間歩行距離 ・12分間歩行距離 ・Incremental Shuttle Walking Test（ISWT）		・Physiological Cost Index（PCI） ・Anaerobic Threshold（AT） ・METs ・心拍数 ・酸素摂取量

③ 日常の臨床で行われている，経験的に有用と思われる評価指標

　実際の臨床で用いられている歩行に関する評価指標は，歩行時間，歩行速度，歩行距離といった定量的な評価とともに，質的な歩容や歩行パターンの定性的評価をとおして歩行障害の特性が吟味され，治療計画が具体化される．臨床的有用性の高い歩行の評価指標は，検者に特別な技術・場所や高価な機器がなくとも短時間で評価可能で，対象者本人の負担が少なく安全に評価できるものが望ましい．また数値で示される指標では効果判定の結果が対象者本人や対象者の家族にも理解されやすく，歩行速度，TUG，6MWTが臨床および研究の各分野において頻繁に用いられている．歩行速度，TUG，6MWTにおいて，ADL自立や転倒のリスクなどを予測するカットオフ値が提唱されてきているが，近年では有意味な変化が認められる最小可検変化量（minimal detectable change：MDC）が報告され，参考値として治療効果の判定の際の目安に用いることができる．歩行速度，TUG，6MWTのMDCは，脳卒中入院患者では歩行速度0.30m/s[20]，6MWT 54.1m[21]，さらに維持期脳卒中者ではTUG 8.0秒，CGS 0.2m/s，FGS 0.1m/s[22]，またはCGS 0.20m/s，MGS 0.22m/s[23]とされている．また，他の疾患におけるMDCは，パーキンソン病者ではCGS 0.09m/s，FGS 0.13m/s[24]，TUG 3.5秒[25]，パーキンソニズムを有する地域在住高齢者ではCGS 0.18m/s，FGS 0.25m/s，TUG 11秒，6MWT 82m[26]，股関節部骨折者では通常歩行速度0.08m/s，最大歩行速度0.10m/s[27]，6MWT 53.51m[28]，慢性閉塞性肺疾患者では4m歩行速度0.11m/s[29]，回復期または維持期の心臓リハ対象者では最大歩行速度0.16m/s[30]，糖尿病者ではTUG 1.0秒，6MWT 27m[31]，認知症者では6m歩行速度0.27m/s，TUG 5.88秒[32]，高齢者ではTUG 4.0秒，CGS 0.19m/s，FGS 0.21m/s，6MWT 65m[33]とされている．

推奨される治療／介入の方法にはどのようなものがありますか

1 脳卒中の歩行障害に対して反復的な課題を用いたトレーニングは有効ですか？

① 関連ガイドライン

　反復的な課題を用いたトレーニングは歩行障害の改善に有効であることが複数のガイドラインで支持され，推奨グレードAとされるものが多い．「Clinical guidelines for stroke management 2010 (2010)」[34]では，歩行困難者は，個々の特性に合った反復的な歩行（または歩行の要素）の練習をできるだけ多く実施する機会を与えられるべきであるとして，反復的な課題を用いたトレーニングが推奨されている（推奨グレードA）（表3）．また，Scottish Intercollegiate Guidelines Networkのガイドライン[35]では，歩行速度，歩行距離，機能的移動，起立／着座の改善が治療目的となる患者に対して安全で許容できると評価された場合には，反復的課題練習を含むことが推奨されている（推奨グレードB）（表4）．Royal College of Physicians of Londonのガイドライン[36]では，起立，着座，歩行（速度）といった日常生活活動および移動を改善するために反復的課題練習の実施が推奨され（推奨グレードA），機能的活動（ベッドからの起居，座位，立位，歩行）を実施する機会を頻繁に提供することが望ましいとされている（推奨グレードC）（表5）．「脳卒中治療ガイドライン (2009)」[37]では，反復的な課題を含む下肢機能に焦点を当てた起立―着座や歩行練習などの下肢の練習量を多くすることは，歩行能力の改善のために強く勧められている（推奨グレードA）（表6）．

表3 Major Recommendations for Physical Activity（Walking）.

推奨グレード	内容
A	歩行困難者は，個々の特性に合った反復的な歩行（または歩行の要素）の練習をできるだけ多く実施する機会を与えられるべきである． この従来の歩行練習に以下の介入を1つ以上付加して用いることができる． ・歩調の合図（B） ・機械的な補助を用いた歩行（トレッドミル，ロボット機器を用いて）（B） ・関節位置のフィードバック（C） ・バーチャルリアリティーでの練習（C）
C	個々に適した短下肢装具は，慢性的な尖足を有する人に用いることができる．

（文献34より引用・翻訳）

推奨グレード
A：練習の指針として信頼できるエビデンス．
B：ほとんどの状況における練習の指針として信頼できるエビデンス．
C：推奨を一部支持するエビデンスではあるが，その適用に注意するべきである．

表4 Major Recommendations for Management and Prevention Strategies（Gait, Balance and Mobility）.

推奨グレード	内容
B	トレッドミル練習は，脳卒中後の習慣的歩行練習介入として推奨されない．トレッドミル練習は，治療開始時に歩行が自立した人の歩行速度を改善するために検討してもよい．
B	筋電図バイオフィードバックは脳卒中後の歩行，バランス，移動の問題に対する習慣的治療として推奨されない．
B	視覚的フィードバックを用いたバランスプラットフォーム練習は脳卒中後の歩行，バランス，移動の問題に対する治療として推奨されない．
C	機能的電気刺激は尖足の治療として検討してもよい．その際，治療目的は歩行速度ならびに歩行効率の即時的改善である．
C	治療目的が歩行速度，歩行効率，歩行パターン，立脚期の荷重の即時的改善である場合，患者は適切な資格を有する保健専門家によってAFOの適応を評価されるべきである．
B	理学療法士は1つの「アプローチ」に練習を限定するのではなく，患者個々のニーズに応じた介入を選択するべきである．
A	治療目標が機能的移動の改善である場合，歩行指向の身体フィットネス運動は，実施上，医学的に安定し機能的に安全であると評価された全患者に提供されるべきである．
B	電気機械的な補助を用いた歩行練習は，必要な機器が使用可能で，保健専門家が機器を使用できる場合，特定の患者に提供されてもよい．
B	治療目的が歩行速度，歩行距離，機能的移動，起立／着座の改善であり，患者に対して安全で許容できると評価された場合，リハビリテーション反復的課題練習を含むべきである．
B	治療の特異的な目的が筋力の改善である場合，筋力増強運動が推奨される．
B	安全であると考えられた場合，歩行の改善のための治療の強度を増加するすべての機会が推進されるべきである．

（文献35より引用・翻訳）

推奨グレード
A：少なくとも1つのメタアナリシス，システマティックレビュー，または，1++（無作為化比較対照試験：RCTまたはバイアスの危険が非常に低いRCTの良質なメタアナリシス，システマティクレビュー）と評価され，対象集団へ直接適用可能なRCT．または，1+（良く実施されメタアナリシス，システマティックレビュー，またはバイアスの危険が低いRCT）と評価され，対象集団へ直接適用可能であり，結果の全面的な一貫性を実証している研究から主に構成されるエビデンス．
B：2++（ケースコントロール研究またはコホート研究の良質なシステマティックレビュー．または，交絡やバイアスの危険が非常に低く，因果関係の高い可能性を示した，良質なケースコントロール研究またはコホート研究）と評価され，対象集団へ直接適用可能であり，結果の全面的な一貫性を実証している研究を含むエビデンス．または，1++あるいは1+と評価された研究から推定されたエビデンス．
C：2+（交絡やバイアスの危険が低く，因果関係の可能性を中等度示し，良く実施されたケースコントロール研究またはコホート研究）と評価され，対象集団へ直接的適用可能であり，結果の全面的な一貫性を実証している研究を含むエビデンス．または，2++と評価された研究から推定されたエビデンス．

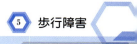

5 歩行障害

表5 Major Recommendations for Gait retraining, treadmill retraining, walking aids (including orthoses)

推奨グレード	内容
C	脳卒中者は適切にトレーニングされた医療従事者によって機能的活動(ベッドからの起居,座位,立位,歩行)を実施する機会を頻繁に提供されるべきである.
A	脳卒中後に移動が制限された患者は,治療方針を検討するために神経学的な理学療法の専門家によって評価されるべきである.
B	移動が制限された患者は,安全で自立した移動を促進するための移動補助具(車椅子を含む)の使用方法の提供と指導を受けるために評価されるべきである.
C	介助の有無を問わず歩行できる人は歩行持久性および歩行速度を改善するための歩行練習を実施するべきである.
D	短下肢装具は歩行および姿勢バランスを改善するために用いられるべきである.また,安全かつ効率の良い歩行を妨げる尖足(歩行中の足関節背屈能力の減少)を有する患者で試行し,長期的に使用する前に患者個人を評価し,個々に適合しているべきである.
B	歩行能力が中等度から重度制限された患者は安定性を改善するために歩行補助具を与えられるべきである.
A	反復的課題練習は,起立,着座,歩行(速度)といった日常生活活動および移動を改善するために用いられるべきである.

(文献36より引用・翻訳)

表6 「脳卒中治療ガイドライン(2009)」における歩行に関連する推奨事項

推奨グレード	内容
歩行障害に対するリハビリテーションガイドライン	
A	起立-着座や歩行練習などの下肢の練習量を多くすることは,歩行能力の改善のために強く勧められる.
B	脳卒中片麻痺で内反尖足がある患者に,歩行の改善のために短下肢装具を用いることが勧められる.
B	痙縮による内反尖足が歩行や日常生活の妨げとなっている時に,脛骨神経または下腿底屈筋運動点のフェノールブロックを行うことが勧められる.
C1	痙縮により尖足があり,異常歩行を呈しているときに腱移行術を考慮しても良い.
B	筋電や関節角度を用いたバイオフィードバックは,歩行の改善のために勧められる.
B	慢性期の脳卒中で下垂足がある患者には機能的電気刺激(FES)が勧められるが,治療効果の持続は短い.
B	トレッドミル歩行練習,免荷式動力型歩行補助装置は脳卒中患者の歩行を改善するので勧められる.
脳卒中の病期別にみた歩行に関連するリハビリテーション	
A	(急性期)廃用症候群を予防し,早期のADL向上と社会復帰を図るために,十分なリスク管理のもとにできるだけ発症後早期から積極的なリハビリテーションを行うことが強く勧められる.その内容には,早期座位・立位,装具を用いた早期歩行練習,摂食・嚥下練習,セルフケア練習などが含まれる.
B	移動,セルフケア,嚥下,コミュニケーション,認知などの複数領域に障害が残存した例では,急性期リハビリテーションに引き続き,より専門的かつ集中的に行う回復期リハビリテーションを実施することが勧められる.
A・B	回復期リハビリテーション終了後の慢性期脳卒中患者に対して,筋力,体力,歩行能力などを維持・向上させることが勧められる(A).そのために,訪問リハビリテーションや外来リハビリテーション,地域リハビリテーションについての適応を考慮する(B).

推奨グレード
A:行うよう強く勧められる,B:行うよう勧められる,C1:行うことを考慮してもよいが,十分な科学的根拠がない

(文献37より引用)

② リサーチエビデンス

French ら[38]は，脳卒中者における反復課題トレーニング（運動再学習または運動科学的アプローチ，下肢に特異的な機能的課題トレーニング，単一課題トレーニングといった動作課題のトレーニング）が歩行に及ぼす効果について検証し，反復的で課題特異的なトレーニングは通常のケアに比べて歩行距離，歩行速度の改善に有意な効果があると報告している．反復的課題トレーニングは他のシステマティックレビューにおいても歩行速度改善効果が示されている[39]．

③ 日常の臨床で行われている標準的な方法，経験的に有用と思われる方法

歩行練習や歩行能力に必要な機能要素を高めるための運動・練習を反復して実施することが望ましく，その運動処方は強度，頻度，難易度で調整されうる．とくに負荷強度については，安全性が担保されている場合，歩行改善のための治療強度を適宜増加させることが推奨されており[36]，治療効果の発現を促進するためにも十分な負荷強度で漸増的に実施するほうが効果的であると考えられる．歩行練習においても歩行速度を高めた努力性歩行，二重課題条件での難易度を高めた歩行など，処方内容を工夫するとよい．

2 脳卒中の歩行障害に対して課題特異的な練習は有効ですか？

① 関連ガイドライン

課題特異的なトレーニングは歩行障害の改善に有効であることが複数のガイドラインで支持されている．Canadian Best Practice Recommendations for Stroke Care のガイドライン[40]では，課題特異的な練習が下肢の選択的課題のパフォーマンス改善に推奨されている（推奨グレード B）（**表 7**）．また，Scottish Intercollegiate Guidelines Network のガイドライン[35]では，理学療法士は1つの「アプローチ」に練習を限定するのではなく，患者個々のニーズに応じた介入を選択することが推奨されている（推奨グレード B）（表 4）．

② リサーチエビデンス

English ら[41]はシステマティックレビューにてサーキットクラストレーニングによる歩行能力改善効果について検証し，6MWT と歩行速度の改善に有意な効果があると報告している．また，Wevers ら[42]もメタアナリシスにて課題特異的なサーキットクラストレーニングによる歩行能力改善効果について検証し，維持期脳卒中者における歩行および歩行に関連した ADL の改善に有用であると結論付けている．Pollock ら[43]による脳卒中の歩行能力に対する身体的リハの効果に関するコクランシステマティックレビューでは，脳卒中者における機能的課題トレーニングによる歩行速度改善の有意な効果が認められている．van de Port ら[44]によるシステマティックレビューでは，下肢筋力増強運動，持久力運動，歩行指向のトレーニングの3種の介入方法による歩行能力改善効果の違いについて検証され，歩行指向のトレーニングが歩行速度および歩行距離の双方に有意な効果を示しており，筋力増強運動や持久性運動では歩行速度および歩行距離への有意な効果が認められていない．また，Peurala ら[45]のシステマティックレビューでは，脳卒中者では亜急性期（発症

表7 Best Practice Recommendation：Lower Limb Gait Following Stroke

エビデンスレベル	内容
Early-Level B Late-Level B	課題特異的な練習は，下肢のための選択的課題のパフォーマンスの改善するために推奨される．
Early-Level C Late-Level B	脳卒中後の歩行速度，歩行持久性，歩行距離を向上するために（身体支持のない）トレッドミル歩行練習を検討する．
Early-Level B Late-Level B	身体体重支持を用いたトレッドミル練習（body weight supported treadmill training：BWSTT）が地面での歩行練習より歩行能力向上に優れていることの確実な根拠はない．
Early-Level B Late-Level B	適切な医学的評価の後に，患者は歩行速度，歩行持久性，脳卒中危険因子，気分あるいは認知能力を改善するために，併存疾患や機能的限界を考慮した有酸素運動プログラムへ定期的に参加するべきである．

（文献40より引用・翻訳）

エビデンスレベルA：行うよう強く勧められる．無作為化比較対照試験（RCT）またはRCTのメタアナリシスによる根拠がある．望ましい影響は望ましくない影響より明らかに上回り，その逆もまたしかりである．
B：強い根拠を備えた単一のRCTあるいは良くデザインされた観察研究，または，良くデザインされたコホート研究か分析的ケースコントロール研究，または，コントロールされていない実験の多数の時系列あるいは劇的な結果，のいずれかに基づく．望ましい影響は望ましくない影響と密接にバランスをとる．
C：少なくとも1つの良くデザインされた，非実験的な記述的研究（例えば比較研究，相関研究，事例研究）か，専門委員会の報告，開発グループまたはレビューグループからのコンセンサスを含む権威の見解または経験．

Early-Level：脳卒中発症後6カ月未満におけるエビデンスレベル
Late-Level：脳卒中発症後6カ月以上におけるエビデンスレベル

後1～6カ月）および維持期（発症後6カ月以上）における歩行練習は歩行速度および歩行距離を有意に改善させる効果があり，特異的な歩行練習（聴覚フィードバックを用いた歩行練習やトレッドミルや電気的な補助を用いた歩行練習）が伝統的な歩行練習に比べて効果的であったとされている．Statesら[46]は，維持期脳卒中者における屋外歩行練習が歩行速度（0.07m/s），TUG（1.81秒），6MWT（26.06m）の改善に有益であるものの，効果は小さかったと報告している．

❯❯ ③ 日常の臨床で行われている標準的な方法，経験的に有用と思われる方法

実際の歩行練習は，練習開始時の歩行レベルに合わせて，平行棒内歩行，杖・歩行器歩行または介助歩行，見守り歩行，独歩と進められるのが一般的である．ADLにおける実用的な歩行能力を獲得するためには，課題特異性を考慮し，対象者を取り巻く環境特性に近い状況下での歩行課題を実施することが望ましい．直線歩行だけでなく方向転換や往復歩行，平地歩行だけでなく傾斜地や不整地の歩行，荷物所持・進路変更・通行人や障害物の回避などの課題を付加した歩行など，対象者の実生活に求められる課題設定での歩行練習を実施するとよい．また，歩行練習には，歩行を反復して実施する全体課題練習と歩行の構成要素を分解して実施する部分課題練習があるが，部分課題練習は歩行全体の自然な一部となるように実施する必要がある．

3 脳卒中の歩行障害に対してトレッドミル歩行または体重免荷トレッドミル歩行練習は有効ですか？

≫ ① 関連ガイドライン

　トレッドミル歩行練習および体重免荷トレッドミル歩行練習は歩行障害の改善に有効であることが複数のガイドラインで支持され，トレッドミル歩行および体重免荷トレッドミル歩行は歩行改善のために行うことが勧められている（推奨グレードB）（表3[34]，表6[37]）．また，Scottish Intercollegiate Guidelines Networkのガイドライン[35]では，トレッドミル歩行練習は，治療開始時に歩行が自立した人の歩行速度を改善するために検討してもよいが，習慣的歩行練習介入として推奨されないとされており（推奨グレードB）（表4），対象者への適用に留意が必要であると考えられている．Canadian Best Practice Recommendations for Stroke Careのガイドライン[40]では，脳卒中後の歩行速度，歩行持久性，歩行距離を向上するためにトレッドミル歩行練習を検討することが勧められているが（推奨グレードB〜C），体重免荷トレッドミル歩行練習が地面での歩行練習より歩行能力向上に優れていることの確実な根拠はないとされている（推奨グレードB）（表7）．

≫ ② リサーチエビデンス

　トレッドミル歩行練習の効果を検証したメタアナリシスではトレッドミル歩行練習は体重免荷の有無にかかわらず他の治療法に比べて歩行速度，歩行介助量の改善に有意差はないが，トレッドミル上を介助なしで歩ける患者は，体重免荷トレッドミルによって歩行速度が改善する傾向があるとされている[47]．近年のMehrholzら[48]によるコクランシステマティックレビューでは，体重免荷トレッドミル歩行練習は，歩行速度（0.07m/s）と歩行持久性（26.35m）を有意に増加させるが，他の理学療法介入と比べて歩行の自立の機会は有意に増加せず，自立した歩行能力の改善の効果は不十分であり，すでに歩行可能な脳卒中者には有効な手段であると結論付けている．

≫ ③ 日常の臨床で行われている標準的な方法，経験的に有用と思われる方法

　トレッドミルを用いた歩行練習についても，比較的高いエビデンスレベルが認められているものの，とくに体重免荷をするためのハーネスを装備しているような大型で高価な機器のない臨床現場は多く，一方で，機器を用いた一定条件の歩行練習様式ではなく様々な環境への適応を促すために日常生活に即した環境下での応用的な歩行練習を実施する必要性があるとされており，実際にはトレッドミルのような大型機器を用いずに歩行練習が行われることも少なくない．
　トレッドミルを用いた歩行練習では，体重免荷装置を用いて適応の拡大を図る，歩行速度を高めに設定する，可能ならば下肢筋への機能的神経筋刺激を用いる，といった点が介入効果の向上に有用であると考えられている．体重免荷トレッドミル歩行は，①麻痺側下肢で全体重を支持不可能でも課題特異的な歩行練習が実施可能である（麻痺側荷重量の調節が可能），②完全な歩行周期を練習できる，③異常歩行につながる非対称的な適応運動を行う必要性がない，④転倒リスクを回避しつつ，床上よりも速い速度で歩行練習を実施できる，という利点をもつ．

4 脳卒中の歩行障害に対して持久性運動は有効ですか？

≫ ① 関連ガイドライン

持久性運動は歩行障害の改善に有効であることが複数のガイドラインで支持されている．Scottish Intercollegiate Guidelines Network のガイドライン[35]では，医学的に安定し安全に実施できる対象者に対する機能的移動の改善を目的とした歩行指向の身体フィットネス運動の実施が推奨されている（推奨グレードA）（表4）．Canadian Best Practice Recommendations for Stroke Care のガイドライン[40]では，歩行速度，歩行持久性，脳卒中危険因子，気分あるいは認知能力を改善するために，併存疾患や機能的限界を考慮した有酸素運動プログラムの実施が推奨されている（推奨グレードB）（表7）．Royal College of Physicians of London のガイドライン[36]では，介助の有無を問わず歩行できる人は歩行持久性および歩行速度を改善するための歩行練習を実施するべきであるとされている（推奨グレードC）（表5）．

≫ ② リサーチエビデンス

Saunders ら[49]によるコクランシステマティックレビューでは，持久性運動によりMGS（7.37m/min），CGS（4.63m/min），6MWT（26.99m）の改善，歩行練習を含む複合的な運動によりCGS（4.54m/min），6MWT（41.60m）の改善がそれぞれ得られていたことから，歩行速度や歩行耐容能を改善するために持久性運動や歩行練習を含む複合的な運動が有効である十分な根拠があると結論付けている．また，Stoller ら[50]によるメタアナリシスでは，持久性運動が6MWTとともに最大酸素摂取量の改善に有効であることが示されている．

≫ ③ 日常の臨床で行われている標準的な方法，経験的に有用と思われる方法

歩行持久性や連続歩行距離の改善は，活動範囲の拡大や持続的・継続的な活動の確保に重要であり，脳卒中患者においても持久性の改善を図るために，平地での歩行練習，自転車エルゴメータを用いた運動，トレッドミル歩行練習が行われうる．近年のメタアナリシスでは，運動強度を予備心拍数（heart rate reserve）40〜50％から開始し60〜80％へ漸増するように設定した持久性運動を，20〜40分／回，3〜5日／週，にて実施するプログラムが有効であると報告されている[51]．

5 パーキンソン病の歩行障害に対して理学療法や歩行練習は有効ですか？

≫ ① 関連ガイドライン

「National clinical guideline for diagnosis and management in primary and secondary care（2006）」[52]では，理学療法はパーキンソン病患者に有効であると推奨され，有酸素的な持久力の向上，運動開始の改善，移動や日常生活活動を含む機能的な自立度の改善とともに，歩行再教育，姿勢バランス能力および柔軟性の改善に効果があるとされている．また，日本神経学会の「パーキンソン病治療ガイドライン2011」[53]では，運動療法が身体機能，健康関連QOL，筋力，バランスとともに歩行速度の改善に有効であるとされている（推奨グレードA）．「理学療法診療ガイドライン，第

Ⅰ版（2011）」[16]においても，複合的運動を実施する理学療法全般，筋力増強運動，バランス運動，全身運動，太極拳，ダンスとともに，トレッドミル歩行練習が有効であることが示唆されている．

▶▶ ② リサーチエビデンス

Tomlinsonら[54]によるコクランシステマティックレビューでは，理学療法介入はプラセボに比べて歩行速度（0.04m/s），6MWT（または2分間歩行距離）（13.37m），Freezing of Gait questionnaire（-1.41），TUG（-0.63秒）の有意な改善が得られ，とくに3カ月間以内の介入によって有益な効果があったとしている．また，Mehrholzら[55]によるコクランシステマティックレビューではトレッドミル歩行練習の効果について検証され，歩行速度，重複歩距離，歩行距離の改善が認められたと報告している．

▶▶ ③ 日常の臨床で行われている標準的な方法，経験的に有用と思われる方法

パーキンソン病患者の歩行障害改善のためにできるだけ早期から運動介入を開始し，トレッドミル歩行練習，自転車エルゴメータを用いた有酸素運動，筋力増強運動といったプログラムを組み合わせて実施することが望ましい[56]．近年，パーキンソン病患者に対する運動介入に効果があるとする報告が増えつつあるが，異なる介入方法による効果の違いやon/off現象が出現する場合の運動介入の適切なタイミングなど明らかにされていない点もある．

6 パーキンソン病の歩行障害に対して感覚刺激を用いた歩行練習は有効ですか？

▶▶ ① 関連ガイドライン

日本神経学会の「パーキンソン病治療ガイドライン2011」[55]では，外部刺激（とくに聴覚刺激）を用いた歩行練習の実施が勧められている（推奨グレードA）．「理学療法診療ガイドライン，第Ⅰ版（2011）」[16]においても，感覚刺激を用いた歩行練習が有効であるとされている．

▶▶ ② リサーチエビデンス

パーキンソン病における歩行障害は，歩行率は一定に保たれやすい一方で，重複歩距離の制御に困難をきたす特徴があり，重複歩距離の改善を図るため，視覚刺激・聴覚刺激・言語指示といった手掛かり情報を活用した介入が有用であるとされている．Fokら[57]のシステマティックレビューでは，異なる5つの言語教示（「足を大きく踏み出す：take big steps」「速く歩く：walk fast」，「歩行中に腕を振る：swing arms when walking」「歩行中にリズムをカウントする：count rhythm when walking」「足を大きく踏み出しながら速く歩く：walk fast with big steps」による歩行障害の改善効果について検証し，根拠は弱いながらも，歩行中に「足を大きく踏み出す：take big steps」での言語教示を用いることが重複歩距離の改善に有効であることを示唆している．また，Rochaら[58]のシステマティックレビューでは，異なる外的手がかり刺激（視覚刺激，聴覚刺激，言語教示）が歩

行とすくみ足に及ぼす効果について検証し，外的手がかり刺激は歩数，重複歩距離，歩行速度，歩行率の有意な改善効果があると報告している．

③ 日常の臨床で行われている標準的な方法，経験的に有用と思われる方法

　実際には言語教示（「足を大きく踏み出す」などの教示をして歩くなど），聴覚刺激（メトロノームによるリズム音刺激などに合わせて歩くなど），視覚刺激（床に設置した線をまたぐなど）を対象者の適応を考慮して工夫して用いる．聴覚刺激は歩行リズムのような時間的要因の改善に有効で，すくみ足現象を呈さない対象者に適用しやすく，一方で，視覚刺激は歩幅など空間的要因の改善のために用いられ，すくみ足現象を呈する対象者に適している．実際の歩行練習の際，一度に多くの教示や刺激を用いると対象者の注意を低下させ，運動学習を妨げることが多いため，1つの手段から複数の手段を用いて実施するように進めることが望ましい．

7 大腿骨頸部骨折の歩行障害に対して運動療法は有効ですか？

① 関連ガイドライン

　「Physician's Guide to Prevention and Treatment of Osteoporosis」[59]のガイドラインでは，大腿骨頸部骨折に対する理学療法および運動介入が歩行，疼痛，移動能力の改善効果のある介入として推奨されている．また，「大腿骨頚部／転子部骨折診療ガイドライン，改訂第2版」[60]では，リハは早期から評価・介入を開始することが効果的であり，術後最低6カ月程度は行うべきであると推奨されているものの，エビデンスとしては一定の結論に至っていないので，確立したリハメニューはないとされている．

② リサーチエビデンス

　Handollら[61]によるコクランシステマティックレビューでは，術後のリハ（荷重練習，理学療法，筋力増強運動，トレッドミル歩行練習，電気刺激療法など）および退院後の地域での継続的リハ（理学療法，筋力増強運動，有酸素運動，荷重練習歩行など）による歩行改善効果について検証されているが，有意な効果は検出されておらず，大腿骨頸部骨折における術後の移動能力向上のための最適な戦略を提示するには根拠が不十分であると結論付けられている．また，Auaisら[62]によるメタアナリシスでは，大腿骨頸部骨折後の通常のリハ期間後の外来または地域でのリハによる運動介入効果について検証され，リハを延長して運動介入することによって，TUGおよびFGSの有意な改善効果が認められたとされている．

③ 日常の臨床で行われている標準的な方法，経験的に有用と思われる方法

　大腿骨頸部骨折後の歩行練習では，一般的には，術後には翌日から座位をとり，できるだけ早期から下肢筋力増強運動とともに起立・歩行練習が開始される．歩行練習は平行棒，歩行器，松葉杖，T字杖歩行と進めることが多い．大腿骨頸部骨折の術後では早期の歩行獲得と退院を目指すが，退院後のADLに求められる実用的な歩行の獲得を得るために，対象者の生活環境に特異的な条件設定での歩行練習を実施することが望ましい．

8 虚弱高齢者の歩行障害に対して運動療法は有効ですか？

≫ ① 関連ガイドライン

「理学療法診療ガイドライン，第I版（2011）」[16]では，歩行の向上が認められた報告を含むエビデンスに基づいて，筋力増強運動（推奨グレードA）および筋力増強運動，バランス練習と持久性運動などを組み合わせた介入（推奨グレードA）が理学療法介入として推奨されると報告している．

≫ ② リサーチエビデンス

Giné-Garriga ら[63]らのメタアナリシスでは，虚弱高齢者における筋力増強運動，持久性運動，姿勢バランス練習，歩行練習，またはそれらを組み合わせた複合的運動の介入効果について検証し，NGS（0.07m/s），FGS（0.08m/s）の有意な改善効果があることを示している．また，地域在住高齢者の歩行速度改善を目的とした運動介入効果について検証したメタアナリシス[64]では，筋力増強運動，有酸素運動，柔軟性運動，姿勢バランス練習，歩行練習といった運動介入，またはそれらを組み合わせたプログラムの介入効果が検証され，歩行速度に対する運動の強度および量の多い運動介入では有意な効果が認められているが，運動の強度および量の低い運動介入では有意な効果は認められていないため，運動介入方法の設定が歩行速度改善のための重要な因子であるとされている．

≫ ③ 日常の臨床で行われている標準的な方法，経験的に有用と思われる方法

歩行能力の向上を目的とした介入は，歩行そのものの動作を練習することによって歩行のパフォーマンスの向上を得ようとする歩行練習と，四肢・体幹における筋力・筋緊張・姿勢バランス・関節可動域・感覚などの歩行能力を構成する機能要素の改善・向上を目的とした運動に大別される．運動介入内容を検討する際には，①動作練習では日常生活動作のパフォーマンスに，筋力増強運動では下肢筋力に，それぞれ改善効果が高いという介入方法による効果の特異性があり，かつ，②動作パフォーマンスの向上のためには，特定の動作の反復練習のみを実施するよりも，動作練習とともに動作を行うための筋力や持久性を高める運動介入を組み合わせて実施する方が効果的である可能性を考慮することが望ましい．

（橋立博幸）

■ 文献

1) 障害者福祉研究会：ICF 国際生活機能分類—国際障害分類改定版—，中央法規，2002.
2) 奈良 勲監，内山 靖編：理学療法学事典，医学書院，2006.
3) 上田 敏，大川弥生編：リハビリテーション医学大辞典，医歯薬出版，2001.
4) Stolze H, Klebe S, et al：Prevalence of gait disorders in hospitalized neurological patients. Mov Disord 20(1)：89-94, 2005.
5) Allan LM, Ballard CG, et al：Prevalence and severity of gait disorders in Alzheimer's and non-Alzheimer's dementias. J Am Geriatr Soc 53(10)：1681-1687, 2005.
6) Kenny RA, Coen RF, et al：Normative values of cognitive and physical function in older adults：findings from the Irish Longitudinal Study on Ageing. J Am Geriatr Soc 61(2)：S279-290, 2013.
7) Peel NM, Kuys SS, et al：Gait speed as a measure in geriatric assessment in clinical settings：a systematic review. J Gerontol A Biol Sci Med Sci 68(1)：39-46, 2013.

8) Kuys SS, Peel NM, et al : Gait speed in ambulant older people in long term care : a systematic review and meta-analysis. *J Am Med Dir Assoc* **15**(3) : 194-200, 2014.
9) Deandrea S, Lucenteforte E, et al : Risk factors for falls in community-dwelling older people : a systematic review and meta-analysis. *Epidemiology* **21**(5) : 658-668, 2010.
10) Abellan van Kan G, Rolland Y, et al : Gait speed at usual pace as a predictor of adverse outcomes in community-dwelling older people an International Academy on Nutrition and Aging (IANA) Task Force. *J Nutr Health Aging* **13**（10）: 881-889, 2009.
11) Buurke JH, Nene AV, et al : Recovery of gait after stroke : what changes ? *Neurorehabil Neural Repair* **22**(6) : 676-683, 2008.
12) Jørgensen HS, Nakayama H, et al : Outcome and time course of recovery in stroke. Part II : Time course of recovery. The Copenhagen Stroke Study. *Arch Phys Med Rehabil* **76**(5) : 406-412, 1995.
13) 二木 立 : 脳卒中リハビリテーション患者の早期自立度予測. リハ医学 **19** : 201-223, 1982.
14) 前田真治 : 我々が用いている脳卒中の予後予測 IV. 臨床リハ **10** : 320-325, 2001.
15) Patterson KK, Mansfield A, et al : Longitudinal Changes in Poststroke Spatiotemporal Gait Asymmetry Over Inpatient Rehabilitation. *Neurorehabil Neural Repair* **13**, 2014 [Epub ahead of print]
16) 社団法人日本理学療法士協会ガイドライン特別委員会理学療法診療ガイドライン部会 : 理学療法診療ガイドライン 第1版（2011）, 2011. http://www.japanpt.or.jp/academics/establishment_guideline2011/
17) Murray MP : Gait as a total pattern of movement. *Am J Phys Med* **46**(1) : 290-333, 1967.
18) Podsiadlo D, Richardson S : The timed "up & go" : A test of basic functional mobility for frail elderly persons. *J Am Geriatr Soc* **39**(2) : 142-148, 1991.
19) Rutland RJ, Pang J, et al : Two-, six-, and 12-minute walking tests in respiratory disease. *Br Med J* (Clin Res Ed) **29** : 1607-1608, 1982.
20) Fulk GD, Echternach JL. : Test-retest reliability and minimal detectable change of gait speed in individuals undergoing rehabilitation after stroke. *J Neurol Phys Ther* **32**(1) : 8-13, 2008.
21) Fulk GD, Echternach JL, et al : Clinometric properties of the six-minute walk test in individuals undergoing rehabilitation poststroke. *Physiother Theory Pract* **24**(3) : 195-204, 2008.
22) Hiengkaew V, Jitaree K, et al : Minimal detectable changes of the Berg Balance Scale, Fugl-Meyer Assessment Scale, Timed " Up & Go" Test, gait speeds, and 2-minute walk test in individuals with chronic stroke with different degrees of ankle plantarflexor tone. *Arch Phys Med Rehabil* **93**(7) : 1201-1208, 2012.
23) Lewek MD, Randall EP : Reliability of spatiotemporal asymmetry during overground walking for individuals following chronic stroke. *J Neurol Phys Ther* **35**(3) : 116-121, 2011.
24) Combs SA, Diehl MD, et al : Short-distance walking speed tests in people with Parkinson disease : reliability, responsiveness, and validity. *Gait Posture* **39**(2) : 784-788, 2014.
25) Huang SL, Hsieh CL, et al : Minimal detectable change of the timed " up & go" test and the dynamic gait index in people with Parkinson disease. *Phys Ther* **91**(1) : 114-121, 2011.
26) Steffen T, Seney M : Test-retest reliability and minimal detectable change on balance and ambulation tests, the 36-item short-form health survey, and the unified Parkinson disease rating scale in people with parkinsonism. *Phys Ther* **88**(6) : 733-746, 2008.
27) Palombaro KM, Craik RL, et al : Determining meaningful changes in gait speed after hip fracture. *Phys Ther* **86**(6) : 809-816, 2006.
28) Latham NK, Mehta V, et al : Performance-based or self-report measures of physical function : which should be used in clinical trials of hip fracture patients ? *Arch Phys Med Rehabil* **89**(11) : 2146-2155, 2008.
29) Kon SS, Canavan JL, et al : The 4-metre gait speed in COPD : responsiveness and minimal clinically important difference. *Eur Respir J* **43**(5) : 1298-1305, 2014.
30) Puthoff ML, Saskowski D : Reliability and responsiveness of gait speed, five times sit to stand, and hand grip strength for patients in cardiac rehabilitation. *Cardiopulm Phys Ther J* **24**(1) : 31-37, 2013.
31) Alfonso-Rosa RM, Del Pozo-Cruz B, et al : Test-retest reliability and minimal detectable change scores for fitness assessment in older adults with type 2 diabetes. *Rehabil Nurs* **39**(5) : 260-268, 2014.
32) Blankevoort CG, van Heuvelen MJ, et al : Reliability of six physical performance tests in older people with dementia. *Phys Ther* **93**(1) : 69-78, 2013.
33) Mangione KK, Craik RL, et al : Detectable changes in physical performance measures in elderly African Americans. *Phys Ther* **90**(6) : 921-927, 2010.
34) Australian National Health and Medical Research Council : Clinical guidelines for stroke management 2010. 2010. https://www.nhmrc.gov.au/_files_nhmrc/publications/attachments/cp126.pdf
35) Scottish Intercollegiate Guidelines Network : Management of patients with stroke : rehabilitation, prevention and management of complications, and discharge planning. 2010.
http://www.sign.ac.uk/pdf/sign118.pdf
36) Royal College of Physicians of London : National clinical guidelines for stroke Fourth edition. 2012.
https://www.rcplondon.ac.uk/sites/default/files/national-clinical-guidelines-for-stroke-fourth-edition.pdf

37) 脳卒中合同ガイドライン委員会：脳卒中治療ガイドライン 2009（小川　彰，鈴木則宏・他編），協和企画，2009.
38) French B, Thomas L, et al : Does repetitive task training improve functional activity after stroke？ A Cochrane systematic review and meta-analysis. *J Rehabil Med* **42**(1)：9-14, 2010.
39) Langhorne P, Coupar F, et al : Motor recovery after stroke : a systematic review. *Lancet Neurol* **8**(8)：741-754, 2009.
40) On behalf of the Canadian Stroke Strategy Best Practices and Standards Writing Group : Canadian Best Practice Recommendations for Stroke Care（Update 2010）. 2010. http://www.strokebestpractices.ca/wp-content/uploads/2011/04/2010BPR_ENG.pdf
41) English C, Hillier SL : Circuit class therapy for improving mobility after stroke. *Cochrane Database Syst Rev* **7**(7)：CD007513, 2010.
42) Wevers L, van de Port I, et al : Effects of task-oriented circuit class training on walking competency after stroke : a systematic review. *Stroke* **40**(7)：2450-2459, 2009.
43) Pollock A1, Baer G, et al : Physical rehabilitation approaches for the recovery of function and mobility following stroke. *Cochrane Database Syst Rev* **22**(4)：CD001920, 2014.
44) van de Port IG, Wood-Dauphinee S, et al : Effects of exercise training programs on walking competency after stroke : a systematic review. *Am J Phys Med Rehabil* **86**(11)：935-951, 2007.
45) Peurala SH, Karttunen AH, et al : Evidence for the effectiveness of walking training on walking and self-care after stroke : a systematic review and meta-analysis of randomized controlled trials. *J Rehabil Med* **46**(5)：387-399, 2014.
46) States RA, Pappas E, et al : Overground physical therapy gait training for chronic stroke patients with mobility deficits. *Cochrane Database Syst Rev* **8**(3)：CD006075, 2009.
47) Moseley AM, et al : Treadmill training and body weight support for walking after stroke. *Cochrane Database Syst Rev* **19**(4), 2005.
48) Mehrholz J, Pohl M, et al : Treadmill training and body weight support for walking after stroke. *Cochrane Database Syst Rev* **23**(1)：CD002840, 2014.
49) Saunders DH, Sanderson M, et al : Physical fitness training for stroke patients. *Cochrane Database Syst Rev* **21**(10)：CD003316, 2013.
50) Stoller O, de Bruin ED, et al : Effects of cardiovascular exercise early after stroke : systematic review and meta-analysis. *BMC Neurol* **22**(12)：45, 2012.
51) Pang MY, Charlesworth SA, et al : Using aerobic exercise to improve health outcomes and quality of life in stroke : evidence-based exercise prescription recommendations. *Cerebrovasc Dis* **35**(1)：7-22, 2013.
52) Royal College of Physicians : National clinical guideline for diagnosis and management in primary and secondary care. 2006.
http://www.ncbi.nlm.nih.gov/books/NBK48513/pdf/TOC.pdf
53) 日本神経学会：パーキンソン病治療ガイドライン 2011（「パーキンソン病治療ガイドライン」作成委員会編），医学書院，2011.
54) Tomlinson CL, Patel S, et al : Physiotherapy versus placebo or no intervention in Parkinson's disease. *Cochrane Database Syst Rev* **10**(9)：CD002817, 2013.
55) Mehrholz J, Friis R, et al : Treadmill training for patients with Parkinson's disease. *Cochrane Database Syst Rev* **20**(1)：CD007830, 2010.
56) Tambosco L, Percebois-Macadré L, et al : Effort training in Parkinson's disease : a systematic review. *Ann Phys Rehabil Med* **57**(2)：79-104, 2014.
57) Fok P, Farrell M, et al : The effects of verbal instructions on gait in people with Parkinson's disease : a systematic review of randomized and non-randomized trials. *Clin Rehabil* **25**(5)：396-407, 2011.
58) Rocha PA, Porfírio GM, et al : Effects of external cues on gait parameters of Parkinson's disease patients : a systematic review. *Clin Neurol Neurosurg* **124**：127-134, 2014.
59) Bonner FJ Jr1, Sinaki M, et al : Health professional's guide to rehabilitation of the patient with osteoporosis. *Osteoporos Int* **14**(2)：S1-22, 2003.
60) 日本整形外科学会診療ガイドライン委員会，大腿骨頚部/転子部骨折診療ガイドライン策定委員会，編集：大腿骨頚部/転子部骨折診療ガイドライン改訂第 2 版，南江堂，2011.
61) Handoll HH, Sherrington C, et al : Interventions for improving mobility after hip fracture surgery in adults. *Cochrane Database Syst Rev* **16**(3)：CD001704, 2011.
62) Auais MA, Eilayyan O, et al : Extended exercise rehabilitation after hip fracture improves patients' physical function : a systematic review and meta-analysis. *Phys Ther* **92**(11)：1437-1451, 2012.
63) Giné-Garriga M, Roqué-Fíguls M, et al : Physical exercise interventions for improving performance-based measures of physical function in community-dwelling, frail older adults : a systematic review and meta-analysis. *Arch Phys Med Rehabil* **95**(4)：753-769, 2014.
64) Lopopolo RB, Greco M, et al : Effect of therapeutic exercise on gait speed in community-dwelling elderly people : a meta-analysis. *Phys Ther* **86**(4)：520-540, 2006.

6 嚥下障害

評価，治療／介入のエビデンスポイント

Q0 標準的な評価指標には何がありますか？

➡ 誤嚥評価として誤嚥侵入スケール，総合的評価法として The Mann assessment of swallowing ability（MASA）などが用いられ，わが国では，反復唾液嚥下テスト，改訂版水飲みテスト，食物テストなどのスクリーニング検査や，摂食・嚥下障害の臨床病態重症度分類，摂食・嚥下能力グレードなどの嚥下評価スケールがよく用いられる．

理学療法士は，嚥下運動を阻害する因子として対処可能な呼吸や姿勢および座位保持能力についての評価を行い，嚥下時の喉頭運動や舌運動への影響を運動学的視点をもって分析する視点が求められている．

Q1 嚥下障害に対するリハビリテーションとして有効なアプローチ法はありますか？

➡ はい．脳卒中治療ガイドライン2009では，喉頭挙上運動や舌運動に対するアプローチ，感覚刺激，代償的嚥下法，バルーン拡張法などが推奨されている．

Q2 理学療法による嚥下障害への介入は有効ですか？

➡ はい．以前から，誤嚥性肺炎の改善に対する呼吸理学療法の効果は知られており，近年は，座位姿勢を保持する頸部・体幹機能の向上，嚥下筋に対する筋力強化，喉頭・舌骨の可動性および位置修正についての運動療法の有効性が注目されている．

Q3 姿勢への介入は嚥下障害に影響しますか？

➡ はい．嚥下時の誤嚥防止姿勢として，顎引き位，健側下側臥位＋頸部回旋位などが，日本摂食嚥下リハ学会マニュアルでも推奨されている．そこでは，頸部可動域拡大と体幹機能向上についてもふれられている．つまり，座位姿勢能力の向上および良い姿勢での摂食嚥下は嚥下障害に対して良い影響を及ぼす．

Q4 喉頭挙上運動はどのような嚥下障害に有効ですか？

➡ 喉頭の前上方挙上運動は，嚥下時の喉頭蓋閉鎖不全による嚥下中誤嚥および食道入口部開大不全による嚥下後誤嚥などに有効である．

Q5 舌運動および咽頭収縮運動への介入はどのような嚥下障害に有効ですか？

➡ 舌根挙上不全による早期咽頭流入で嚥下前誤嚥，咀嚼および口腔移送困難による嚥下停滞，舌根後退および咽頭収縮による嚥下圧産生が困難な場合は咽頭残留による嚥下後誤嚥などが生じるため，それらの病態の改善に有効である．

Q6 嚥下反射を促通する方法は有効ですか？

➡ いいえ．学会マニュアルでは，冷圧刺激，喉のアイスマッサージ，Kポイント刺激法が紹介されているが，エビデンスが不十分である．

Q7 嚥下筋に対する治療的電気刺激療法は有効ですか？

➡ いいえ．表面電極法では喉頭挙上筋に対する刺激が不十分であり，喉頭下制筋に対する刺激が優位になる場合もあり，慎重に用いる必要があると学会マニュアルでも述べられ，現時点ではエビデンスに乏しく他の治療法との併用が必要とされている．

1 嚥下障害はどのような障害ですか

　摂食嚥下は，先行期，準備期，口腔期，咽頭期，食道期の5期に分けられ，食物認知と摂食行動の企図，食物を口腔内に取り込み，咀嚼して食塊形成しながら口腔内移送，嚥下，食道の蠕動運動という一連の流れで行われる．どの時期が障害されても嚥下障害が生じ，注意覚醒障害，認知障害，口腔や咽頭の感覚障害，嚥下筋の運動障害などの原因によって発生する．咀嚼を伴う嚥下と水分嚥下では，嚥下のタイミングが異なるため別に評価する必要がある．嚥下は，栄養摂取および水分摂取に必要であり，問題が生じると胃瘻などのチューブ栄養に移行し，その後の食の楽しみを失いQOLの低下につながる．また，チューブ栄養になっても，唾液誤嚥による誤嚥性肺炎を引き起こす危険は残る．

　代表的な疾患として脳血管障害やパーキンソン病，脳性麻痺や神経筋疾患などがあり，脳卒中者では急性期の約半数に何らかの嚥下障害が出現する．嚥下中枢（延髄孤束核）の障害，嚥下筋や口腔・咽頭感覚を支配する脳神経系の障害が中心だが，呼吸障害，異常姿勢筋緊張，加齢変化，義歯の影響などでも障害が出現する．また，誤嚥によりむせがある場合は，咳による全身屈曲傾向が強まり，体力の消耗も生じるが，むせのない誤嚥もあるため注意が必要である．

　誤嚥性肺炎による死亡率は年々高まっており，口腔内の清潔保持，嚥下機能の維持，機能に合った食物選択などの予防的対応が必要である．

2 嚥下障害はどのような経過をたどりますか

　脳卒中では，急性期に嚥下障害が出現した後に1カ月程度で消失する場合も多いが，進行性疾患では徐々に重度化する．嚥下中枢の障害および脳神経障害などによる嚥下筋麻痺や口腔・咽頭感覚障害については，他の神経障害と同様に障害は残存することが多いが，ある程度の感覚障害や運動障害が残っても，嚥下代償法を用いることで嚥下可能な場合がある．しかし，嚥下障害の出現で経口摂取を中断されると，嚥下についても廃用が生じるため，安全な状態での段階的な経口摂取練習が必要である．

　嚥下リハでは，まず誤嚥性肺炎予防に必要な機能的口腔ケアを行い，その後，氷片なめや少量水分摂取から開始する．実際の嚥下を伴わない間接的アプローチとして，代償的嚥下法，呼吸や姿勢への介入，感覚刺激入力，嚥下筋に対する介入などを行い，嚥下機能の向上を図る．その過程で，段階的かつ安全に食形態の向上を図り，安全な摂食嚥下に必要な条件を評価しながら，在宅や施設で対応可能な水分および栄養摂取方法へと改善を図る．必要に応じて薬物療法の併用や，手術療法を選択される場合もある．

　初期に胃瘻増設され，チューブ栄養のまま退院した場合，その後，約7割が何らかの方法で経口摂取可能になっているようだが，それを評価し栄養摂取方法を安全に変更できるフォロー体制と専門家がいないのが現状である．一方，医療機関退院時に何とか経口摂取できていたが，退院後に在宅や施設において誤嚥が生じるものの，そのまま危険な経口摂取を続けている場合も多く，機能と摂食レベルのミスマッチが問題になっている．

　また，虚弱高齢者においても，加齢変化による摂食嚥下機能の低下，異常姿勢筋緊張の増悪，体調変化に伴う機能変動，環境変化に伴う廃用などの要因が生じると，それまでの摂食嚥下条件では誤嚥するようになり，徐々に誤嚥性肺炎発症のリスクが高まっていくため，今後はこれに対する予防的対応が必要である．

3 標準的な評価指標には何がありますか

1 ビデオ嚥下造影検査を行わないと，嚥下障害の原因について評価できませんか？
>> ① 関連ガイドライン

「脳卒中治療ガイドライン 2009」[1]では，嚥下機能のスクリーニング検査，さらには嚥下造影検査，内視鏡検査などを適切に行い，その結果を元に，栄養摂取経路（経管・経口）や食形態，姿勢，代償嚥下法の検討と指導を行うことが勧められる（グレード B）とされている．その他の嚥下障害が出やすい疾患（筋萎縮性側索硬化症，パーキンソン病，脳性麻痺など）のガイドラインにも嚥下障害に関する記載があるが，エビデンスは少ない状況である．

日本摂食嚥下リハビリテーション学会の医療検討委員会案として提示された摂食嚥下障害の評価表[2]（表1）のなかでは，認知・食事状況・頸部可動域・口腔状況（義歯・衛生面）・口腔咽頭機能（開口・咬合・舌運動・軟口蓋・口腔異常感覚）・発声および構音・呼吸機能・スクリーニング検査（反復唾液嚥下検査・改訂版水飲み検査：表2など）・脱水および低栄養状況の評価項目があげられている．

表1 摂食嚥下障害評価表（日本摂食嚥下リハビリテーション学会作成）

1．認知：意識レベル，意思表示，従命，食への意欲
2．食事：摂取姿勢，摂取方法，飲食中のムセ，口腔内食物残留，流涎，喉頭挙上
3．頸部：頸部可動域制限
4．口腔：義歯，衛生状態
5．口腔咽頭機能：開口量，口角下垂，軟口蓋運動，咬合力，舌運動，舌偏位，口腔感覚
6．発声・構音：発声，構音障害，湿性嗄声，開鼻声
7．呼吸機能：呼吸数，随意的咳
8．スクリーニングテスト：RSST, MWST
9．脱水・低栄養：皮膚・眼・口の乾燥・るいそう

表2 改訂版水飲みテスト（MWST）と食物テスト（FT）の判定基準

1．嚥下なし，むせる and/or 呼吸切迫
2．嚥下あり，呼吸切迫（silent aspiration）
3．嚥下あり，呼吸良好，むせる and/or 湿性嗄声 and/or 口腔内貯留中等度
4．嚥下あり，呼吸良好，むせない
5．4に加え，追加嚥下運動が30秒以内に2回可能
注：MWSTは冷水3ml，FTはプリン or ゼリー4gを口腔前庭に入れて嚥下させ，可能な場合はさらに2試行追加し，最も悪い結果を評価する．
注：MWSTは冷水3ml，FTはプリン or ゼリー4gを口腔前庭に入れて嚥下させ，可能な場合はさらに2試行追加し，最も悪い結果を評価する．

② リサーチエビデンス

(1) 誤嚥評価：誤嚥侵入スケール[3]（Penetration-Aspiration Scale）（表3）
Robbins らが開発した世界標準の誤嚥スケールであるが，VF を用いることが必須であるため，臨床で簡便に行うことはできない．声門上侵入および気道侵入の状態を8段階に分類している．

(2) 総合的評価法：Mann assessment of swallowing ability：MASA[4]
Giselle Mann によって紹介された急性期脳卒中患者の嚥下障害重症度および誤嚥リスクを総合的に評価する評価法であり，信頼性，妥当性ともに高い．覚醒・協力・言語理解・呼吸・嚥下後呼吸数・失語症・失行症・構音障害・流涎・口唇閉鎖力・舌運動・舌筋力・舌協調性・食塊形成・咽頭反射・軟口蓋運動・食塊クリアランス・口腔移送・咳反射・随意的咳・発声・気管切開・咽頭相・咽頭反応の24項目について，3〜5段階で評価し，総合点で評価する．12項目100点に簡易化した改訂版や頭頸部癌患者用に改変されたものも紹介されている．

(3) 反復唾液嚥下テスト：Repeated saliva swallowing test：RSST[5]
才藤らが開発したスクリーニング法で，30秒間で唾液を何回嚥下できるかを触診で喉頭挙上を確認しながら計測するもので，2回以下で嚥下障害の可能性ありと判定する．

(4) 320列面検出器型CTによる嚥下評価[6]
今までの嚥下造影検査などの限界を超え，3D画像で360度どこからでも嚥下動態を評価することができ，咽頭収縮率や誤嚥量などを定量的に測定することができるため，嚥下生理や病態理解に新しい知見をもたらしているが，ごく限られた施設でしか扱われていない．

(5) 高解像度マノメトリーを利用した嚥下評価[7]
嚥下中の咽頭から上部食道の内圧を経時的に測定することで，食塊の移動時の圧変化上の異常を検出し，クリアランス能力を定量的にも評価することができるため注目されてきている．

表3　誤嚥侵入スケール

1. 物質が軌道に入らない
2. 気道に入り，声帯より上に貯留，気道から排出
3. 声帯より上に貯留し，気道から排出されない
4. 声帯に接触し，気道から排出される
5. 声帯に接触し，気道から排出されない
6. 声帯の下まで通過し，気道から排出される
7. 声帯の下まで通過し，気道から排出されない
8. 声帯の下まで通過し，排出努力がなされない

③ 日常の臨床で行われている，経験的に有用と思われる評価指標

（1）非VF系嚥下評価法[8]

わが国では，ビデオ嚥下造影検査（videofluoroscopic examination of swallowing：VF）を行う適応を見るためにも，非VF系嚥下評価法として，改訂版水飲みテストと食物テスト，嚥下前後の単純X線画像を用いて簡便に嚥下障害をスクリーニングする方法が臨床で用いられている．ベッドサイドのスクリーニング検査だけでは，むせのない誤嚥を約40％見落とすといわれているため，嚥下障害が発見されればVFを行うことが望ましい．また，ビデオ嚥下内視鏡検査（video endoscopic examination of swallowing：VE）は，簡便で侵襲も少なく，どこでも検査でき，誤嚥や咽頭残留，声門閉鎖の確認にむいている．

（2）全身状態の評価
①嚥下に影響を与える意識障害，高次脳機能障害（失行，失語，注意障害，認知症）の有無．
②栄養状態（サルコペニア），脱水，発熱について，検査データなどを用いてチェックする．

（3）口腔内の状態の評価
①衛生状況：口腔乾燥による雑菌の繁殖など口腔内が不潔であると，唾液などの嚥下物に雑菌が付着し，誤嚥すると誤嚥性肺炎を引き起こすため舌苔，口臭などの確認が必要である．
②義歯の適合性や口蓋の高さ：義歯不適合による咀嚼および舌運動の阻害，高口蓋による舌口蓋閉鎖不全なども生じる可能性があるので，確認が必要である．

（4）呼吸状態および唾液誤嚥の徴候の評価
呼吸パターンが不良なために，嚥下とのタイミングが合わないことや，呼吸補助筋の過緊張による嚥下筋への影響について評価が必要である．また，唾液の声門上侵入による湿性嗄声，呼吸時の痰貯留音，咳などの様子から，唾液誤嚥の徴候を評価する．むせのない誤嚥の場合には，熱型や動脈血酸素飽和度などで予測する場合もある．

（5）嚥下反射および咳反射
通常は，自然状態での観察で唾液嚥下に伴う嚥下反射およびその際のむせによる咳反射の確認を行うが，純粋に咽頭期嚥下反射のみを観察するには，鼻腔チューブから直接少量の水を滴下して嚥下反射を確認する方法がある．また咳反射は，1％濃度のクエン酸溶液の吸入で1分間に5回以上咳が出るかどうかで評価する．

（6）感覚テスト
口腔内は，冷却した綿棒などで各部に触れて感覚障害の確認ができるが，咽頭部から奥については，VEの先に探触子を装着して評価する場合や，鼻腔チューブまたはマウスピースからエアパルスを当てて確認するなど医師が行う評価になる．

（7）嚥下評価スケール
①摂食・嚥下障害の臨床病態重症度分類[9]（Dysphagia severity scale：DSS）（表4）：臨床的な重症度分類ができるため，VFやVEは必須ではないが，組み合わせたほうが重症度の判定精度は向上する．7段階の順序尺度で構成され，重症度がわかるとともに対応方法も同時にわかるようになっている．
②摂食・嚥下能力グレード（表5）[10]：実際の食事レベルをできるレベルとして10段階に判定可能であり，しているレベルとの乖離を見て，対応することができる．

（8）嚥下代償法の効果
嚥下障害の原因により，様々な嚥下代償法が確立しているため，どの代償法で嚥下可能かわかると原因の推定に役立つため，治療すべき原因の評価として用いることが可能である．

(9) 嚥下音聴診（頸部聴診法[11]）

食塊を嚥下する際に生じる嚥下音および嚥下前後の呼吸音を喉頭部に聴診器を当てて聞き取る方法であり，気道侵入や咽頭残留に対する判定が可能である．

(10) **QOL：SWALQOL**（表6）[12]

嚥下障害に特化したQOL評価であり，アウトカムとして確認しておきたい項目である．

表4 摂食・嚥下障害の臨床的病態重症度分類（DSS，才藤）

7. 正常範囲：摂食・嚥下に問題なし．嚥下訓練の必要なし．
6. 軽度問題：若干の食物形態の工夫が必要．誤嚥なし．
5. 口腔問題：準備期や口腔期に中等度から重度の障害があるもの．咀嚼に対して食物形態の工夫が必要．誤嚥なし．
4. 機会誤嚥：通常の摂食方法では誤嚥を認めるが，一口量の調節，姿勢効果，嚥下代償法などで，水の誤嚥も十分防止できるレベル．適当な摂食・嚥下方法が適応されれば，医学的安定性は保たれる．
3. 水分誤嚥：水の誤嚥を認め，誤嚥防止法の効果は不十分であるが食物形態効果は十分に認めるレベル．嚥下食が選択される．適当な摂食・嚥下方法が適応されれば，医学的安定性は保たれる．
2. 食物誤嚥：誤嚥を認め，食物形態効果が不十分なレベル．水分・栄養管理は経管栄養法が基本となる．経管栄養法を行っている限り医学的安定性は保たれる．間接的訓練の適応．直接的訓練は専門施設で施行．
1. 唾液誤嚥：常に唾液も誤嚥しているレベル．持続的な経管栄養法を必要とするが，誤嚥のために医学的安定性を保つことが困難．合併症のリスクが高く，直接的訓練も施行が困難なレベル．

表5 摂食・嚥下能力グレード（藤島）

Ⅰ	重症	1. 嚥下困難または不能（適応なし）
		2. 基礎的嚥下訓練のみ適応あり
		3. 条件により誤嚥減少，摂食訓練可能
Ⅱ	中等度	4. 楽しみとしての摂食は可能
		5. 一部（1〜2食）経口摂取
		6. 3食経口摂取＋補助栄養
Ⅲ	軽症	7. 嚥下食で3食とも経口摂取
		8. 特別に嚥下しにくいもの以外3食常食
		9. 常食の経口摂取可能（観察と指導下）
Ⅳ	正常	10. 正常な摂食・嚥下能力

表6 SWALQOL

①嚥下障害が及ぼす負担（2項目）
②摂食にかかる時間（2項目）
③経口摂取への欲求（3項目）
④症状の出現頻度（14項目）
⑤食物選択の困難さ（2項目）
⑥コミュニケーション（2項目）
⑦恐怖感（4項目）
⑧心の健康（5項目）
⑨社会参加（5項目）
⑩睡眠（2項目）
⑪疲労感（3項目）　　　　合計44項目

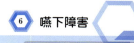

2 理学療法士による嚥下障害の評価は有効ですか？

≫ ① 関連ガイドライン

特に記載がない．

≫ ② リサーチエビデンス

(1) 舌骨上筋筋力[13]（GSグレード）
　背臥位で頭部挙上し顎引き位を保持できる能力によって評価するものである．頭部挙上自体は，胸鎖乳突筋の作用であるが，顎を引いて止めるためには，舌骨上筋と舌骨下筋の共同収縮が必要であるため，顎を引いて頭部挙上位保持できるかどうかで舌骨上筋筋力の評価が可能である．この指標と嚥下障害重症度との相関が報告されている．

(2) 相対的喉頭位置[13]
　舌骨上・下筋群を最大伸張した状態で，前頸部の中での甲状軟骨上端の位置をランドマークまでの距離を計測して算出するものである．喉頭位置は個人差があるが，標準的な位置からのほうが嚥下運動は行いやすいため，下制位もしくは挙上位にないか確認し，舌骨上・下筋群の伸張などの効果判定にも用いることができる．

≫ ③ 日常の臨床で行われている，経験的に有用と思われる評価指標

　理学療法士は，特に嚥下筋の運動障害がみられる場合に，姿勢の変更，呼吸状態の改善，頸部周囲筋の筋緊張改善，座位保持機能の改善，嚥下筋運動促通などにより，嚥下筋の活動に変化がみられるかどうかアプローチを通して評価することが可能である．

(1) 姿勢および頸部・体幹機能評価
　全身アライメントのなかで頭頸部位置，脊柱カーブ，肩甲骨位置，下顎偏位など，嚥下筋の活動のしやすさに影響を与える因子について，姿勢を評価するだけでなく，その姿勢をつくる土台となる頸部・体幹機能の評価をする．脳卒中患者では，吉尾らの頸・体幹・骨盤帯運動機能検査法[14]を用いて評価する．

(2) 呼吸評価：随意的咳，呼吸パターン，胸郭拡張性
　誤嚥性肺炎による無気肺の程度だけでなく，誤嚥した場合に自己喀出できる能力（随意的咳），努力性呼吸による呼吸補助筋の過活動で嚥下筋活動を阻害しない程度の呼吸能力があるかといった評価（胸郭拡張性，呼吸パターン，呼吸数，呼吸補助筋活動状況の触診による評価）が必要である．

(3) 頸部筋緊張の評価：頸部可動域，舌骨・喉頭の可動性
　頸部周囲筋の過緊張は，前頸部にある舌骨上・下筋群の緊張と連動して，舌骨・喉頭の動きを阻害するため，各方向への可動性を確認し，左右差については，頸部回旋・側屈可動域の左右差で評価する．

(4) 舌運動評価：構音障害，ディアドコキネシス，呈舌距離，舌圧測定
　舌運動評価としてよく呈舌距離が用いられるが，舌を大きく動かせるかどうかだけでなく，協調運動ができるかが重要である．パフォーマンス評価として，舌音（タ・カ・ラ）の構音明瞭度評価を行う．また，ディアドコキネシスは，素早い変換運動ができるかについて，30秒間に何回舌音

を反復できるか計測する．舌圧[15]は，舌圧測定器を用いて，舌口蓋間にプローブを入れて押しつぶす圧力を計測する．

(5) 個別因子に関する評価

①加齢変化：義歯使用状況および下顎変化，食形態の変化および喉頭位置の下制，高口蓋などがないか確認する．

②姿勢アライメントの特徴：円背と頸部位置との関係，肩甲骨位置，下顎偏位などの左右差について視診および触診で確認する．

③誤嚥経験と自己管理能力：日頃の食事やお茶を飲む際のむせ，唾液誤嚥の経験とそれに対する自己予防策などの対応状況を聴取する．

④自己身体への気づき：ハンドリングへの追従能力，姿勢偏位に対する気づきと正中への修正能力などを指標にして判断する．また，自分に生じている嚥下の問題に対する正しい認識と取り組み状況および本人の要望における位置づけについて聴取する．

⑤介護者の介護能力および負担感：食事は毎日3回のことであり，介護者対応可能な状況なのか，正しい対応について理解し，実行する能力があるのかについて評価する．

推奨される治療／介入の方法にはどのようなものがありますか

1 嚥下障害に対するリハビリテーションとして有効なアプローチ法はありますか？

≫ ① 関連ガイドライン

「脳卒中治療ガイドライン2009」では，経口摂取が困難とされた患者においては，急性期から経管栄養を開始したほうが，末梢点滴のみ継続するよりも死亡率が少ない傾向があること，発症1カ月以降も経口摂取困難な状況が継続している時は胃瘻管理が勧められる（グレードB）としている．また，頸部前屈や回旋，咽頭冷却刺激，メンデルソン手技，息こらえ嚥下（supraglottic swallow），頸部前屈体操，バルーン拡張法などの間接アプローチは，検査所見や食事摂取量の改善が認められ，実施が勧められている（グレードB）．

日本摂食嚥下リハビリテーション学会医療検討委員会は，治療法についてはエビデンスが乏しい状況のため，現状で行われているアプローチのまとめ[16]を示すことに留めている．

② リサーチエビデンス

以下に示す治療法は，嚥下リハビリテーションとして主に他職種が開発し行ってきた運動療法および物理療法であり，理学療法の観点から捉え直すことは重要である．また，近年は経頭蓋直流電気刺激療法[17]（t-DCS）や反復経頭蓋磁気刺激療法[18]（r-TMS）を併用した治療法も行われるようになってきている．

(1) メンデルソン手技[19]

喉頭挙上運動練習であり，舌骨と喉頭の挙上と咽頭収縮がピークに達した時点で嚥下を一時停止させ，喉頭を最も高い位置に数秒保つように指示する．介助して行う場合もある．

(2) 頭部挙上練習（シャキア法[20]）

食道入口部開大を改善するための舌骨上筋強化法としてわが国でも行われている．方法は，頭部挙上位保持練習として，背臥位で肩を床につけたまま，頭だけをつま先が見えるまで高く上げ，1分間挙上位を保持した後，1分間休みを3回繰り返す．また，反復挙上運動として，背臥位で頭部の上げ下げを30回連続して繰り返す．これを1日3回，6週間続けるのが原法だが，原法の50%の負荷でも同様の効果がみられるとの報告[21]がある．

(3) 前舌保持嚥下練習[22]

咽頭収縮力および舌根後退力を強化する方法であり，挺舌した舌を上下切歯で軽く保持したまま空嚥下することを6～8回繰り返し，1日3回，6～12週間行う．

(4) 舌抵抗運動練習[23]

舌筋強化のために舌圧測定用プローブなどを用いて舌口蓋閉鎖運動を行う練習であり，咽頭収縮力をも向上させる可能性がある．

(5) 開口練習[24]

舌骨上筋の筋力トレーニングとして，体幹が安定した座位または臥位姿勢で開口運動を行う．最大限に開口を命じて舌骨上筋群が強く収縮していることを意識しながらその状態を10秒間保持させて10秒間休憩する．これを5回で1セットとして1日2セット行う．嚥下障害患者に対して4週間の介入を行い，舌骨上方挙上量，食塊の咽頭通過時間，食道入口部開大量が改善したとの報告がある．

(6) 低周波電気刺激療法

表面電極法で，舌骨上筋に対する治療的電気刺激を行うことで舌骨上筋の筋力増強を図るものとしてVital Stim[25]が用いられ，その効果が報告されている一方，表面電極法では広頸筋など表層の筋も同時に刺激し，喉頭下制する場合もあるという報告もある．Ludlowらは針電極を用いて嚥下に同期させて電気刺激を行う機能的電気刺激療法を提唱[26]している．

(7) 呼気筋トレーニング

トレーニング用機器（Threshold IMTなど）を用いて呼気抵抗負荷を加えることで，誤嚥時の咳嗽力を高めるだけでなく，舌骨上筋群が強く働き嚥下筋強化法としても使えることが報告[27]されている．方法は，最大呼気筋力の30%で15分間を1日2回行う．

③ 日常の臨床で行われている標準的な方法，経験的に有用と思われる方法

(1) 口腔内清潔保持および機能的口腔ケア

口腔内の清潔は，唾液誤嚥時のリスク管理として重要であり，運動療法前に必要に応じて口腔内の清拭を行う必要がある．また，その際に口腔内細菌叢の正常化のために唾液腺刺激により唾液分泌を促し，同時に口腔内感覚入力や舌運動促通を行うことができる．

(2) 嚥下体操

摂食前に，舌を含む口腔顔面筋や頸部筋を動かし，呼吸運動を促通するための体操を行うことで，嚥下しやすい状態を整える．

(3) K ポイント刺激法

開口や咀嚼運動が生じにくい偽性球麻痺者に対して，臼後三角後縁付近にある K ポイントを刺激して反射的活動を誘発する方法がある．

(4) バルーン拡張法

輪状咽頭筋が緩まないことによる食道入口部の開大不全により嚥下後誤嚥が生じるケースに対し，バルーンカテーテルを用いて食道入口を機械的に拡張し，食塊の通過を改善させる方法がある．

2 理学療法による嚥下障害への介入は有効ですか？

① 関連ガイドライン

日本摂食嚥下リハビリテーション学会が作成した治療法のまとめのなかで，理学療法士が紹介しているものは，呼吸トレーニングと体幹機能へのアプローチの 2 つだけである．

② リサーチエビデンス

嚥下障害に対する理学療法介入に関する研究は，以下の 2 つしか見当たらない．

古澤ら[28]は，1989 年に中枢性口腔周辺運動障害に対して，姿勢調整，呼吸，下顎の運動性改善などの介入を行い，流涎，食物の取りこぼし，咀嚼運動，咽頭期嚥下，むせ，鼻をかむ，うがい，痰の喀出，会話明瞭度などの帰結評価において治療後に有意な改善があったと報告している．このなかで，嚥下運動障害が全身の異常姿勢筋緊張と姿勢パターンの影響を受けることを指摘している．

吉田ら[29]は，2003 年に脳血管障害による嚥下運動障害者に対して，肩甲帯リラクセーション，頸部筋ストレッチングおよび頸部可動域運動，体幹の分節的活動促通などの全身的アプローチと舌骨上・下筋群のストレッチングと舌骨・喉頭の可動性向上，舌骨上筋群筋力強化練習などの局所的アプローチを合わせて 2 週間行い，発症後 1 カ月経過した早期群では，舌骨上筋の伸張性改善と反復唾液嚥下テスト，改訂版水飲みテスト，嚥下障害重症度の嚥下機能の改善がみられ，維持期群では改訂版水飲みテストと頸部回旋可動域のみ改善したと報告している．

また，吉田らは 2006 年に縦断研究[30]を行い，嚥下機能が変化した時の指標変化を捉えて，改善群では頸部伸展・回旋可動域・体幹機能・舌骨上筋筋力の改善がみられ，悪化群では相対的喉頭位置の上昇と頸部・体幹機能の低下がみられたと報告している．これらの報告から，理学療法場面において，嚥下運動を阻害する因子である頸部・体幹機能低下やそれに伴う頸部筋緊張の異常に対して，座位姿勢保持能力を高めながらアプローチし，姿勢筋緊張と喉頭運動や舌運動との関連性を考えた介入を行う必要性が示唆されている．

③ 日常の臨床で行われている標準的な方法，経験的に有用と思われる方法

(1) 呼吸へのアプローチ

呼吸パターンを整えて呼吸補助筋群の過活動を軽減することで，嚥下と呼吸の協調性を回復させ，嚥下筋が活動しやすい状態にする．また，咳や呼気の力を強めて，誤嚥物が気道侵入した時の喀出力を高める．

①随意的な咳払い練習および口すぼめ強制呼気練習を行う．
②胸郭拡張性改善運動：背臥位で大きく上肢を運動させることや，体幹回旋，肋間筋のストレッチングなどの呼吸理学療法手技を用いて，深い呼吸パターンにしていく．
③排痰：すでに誤嚥している場合には，ハッフィングやスクイージングなどの呼吸理学療法手技を使って，速やかに気道から誤嚥物を除去する．また，自己排痰方法について指導し，適宜痰の排出を促す．

(2) 覚醒および全身活動性の向上

日常生活において抗重力姿勢を多くしながら，身体活動レベルおよび生活レベルを高めることは，意識レベルや姿勢保持能力を高め，座位での活動耐久性を高めることにつながる．抗重力姿勢でのバランス練習やゲーム的要素を含む楽しい活動を課題とした介入を行う．

(3) 嚥下器官の位置修正と嚥下筋の運動性拡大練習

嚥下時の喉頭位置が，加齢や抗重力姿勢保持の影響で代償的に下降している場合や，臥床傾向により下顎側に引き寄せられて上方偏位している場合があり，運動開始時の位置を修正することが喉頭運動の大きさやタイミングをよくするために必要である．方法は，前頸筋群の伸張および舌骨・喉頭可動性改善のためにモビリゼーションを行いながら各方向の可動性を改善する．

3 姿勢（頭部の位置を含む）への介入は嚥下障害に影響しますか？

① 関連ガイドライン

「脳卒中治療ガイドライン2009」では，特に推奨されていない．

② リサーチエビデンス

(1) 頸部回旋 [31]

食塊を頸部回旋した逆側に誘導する方法であり，頸部回旋により回旋した側の梨状窩がつぶされるため，誤嚥を防ぐことができる．

(2) 頭部屈曲 [32]

頸部屈曲して軽く顎を引いた位置では，誤嚥しにくくなることが報告されているが，角度によっては嚥下しにくくなるため，慎重に角度設定を行う必要がある．

(3) 一側嚥下 [33]

健常側下の側臥位と麻痺側頸部回旋位を組み合わせたもので，重力による食塊誘導と頸部回旋法の利点を組み合わせたものである．

(4) リクライニング位 [34]

30度ギャッジアップ位では，重力の影響で食塊が咽頭後壁を通り，気道侵入しにくくなることを利用している．最近は，一側嚥下とリクライニング位を組み合わせた姿勢をとることができる車いすも開発されている．

▶▶ ③ 日常の臨床で行われている標準的な方法，経験的に有用と思われる方法

理学療法としての姿勢へのアプローチとしては，嚥下運動を阻害する姿勢筋緊張を整え，嚥下しやすくなるような座位保持能力を向上させるためのアプローチを行う役割がある．

(1) 姿勢筋緊張の改善
①頸部・体幹のアライメントを整え，異常姿勢筋緊張を改善する．
②頸部可動域練習では，特に後頸部筋群の伸張および頸部側屈，回旋の可動性を高める．その際に，肩甲骨や胸郭と頸部との関係を考慮して，左右差や前後差を減らすように他動的伸張を加えて改善を促し，頸部周囲筋のリラクセーションを図る．可能であれば自己他動運動なども指導して持続効果を高める．

(2) 座位姿勢へのアプローチ
①骨盤前傾の準備：ハムストリング伸張運動および座位での骨盤前傾後傾運動を行う．
②脊柱伸展可動域拡大：背臥位で背中に両手を入れ，指を立て胸椎を上方にリフトする．
③抗重力伸展筋運動の促通：コア筋活性化運動を行ってコア筋を働かせた状態で，棒体操または両手を組んでの挙上などのわかりやすい運動を行う．
④バランス練習：動的バランス能力が高まるようリーチ活動などを行う．

4 喉頭挙上運動はどのような嚥下障害に有効ですか？

嚥下時の喉頭の前上方挙上運動は，喉頭蓋反転による気道防御と食道入口部開大による食塊通過に不可欠な要素であり，舌骨上筋群の前方要素（オトガイ舌骨筋，顎二腹筋前腹，顎舌骨筋など）および甲状舌骨筋の働きが必要である．球麻痺や偽性球麻痺によってこれらの筋群の活動が低下した場合や，喉頭位置が下制して挙上が不十分になる場合は，喉頭挙上運動へのアプローチが有効である．アプローチ方法としては，舌骨上筋強化のための運動療法，低周波電気刺激療法などが行われる．

▶▶ ① 関連ガイドライン

「脳卒中治療ガイドライン2009」では，前述したメンデルソン手技，頭部挙上練習が推奨されている．

▶▶ ② リサーチエビデンス

前述した開口運動，呼気筋トレーニング，低周波電気刺激療法などがあげられる．

▶▶ ③ 日常の臨床で行われている標準的な方法，経験的に有用と思われる方法

①拮抗筋のリラクセーション：喉頭挙上運動の拮抗筋である舌骨上筋後方要素および舌骨下筋群に対してリラクセーションおよび伸張を図り喉頭挙上運動の準備状態を作る．
②顎引き抵抗運動：座位または側臥位で，最大に顎を引いた位置から，理学療法士がオトガイ部に指を入れて顎を前方に引き出すよう力を加え，最大抵抗下で顎引き位を保持する練習であり，血圧上昇に気を付けて数秒保持を5回程度行う．
③裏声発声練習：高音発声や高音域拡大発声により，喉頭前方移動距離が増大する．

5 舌運動および咽頭収縮運動への介入はどのような嚥下障害に有効ですか？

　舌運動は，口腔への食物の取り込み時にプルバック運動を行い，咀嚼時にはローリングおよびプッシュ，口腔内移送時のスクイーズバックなど下顎と連動した素早い協調運動が食塊形成に不可欠である．また，嚥下時の舌根後退および咽頭収縮による嚥下圧産生は，咽頭残留しないためにも重要な運動要素といえる．

　したがって，食塊形成不良，早期咽頭流入，嚥下圧が弱いことによる咽頭残留に対して，舌運動および咽頭収縮運動は有効である．

≫ ① 関連ガイドライン

「脳卒中治療ガイドライン 2009」では，特に推奨されていない．

≫ ② リサーチエビデンス

前述した舌抵抗運動練習，前舌保持嚥下練習が行われている．

≫ ③ 日常の臨床で行われている標準的な方法，経験的に有用と思われる方法

(1) 舌運動練習
　舌筋筋力だけでなく，協調運動を練習することが必要である．
　①舌音の構音練習：ラ行・カ行・タ行は，構音時に舌の位置が異なるので，一音ずつ明瞭に構音できるかどうか確認し，素早い反復や音の組み合わせを変えて練習する．
　②ボタンなめ練習：紐のついたボタンを閉口位のまま口腔内で左右に転がし，上下の歯の上にのせて噛む運動を指示しながら行う．ボタンを誤嚥しないように注意して行う．

(2) 咽頭収縮練習
　咽頭残留なく嚥下するためには，鼻咽腔を閉鎖した状態で，舌根後退と咽頭収縮が強く生じ嚥下圧を高める必要がある．
　①努力嚥下練習：舌を口蓋に押し当て力を入れて空嚥下することで咽頭収縮を強める．
　②口腔吸引運動：舌の上に棒付きあめまたは舌圧測定用のプローブを乗せて，引き抜こうとするのに抵抗させ，舌口蓋閉鎖をしながら，舌を強く後退させる運動を行う．

6 嚥下反射を促通する方法は有効ですか？

≫ ① 関連ガイドライン

「脳卒中治療ガイドライン 2009」では，前述した咽頭冷却刺激が推奨されている．

≫ ② リサーチエビデンス

有用性を示す研究はまだ少ないが，感覚刺激の重要性は認識されてきている．

▶ ③ 日常の臨床で行われている標準的な方法，経験的に有用と思われる方法

　嚥下反射惹起の閾値を下げるために，感覚入力刺激として口腔への冷刺激を行う．Logemann[35]は，00号の喉頭鏡を冷却して，前口蓋弓に当ててこするように刺激するが，わが国[6]では，凍らせた綿棒などを利用して同部位の冷刺激を行う．

7 嚥下筋に対する治療的電気刺激療法は有効ですか？

▶ ① 関連ガイドライン

> 特に推奨されていない．

▶ ② リサーチエビデンス

> 　前述した表面電極法で舌骨上筋に対する治療的電気刺激を行う Vital Stim[25] と，Ludlow ら[26] の針電極を用いて嚥下に同期させて電気刺激を行う機能的電気刺激療法の2つがある．

▶ ③ 日常の臨床で行われている標準的な方法，経験的に有用と思われる方法

　特にない．

（吉田　剛）

■ 文献

1) 日本脳卒中学会：脳卒中治療ガイドライン 2009.
2) 日本摂食嚥下リハビリテーション学会医療検討委員会：摂食嚥下障害の評価（簡易版）.
3) Rosenbek JC, et al：Penetration Aspiration Scale. *Dysphagia* 11：93-98, 1996.
4) Nader A, et al：Analysis of a Physician Tool for Evaluating Dysphagia on an Inpatient Stroke Unit：The Modified Mann Assessment of Swallowing Ability. *J Stroke Cerebrovasc Dis* 19：49-57, 2010.
5) 小口和代・他：機能的嚥下障害スクリーニングテスト「反復唾液嚥下テスト」（the repetitive saliva swallowing test：RSST）の検討. リハ医学 37：383-388, 2000.
6) N hujii, at el：Evaluation of swallowing using 320-detector-row multislice CT. Part1：Single-and multiphase volume scanning for three-dimensional morphological and kinematic analysis. *Dysphagia* 26：99-107, 2011.
7) JD Mielens, et al：Automated analysis of pharyngeal pressure data obtained with High-Resolution Manometry. *Dysphagia* 26：3-12, 2011.
8) 才藤栄一・他：個人の摂食能力に応じた「味わい」のある食事内容・指導に関する研究：摂食能力の減退に対する診断方法の開発. 平成 7 年度厚生省・健康政策調査研究事業報告書, 1996, pp43-52.
9) 才藤栄一：平成 11 年度厚生科学研究費補助金（長寿科学総合研究事業）「摂食・嚥下障害の治療・対応に関する統合的研究」統括研究報告書, 2000, pp1-17.
10) 藤島一郎：脳卒中の摂食・嚥下障害, 第 2 版, 医歯薬出版, 1998.
11) 宇山理紗・他：嚥下音, 呼気音の音響特性を利用した嚥下障害の客観的評価の試み. 口科誌 46：147-156, 1997.
12) L. Thomas, et al：An evaluation of the University of Washington Quality of Life swallowing domain following oropharyngeal cancer. *Eur Arch Otorhinolaryngol* 265 (Suppl 1)：S29-S37, 2008.
13) 吉田 剛・他：喉頭位置と舌骨上筋群の筋力に関する臨床的評価指標の開発およびその信頼性と有用性. *JJDR* 7：143-150, 2003.
14) 吉尾雅春・他：片麻痺の頸・体幹・骨盤の運動機能検査法の試作. 理・作・療法 14：831-839, 1980.
15) Utanohara Y, et al：Standard values of maximum tongue pressure taken using newly developed disposable tongue pressure measurement device. *Dysphagia* 23：286-290, 2008.
16) 日本摂食嚥下リハビリテーション学会医療検討委員会：訓練法のまとめ, 2014.
17) Shigematsu T, et al：Transcranial direct current stimulation improves swallowing function in stroke patients. *Neurorehabil Neural Repair* 27：363-369, 2013.
18) Khedr EM, et al：Treatment of post-stroke dysphagia with repetitive transcranial magnetic stimulation. *Acta Neurol Scand* 119：155-161, 2009.
19) Kahrilas PJ, et al：Volitional augmentation of upper esophageal sphincter opening during swallowing. *Am J Physiol* 260：G450, 1991.
20) Shaker R, et al：Augmentation of deglutitive upper esophageal sphincter opening in the elderly by exercise. *Am J Physiol* 272：G1518-G1522, 1997.
21) Maeda H, et al：Optimal load of head-raising exercise-sustained head-lift time and number of head-lift repetitions in Japanese healthy adults. *Deglutition* 2：82-88, 2013.
22) Fujiu M, et al：Effect of a tongue-holding maneuver on posterior pharyngeal wall movement during deglutition. *Am J Speech-Lang Pathol*, 5：23-30, 1996.
23) Robbins J, et al：The effects of lingual exercise on swallowing in older adults. *J Am Geriatr Soc* 53：1483-1489, 2005.
24) Wada S, et al：Jaw opening exercise for insufficient opening of upper esophageal sphincter. *Arch Phys Med Rehabil* 93：1995-1999, 2012.
25) Freed ML, at el：Electrical stimulation for swallowing disorders caused by stroke. *Respiratory Care* 46(5)：446-471, 2001.
26) CL Ludlow, et al：Effect of surface electrical stimulation both at rest and during swallowing in chronic pharyngeal dysphagia. *Dysphagia* 22：1-10, 2007.
27) Wheeler KM, et al：Surface electromyographic activity of the submental muscles during swallow and expiratory pressure threshold training tasks. *Dysphagia* 22：108-116, 2007.
28) 古澤正道・他：中枢性口腔周辺運動機能障害への運動療法－治療成績－. 理学療法学 16：77-83, 1989.
29) 吉田 剛・他：脳血管障害による嚥下運動障害に対する理学療法効果. 理学療法学 30 suppl(2)：2, 2003.
30) 吉田 剛・他：脳血管障害による嚥下運動障害者の嚥下障害重症度変化と嚥下運動指標および頸部・体幹機能との関連性. 日老医誌 43(6)：755-760, 2006.
31) Logemann JA, et al.：The Benefit of Head Rotation on Pharyngoesophageal Dysphagia. *Arch Phys Med Rehabil* 70：767-771, 1989.
32) Shanahan TK, et al：Chin-down posture effect on aspiration in dysphagic patients. *Arch Phys Med Rehabil* 74：736-739, 1993.
33) Ertekin C, et al：The effect of head and neck positions on oropharyngeal swallowing；a clinical and electrophysiologic study. *Arch Phys Med Rehabil* 82：1255-1260, 2001.
34) 才藤栄一・他：嚥下障害のリハビリテーションにおける videofluorography の応用. リハ医学 23：121-124, 1986.
35) Lazzara G, et al：Impact of thermal stimulation on triggering on the swallowing reflex. *Dysphagia* 1：73-77, 1986.
36) Nakamura T, et al：Usefulness of ice massage in triggering of the swallow reflex. *J Stroke Cerebrovasc Dis* 4：1-5, 2011.

7 疼痛

評価,治療／介入のエビデンスポイント

Q0 標準的な評価指標には何がありますか？
➡ VAS, NRS, VRS, face scale, マクギル疼痛質問票などが標準的な評価指標である.

Q1 疼痛に対して有効な運動療法はありますか？
➡ はい. 慢性腰痛ではストレッチングと筋力増強訓練とを含む運動療法が推奨されている. また, 変形性膝関節症に対する運動療法では, 筋力増強運動の単独施行が疼痛軽減と機能改善に効果的で, より効果を高めるには, 関節可動域運動, 筋ストレッチング, バランス訓練, エアロビクスなどとの併用が必要である.

Q2 疼痛に対して有効な物理療法はありますか？
➡ はい. 浅部の温熱療法は, 急性ならびに亜急性の腰痛の軽減に有効であることがシステマティック・レビューによって示されている. さらに, 低出力レーザー療法は急性の頸部痛に対して即時的効果がある.

Q3 集学的リハ（学際的チームアプローチ）はどのような点で有効ですか？
➡ 早期の集学的リハビリテーションは, 慢性化するリスクの高い急性腰痛患者において, 疼痛と機能障害を改善し, 社会・経済的損失（復職, 医療機関の利用回数, 薬物使用量から算出）を減少させる. さらに, 一般的なリハビリテーションや一般的な治療と比較して, 慢性腰痛患者の機能の回復, 向上および痛みの軽減に効果的である

Q4 再発予防に有効な介入方法はありますか？
➡ 末梢循環動態や柔軟性を維持・改善するために, 温熱療法, 筋ストレッチングを多用するとともに, 散歩, ジョギングなどにより日常的に身体活動を高めることが重要である.

疼痛はどのような状態ですか

痛みは，国際疼痛学会により「An unpleasant sensory and emotional experience associated with actual or potential tissue damage, or described in terms of such damage（実質的あるいは潜在的な組織損傷に結びつく，あるいはそのような損傷を表す言葉を使って表現される不快な感覚・情動体験）」と定義されている．日常生活のなかで，痛みは健常者なら誰もが体験するものであり，ADL や QOL に支障をきたす原因となることが多い．

痛みは瞬間的に感ずる一次痛と一次痛の後で引き続き起こる二次痛に分類[1]され，一次痛は伝導速度が 10-15m/s である有髄の Aδ神経線維によって，二次痛は主に伝導速度が 3m/s 以下の無髄の C 神経線維によって脊髄後角まで侵害情報が伝達される．一次痛は痛みの部位が明確な判別性感覚に優れ，末梢および中枢神経系からの作用によっても痛みの程度は変化せず，心理的影響も受けないのが特徴である．一方，二次痛は一次痛に引き続き起こる「ズキズキする痛み」「ジンジンする痛み」という表現をする性質をもった痛みである．また，受容器で大別すると，一次痛には高閾値機械受容器が関与し，二次痛にはポリモーダル受容器が関与する．

疼痛はどのような経過をたどりますか

理学療法の対象となる痛みは，腱板断裂やいわゆるギックリ腰さらには術後の炎症が局所に残存している場合など，いわゆる急性期の痛みと，非特異的腰痛症における腰部の痛み，変形性膝関節症における正座動作時の大腿四頭筋下部あるいは腓腹筋起始部から発症する痛みなどに代表される慢性期の痛みに分かれる．

国際疼痛学会は発症から 3 カ月を目安として，3 カ月以前を急性痛，3 カ月以上持続するあるいは断続する痛みを慢性痛として定義している．熊澤[2] は，急性痛を組織の傷害があり痛覚受容器の興奮によって引き起こされたものとし，慢性痛を急性痛が長引いたものと神経系の可塑的な異常によって引き起こされる慢性痛症とに分類するとしている．

急性痛は，侵害痛刺激に対応する痛覚受容器の興奮による生理的な神経機構を通じて生じる痛みである[2]．発生の初期から備わる生体生存において最も基本的な機能であり，警告信号としての役割を果たしている．

上述の慢性痛症は，末梢に痛みを伴う病態が長時間持続したため，さらに中枢神経系にも可塑的変化を引き起こし，その結果，末梢の病態が治癒したあとも痛みが持続するもの[2]とされている．慢性痛症の病態痛は，触覚刺激にもかかわらず痛みを感じる「アロディニア（allodynia）」，痛覚入力に対する反応が増幅する「痛覚増強（hyperalgesia）」，痛みが傷害部を越えて広がる「extra-territorial pain」などに代表されるような警告信号としての意義のない病態を示す．

3 標準的な評価指標には何がありますか

1 関連ガイドライン

　痛みの評価における重要な点は，①有用性があり，②信頼性があり，③意図したものを測ることができる妥当性のある測定でなければならない[3]．現在，臨床で多く用いられ吟味されている評価法としては，以下のものがあげられる．感情，評価，感覚の3要素における痛みの質を測定する「マクギル疼痛質問票（McGill Pain Questionnaire）」，痛みの強さの測定に適している「視覚アナログ尺度（visual analogue scale：VAS）」，身体を45の部分に分け，痛みの部位を示す方法を点数化する「Margolis 疼痛部位図示法」，仕事と身体活動における恐怖−回避信念を測る腰痛患者用の「恐怖−回避信念質問票（Fear-Avoidance Beliefs Questionnaire）」，自己効力感，痛み反応の予測，完璧な動作ができない理由を特殊な動作の連続的な図を用いた「動作と痛み予測尺度（Movement and Pain Predictions Scale：MAPPS）」，長期にわたって慢性的な痛みに適応することに影響を与えると考えられる7つの信念を評価する「痛み感度調査票−改訂版（Survey of Pain Attitudes−Revised：SOPA−R）」，慢性的な痛みについて特異的に開発され，痛みがあってもできる活動についての自信の度合いを評価する「痛み自己効力感質問票（Pain Self Efficacy Questionnaire：PSEQ）」などが活用されている．

　日本理学療法士協会による「背部痛理学療法診療ガイドライン」[4]では，疼痛強度に関する評価スケール（visual analog scale：VAS），数値評価スケール（numerical rating scale：NRS），語句評価スケール（verbal rating scale：VRS），フェイススケール（face scale）はそれぞれ推奨グレードAとされている．また，疼痛性質に関する評価として，マクギル疼痛質問票は推奨グレードB，簡易版マクギル疼痛評価表は推奨グレードA，さらに疾患特異的質問票の多くが推奨グレードB以上とされている．

② リサーチエビデンス

(1) VAS

　VASは，10cmの直線やスケールを用いて，「痛みなし」を0mm（左端），「今まで経験したなかで最も痛く耐えがたい痛み」を100mm（右端）として，直線上にプロットまたは指し示してもらい，0からの距離を検者が測定して疼痛強度として評価するものである．

　VASの再現性[5]および妥当性[6]は示されており，VASは痛みの強度の評価に有用であると考えられている[4]．しかしながら，慢性痛患者においてVASに正確に回答できないものはNRS，VRSよりも多いと報告[7]されていることから，使用の際には注意が必要である[4]とされている．

(2) NRS

　NRSは，0〜10の数値を等間隔で並べたものを見せるか口頭で説明し，「痛みなし」を0，「これ以上耐えられない痛み」を10として，数値で表現させるもので，今まで経験した最高の痛みを10として現在の痛みと比較する方法と，初診時や治療前の痛みを10として現在の痛みと比較するpain relief score法がある．

NRS が信頼性，妥当性を有することはすでに検証されている[8]．また，慢性痛患者において NRS に正確に回答できないものは VAS よりも少ないと報告[7]されていることから，NRS は患者の理解が得られやすく，痛みの強度の評価に有用である[4]と考えられている．

(3) VRS

VRS は，数段階の痛み強度を表す言葉を等間隔で並べて見せるか口頭で説明し，例えば，0＝「痛みなし」，1＝「少し痛い」，2＝「痛い」，3＝「かなり痛い」など，疼痛強度を段階的に表現し数値化するものである．

VRS が信頼性，妥当性を有することはすでに検証されている[8]．さらに，VRS にはすべての慢性痛患者が正確に回答できると報告[7]されていることから，VRS は患者の理解が得られやすい痛みの強度の評価法である[4]とされている．しかし，VRS は VAS や NRS と比べ選択肢が少なく，変化に対する感度に乏しいという欠点がある[8]．

(4) フェイススケール

フェイススケールは，一般的には 4～7 枚の絵を使用し，今経験している痛みがどの顔の表情に該当するかを選択させることによって，痛みの程度を評価する方法である[9]．文字を読む必要がなく，3 歳以上の小児から高齢者まで使用できるという利点がある反面，痛みを表現した表情のスケール間において痛みの強度が等間隔でないことから，痛みの強度を定量化できないという欠点がある[4]．

フェイススケールが信頼性，妥当性を有することはすでに検証されており，小児の多くが VAS，NRS，VRS よりもフェイススケールを好むことが報告されている[9]．

(5) マクギル疼痛質問票

マクギル疼痛質問票は，1～20 群のなかに「ズキズキした」，「うんざりした」，「しびれたような」などの 78 個の痛みを表現する類似した言葉が数個ずつのグループに分けて配置され，各群内から 1 つずつ選択し合計点で数値化するもので，主観的な痛みを客観的に評価しようと開発されたものである．

日本語版マクギル疼痛質問票が信頼性，妥当性を有することは検証されている[10]．日本語版マクギル疼痛質問票は痛みの性質，および強度の評価に有用であると考えられるが，文化や言語の違いにより表現法が異なること，選択肢が多く回答に 20 分ほどの時間を要することなどの問題点がある[4]とされている．

③ 日常の臨床で行われている，経験的に有用と思われる評価指標

(1) 痛みの局在性の評価

- 疼痛図表（pain drawing）：疼痛図表は信頼性が高く，疼痛の評価に有用である．しかし，残念ながら，スコア化するのが難しい．腰痛の診断や非器質的腰痛との鑑別法の信頼性は確立されていない．

(2) 外部刺激に対する疼痛閾値の評価

- 電流知覚閾値 current perception threshold（CPT）：ニューロメーターを使用して，経皮的で無侵襲的に Aβ，Aδ および C 線維の CPT 値を測定する．選択的に定量評価することが可能である．Aβ 線維は 2,000Hz，Aγ 線維は 250Hz，C 線維は 5Hz で刺激し，電流量を徐々に増して最初に知覚として感じた値が CPT である．さらに電流量を増して痛みとして感じ，耐えられる最大の値を PPT（pain tolerance threshold）という．
- フォン・フレイ・ヘア・テスト von Frey hair test：太さの異なるナイロンフィラメントが棒の先についた器具で，皮膚の機械刺激による痛覚閾値を測定するテスト法である．閾値低下は機

械刺激に対する皮膚の痛覚過敏またはアロディニアの出現と解釈できる．
- 圧痛閾値検査：各種の圧痛計を使用して，痛み部位の圧痛閾値を測定し，数値化する．相対的に圧痛閾値の変化をみることで，機械的刺激に対する痛みの増減が判定できる．

(3) 痛みに随伴する生体変化の評価
- 筋硬度：筋硬度計を使用し，疼痛部位の組織変化を正常部位と比較し，筋緊張度を評価する．相対的に筋硬度を測定することで筋緊張の変化を判定できる．
- 心拍変動（HRV：heart rate variability）：心電計による心電図から，RR 間隔を測定し，交感神経緊張度を評価する．

(4) 活動変化の評価
- 行動日誌と活動量測定：3 軸加速度計による経時的な行動量を測定し，同時に行動日誌も作成する．両者を比較することにより，痛み行動を把握する．

(5) 痛みの精神・心理的要因の評価
- HADS（hospital anxiety and depression score）：不安 7 項目と抑うつ 7 項目を評価する心理検査である．身体疾患の重症度が影響する抑うつ・不安症状を省いた項目で構成される．
- PCS（pain catastrophizing scale）：慢性痛では破局的思考（catastrophizing）が起こりやすい．破局的思考の程度を評価する認知特性に関する検査である．反すう・拡大視・無力感の 3 因子を評価し，各 0～4 点の 13 項目からなる．

(6) 痛みの QOL 評価
- SF-36 日本語版：健康関連 QOL（HRQOL）の包括的評価尺度である．8 つの下位尺度があり，身体機能，日常役割機能（身体），体の痛み，全体的健康感，活力，社会生活機能，日常役割機能（精神），心の健康からなる．臨床現場で使用しやすい簡易版として SF-8 日本語版がある．

(7) 触診
症状である痛みが再現される圧痛部位を見つけることを主目的とする．

(8) 運動検査
安静時痛，運動時痛（自動・他動）：痛みが再現される動作を見つけることを主目的とする．動作による痛み発現パターンを聞き，実際に再現させる．痛みが緩和する肢位，姿勢や動作を再現させる．

推奨される治療／介入の方法にはどのようなものがありますか

1 疼痛に対して有効な運動療法はありますか？

>> ① 関連ガイドライン

運動療法は，日本理学療法士協会による「背部痛理学療法診療ガイドライン」[4]では，段階的・漸増運動療法，筋力増強／筋持久力強化，ストレッチングなど，すべて推奨グレード B 以上とされている．また，2007 年に発行された「米国腰痛ガイドライン」[11]では，非特異的腰痛が全体の 85％を占めるとされ，慢性腰痛では特にストレッチングと筋力増強訓練を含む運動療法が good レベルで推奨されている．

② リサーチエビデンス

　近年報告されたシステマティック・レビューでは,発症から12週以上経過している非特異的慢性腰痛を改善させる無作為比較試験による72種類の運動療法についてメタ分析で検討したところ,痛みの軽減と機能改善にはストレッチングと筋力強化が効果的で,20時間以上行うとより効果が発揮されるとしている[12]．また,同じグループが61編の無作為比較試験による非特異的慢性腰痛症に対する運動療法について,発症からの経過時間により急性期,亜急性期,慢性期に分け,痛み,機能改善,職場復帰,総合評価をアウトカムとして検討した結果,急性期には効果なし,亜急性期の効果は不明瞭,慢性期には運動療法の効果がみられ,特に筋力強化,バランス訓練が優れていると報告している[13]．

　いわゆる肩こりに対する運動療法に関して,Central,MEDLINE,EMBASE,Mantis,CINAHL,ICLに2004年3月までに掲載された無作為比較試験を中心とした31論文のレビューでは亜急性期,慢性期の運動療法とモビライゼーションまたはマニピュレーション併用が高いエビデンスレベルを示したと評価されるとともに,筋力増強運動,ストレッチングはその治療範囲を頸部,肩甲帯,胸郭まで拡げると中程度のエビデンスが認められたと報告[14]されている．

　変形性膝関節症に対する各種の筋力増強運動効果について,MEDLINE,EMBASE,Cochrane Controlled Trials Registerのデータベースから,22論文,2,325例のメタ分析結果によると,筋力増強運動単独では疼痛軽減と機能改善に若干の効果が認められるが,より効果的にするには,ROM,ストレッチング,バランス訓練,エアロビクスなどとの併用が必要であると報告している[15]．

　遅発性筋痛に対する理学療法に関して,Cochrane,MEDLINE,EMBASE,CINAHL,PEDroに2003年までに掲載された無作為比較試験による30論文を検討した結果,アスレチック・マッサージと軽い運動が他の方法と比較してより効果的で,限られたものではあるがエビデンスが認められている[16]．

③ 日常の臨床で行われている標準的な方法,経験的に有用と思われる方法

- 非侵害的な刺激を用いる方法：温熱療法,マッサージ,TENS等により,Aβ神経線維を興奮させることにより,痛みを軽減させる方法．ゲートコントロールセオリーとして認知されている．
- 侵害的な刺激を用いる方法：痛みがある部位とは離れた部位に一時的に痛みを与え,もともとの部位の痛みを軽減させる方法．広汎性侵害抑制調節（diffuse noxious inhibitory controls：DNIC）といい,徒手的な方法で急性効果が得られるため,臨床で応用されている．
- 等尺性収縮を用いる方法：筋緊張が亢進し,疼痛閾値が低下している筋に対し,等尺性収縮を負荷すると,一時的に筋紡錘からのIa活動が低下するため,結果的に筋緊張が低下し,疼痛を軽減させることができる．

2 疼痛に対して有効な物理療法はありますか？

≫ ① 関連ガイドライン

　温熱療法は，日本理学療法士協会による「背部痛理学療法診療ガイドライン」[4]では，腰痛に対する推奨グレードはAとされている．一方で，頚部痛に対する経皮的電気神経刺激法（TENS）の推奨グレードがAとされているのに対し，腰痛に対しては推奨グレードがDとされており，同じ介入方法でも疼痛の部位によって推奨グレードが異なる．さらに，一般的な介入方法として用いられている超音波療法や牽引療法は推奨グレードDとされている．

≫ ② リサーチエビデンス

（1）温熱療法
　浅部の温熱療法は，急性ならびに亜急性の腰痛の軽減に有効であることがシステマティック・レビューによって示されている[17]．一方で，持続的な表在温熱療法とテキストによる運動指導の組み合わせは身体機能スコア（multidimensional task ability profile：MTAP）の向上に効果的であるが，表在熱単独の効果は不明であり[18]，見解は一致していない．
　関節リウマチに対する温熱療法の効果に関して，Medline, Embase, PEDro, Current Contents, Sports Discus, CINAHLに2001年9月までに掲載された無作為比較試験を中心とした論文のなかから判定基準に達した7論文について検討した結果，表在性湿熱と冷療法は疼痛緩和治療として有効であり，パラフィン浴は短期間の効果として期待できると報告[19]されている．

（2）レーザー療法
　いくつかの波長を用いた低出力レーザー療法の効果を検証したシステマティック・レビュー[20]では，急性ならびに慢性の頚部痛に対して，低出力レーザー療法は疼痛の軽減に効果があり，波長820〜830nm，照射量0.8〜9.0J/point，照射時間15〜180秒の照射様式が最も効果的であるとされている．さらに低出力レーザー療法は急性の頚部痛に対しては即時的に疼痛を軽減し，慢性の頚部痛に対しては長期（22週後まで）にわたって疼痛を軽減する効果がある[20]ことが報告されている．一方，低出力レーザー療法について慢性関節疾患に対する無作為比較試験による20論文について検討した結果，11論文が膝関節，顎関節，椎間関節の痛みに効果的であったと報告しているが，症例数，照射方法，研究デザインなどが一定でないため，慎重に判断する必要があるとしている[21]．

（3）電気刺激療法
　TENSは，頚部痛に対して疼痛を軽減する可能性がシステマティック・レビューによって示されている[22]．一方，無作為比較試験によるTENSの効果についてMEDLINE, Embase, PEDro, Cochrane Libraryを検討したレビュー[23]では，慢性腰痛症に対してはエビデンスが一定していない，あるいはエビデンスがないと報告されており，さらに大規模な多施設間の研究を必要としている．また，術後の痛みに対するTENSの効果を検討した46論文のうち無作為比較試験を採用している17論文について検討した結果，15論文が否定的であったと報告[24]している．しかし，別のグループによる術後痛に対するTENSの鎮痛効果について，21論文の無作為比較試験をメタ分析した結果[25]では，刺激の強度により鎮痛効果に違いがみられたと報告している．

(4) 超音波療法

超音波療法の効果について，1975年から1999年までに報告された無作為比較試験による35論文のうち判定基準を満たした10論文について痛み，軟部組織の治癒などについて検討したレビューでは2論文だけが効果的であったが，他の8論文はその効果に否定的であったと報告している[26]．また，膝蓋大腿痛症候群に対する超音波療法の効果では，2000年12月までにMedline, Embase, Healthstarなどに掲載された無作為比較試験を中心とした85論文のうち8論文が疼痛軽減効果の可能性が認められるとしているが，全体的には有益なものとは言えないとしている[27]．

(5) 牽引療法

機械的牽引の効果を検証したシステマティック・レビューにおいて，間歇牽引は急性もしくは慢性の頚部障害や根症状を伴う頚部障害，ならびに退行性変化に対して疼痛を軽減する効果が示され，一方，持続牽引については疼痛の軽減効果がないことが示されている[28]．また，頚椎牽引が頚背部痛に対して有効または他の治療法に比べても有効であることを示すエビデンスは不十分であり，有効でないとも言い切れないとされている[29]．

坐骨神経痛の治療効果について，NSAIDs，牽引，マニピュレーション，ステロイド筋注，硬膜外ステロイド投与を比較した結果，椎間板ヘルニアの有無に関係なく，不十分なエビデンスしかなく，牽引の効果は全くないと報告している[30]．

③ 日常の臨床で行われている標準的な方法，経験的に有効と思われる方法

(1) 疼痛に対する標準的な方法は表在熱を期待するホットパックであり，臨床においても施行直後に疼痛軽減効果が観察されることが多い．
(2) 深部組織への温熱効果を期待して，超音波療法が多く用いられている．

3 集学的リハ（学際的アプローチ）はどのような点で有効ですか？

① 関連ガイドライン

日本理学療法士協会による「背部痛理学療法診療ガイドライン」[4]では，腰痛に対する集学的／学際的リハビリテーションは推奨グレードAとされている．また，米国疼痛学会（APS）による「腰痛に関するガイドライン」[31]では，集学的／学際的リハビリテーションは推奨グレードBとされており，特に神経根症状がない腰痛患者で，一般的な非学際的治療では効果がなかった場合に，集学的／学際的リハビリテーションを行うことを推奨している．

② リサーチエビデンス

早期の集学的リハビリテーションは，慢性化するリスクの高い急性腰痛患者において，疼痛と機能障害を改善し，社会・経済的損失（復職，医療機関の利用回数，薬物使用量から算出）を減少させる[32]ことが報告されている．また，慢性腰痛患者において，集学的リハビリテーションは，一般的なリハビリテーションや一般的な治療と比較して，慢性腰痛患者の機能の回復，向上および痛みの軽減に効果的である[33]ことがシステマティック・レビューで示されている．

③ 日常の臨床で行われている標準的な方法，経験的に有用と思われる方法

諸外国では慢性痛に対する治療は整形外科，心療内科，精神科などの各診療科が協働するだけでなく，理学療法士，作業療法士，看護師，臨床心理士らとともに，運動療法，患者教育，認知行動療法などが幅広く行われている．

4 再発予防に有効な介入方法はありますか？

① 関連ガイドライン

日本理学療法士協会による「背部痛理学療法診療ガイドライン」[4]では，職場環境の整備，腰痛に対する腰痛教室開催などの予防は推奨グレードB，エビデンスレベル2としている．

② リサーチエビデンス

労働環境の整備，就労時の注意事項の教育といった職場介入は，その後10年間の労災認定者の発生数を減少させる[34]．腰痛治療が終了した患者に対して，腰痛学級は非介入群と比較して，その後1年間の腰痛の再発と腰痛による欠勤を減少させる[35]．

健常ボランティアを対象とした腰痛教室は，非介入群と比較して，介入6カ月後までの病院利用日数を減少させるが，腰痛の有無とその強さ，欠勤日数，薬物使用量には差がない[36]．

③ 日常の臨床で行われている標準的な方法，経験的に有用と思われる方法

温熱療法は，末梢組織の血流障害は発痛物質の生成を助長するだけでなく，痛みのインパルスを上行させるC神経線維の興奮を高める．そのため，疼痛軽減および再発予防には継続的な温熱療法が施行されている．

筋ストレッチング[37]は筋緊張を軽減し，二次的に疼痛軽減効果が認められるため，筋ストレッチングにより日頃より柔軟性改善を図ることが再発予防では重要である．

日頃より，散歩，ジョギングなどを利用した身体活動を高めることが再発の予防には重要である．安静保持は慢性痛の予防にはならない．

（鈴木重行，松尾真吾）

文献

1) 熊澤孝朗：痛み受容器と自律神経系機能．現代医学 31：365-373，1984．
2) 熊澤孝朗：痛みの概念の変革とその治療．痛みのケア 慢性痛，がん性疼痛へのアプローチ，照林社，2006，pp2-24．
3) 熊澤孝朗監訳：痛みのアセスメント．ペイン臨床痛み学テキスト PAIN：A Textbook for Therapists，エンタプライズ，2007，pp143-173．
4) 鈴木重行，松原貴子・他：背部痛理学療法診療ガイドライン．理学療法診療ガイドライン（第1版），公益社団法人日本理学療法士協会，2011，pp14-150．
5) Revill SI, Robinson JO, et al：The reliability of a linear analogue for evaluating pain. *Anaesthesia* 31：1191-1198, 1976.
6) Price DD, McGrath PA, et al：The validation of visual analogue scales as ratio scale measures for chronic and experimental pain. *Pain* 17：45-56, 1983.

7) Kremer E, Atkinson JH, et al：Measurement of pain：patient preference does not confound pain measurement. *Pain* 10：241-248, 1981.
8) Williamson A, Hoggart B：Pain：a review of three commonly used pain rating scales. *J Clin Nurs* 14：798-804, 2005.
9) Wong DL, Baker CM：Pain in children：comparison of assessment scales. *Pediatr Nurs* 14：9-17, 1988.
10) Hasegawa M, Hattori S, et al：The McGill pain questionnaire, Japanese version, reconsidered：confirming the reliability and validity. *Pain Res Manag* 1：233-237, 1996.
11) Chou R, Qaseem A, et al：Diagnosis and treatment of low back pain：A joint clinical practice guideline from the American college of physicians and the American pain society. *Ann Intern Med* 147：478-491, 2007.
12) Hayden JA, van Tulder MW, et al：Systematic review：Strategies for using exercise therapy to improve outcome in chronic low back pain. *Ann Intern Med* 142：776-785, 2005.
13) Hayden JA, van Tulder MW, et al：Meta-analysis：Exercise therapy for nonspecific low back pain. *Ann Intern Med* 142：765-775, 2005.
14) Kay TM, Gross A, et al：Exercise for mechanical neck disorder. *Cochrane Database Syst Rev* 3：CD004250, 2005.
15) Pelland L, Brosseau L, et al：Efficacy of strengthening exercise for osteoarthritis (part1)：A meta-analysis. *Physical Therapy Reviews* 9：77-108, 2004.
16) O'connor R, Hurley DA：The effectiveness of physiotherapeutic interventions in the management of delayed-onset muscle soreness：A systematic review. *Phys Ther Rev* 8：177-195, 2003.
17) French SD, Cameron M, et al：Superficial heat or cold for low back pain. *Cochrane Database Syst Rev* 1：CD004750, 2006.
18) Mayer JM, Ralph L, et al：Treating acute low back pain with continuous low-level heat wrap therapy and/or exercise：a randomized controlled trial. *Spine J* 5：395-403, 2005.
19) Robinson V, Brosseau L, et al：Thermotherapy for treating rheumatoid arthritis. *Cochrane Database Syst Rev* 2：CD002826, 2002.
20) Chow RT, Johnson MI, et al：Efficacy of low-level laser therapy in the management of neck pain：a systematic review and meta-analysis of randomised placebo or active-treatment controlled trials. *Lancet* 374：1897-1908, 2009.
21) Bjordal JM, Couppe C, et al：A systematic review of low level laser therapy with location-specific doses for pain from chronic joint disorders. *Australian J Physiother* 49：107-116, 2003.
22) Kroeling P, Gross A, et al：Electrotherapy for neck pain. *Cochrane Database Syst Rev* 4：CD004251, 2009.
23) Khadikar A, Milne S, et al：Transcutaneous electrical nerve stimulation for the treatment of chronic low back pain：a systematic review. *Spine* 30：2657-2666, 2005.
24) Brosseau L, Milne S, et al：Efficacy of the transcutaneous electrical nerve stimulation for the treatment of chronic low back pain. A meta-analysis. *Spine* 27：596-603, 2002.
25) Bjordal JM, Johnson MI, et al：Transcutaneous electrical nerve stimulation (TENS) can reduce postoperative analgesic consumption. A meta-analysis with assessment of optimal treatment parameters for postoperative pain. *Eur J Pain* 7：181-188, 2003.
26) Robertson VJ, Baker KG：A review of therapeutic ultrasound：Effectiveness studies. *Phys Ther* 81：1339-1350, 2001.
27) Brosseau L, Casimiro L, et al：Therapeutic ultrasound for treating patellofemoral pain syndrome. *Cochrane Database Syst Rev* 4：CD003375, 2001.
28) Graham N, Gross AR, et al：Mechanical traction for mechanical neckdisorders：a systematic review. *J Rehabil Med* 38：145-152, 2006.
29) van der Heijden GJ, Beurskens AJ, et al：The efficacy of traction for back and neck pain：a systematic, blinded review of randomized clinical trial methods. *Phys Ther* 75：93-104, 1995.
30) Vroomen PCAJ, de Krom MCTFM, et al：Conservative treatment of sciatica：Systematic review. *J Spinal Disord* 13：463-469, 2001.
31) Chou R, Loeser JD, et al：Interventional therapies, surgery, and interdisciplinary rehabilitation for low back pain：an evidence-based clinical practice guideline from the American Pain Society. *Spine* 34：1066-1077, 2009.
32) Gatchel RJ, Polatin PB, et al：Treatment- and cost-effectiveness of early intervention for acute low-back pain patients：a one-year prospective study. *J Occup Rehabil* 13：1-9, 2003.
33) Guzmán J, Esmail R, et al：Multidisciplinary bio-psycho-socialrehabilitation for chronic low-back pain. *Cochrane Database Syst Rev* 1：CD000963, 2002.
34) Koda S, Nakagiri S, et al：A follow-up study of preventive effects on low back pain at worksites by providing a participatory occupational safety and health program. *Ind Health* 35：243-248, 1997.
35) Lonn JH, Glomsrod B, et al：Active back school：prophylactic management for low back pain. A randomized, controlled, 1-year follow-up study. *Spine* 24：865-871, 1999.
36) Weber M, Cedraschi C, et al：A prospective controlled study of low back school in the general population. *Br J Rheumatol* 35：178-183, 1996.
37) 鈴木重行，平野幸伸・他：アクティブIDストレッチング．（鈴木重行編），三輪書店，2007，pp10-212．

8 痙縮・痙縮筋

> **評価，治療／介入のエビデンスポイント**

- **Q0 標準的な評価指標には何がありますか？**
  - ➡ ガイドラインでは，(modified) Ashworth scale が推奨されており，総合評価として推奨されている Stroke Impairment Assessment Set には筋緊張として痙縮の評価が含まれている．

- **Q1 痙縮に対して有効な物理療法はありますか？**
  - ➡ はい．脳卒中に対する高頻度経皮的電気刺激は，ガイドラインで推奨されており（推奨グレード B，エビデンスレベル 2），低頻度反復経頭蓋磁気刺激および経頭蓋直流刺激による介入研究での有効性が報告されている．その他の物理療法はエビデンスが不十分である．

- **Q2 ストレッチングは痙縮の軽減に有効ですか？**
  - ➡ はい．脳卒中に対するストレッチングは，ガイドラインで推奨されている．しかし，徒手的なストレッチングのみではなく，ポジショニング，装具，スプリント，ギプス療法などの方法を含めた報告が多く，徒手的なストレッチングに限定した場合には，エビデンスが不十分である．

- **Q3 装具療法は痙縮の軽減に有効ですか？**
  - ➡ いいえ．ガイドラインでは，行うことを考慮してもよいが，十分な科学的根拠がないレベルである．ギプス療法については，その効果が検証されているが，その他の装具については，エビデンスが不十分である．

- **Q4 痙縮筋に対する筋力増強は痙縮を悪化させますか？**
  - ➡ いいえ．痙縮筋に対する筋力増強運動は，痙縮を悪化させずに運動制御や運動機能，機能的制限を改善させることが報告されている．

- **Q5 ボツリヌス治療と運動療法の併用は痙縮の軽減に有効ですか？**
  - ➡ ガイドラインでは明確な記載はない．ギプス療法に加えて，運動療法，装具などとの併用による有効性が報告されている．

1　痙縮・痙縮筋はどのような状態ですか

　痙縮は,「上位運動ニューロン症候群の構成要素の一つである伸張反射の過剰興奮性によって生じる,腱反射亢進を伴う緊張性伸張反射（筋緊張）における速度依存的亢進によって特徴づけられる運動障害である」[1],あるいは「上位運動ニューロン障害で発生する感覚運動制御の障害であり,間欠的あるいは持続的な筋の不随意的活動として出現する」[2]と定義されている.原因疾患は,脳卒中・脳血管障害,脳性麻痺,外傷性脳損傷,脳腫瘍,無酸素性脳症,多発性硬化症,筋萎縮性側索硬化症,脊髄損傷,変形性脊椎症,脊髄腫瘍,脊髄血管障害,遺伝性痙性対麻痺などの脳から脊髄に発症する疾患である.

　痙縮の疫学は数多く報告され,その有症率は,原因疾患や痙縮の測定方法（定義）によって様々である.Ashworth Scale（AS）,Modified Ashworth Scale（MAS）,Tone Assessment Scale（TAS）およびTardieu Scale（TS）を用いた調査だけを選択した,成人における下肢の痙縮の疫学に関するシステマティックレビュー[3]では,その有症率は,脳卒中で28～37％,多発性硬化症で41～69％,脳性麻痺で75％以上,外傷性脳損傷で13％,原発性側索硬化症で92％であった.

2　痙縮・痙縮筋はどのような経過をたどりますか

　受傷直後から反射亢進を示す外傷性脳損傷の症例以外では,痙縮は一般的に発症からゆっくりとした進展の経過を示す.横断性脊髄損傷では,受傷直後は脊髄ショックにより傷害レベル以下の反射は一過性に消失し,数週間後から徐々に筋緊張が亢進し,痙縮が出現する.脳卒中においても反射亢進は発症後数週間で明らかになる.その後,痙縮自体は原因疾患の病勢や進行に依存し,経過期間や加齢に伴う悪化は一般的には認められない.皮膚の潰瘍や炎症,便秘や尿路感染症,精神的ストレスなどの痙縮を悪化させる誘因の影響があるが,それ以外に著しく痙縮が増悪した場合には,疾患の進行や新たな疾患の発症が疑われる.しかし,経過とともに動作時の連合反応の出現頻度の増加,運動パターンの定型化,四肢の他動運動時の抵抗の増大,関節可動域制限の悪化など,痙縮と関連する症状の増悪を認めることがある.これらは,運動時の過剰努力,代償的・適応的な行動の問題,筋長の短縮や筋の伸張性の低下などの筋固有の機械的要素の変化が原因であると一般的に考えられており,適応的徴候ととらえられる.特に筋固有の機械的要素は非神経学的要素として,痙縮による神経学的要素とともに他動運動に対する抵抗の重要な要因である.

　痙縮に対する理学療法以外の標準的な治療には,薬物療法（チザニジンやバクロフェン,ダントロレンナトリウムなどの経口内服筋弛緩薬）,神経ブロック（フェノール,ボツリヌス毒素など）,外科的治療（バクロフェン髄腔内投与療法,脊髄刺激療法,選択的脊髄後根切除術などの機能的脳神経外科手術,腱延長術などの整形外科的手術）などがあり,近年,臨床的に利用できる選択肢が増えている.これらの治療によって痙縮は軽減することが多いが,その効果は一時的であり,さらに痙縮が軽減した状態での運動経験と運動学習が必要であるため,理学療法や作業療法の併用が不可欠である.

　痙縮を有するすべての症例に,痙縮に対する特異的な治療が必要ではない.痙縮によって疼痛などの主観的な症状が顕著な場合,または痙縮による関節運動や機能的制限に及ぼす影響が著しく,痙縮の軽減によってそれらの効果が期待される症例に対しては,積極的な治療が施行される.

3 標準的な評価指標には何がありますか

≫ ①関連ガイドライン

「脳卒中治療ガイドライン（2009）」[4]の機能障害の評価では，(modified) Ashworth Scale が推奨グレードBである．また痙縮を含む総合評価としては，Stroke Impairment Assessment Set（SIAS）が推奨グレードBであり，筋緊張として痙縮の評価を含んでいる．

「脳性麻痺リハビリテーションガイドライン第2版（2014）」[5]の評価において，推奨される痙縮に関連した評価指標はない．modified Tardieu Scale（MTS）が検討の対象となっているが，そのエビデンスレベルはⅡbであった．

「理学療法診療ガイドライン（2011）」では，脳卒中，脊髄損傷，脳性麻痺の理学療法ガイドラインのなかに痙縮に関する評価指標が取り扱われている．脳卒中では，筋緊張・可動性の評価として，関節可動域が推奨グレードA，modified Ashworth Scale とF波・H反射・T波が推奨グレードB，包括的痙縮評価（Global Spasticity Score）が推奨グレードCである．脊髄損傷では，Ashworth Scale および modified Ashworth Scale が推奨グレードなしである．脳性麻痺では，modified Tardieu Scale が推奨グレードB，modified Ashworth Scale が推奨グレードCである．

≫ ② リサーチエビデンス

Ashworth Scale（AS）は，1964年に報告され，1987年に modified Ashworth Scale（MAS）に改訂され，それ以降，MAS の計量心理学的特性が数多く報告されている．信頼性は，脳性麻痺[6]，脊髄損傷[7]，脳卒中[8]，外傷性脳損傷[9]などの疾患で，肘屈筋群，ハムストリングス，股関節周囲筋などの筋群を対象に検討されており，概ね中等度以上の高い信頼性が認められている．信頼性に比較して妥当性に関する報告は多くはないが，電気生理学的検査結果との基準関連妥当性[10]は中等度であり，脳卒中の臨床的な評価指標との構成概念妥当性[11]では高い妥当性が報告されている．一方，反応性に関する検討はされていない．MAS は他動運動時の抵抗感の測定という点では優れているが，反射亢進という神経学的な意味での痙縮をどの程度反映しているかという点では疑問視されている[12]．

Tardieu Scale（TS）は，1954年に報告され，1999年に modified Tardieu Scale（MTS）に改訂され，それ以降，MTS の臨床使用事例や計量心理学的特性が数多く報告されている．信頼性は，外傷性頭部損傷[13]，脳卒中[14]，脳性麻痺[15]などの疾患で，肘屈筋群，ハムストリングス，足関節底屈筋群などの筋群を対象に検討されており，概ね中等度以上の高い信頼性が報告されている．MAS と同様に妥当性に関する検討は十分ではないが，脳卒中を対象とした筋電図所見との基準関連妥当性は高い．反応性に関しては報告されていない．MTS は，速い運動速度を含む複数の運動速度で測定するため，MAS よりも反射亢進という痙縮の現象を反映すると考えられている．さらに，測定は抵抗の質に加えて関節可動域を測定するため，得られる結果がより客観的である．

トルクなどを測定する生体力学的評価や，H反射などを測定する電気生理学的評価の計量心理学的特性の報告は限られているが，そのなかで，等速性トルクマシーンを用いた信頼性は概ね高いことが報告されている[16]．

③ 日常の臨床で行われている，経験的に有用と思われる評価指標

評価の簡便性や複数の部位へ適用可能である点から，MAS を使用することが多い．また，他動運動の力や速度，最終域感の一貫性の問題はあるが，他動的関節可動域が臨床では使用されることが多い．特に介入効果の判定のためには，運動速度や最終域感，測定姿勢などを統一することで使用することができる．しかし，その際に神経学的な反射亢進状態であるかを，クローヌスや深部腱反射などの検査を併用して確認することが必要である．

多くの神経系疾患で問題を有することが多い足関節底屈筋群の痙縮を評価する尺度として，Ankle Plantar Flexors Tone Scale（APTS）[17] が開発されている．APTS は，他動運動時の主観的な抵抗感，運動速度，運動範囲，クローヌスの出現を考慮し（Stretch Reflex：SR），Middle Range Resistance（MR），Final Range Resistance（FR）の3項目について，痙縮の程度を 0〜4 の 5 段階で判定する評価尺度である．その信頼性と妥当性が報告されており，対象部位は限定的であるが，臨床的に有用な評価指標である．

トルクを痙縮の指標とする生体力学的評価において，等速性トルクマシーンは機器が高価であり，使用できる環境も限定されるが，Hand-held dynamometer（HHD）を用いてトルクを測定することも可能である[18]．測定時は，他動運動速度と運動範囲・関節角度を考慮する必要がある．

また，膝関節伸展筋群に部位は限定されるが，振り子試験（pendulum test）[19] も使用できる．座位や背臥位で下腿を水平から力を抜いた状態で自然に落下させる．下腿の重量で膝関節が屈曲し，振り子運動を生じ，その際の関節角度を測定する．電気角度計や等速性トルクマシーンによる測定，ビデオ撮影による画像上の角度測定，あるいは加速度計を用いた足部の加速度の測定などが適用できる．

4 推奨される治療／介入の方法にはどのようなものがありますか

1 痙縮に対して有効な物理療法はありますか？
① 関連ガイドライン

「脳卒中治療ガイドライン 2009」[4] では，高頻度の経皮的電気刺激（transcutaneous electrical nerve stimulation：TENS）が推奨グレード B である．低頻度刺激（1.7Hz）では効果は認められないが，前腕から手関節周囲筋への 40〜45Hz での神経筋刺激，腓骨頭部での総腓骨神経刺激（99Hz）などでは痙縮の改善が報告されている．また，痙縮筋に対する冷却あるいは温熱療法は使用を考慮してもよいが，十分な科学的根拠がなく，推奨グレード C である．

「脳性麻痺リハビリテーションガイドライン第 2 版（2014）」[5] の痙縮に対する治療では，薬物療法や神経ブロックなどの治療法のみ推奨であり，物理療法は推奨されていない．

「理学療法診療ガイドライン（2011）」の脳卒中では，電気刺激療法およびその他の物理療法が推奨グレード B（エビデンスレベル 2）である．高頻度の TENS が痙縮に対して有効であり，上肢の痙縮に対して筋電誘発型電気刺激治療が有効で，痙縮に対する温熱療法後に F 波を低下させるが，痙縮に対する超音波治療には効果を認めていない．脊髄損傷に対しては，総体的に機能的電気刺激

(functional electrical stimulation：FES) が推奨グレードB（エビデンスレベル5）であるが，痙縮に対する治療的電気刺激の有効性の科学的根拠は得られていない．脳性麻痺については物理療法として水治療の項目のみであり，痙縮に対する効果は記載されていない．

② リサーチエビデンス

多発性硬化症の痙縮に対する物理療法の有効性は高くはない[20]．経頭蓋磁気刺激（transcranial magnetic stimulation：TMS）の間欠的シータバースト（intermittent theta-burst stimulation：iTBS）や反復TMS（repetitive TMS：rTMS）のエビデンスレベルは低い．また，TENSや全身振動刺激（whole body vibration）の効果について，有益である根拠はない．

脳卒中の痙縮に対する物理療法の有効性[21]については，部位や物理療法の種類によって，そのエビデンスは異なる．麻痺側下肢の痙縮に対しては，比較的多く検討されており，神経筋刺激（neuromuscular stimulation）と筋電図トリガー神経筋刺激（electromyography-triggered neuromuscular stimulation）は有効であり，発症からの時期による差は認められていない．TENSについては，統計学的に有意な効果は認められていない．麻痺側上肢の痙縮については，上肢の運動機能や活動をアウトカムとしている研究が多く，痙縮をアウトカムとしている研究は少ないのが現状であるが，筋電図トリガー神経筋刺激とTENSの効果は認められていない．rTMSの痙縮に対する効果は，比較的多く検討されており，非病巣側半球に対する低頻度（1Hz）rTMSにより，麻痺側上肢の痙縮が軽減することが多く報告されている[22]．経頭蓋直流刺激（transcranial direct current stimulation：tDCS）の痙縮に対する効果も，近年検討され始めており，病巣側一次運動野に対する刺激により，麻痺側上肢の痙縮に対する有効性が報告されている[22]．

脳性麻痺の痙縮に対する物理療法の効果は，ほとんど検証されていない[23]．痙直型両麻痺の股関節内転筋群に対するTENSは，痙縮の改善に有効であり[24]，痙直型片麻痺の手・手指屈筋群に対する神経筋刺激は，痙縮を有意に低下させることが報告されている[25]．低頻度rTMSの痙縮に対する効果も散見されるが，有益である根拠はない[22]．

脊髄損傷の痙縮については，神経筋刺激（neuromuscular stimulation），TENSなどの様々な求心性刺激の効果が検討されているが，質の高い研究は少ないのが現状である[26]．神経筋刺激，TENS，冷却療法により痙縮に対する短期的な効果が報告されているが，痙縮の軽減の程度はわずかである．全身振動刺激（whole-body vibration：WBV）と局所的な振動刺激の効果も検討されているが，痙縮に対する効果は短期的であり，推奨される科学的根拠は示されていない[27]．高頻度rTMSの痙縮に対する有効性も示されているが，まだ検討は十分ではない[22]．

③ 日常の臨床で行われている標準的な方法，経験的に有用と思われる方法

科学的根拠の検証は不十分ではあるが，痙縮筋に対する超音波療法，寒冷療法，ホットパック，直線偏光近赤外線療法などは臨床的に安全に利用でき，有用な物理療法の手段である．運動療法との併用が有効である．

2 ストレッチングは痙縮の軽減に有効ですか？

≫ ① 関連ガイドライン

「脳卒中治療ガイドライン2009」[4]では，慢性期片麻痺患者の痙縮に対するストレッチングと関節可動域運動が推奨グレードBである．

「脳性麻痺リハビリテーションガイドライン第2版（2014）」[5]の痙縮に対する治療には，ストレッチングに関する記載はない．

「理学療法診療ガイドライン（2011）」の脳卒中では，持続的筋伸張運動が推奨グレードB（エビデンスレベル2）であるが，痙縮に対する限定的な有効性については，明確に記載されていない．脊髄損傷については，ストレッチングの記載はない．脳性麻痺については，運動療法におけるストレッチングは推奨グレードB（エビデンスレベル1）である．ストレッチング，電気刺激との併用，立位台での立位保持（持続的筋伸張運動）の効果が記載されており，関節可動域の改善に有効であり，一部，痙縮に対する有効性が報告されている．

≫ ② リサーチエビデンス

ストレッチングの有効性に関する介入研究は脳卒中，脳性麻痺，脊髄損傷などを対象に報告されているが，その介入内容には，徒手的（他動的）なストレッチングだけでなく，ポジショニング，スプリント，装具，ギプス療法などを含んでいることが多く，徒手的なストレッチングの効果は，十分に検討されていない．

そのなかでも，徒手的なストレッチングによる痙縮への効果に関する研究は少なく，脊髄損傷（足関節）とparatonia（gegenhalten）を示す認知症患者を対象とした短期的効果に関する研究のみであり，前者では関節可動域と痙縮の両者の有意な改善が示されている[28]．「脳卒中治療ガイドライン2009」[4]で扱っている脳卒中を対象とした研究[29～31]も，すべて機器を用いた研究であり，徒手的なストレッチングの痙縮に対するエビデンスは検証されていない．

≫ ③ 日常の臨床で行われている標準的な方法，経験的に有用と思われる方法

徒手的なストレッチングは，そのエビデンスの検証は不十分であるが，臨床的には極めて標準的に用いられている介入の一つである．その目的は，痙縮の軽減，筋緊張の正常化，関節可動域の改善・拘縮の軽減，軟部組織の伸張性の維持や増加，疼痛の軽減や運動機能の改善などである．特殊な器具・用具を用いないストレッチングとして，他動的ストレッチング，自動的ストレッチング，持続的ストレッチング，持続的ポジショニング，動的ストレッチングなどの種類がある．さらにストレッチングの要素として，強度，速度，1回における持続時間，回数，合計時間（用量），頻度があり，これらを考慮して実施する．徒手的で，他動的なストレッチングにおいては，選択する姿勢（背臥位や腹臥位，座位など）と，対象筋・腱および関連する肢節や関節に対する用手的操作の適切さが重要であり，持続的なストレッチングを施行することが一般的である．その効果は一般的に即時的，短期的であり，ストレッチング後の姿勢や運動，装具等の管理が重要である．痙縮が顕著な症例では，四肢の末梢部を固定した状態での中枢部の他動運動・モビライゼーションや筋の伸長が有効な場合がある．ストレッチングの効果は，施行直後の即時的効果が認められなければ，その後の効果は期待できない．

3 装具療法は痙縮の軽減に有効ですか？

≫ ① 関連ガイドライン

「脳卒中治療ガイドライン2009」[4]では，麻痺側上肢の痙縮に対する痙縮筋を伸長位に保持する装具（functional electrical stimulation；FES付装具）の装着が推奨グレードC1である．
「脳性麻痺リハビリテーションガイドライン第2版（2014）」[5]では，痙縮に対する筋緊張抑制ギプス療法による短期的他動的関節可動域の改善が推奨グレードBであるが，痙縮に対しては推奨グレードC1である．
「理学療法診療ガイドライン（2011）」の脳卒中，脊髄損傷では，痙縮に対する装具療法に関する記載はない．脳性麻痺においては，シリアルキャスティング（連続ギプス固定・ギプス療法）が推奨グレードB（エビデンスレベル2～5）である．足関節背屈に対する効果が記載されており，関節可動域の改善だけでなく，他動運動に対する抵抗の減少などの痙縮に対する有効性が報告されている．

≫ ② リサーチエビデンス

脳卒中，脊髄損傷，外傷性脳損傷，脳性麻痺などの神経学的疾患の拘縮に対する装具療法（スプリント，ギプス療法，装具）は，わずかに有意な効果が示されているが，全体的に臨床的に明らかな変化を及ぼすほどの有効性は報告されていない[32]．
特に脳性麻痺については，痙縮に対するギプス療法は行ってもよいが，十分な科学的根拠がない程度であるが，拘縮に対する下肢のギプス療法は強く推奨されるレベルである．さらに，拘縮に対して上肢のギプス療法，手や下肢の装具療法は，科学的根拠は十分ではないが，推奨されている[23]．

≫ ③ 日常の臨床で行われている標準的な方法，経験的に有用と思われる方法

ストレッチングと同様に，痙縮に対する装具療法は，臨床的に利用されることの多い介入方法である．ギプスや装具，スプリントにより，痙縮筋を持続的にストレッチングすることが可能であり，痙縮を有する肢節や関節を望ましい位置で固定あるいは制動する．筋長の改善，関節可動域の増大，拘縮や疼痛および痙縮の軽減を目的に，上肢および下肢に用いられている．また，皮膚，筋，腱などに対する持続的な接触，伸展，圧迫により，筋緊張を抑制する効果も有する．それらの機序としては，筋紡錘の興奮性入力の減少や，筋組織に対する生体力学的効果が想定され，さらに装具やスプリントを装着した状態での運動や活動により，肢節に適度な固定性を提供することで，運動パターンの学習を促す効果も期待される．たとえば，短下肢装具を装着して歩行などを行うことで，尖足や足関節底屈筋群の筋緊張の亢進を伴わない状態での下肢への荷重や体重移動，股・膝関節の運動制御を反復して経験し，学習することを可能とする．
運動や活動の際に装着する以外に，夜間の睡眠時などの安静時に夜間装具（night splint）として使用することも可能である．ギプス療法については，1週間ごとに対象筋を適度に伸長した位置で巻き替えを行い，3～4週間程度継続することが一般的である．特に足関節に対するギプス療法では，そのままの状態での荷重や歩行が困難なことが多く，装具に比較して，全体的な活動性を一時的に低下させてしまう可能性もあり，配慮が必要である．

4 痙縮筋に対する筋力増強は痙縮を悪化させますか？

① 関連ガイドライン

「脳卒中治療ガイドライン2009」[4)]では，筋力増強運動に対する記載はない．
「脳性麻痺リハビリテーションガイドライン」[5)]では，GMFCS（Gross Motor Function Classification System）のレベルⅠ〜Ⅲの歩行可能な脳性麻痺児において，立ち上がり動作などを利用した漸増負荷筋力増強運動やそれらを組み合わせたサーキットトレーニングは，筋力増強に有効であり，推奨グレードAである．また，GMFM（Gross Motor Function Measure）の点数や歩容に対して，筋力増強運動が歩行速度，ストライドなどに影響を与えるかどうかは明確ではない（推奨グレードC1）．これらの筋力増強運動の痙縮に及ぼす影響については記載されていない．

「理学療法診療ガイドライン（2011）」の脳卒中では，筋力増強運動による歩行能力への効果についての記載はあるが，痙縮との関係性については言及されていない．脊髄損傷においても，筋力増強運動の記載はない．脳性麻痺においては，筋力増強運動が推奨グレードA（エビデンスレベル1）であり，不利益を生じることなく筋力を向上させることができる効果的な介入方法として説明されている．活動や歩行などの動作に及ぼす効果は，報告によって異なるが，単関節運動，立ち上がり動作などの動作，トルクマシーンなどを用いた方法が紹介されており，課題特異的な筋力増強運動の導入が推奨されている．

② リサーチエビデンス

痙縮筋に対する筋力増強運動は，痙縮を悪化させずに運動制御や運動機能を改善させることが報告されている[33)]．脳卒中の麻痺側下肢に対する筋力増強運動の介入研究[21)]は，急性期から維持期にかけて報告されており，筋力，筋緊張，歩行の空間的・時間的因子（歩行率，重複歩距離，非対称性）に有意な効果を示している．一方で，歩行速度，歩行距離，有酸素運動能力，エネルギー効率，基本的ADLやQOLなどへの効果は，有意ではない．麻痺側上肢に対しても，抵抗運動を用いた介入研究が報告されているが，麻痺側上肢の筋力，関節可動域，疼痛などに有意な変化を示していない．脳性麻痺については，筋力に対する下肢および上肢の筋力増強運動が推奨されている[23)]．

これらの介入研究の対象は，脳卒中であれば装具や歩行補助具を使用しても歩行が監視レベル以上で可能であり，脳性麻痺では，ほとんどが痙直型両麻痺児で，かつ歩行が可能である．より重症な対象や異なる病型を対象とした場合の効果や影響について，留意する必要がある．

③ 日常の臨床で行われている標準的な方法，経験的に有用と思われる方法

筋力増強運動に用いられる方法には，フリーウエイトやトルクマシーンなどを使用した単関節運動で，open kinetic chainでの運動と，立ち上がり動作やステップ動作などの，動作を用いて複数の関節運動を伴い，closed kinetic chainでの運動など，その選択肢は多い．どのような方法を利用する場合にも，運動負荷や抵抗の漸増が重要である．そして，短くても4週間程度の継続が必要である．加えて，他動運動から自動介助運動，自動運動，抵抗運動へと方法を変えながら，正確な時間的・空間的な運動の制御を反復する，筋再教育の視点も求められる．

筋力増強運動の原則は，他の疾患と同様である：①抵抗は，1RM（repetition maximum）の60〜80％とし，約2週間ごとに筋力を再測定すること．②1セットの回数は10回前後で，12回は超え

ないこと，③セット数は3回程度とすること，④週に3回とし，6週間以上は継続すること，⑤機能的な課題特異的動作を取り入れること．また，次のような状態では筋力増強運動は適用するべきはない：①神経学的症状が不安定な場合，②手術直後の場合，③重度な骨粗鬆症や急性炎症を示す場合，④血液疾患を伴う場合，⑤関節可動域が著しく制限されている場合．

5 ボツリヌス治療と運動療法の併用は痙縮の軽減に有効ですか？

① 関連ガイドライン

「脳卒中治療ガイドライン2009」[4]では，痙縮による関節可動域制限に対するボツリヌス治療は推奨グレードAである．ボツリヌス治療と運動療法の併用については，言及されていない．

「脳性麻痺リハビリテーションガイドライン」[5]においても，上下肢の痙縮，筋緊張，関節可動域に対するボツリヌス治療が推奨グレードAである．そして，ボツリヌス治療とギプス療法の併用は，ボツリヌス治療の効果を増強するため，推奨グレードBであるが，装具との併用は推奨グレードC1であり，痙縮を改善するために行うことを考慮してもよいが，十分な科学的根拠はないとしている．

「理学療法診療ガイドライン（2011）」の脳卒中と脊髄損傷では，ボツリヌス治療に関する記載はない．脳性麻痺では，ボツリヌス治療後の理学療法の実施が推奨グレードBである．

② リサーチエビデンス

脳卒中，多発性硬化症などの成人を対象とした報告では，自転車エルゴメーター，電気刺激，ストレッチング（ギプス療法，スプリント，テーピング，徒手的ストレッチング），課題特異的トレーニング，その他の運動療法の併用により，ボツリヌス治療単独よりも，わずかに有効性が高かったことが報告されている[34]．

脳性麻痺を対象とした検討では，ボツリヌス治療単独に比較して，ギプス療法，理学療法，装具・夜間装具の併用により，それぞれ有意な有効性が報告されている[35]．

③ 日常の臨床で行われている標準的な方法，経験的に有用と思われる方法

ボツリヌス治療前後の機能障害や機能的制限などに関する評価に加えて，治療後の運動療法，装具療法，物理療法の併用が一般的に実施されている．

特に，ボツリヌス治療によって一時的に痙縮が軽減した時期における管理が，効果の持続や再治療の必要性とその時期に関係する．装具やポジショニング，関節可動域運動・ストレッチングや適切な運動パターンの反復，活動性の向上などにより，ボツリヌス治療による効果の増大，効果の持続期間の延長，ボツリヌス治療の再治療の必要性の減弱や再治療時期の延長などが期待できる．そのなかでも，能動的な運動・動作の促進が重要であり，日常生活のなかの四肢の使用を促し，使用しやすい環境を設定し，可及的に望ましい運動パターンでの使用に配慮することが必要である．痙縮や筋の短縮，関節可動域制限の程度によって，ボツリヌス治療後に装具による制動を継続したほうがよい場合と，逆に装具の使用を減らして，能動的な運動を促したほうがよい場合が存在する．

（臼田　滋）

文献

1) Lance JW : Symposium synopsis, Spasticity : disordered motor control (Feldman RG, et al.), Year Book, Chicago, 1980, pp485-494.
2) Pandyan AD, Gregoric M, et al. : Spasticity : clinical perceptions, neurological realities and meaningful measurement. Disabil Rehabil 27(1-2) : 2-6, 2005.
3) Marin A, Abogunrin S, et al. : Epidemiological, humanistic, and economic burden of illness of lower limb spasticity in adults : a systematic review. Neuropsychiatr Dis Treat 10 : 111-122, 2014.
4) 脳卒中合同ガイドライン委員会：脳卒中治療ガイドライン 2009，協和企画，2009.
5) 日本リハビリテーション医学会監修：脳性麻痺リハビリテーションガイドライン，第2版，金原出版，2014.
6) Mutlu A, Livanelioglu A, et al : Reliability of Ashworth and Modified Ashworth scales in children with spastic cerebral palsy. BMC Musculoskelet Disord 9 : 44, 2008.
7) Tederko P, Krasuski M, et al : Reliability of clinical spasticity measurements in patients with cervical spinal cord injury. Ortop Traumatol Rehabil 9 : 467-483, 2007.
8) Gregson J, Leathley M, et al : Reliability of the Tone Assessment Scale and the modified Ashworth scale as clinical tools for assessing poststroke spasticity. Arch Phys Med Rehabil 80(9) : 1013-1016, 1999.
9) Allison S, Abraham L, et al : Reliability of the Modified Ashworth Scale in the assessment of plantarflexor muscle spasticity in patients with traumatic brain injury. Int J Rehabil Res 19(1) : 67-78, 1996.
10) Allison S, Abraham, L : Correlation of quantitative measures with the modified Ashworth scale in the assessment of plantar flexor spasticity in patients with traumatic brain injury. Neurology 242(10) : 699-706, 1995.
11) Lin F, Sabbahi, M : Correlation of spasticity with hyperactive stretch reflexes and motor dysfunction in hemiplegia. Arch Phys Med Rehabil 80(5) : 526-530, 1999.
12) Pandyan A, Johnson G, et al. : A review of the properties and limitations of the Ashworth and modified Ashworth Scales as measures of spasticity. Clin Rehabil 13(5) : 373, 1999.
13) Mehrholz J, Wagner K, et al : Reliability of the Modified Tardieu Scale and the Modified Ashworth Scale in adult patients with severe brain injury : a comparison study. Clin Rehabil 19(7) : 751-759, 2005.
14) Paulis WD, Horemans HL, et al : Excellent test-retest and inter-rater reliability for Tardieu Scale measurements with inertial sensors in elbow flexors of stroke patients. Gait Posture 33(2) : 185-189, 2011.
15) Fosang AL, Galea, MP, et al : Measures of muscle and joint performance in the lower limb of children with cerebral palsy. Dev Med Child Neurol 45(10) : 664-670, 2003.
16) Beiring-Sorensen F, Nielsen JB, et al : Spasticity-assessment : a review. Spinal Cord 44 : 708-722, 2006.
17) Takeuchi N, Kuwabara T, et al : Development and evaluation of a new measure for muscle tone of ankle plantar flexors : the ankle plantar flexors tone scale. Arch Phys Med Rehabil 90 : 2054-2061, 2009.
18) 竹内伸行，他：筋緊張評価における hand-held dynamometer を用いた他動的関節抵抗トルクの妥当性，総合リハ 17(9) : 847-855, 2009.
19) Jamshidi M, Smith AW : Clinical measurement of spasticity using the pendulum test : comparison of electrogoniometric and videotape analyses. Arch Phys Med Rehabil 77 : 1129-1132, 1996.
20) Amatya B, Khan F, et al. : Non pharmacological interventions for spasticity in multiple sclerosis. Cochrane Database Syst Rev 2, 2013.
21) Veerbeek JM, van Wegen E, et al. : What is the evidence for physical therapy poststroke？ a systematic review and meta-analysis. PLOS ONE 9(2) : e87987, 2014.
22) Gunduz A, Kumru H, et al. : Outcomes in spasticity after repetitive transcranial magnetic and transcranial direct current stimulations. Neural Regen Res 9(7) : 712-718, 2014.
23) Novak I, Mcintyre S, et al. : A systematic review of interventions for children with cerebral palsy : state of the evidence. Dev Med Child Neurol 55(10) : 885-910, 2013.
24) Alabdulwahab SS, Al-Gabbani M : Transcutaneous electrical nerve stimulation of hip adductors improves gait parameters of children with spastic diplegic cerebral palsy. NeuroRehabilitation 26(2) : 115-122, 2010.
25) Yıldızgören MT, Nakipoğlu Yüzer GF, et al : Effects of neuromuscular electrical stimulation on the wrist and finger flexor spasticity and hand functions in cerebral palsy. Pediatr Neurol 51(3) : 360-364, 2014.
26) Hsieh JTC, Wolfe DL, et al : Spasticity after spinal cord injury : an evidence-based review of current interventions. Top Spinal Cord Inj Rehabil 13(1) : 81-97, 2007.
27) Sadeghi M, Swatzky B : Effects of vibration on spasticity in individuals with spinal cord injury. Am J Phys Med Rehabil 93 : 995-1007, 2014.
28) Prabhu RK, Swaminathan N, et al : Passive movements for the treatment and prevention of contractures. Cochrane Database Syst Rev 28 : 12, 2013.
29) Yeh CY, Tsai KH, et al : Effects of prolonged muscle stretching with constant torque or constant angle on hypertonic calf muscles. Arch Phys Med Rehabil 86

(2) : 235-241, 2005.
30) Nuyens GE, De Weerdt WJ, et al : Reduction of spastic hypertonia during repeated passive knee movements in stroke patients. *Arch Phys Med Rehabil* **83**(7) : 930-935, 2002.
31) Selles RW, Li X, et al : Feedback-controlled and programmed stretching of the ankle plantarflexors and dorsiflexors in stroke : effects of a 4-week intervention program. *Arch Phys Med Rehabil* **86**(12) : 2330-2336, 2005.
32) Katalinic OM, Harvey LA, et al : Effectiveness of Stretch for the Treatment and Prevention of Contractures in People With Neurological Conditions : A Systematic Review. *Phys Ther* **91** : 11-24, 2011.
33) Nair KP, Marsden J : The management of spasticity in adults. *BMJ* **5** : 349, g4737, 2014.
34) Kinnear BZ, Lannin NA, et al : Rehabilitation therapies after botulinum toxin-a injection to manage limb spasticity : a systematic review. *Phys Ther* **94**(11) : 1569-1581, 2014.
35) Molenaers G, Fagard K, et al : Botulinum toxin A treatment of the lower extremities in children with cerebral palsy. *J Child Orthop* **7**(5) : 383-387, 2013.

9 認知機能障害

評価，治療／介入のエビデンスポイント

Q0 標準的な評価指標には何がありますか？
➡ 全般的認知機能検査として MMSE, ADAS-cog が広く用いられている．記憶検査はウエクスラー記憶検査，実行機能は TMT がよく用いられる．

Q1 認知機能の向上に運動はどのような効果がありますか？
➡ ガイドラインに明確な記載はないが，高齢者に対する運動の効果を検証した RCT は多く存在し，メタアナリシスでも有意な効果が示されている．

Q2 認知機能の向上に認知トレーニングはどのような効果がありますか？
➡ ガイドラインに明確な記載はないが，高齢者に対する認知トレーニングの効果を検証した RCT は多く存在し，メタアナリシスでも有意な効果が示されている．とくに記憶に対する効果が限定的ながら期待できる．

Q3 認知症を予防するためにどのような生活習慣が望ましいですか？
➡ 高齢期には老年症候群が認知症の危険因子となり，その予防が重要となるが，とくに身体活動の向上を促し，活動的なライフスタイルを身につけることが重要である．

Q4 MCI 高齢者の認知機能向上のために有効な方法はありますか？
➡ いいえ．ガイドラインに明確な記載はなく，RCT も十分には行われていない状況にあるが，運動の実施は MCI 高齢者の認知機能向上に有益である可能性が高い．

Q5 認知症高齢者の認知機能の低下抑制に有効な方法はありますか？
➡ いいえ．日本神経学会の「認知症疾患治療ガイドライン（2010）」によって非薬物療法における認知機能障害や行動・心理症状への改善効果に関する報告がなされたが，認知機能に関して明確なエビデンスはなく，推奨グレードは C1 である．

1 認知機能障害はどのような状態ですか

認知機能障害は，加齢に伴って徐々に顕在化するが，アルツハイマー病などの神経変性疾患，脳血管疾患，頭部外傷，脳腫瘍，感染症，代謝障害，内分泌疾患，中毒症などの疾患を有する場合には急速に障害が悪化し，認知症を発症することとなる．認知症の年間の発症率は65～69歳では0.3%，75～79歳では1.8%，85～89歳では5.3%，95歳以上では8.7%と加齢に伴い上昇するため[1]，今後，後期高齢者数の増加に伴い認知症高齢者の増加も予想され，その予防が急務の課題となっている．英国の調査では，約82万人の認知症者の年間費用は，227億ポンドに達し，がん（120億ポンド），冠動脈疾患（78億ポンド），脳血管疾患（50億ポンド）と比較してもはるかに高いとされている．わが国の認知症者は462万人と推定され，英国の認知症者の5.6倍となるため，効果的な予防対策を緊急に検討する必要がある．

認知症ではないが認知機能が障害された状態を，age-associated memory impairment, age-associated cognitive decline, mild cognitive impairment（MCI）などと呼び，認知症予防のために焦点化すべき対象層の定義がなされてきた．近年では，MCIに関する研究が進み，定義の見直しや介入効果が明らかにされつつある．

MCIは，認知症の診断基準は満たさず，本人や家族から認知機能の低下の訴えがあるものの，日常生活では大きな問題はないといった状態を指す．この状態による記憶障害の有無，他の認知機能（言語，視空間認知，注意，実行機能など）障害の有無を客観的に検査した結果で4タイプに分類される．記憶障害がある場合は健忘型MCI（1領域もしくは多領域）とされ，ない場合には非健忘型MCI（1領域もしくは多領域）とされる[2]．このように，MCI判定のための枠組みは決定されたが，実際の検査内容や判定のための基準値は明確にされていないため，各研究によってMCIの有症率が大きく異なり，数%から40%を超える報告もある[3]．筆者らの5,104名の高齢者を対象とした調査では，要介護認定をもたない65歳以上高齢者の19%がMCIと判定され，潜在的に多くの高齢者が予防のための取り組みを必要としていることが明らかとなった[4]．

2 認知機能障害はどのような経過をたどりますか

認知症の有病率は加齢に伴い上昇するため[1]，わが国における今後の後期高齢者数の増加に伴い認知症高齢者の増加も予想され，その予防が急務の課題となっている．MCIから認知症へ移行率は，認知機能が正常の高齢者と比べて高い．ただし，移行率はもの忘れ外来などの医療機関における報告と，地域での健診などに基づく報告とで乖離があり，メタアナリシスの結果をみると，医療機関ではすべてのタイプの認知症への年間の移行率が9.6%，アルツハイマー型認知症への移行率は8.1%，脳血管型認知症への移行率は1.9%と報告された[5]．これに対して，地域での調査におけるMCIから認知症への移行率は，すべてのタイプの認知症への年間の移行率が4.9%，アルツハイマー型認知症への移行率は6.8%，脳血管型認知症への移行率は1.6%であり，医療機関における報告と比べて認知症への移行率が少ない特徴がある[5]．これは，地域においてMCIと判定された高齢者の認知機能低下の程度は，病院に通院する高齢者よりも軽いことを示唆しているのかもしれない．また，MCIは悪化へ向けた一方向への進行性の経過を辿らず，正常へ回復する割合も大きい．地域における2年間の追跡調査の結果をみると，1領域の低下であれば，健忘型MCIの44.4%，非健忘型MCIの31%が正常に回復したとの報告がある（図1）[6]．

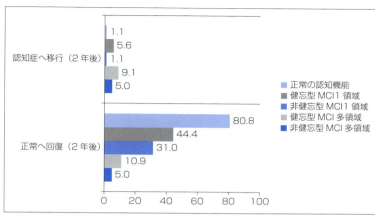

図1　MCI高齢者の認知症への移行と正常へ回復する割合

3　標準的な評価指標には何がありますか

≫① 関連ガイドライン

特に記載がない．

≫② リサーチエビデンス

認知機能検査は，目的や対象者によって異なり多岐にわたるため，標準的な評価指標を特定することは難しい．ここでは，高齢期における認知機能の低下の判定や認知症の有無を判断，あるいは治療効果の判定によく用いられている検査を紹介する．

(1) 全般的認知機能検査
① Mini-mental state examination（MMSE）：MMSEは，認知症の診断用に米国で1975年に開発されたバッテリー検査であり，最も広く用いられている検査のひとつである．30点満点の11の質問からなり，見当識，記憶力，計算力，言語的能力，図形的能力などが含まれる[7]．24点以上で正常と判断される場合が多く，MCI判定における全般的認知機能の低下が認められないという判定は，MMSEが24点以上とすることが多い．
② Modified mini-mental state test（3MS）：MMSEの改訂版として開発された3MS[8]は，満点が100点であり，MMSEの項目にWestern aphasia battery[9]，Wechsler adult intelligence scale-R[10]，Wechsler memory scale-R[11]の項目が追加され詳細な認知機能の得点化が可能となった．
③ Alzheimer's Disease Assessment Scale-cognitive subscale（ADAS-cog）：認知機能を評価するための方法であり，単語再生，口頭言語能力，言語の聴覚的理解，自発話における喚語困難，口頭命令に従う，手指および物品呼称，構成行為，観念運動，見当識，単語再認，テスト教示の再生能力

の項目より構成され，得点の範囲は 0～70 点で，高得点ほど認知機能が低下していることを示す．ADAS-cog はアルツハイマー病治療薬の効果判定に用いられることが多い．
④ Montreal Cognitive Assessment（MoCA）：MoCA は軽度認知機能低下のスクリーニングツールであり，多領域の認知機能（注意機能，集中力，実行機能，記憶，言語，視空間認知，概念的思考，計算，見当識）の評価バッテリーで，30 点満点となる [12]．日本語版（MoCA-J）では 26 点以上が正常範囲と考えられている [13]．

（2）記憶検査
①ウエクスラー記憶検査：ウエクスラー記憶検査は，国際的によく使用されている総合的な記憶検査であり，記憶の多様な側面を測定することができる．言語を使った問題と図形を使った問題で構成され，13 の下位検査から構成される．一般的記憶と注意・集中力の 2 つの指標があり，一般的記憶の中では言語性記憶と視覚性記憶の得点を得る事ができる．

（3）実行機能検査
　実行機能とは，課題ルールの維持やスイッチング，情報の更新などを行う認知制御機能の総称である．特に，新しい状況における行動の最適化に重要な役割を果たしている．代表的な行動課題には，ウィスコンシン・カードソーティングテストやストループ課題（ストループ効果）などがある．
①ウィスコンシン・カードソーティングテスト：強化学習の状況の変化に直面した際の柔軟性（セットシフティング）の能力を見るための検査方法である．従来は紙のカードを用いた検査であり，得点化が煩雑であったが，現在ではコンピュータープログラムによって検査が可能となっている（慶応大学医学部精神科作成：http://cvddb.med.shimane-u.ac.jp/cvddb/user/wisconsin.htm．平成 26 年 8 月アクセス）．
② Trail making test（TMT）：TMT は，2 つの反応パターンを交互に切り替え両方の遂行過程の情報を保持しながら適切に遂行することを求める検査である．課題の Part A は，1 から順に数字をランダムに配置した用紙を用いて，数字を昇順に線で結んでいく．これは，視覚・運動性探索の速度を測定し注意力検査として用いられる．Part B は数字とアルファベット（仮名）がランダムに配置された用紙で，数字と文字とを交互に結んでいく．2 つの反応パターンの切り替えと 2 つの系列の順番の保持が課題の遂行に求められ，視覚探索や処理速度に加え注意やセットシフティング，ワーキングメモリの能力が必要となる．実行機能としての評価は，Part B の遂行時間や Part B から Part A の遂行時間を除した値が用いられる．

≫ ③ 日常の臨床で行われている，経験的に有用と思われる評価指標

　上記した検査はすべて有用であると考えられるが，その選択にあたっては，検査の主目的に準じた検討が必要である．たとえば認知症のスクリーニングであれば，MMSE が第一選択肢になるが，介入効果を検討する場合には，3MS や ADAS-cog を用いる必要があるだろう．

4 推奨される治療／介入の方法にはどのようなものがありますか

1 認知機能の向上に運動はどのような効果がありますか？

≫ ① 関連ガイドライン

特に記載がない．

≫ ② リサーチエビデンス

　高齢者を対象とした認知症の予防対策のなかで，運動介入プログラムは比較的低コストで実施でき，短期間で効果を得ることが期待できることから，認知症予防事業の中核を果たす可能性をもっている．高齢者を対象とした有酸素運動や身体活動量の増大による介入研究のメタアナリシスの結果では，これらの介入が記憶や実行・遂行機能などの一部領域の認知機能に対して良好な結果をもたらす可能性が示されている[14]．

　運動と脳機能との関連については，いくつかの要因が考えられている．たとえば，脳由来神経栄養因子（brain derived neurotrophic factor：BDNF）は，運動を行うことにより活性化され，海馬領域の可塑的変化をもたらすことが報告されている[15, 16]．BDNFは，神経細胞の生存・成長・シナプスの機能亢進などの神経細胞の成長を調節する脳細胞の増加には不可欠な神経系の液性蛋白質である．BDNFによって認知機能が向上する機序の一つとしては，神経伝達物質の放出調整を行うsynapsin Ⅰの活動が，BDNFによって惹起されることにより，神経処理速度が向上することが考えられている．また，神経細胞ニューロン間の恒久的接続を確立する蛋白質を，転写・翻訳するのに必要な因子であるcAMP応答配列結合蛋白がBDNFによって活性化され，その結果，長期記憶機能が向上するとされている[17]．また，人を対象とした介入研究によって運動の実施と脳容量増加，およびBDNFとの有意な関係も報告され，1年間の有酸素運動の実施により記憶を司る海馬の容量の増加が確認された[18]．

　また，アルツハイマー病の主要な病理学的変化は老人斑と神経原線維変化の形成であり，老人斑の構成成分であるアミロイドβの脳内沈着が病理学的に早期から出現する．培養神経細胞に対して重合したアミロイドβの毒性が確認され[19]，この重合ならびにそれによる神経細胞障害がアルツハイマー病の成立過程の中核をなすというアミロイドカスケード仮説が広く受け入れられている．ただしアミロイドβの蓄積はアルツハイマー病の原因となる一方で生理的現象でもある．すなわち，定常的に体内で合成と分泌されており，正常状態では速やかに分解されて蓄積されないと考えられている．この分解能力が老化に伴い低下すれば，アミロイドβが蓄積しアルツハイマー病の引き金となる．疎水性アミノ酸残基のアミノ末端側でペプチド結合を切断する膜貫通型のメタロエンドペプチダーゼであるネプリライシンは，アミロイドβ分解酵素であり，この活性が下がると脳内アミロイドβのレベルが上昇することが明らかとされている[20, 21]．このネプリライシンの脳内活性は，身体活動度と密接な関係を有しており，アルツハイマー病の予防に日常身体活動の向上が寄与する可能性が示唆されている[22]．

>> ③ 日常の臨床で行われている標準的な方法，経験的に有用と思われる方法

　積極的な運動の実施は，高齢者の体力を向上させるのに 3 カ月程度以上の運動期間が必要となるが，認知機能の向上には，少なくとも 6 カ月以上の期間が必要と考えられる．

2 認知機能の向上に認知トレーニングはどのような効果がありますか？

>> ① 関連ガイドライン

　特に記載がない．

>> ② リサーチエビデンス

　高齢者の認知機能向上のための認知トレーニングとして，記憶，処理速度，視空間認知，問題解決能力の向上を目的としたトレーニングが実施され，その効果が検証されてきた．健康な高齢者を対象として，非薬物療法による認知機能低下予防を検証したランダム化比較試験をまとめた論文では，いちょう葉エキス，DHEA，ビタミンや脂肪酸摂取といった栄養摂取と記憶との関係は認められず，運動の実施では一様な見解が得られなかったが，認知トレーニングは記憶の向上に有益であることが示された[23]．一方，健康な高齢者を対象としたレビューにおいて，記憶トレーニングの効果に関するメタアナリシスでは，対照群に対して何も実施しない場合との比較では，記憶に対する有意な効果が確認されたものの，対照群に記憶トレーニング以外の介入を実施した群との比較においては，有意な効果が確認されなかった．また，この結果は MCI 高齢者においても同様の傾向を示していた[24]．また，MCI 高齢者を対象としたシステマティックレビューでは，認知トレーニングは記憶に対して中等度以上の効果をもちうることが明らかにされた[25]．これらの結果から，認知トレーニングは高齢者の認知機能の向上に対して良好な影響を及ぼすが，その効果は限定的にしか確認されていない状況にある．

>> ③ 日常の臨床で行われている標準的な方法，経験的に有用と思われる方法

　認知トレーニングは，認知機能向上に対して直接の練習効果を示すが，それが生活上求められる多様な認知機能の向上に直結するかは不明な部分も多く，問題となっている課題に応じたプログラムの実施が重要であろう．

3 認知症を予防するためにどのような生活習慣が望ましいですか？

>> ① 関連ガイドライン

　特に記載がない．

② リサーチエビデンス

認知症の遺伝的因子としては，アポリポ蛋白Eの対立遺伝子ε4の頻度が家族性ならびに孤発性アルツハイマー病で著しく高く，この増加とともにアルツハイマー病の発症リスクは増加し，発症年齢が若年化する．また，アルツハイマー型認知症の発症を修飾する要因として，認知予備能仮説がある．これは高等教育や知的活動を伴う職業への従事が認知機能を向上させ，認知症の発症を遅らせるといったものであり，中高齢期に高い知的活動を保持している者は，アポリポ蛋白Eの対立遺伝子ε4を有していても認知障害の発生が遅いことが明らかとされている[26]．中年期から増加する高血圧，脂質異常，糖尿病は脳血管疾患の危険因子であるばかりでなく，アルツハイマー病の危険因子でもあり，認知症の抑制のためにこれらを抑制することが重要である．高齢期においては老年症候群などの因子が出現し，これらが認知症発症リスクとなる．たとえば，高齢期におけるうつ，転倒による頭部外傷，閉じこもりによる心身の不活動，対人交流の減少などが重要な要因となる．そのため，高齢期において認知症を予防するためには，活動的なライフスタイルを確立して心身活動を向上し，社会参加を通した対人交流を増加させることが重要であると考えられる．アルツハイマー病発症に対する危険因子の影響度を検討した報告によると，米国においては身体活動の不足が最もアルツハイマー病発症に強く寄与していたことが明らかとされた[27]．この結果は，認知症の予防のためには，特に身体活動の向上が重要であることを示唆している．

③ 日常の臨床で行われている標準的な方法，経験的に有用と思われる方法

日常生活の活性化のためには，社会的な役割をもって活動する場をつくることが重要となる．対象者の機能状態や興味に応じた内容で役割を割り振って活動を推進するとよいだろう．

4 MCI高齢者の認知機能向上のために有効な方法はありますか？

① 関連ガイドライン

特に記載がない．

② リサーチエビデンス

縦断研究において習慣的な運動習慣の確立は，認知症発症の抑制と関連すると報告されているが[28〜32]，MCI高齢者を対象として運動の効果を確認したランダム化比較試験による知見は十分に集積していない．代表的な研究を紹介すると，オランダで実施されたランダム化比較試験では，179名のMCI高齢者をウォーキングプログラム群とプラセボ活動群とにランダムに割り付けて有酸素運動の認知機能に対する効果を検証した．両群は1年間，週2回，1回につき1時間の監視下での集団トレーニングが実施された．ウォーキングプログラム群は，有酸素能力の向上を目指し3METs以上の中強度活動となるようにトレーナーが指導した．一方，プラセボ群ではリラクゼーション，バランス，柔軟体操などの3METs未満の弱い身体活動が指導された．介入前後においてintention to treat分析ではウォーキングによる有意な主効果は認められなかったが，75％以上ウォー

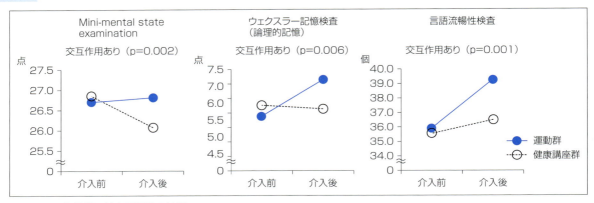

図2 MCI高齢者に対する運動の効果

キングプログラムに出席した男性（n＝33）は，auditory verbal learning testの遅延再生において有意な効果を示した[33]．

ワシントン大学において実施されたRCTでは，33名のMCIを有する成人（55〜85歳）を，6カ月間，週4回，1回につき45〜60分間の高強度有酸素運動（心拍数予備：75〜85％）とストレッチ（心拍数予備：50％以下）を実施する群に割り付け，有酸素運動による認知機能向上効果を検証した．その結果，多様な実行機能検査において有酸素運動群がストレッチ群と比較して有意な認知機能向上効果を示した[34]．

香港で実施された臨床的認知症尺度（Clinical Dementia Rating：CDR）が0.5あるいは健忘型MCI高齢者389名を対象としたクラスターRCTでは，対象者を施設ごとに太極拳（24式）とストレッチを実施する群にランダムに割り付けてCDR 1以上（軽度以上の認知症）へ移行する割合を比較した．約5カ月間の追跡調査時に太極拳を実施した群の3名（2.2％）とストレッチを実施した群の21名（10.8％）がCDR 1以上へ移行した（オッズ比：5.3，95％信頼区間：1.6〜18.3）[35]．これらのエビデンスは，認知機能が低下し始めた高齢者においても定期的な運動の実施によって認知機能が向上し，認知症の発症遅延を実現できる可能性を示唆しているが，認知症の中核症状である記憶の向上に効果的な運動プログラムがない状況であった．

そこで筆者らは，先行研究において効果が認められている有酸素運動に加え，記憶や思考を賦活する運動課題を取り入れたプログラムを用いてMCI高齢者を対象としたランダム化比較試験を実施した[36,37]．記憶と思考を賦活する運動課題には，たとえばステップ運動としりとりを同時に行う課題，屋外を歩きながら俳句を考える課題，ラダー（はしご）トレーニングのように，決められたパターンに従って正確なステップを踏む課題などが含まれ，対象者に応じてその方法や難易度を変化させた．また，運動プログラムの実施のほかにも健康行動を促進する目的で加速度センサー付きの歩数計と記録手帳の配布，ホームエクササイズの指導，健康講座の開催などを定期的に行った．10カ月の運動の実施によって，運動群は健康講座のみを受講した群より全般的認知機能が保持され，記憶や言語流暢性が向上し，今まで改善することが難しかったMCI高齢者の記憶の向上を確認することができた（図2）．

>> ③ 日常の臨床で行われている標準的な方法，経験的に有用と思われる方法

プログラムの実施も重要であるが，脱落せずに継続をすることも重要である．運動の継続のためには，セルフモニタリングによる行動管理や仲間づくりが功を奏することが多いため，行動変容技法を用いたアプローチを併用するとよい．

5 認知症高齢者の認知機能の低下抑制に有効な方法はありますか？

>> ① 関連ガイドライン

日本神経学会の「認知症疾患治療ガイドライン（2010）」によって非薬物療法における認知機能障害や行動・心理症状への改善効果に関する報告がなされ，バリデーション療法，リアリティオリエンテーション，回想法，音楽療法，認知刺激療法，運動療法の推奨グレードはC1であった．未だ非薬物療法における認知症高齢者の認知機能改善に対する効果は明確とはなっていない．

>> ② リサーチエビデンス

認知症高齢者の認知機能を向上させる明確な非薬物療法は明らかでないものの，回想法の効果を検討したシステマティックレビューによると，フォローアップ時に認知機能における効果が確認されている[38]．ただし，各研究の規模が小さく，研究の質についても向上の余地があることから，さらなる研究の必要性が示唆されている．その他の介入方法に関する研究についても同様であり，この領域における研究の進展が必要であろう．

>> ③ 日常の臨床で行われている標準的な方法，経験的に有用と思われる方法

認知症高齢者については，非薬物療法による行動や心理症状の改善に対して認知機能改善に関するエビデンスは十分でない状況にあるが，長期の追跡調査によって状態の保持効果が得られる可能性は十分にある．また，薬物療法との併用による相乗効果など，今後検討すべき課題は多い．

（島田裕之）

■ 文献

1) Gao S, Hendrie HC, et al：The relationships between age, sex, and the incidence of dementia and Alzheimer disease：a meta-analysis. Arch Gen Psychiatry 55：809-815, 1998.
2) Petersen RC, Morris JC：Mild cognitive impairment as a clinical entity and treatment target. Arch Neurol 62：1160-1163；discussion 7, 2005.
3) Ward A, Arrighi HM, et al：Mild cognitive impairment：disparity of incidence and prevalence estimates. Alzheimers Dement 8：14-21, 2012.
4) Shimada H, Makizako H, et al：Combined Prevalence of Frailty and Mild Cognitive Impairment in a Population of Elderly Japanese People. J Am Med Dir Assoc 14：518-524, 2013.
5) Mitchell AJ, Shiri-Feshki M：Rate of progression of mild cognitive impairment to dementia--meta-analysis of 41 robust inception cohort studies. Acta Psychiatr Scand 119：252-265, 2009.
6) Brodaty H, Heffernan M, et al：Mild cognitive impairment in a community sample：the Sydney Memory and Ageing Study. Alzheimers Dement 9：310-317, 2013.
7) Folstein MF, Folstein SE, et al："Mini-mental state". A practical method for grading the cognitive state of patients for the clinician. J Psychiatr Res 12：189-198, 1975.
8) Teng EL, Chui HC：The Modified Mini-Mental State

(3MS) examination. *J Clin Psychiatry* **48** : 314-318, 1987.
9) Shewan CM, Kertesz A : Reliability and validity characteristics of the Western Aphasia Battery (WAB) . *J Speech Hear Disord* **45** : 308-324, 1980.
10) Wechsler D : Wechsler Adult Intelligence Scale-R. New York, The Psychological Corporation, 1981.
11) Wechsler D : Wechsler Memory Scale-Revised Manual. San Antonio, Texas : The Psychological Corporation, 1987.
12) Nasreddine ZS, Phillips NA, B, et al : The Montreal Cognitive Assessment, MoCA : a brief screening tool for mild cognitive impairment. *J Am Geriatr Soc* **53** : 695-699, 2005.
13) Fujiwara Y, Suzuki H, et al : Brief screening tool for mild cognitive impairment in older Japanese : validation of the Japanese version of the Montreal Cognitive Assessment. *Geriatr Gerontol Int* **10** : 225-232, 2010.
14) Smith PJ, Blumenthal JA, et al : Aerobic exercise and neurocognitive performance : a meta-analytic review of randomized controlled trials. *Psychosom Med* **72** : 239-252, 2010.
15) Rasmussen P, Brassard P, et al : Evidence for a release of brain-derived neurotrophic factor from the brain during exercise. *Experimental physiology* **94** : 1062-1069, 2009.
16) Pencea V, Bingaman KD, et al : Infusion of brain-derived neurotrophic factor into the lateral ventricle of the adult rat leads to new neurons in the parenchyma of the striatum, septum, thalamus, and hypothalamus. *J Neurosci* **21** : 6706-6717, 2001.
17) Vaynman S, Ying Z, et al : Hippocampal BDNF mediates the efficacy of exercise on synaptic plasticity and cognition. *Eur J Neurosci* **20** : 2580-2590, 2004.
18) Erickson KI, Voss MW, et al : Exercise training increases size of hippocampus and improves memory. *Proc Natl Acad Sci* **108** : 3017-3022, 2011.
19) Yankner BA, Duffy LK, et al : Neurotrophic and neurotoxic effects of amyloid beta protein : reversal by tachykinin neuropeptides. *Science* **250** : 279-282, 1990.
20) Iwata N, Tsubuki S, et al : Metabolic regulation of brain Abeta by neprilysin. *Science* **292** : 1550-1552, 2001.
21) Iwata N, Tsubuki S, et al : Identification of the major Abeta1-42-degrading catabolic pathway in brain parenchyma : suppression leads to biochemical and pathological deposition. *Nat Med* **6** : 143-150, 2000.
22) Lazarov O, Robinson J, et al : Environmental enrichment reduces Abeta levels and amyloid deposition in transgenic mice. *Cell* **120** : 701-713, 2005.
23) Naqvi R, Liberman D, et al : Preventing cognitive decline in healthy older adults. *Cmaj* **185** : 881-885, 2013.
24) Martin M, Clare L, et al : Cognition-based interventions for healthy older people and people with mild cognitive impairment. *Cochrane Database Syst Rev* CD006220, 2011.
25) Gates NJ, Sachdev PS, et al : Cognitive and memory training in adults at risk of dementia : a systematic review. *BMC Geriatr* **11** : 55, 2011.
26) Vemuri P, Lesnick TG, et al : Association of lifetime intellectual enrichment with cognitive decline in the older population. *JAMA neurology* **71** : 1017-1024, 2014.
27) Barnes DE, Yaffe K : The projected effect of risk factor reduction on Alzheimer's disease prevalence. *Lancet Neurol* **10** : 819-828, 2011.
28) Yoshitake T, Kiyohara Y, et al : Incidence and risk factors of vascular dementia and Alzheimer's disease in a defined elderly Japanese population : the Hisayama Study. *Neurology* **45** : 1161-1168, 1995.
29) Scarmeas N, Levy G, et al : Influence of leisure activity on the incidence of Alzheimer's disease. *Neurology* **57** : 2236-2242, 2001.
30) Lindsay J, Laurin D, et al : Risk factors for Alzheimer's disease : a prospective analysis from the Canadian Study of Health and Aging. *Am J Epidemiol* **156** : 445-453, 2002.
31) Laurin D, Verreault R, et al : Physical activity and risk of cognitive impairment and dementia in elderly persons. *Arch Neurol* **58** : 498-504, 2001.
32) Verghese J, Lipton RB, et al : Leisure activities and the risk of dementia in the elderly. *N Engl J Med* **348** : 2508-2516, 2003.
33) van Uffelen JG, Chinapaw MJ, et al : Walking or vitamin B for cognition in older adults with mild cognitive impairment? A randomised controlled trial. *Br J Sports Med* **42** : 344-351, 2008.
34) Baker LD, Frank LL, et al : Effects of aerobic exercise on mild cognitive impairment : a controlled trial. *Arch Neurol* **67** : 71-79, 2010.
35) Lam LC, Chau RC, et al : Interim follow-up of a randomized controlled trial comparing Chinese style mind body (Tai Chi) and stretching exercises on cognitive function in subjects at risk of progressive cognitive decline. *Int J Geriatr Psychiatry* **26** : 733-740, 2011.
36) Suzuki T, Shimada H, et al : Effects of multicomponent exercise on cognitive function in older adults with amnestic mild cognitive impairment : a randomized controlled trial. *BMC Neurol* **12** : 128, 2012.
37) Suzuki T, Shimada H, et al : A randomized controlled trial of multicomponent exercise in older adults with mild cognitive impairment. *PLoS One* **8** : e61483, 2013.
38) Woods B, Spector A, et al : Reminiscence therapy for dementia. *Cochrane Database Syst Rev* CD001120, 2005.

索 引

和文

あ

安静················208

い

咽頭収縮運動············428

う

運動負荷··············236

え

エビデンス···········2, 41
――に基づく理学療法·······2
――の収集············41
――の適用············3
エビデンステーブル········42
嚥下筋に対する治療的電気刺激療法
　················428
嚥下障害··············415
――の標準的な評価指標····417
――の理学療法·········100
――のリハビリテーション··422
――への介入··········424
嚥下反射の促通·········427

お

屋外の歩行············72

か

介護予防············332
外傷性頸髄損傷········159
――の筋力増強········168
――の標準的な評価指標··161
――の歩行障害········169
外的刺激·············98
ガイドラインの評価······42
課題特異的な練習·····406
肩管理···············60
感覚刺激············410
関節可動域の改善······71

関節可動障害··········338
――の治療ストレッチング··344
――の徒手理学療法·····348
――の標準的な評価指標··339
――の物理療法········350
関節リウマチ··········190
――の運動療法········199
――の患者教育········200
――の装具療法········202
――の標準的な評価指標··192
――のホームエクササイズ··200
完全頸髄損傷の動作獲得··173

き

機能予後の改善········274
吸気筋トレーニング······237
急性呼吸不全··········268
――の標準的な評価指標··270
急性呼吸不全患者の早期離床
　············278, 279
急性増悪の予防········297
虚弱高齢者···········316
――の運動器の機能低下··322
――の骨折予防········330
――の膝痛・腰痛対策····330
――の標準的な評価指標··318
――の歩行障害········412
起立性低血圧·········174
筋力強化············209
筋力向上·············82
筋力増強·········71, 362
筋力増強運動·········277
筋力低下············352
――の改善············357
――の標準的な評価指標··354

く

グループ学習··········12
車いす上での除圧姿勢···173

け

痙縮················71
――に対するストレッチング··445
――の改善············79
――の軽減·······167, 448

――の外科的治療·······113
――の装具療法········446
――の物理療法········443
痙縮筋の筋力増強······447
痙縮・痙縮筋·········440
痙縮・痙縮筋の標準的な評価指標
　··················442
頸髄症··············178
――の標準的な評価指標··180
頸髄症術後の理学療法···187
痙性歩行の理学療法····185
血圧管理············249
血行再建術··········251
血糖コントロール·····313

こ

効果研究·············38
巧緻性障害の介入······186
喉頭挙上運動·········426
呼吸器疾患患者の持久性··377
呼吸機能の改善·······275
呼吸筋トレーニング·····251
呼吸理学療法·········274
呼吸リハビリテーション··297
呼吸リハビリテーションプログラム
　··················293
呼吸練習·············99
コミュニケーションとしてのEBM·26
コンディショニング····289

さ

再骨折予防···········129
在宅理学療法··········84
再発予防············224

し

持久性運動··········409
持久性の低下········369
――の標準的な評価指標··371
持久力トレーニング····373
姿勢への介入·········425
集団リハビリテーション···83
術後の関節可動域の改善··141
術後のクリニカルパス···142
上肢の運動機能障害の改善··68

461

情報収集 ……………………………… 3, 14
心筋梗塞 ……………………………… 213
　──の患者教育 ……………………… 223
　──の標準的な評価指標 …………… 215
　──のホームエクササイズ ………… 223
　──の有酸素運動 …………………… 218
神経筋電気刺激療法 ………………… 237
心疾患患者の持久性 ………………… 375
新生児の呼吸障害 …………………… 115
診療ガイドライン ……………………… 39

す

推奨 ……………………………………… 42

せ

生活習慣の改善 ……………………… 311
精神・情緒的要因 …………………… 252
生存率の改善 ………………………… 274
舌運動 ………………………………… 427
前十字靱帯損傷 ……………………… 146
　──の運動療法 ……………………… 150
　──の予防 …………………………… 152
前十字靱帯損傷後のスポーツ復帰
　……………………………………… 151

そ

足関節外側靱帯損傷 ………………… 154
　──の運動療法 ……………………… 154
　──へのテーピング ………………… 155

た

大血管疾患 …………………………… 243
　──の患者教育 ……………………… 252
　──の標準的な評価指標 …………… 245
　──のホームエクササイズ ………… 252
　──のリハビリテーション ………… 247
体重免荷トレッドミル歩行練習 …… 408
大腿骨近位部骨折後のバランス障害
　……………………………………… 396
大腿骨頸部骨折 ……………………… 118
　──のクリニカルパス ……………… 124
　──の術後リハビリテーション …… 124
　──の術前術後の全身管理 ………… 126
　──の退院後の理学療法 …………… 128
　──の地域連携パス ………………… 127
　──の標準的な評価指標 …………… 122
　──の歩行障害 ……………………… 411

体力維持向上 ………………………… 82

ち

中枢性運動障害の改善 ……………… 80

て

低栄養患者の持久性 ………………… 380
低栄養状態の筋力強化 ……………… 365
低栄養状態の高齢者 ………………… 331
定式化 …………………………………… 3
転倒予防 ……………………………… 391
　──の介入 …………………………… 363

と

疼痛 …………………………………… 430
　──の運動療法 ……………………… 434
　──の再発予防 ……………………… 438
　──の標準的な評価指標 …………… 432
　──の物理療法 ……………… 156, 198, 436
糖尿病 ………………………………… 301
　──の運動療法 ………………… 307, 309
　──の患者教育 ……………………… 311
　──の発症予防 ……………………… 312
　──の標準的な評価指標 …………… 303
糖尿病療養指導 ……………………… 310
トレッドミル …………………………… 97
トレッドミル歩行練習 ……………… 408

な

ナラティブ ……………………………… 32

に

尿失禁予防 …………………………… 328
認知機能向上 ………………………… 457
認知機能障害 ………………………… 451
　──の標準的な評価指標 …………… 453
認知機能の向上 ………………… 455, 456
認知機能の低下抑制 ………………… 459
認知症の予防 ………………………… 456
認知トレーニング …………………… 456

の

脳血管障害患者の持久性 …………… 379
脳血管障害のバランス練習 ………… 394
脳性麻痺 ……………………………… 106

　──の母親指導 ……………………… 114
　──の標準的な評価指標 …………… 108
脳卒中 ……………………… 50, 63, 75, 85
　──の再発予防 ……………………… 85
　──の早期理学療法 ………………… 57
　──の早期リハビリテーション …… 58
　──の歩行障害 ……… 403, 406, 408, 409
脳卒中─回復期 ……………………… 63
　──の標準的な評価指標 …………… 65
脳卒中─急性期 ……………………… 50
　──の標準的な評価指標 …………… 52
脳卒中─慢性期 ……………………… 75
　──の標準的な評価指標 …………… 77
脳卒中ユニット ……………………… 55

は

パーキンソン病 ……………………… 88
　──の筋力増強 ……………………… 94
　──の体力向上 ……………………… 94
　──のバランス練習 ………………… 96
　──の標準的な評価指標 …………… 91
　──の複合的理学療法 ……………… 92
　──の歩行障害 ………………… 409, 410
　──の歩行練習 ……………………… 410
　──の理学療法パス ………………… 100
バランス障害 ………………………… 383
　──の標準的な評価指標 …………… 386
バランス能力改善の運動療法
　………………………………… 389, 391
バランス能力向上の運動療法 …… 391
反復的な課題 ………………………… 403

ひ

膝・足部靱帯損傷 …………………… 145
　──の標準的な評価指標 …………… 147
批判的吟味 …………………………… 3, 14
病態の進行予防 ……………………… 265

ふ

ファシリテーションテクニック
　……………………………… 61, 70, 112
腹帯・弾性ストッキング …………… 174
フットケア …………………………… 264

へ

変形性膝関節症 ……………………… 133
　──の運動療法 ……………………… 139

──の筋力強化 …………………… 140
──の疼痛 ………………………… 138
──の標準的な評価指標 ………… 135

ほ

ホームエクササイズ ……………… 239
歩行障害 …………………… 98, 399
──の改善 …………………… 69, 81
──の標準的な評価指標 ………… 401
歩行能力の獲得条件 ……………… 165
歩行練習 …………………………… 409
ポジショニング …………………… 276
ホットパック ……………………… 140
ボツリヌス治療 …………………… 448

ま

末梢血管疾患 ……………………… 254
──の運動療法 …………………… 259
──の標準的な評価指標 ………… 256
──の物理療法 …………………… 262
──のホームエクササイズ ……… 264
慢性呼吸不全 ……………………… 283
──の運動療法 …………………… 290
──の標準的な評価指標 ………… 285
──のフォローアップ …………… 294
慢性心不全 ………………………… 227
──の運動療法 ……………… 233, 234
──の患者指導 …………………… 239
──の標準的な評価指標 ………… 229

む

無酸素運動 ………………………… 249

め

明確なエビデンス ………………… 19
メタ解析 …………………………… 30

も

問題基盤型学習 …………………… 1

ゆ

有酸素運動 …………………… 99, 249

よ

腰痛症 ……………………………… 205
──の患者教育 …………………… 210
──の標準的な評価指標 ………… 207
──のホームエクササイズ ……… 210
腰痛の再発予防 …………………… 211
腰痛予防 …………………………… 211

り

リサーチエビデンス ……………… 35
リハビリテーションにおける EBM
　の現状 ………………………… 35
理学療法診療ガイドライン ……… 4
理学療法領域の現状と課題 ……… 4
理学療法の臨床推論 ……………… 5
臨床思考過程 ………………… 7, 10
臨床判断 …………………………… 40

れ

レジスタンストレーニング ……… 221

欧文

A

ADL 障害の改善 ………………… 69
ADL の改善 ……………………… 83

B

Body Weight Supported Treadmill
　Training ……………………… 169
BWSTT …………………………… 169

E

EBM ………………………… 10, 27
──の活用 ………………………… 10
──の現状と EBM の課題 ……… 10
──の実践 ………………………… 27
──の適応 ………………………… 27
EBM 誕生の背景 ………………… 10

M

MCI 高齢者 ……………………… 457

実践的なQ&Aによる
エビデンスに基づく理学療法　第2版
評価と治療指標を総まとめ　　　　　　ISBN978-4-263-21497-8

2008年6月10日　第1版第1刷発行
2015年6月1日　第2版第1刷発行
2019年1月10日　第2版第4刷発行

　　　　　　　　　　　　　　　　　　編　者　内　山　　　靖
　　　　　　　　　　　　　　　　　　発行者　白　石　泰　夫
　　　　　　　　　　　　　　　発行所　医歯薬出版株式会社
　　　　　　　　　〒113-8612　東京都文京区本駒込1-7-10
　　　　　　　　　TEL.（03）5395-7628（編集）・7616（販売）
　　　　　　　　　FAX.（03）5395-7609（編集）・8563（販売）
　　　　　　　　　https://www.ishiyaku.co.jp/
　　　　　　　　　郵便振替番号 00190-5-13816

　　乱丁，落丁の際はお取り替えいたします　　印刷・木元省美堂／製本・皆川製本所
　　　　　　　　　　　　© Ishiyaku Publishers, Inc.2008, 2015. Printed in Japan

本書の複製権・翻訳権・翻案権・上映権・譲渡権・貸与権・公衆送信権（送信可能化権を含む）・口述権は，医歯薬出版㈱が保有します．
本書を無断で複製する行為（コピー，スキャン，デジタルデータ化など）は，「私的使用のための複製」などの著作権法上の限られた例外を除き禁じられています．また私的使用に該当する場合であっても，請負業者等の第三者に依頼し上記の行為を行うことは違法となります．

|JCOPY|＜出版者著作権管理機構　委託出版物＞
本書をコピーやスキャン等により複製される場合は，そのつど事前に出版者著作権管理機構（電話 03-5244-5088，FAX 03-5244-5089，e-mail：info@jcopy.or.jp）の許諾を得てください．